U0200108

刘延龄医案

顾　问　刘延龄　顾一平

主　审　邱　浩

主　编　荆丽娟　刘周兰夫
　　　　黄小龙

学苑出版社

图书在版编目（CIP）数据

刘延龄医案/荆丽娟，刘周兰夫，黄小龙主编.—北京：学苑出版社，2021.12

ISBN 978 – 7 – 5077 – 6335 – 5

Ⅰ.①刘⋯　Ⅱ.①荆⋯　②刘⋯　③黄⋯　Ⅲ.①医案－汇编－中国－现代　Ⅳ.①R249.7

中国版本图书馆 CIP 数据核字（2021）第 276633 号

责任编辑：黄小龙　高　赫
出版发行：学苑出版社
社　　址：北京市丰台区南方庄 2 号院 1 号楼
邮政编码：100079
网　　址：www.book001.com
电子邮箱：xueyuanpress@163.com
销售电话：010 – 67601101（销售部）、010 – 67603091（总编室）
印 刷 厂：北京兰星球彩色印刷有限公司
开本尺寸：880mm×1230mm　1/32
印　　张：19.5
字　　数：438 千字
版　　次：2021 年 12 月第 1 版
印　　次：2021 年 12 月第 1 次印刷
定　　价：128.00 元

编 委 会

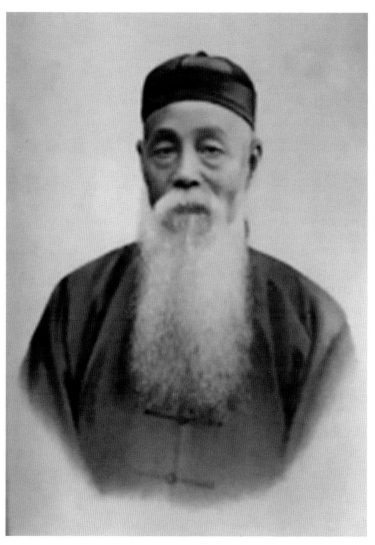

刘茂椿先生（1860—1933）

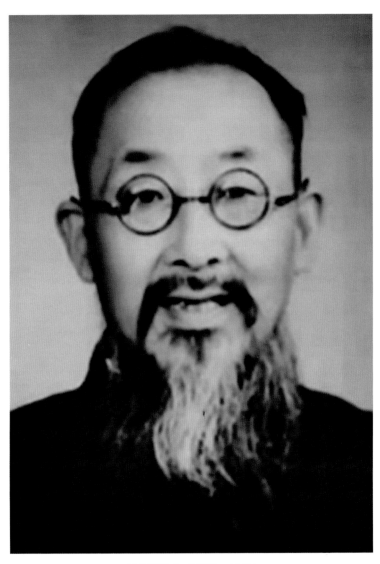

刘少椿先生（1901—1971）

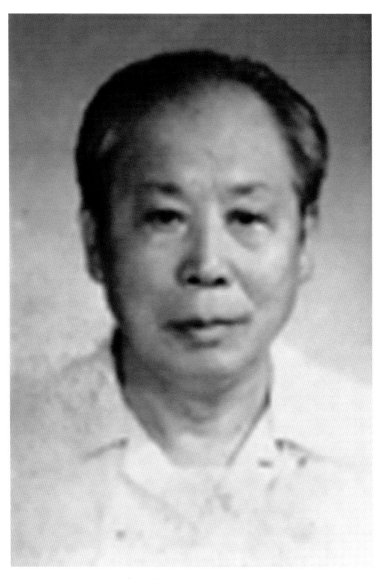

吴克谦先生（1901—1964）（1）

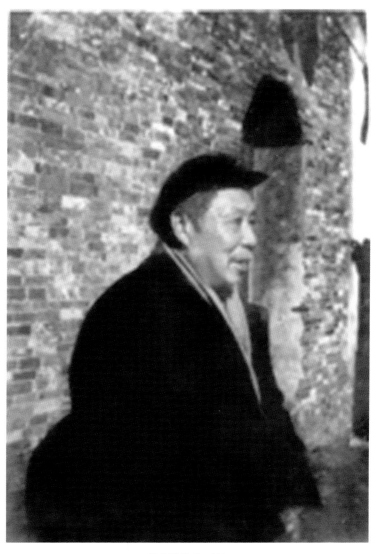

吴克谦先生（2）

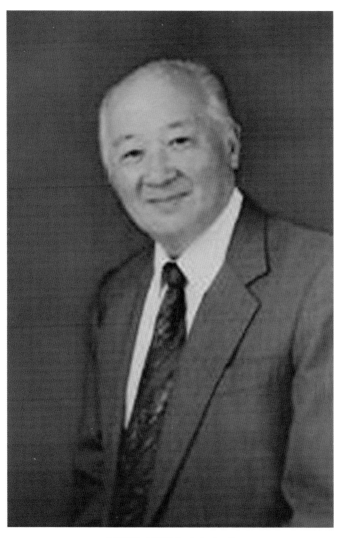

刘延龄（颂谦）（1936—）

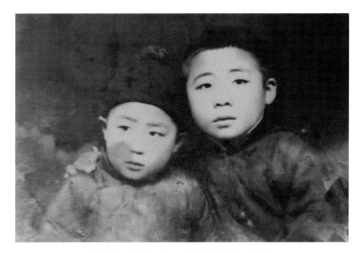

刘延龄（左）和三哥刘柏龄幼时照片

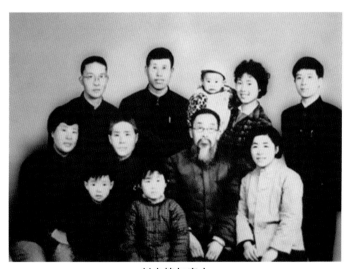

刘少椿与家人

前排左起：刘如珍、刘扬、杨树英、毛志勋、刘少椿、刘蓉珍

后排左起：刘鹤龄、杨子文、刘璐、周新华、刘延龄

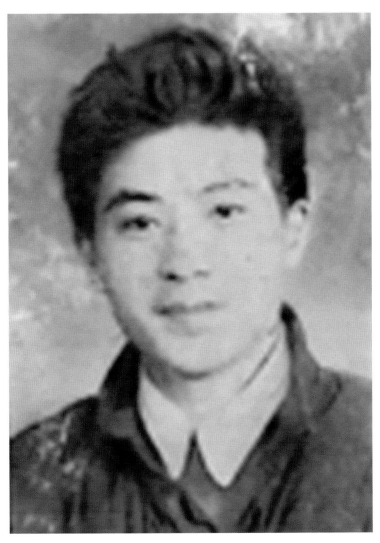

刘延龄青年时照片

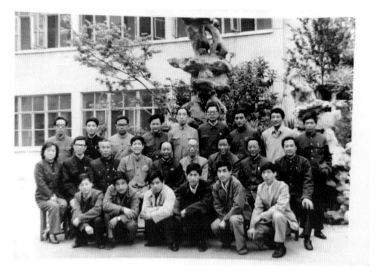

刘延龄（二排右一）在甘泉山庄与
扬州医专部分带教老师、学生合影（1984 年春）

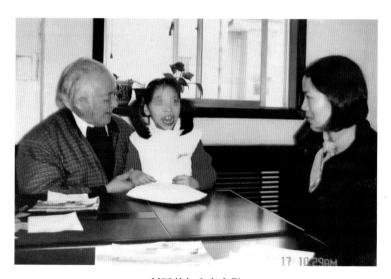

刘延龄与患者合影

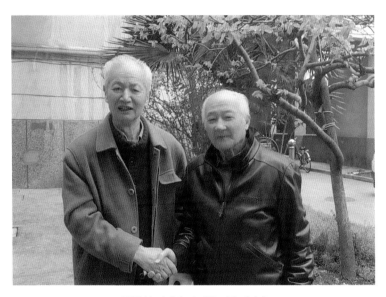

刘延龄（右）与顾一平（左）

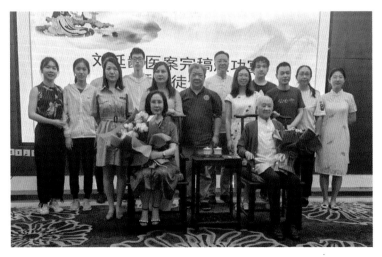

刘延龄一支弟子合影（2021年7月4日扬州西园饭店）

王丽　女　三十三岁　2018. 9.3

双侧输卵管通而不畅，少腹时痛病已半
余，西医治疗未见好转。舌苔白边尖红，
脉细弦，拟方缓图之。

红藤 30g　当归 15g　赤白芍 各15g
横芎 5g　熟地15g　炙黄芪 15g　延胡索 12g
艾叶 6g　拾帖

刘延龄

刘延龄手书硬笔处方（1）

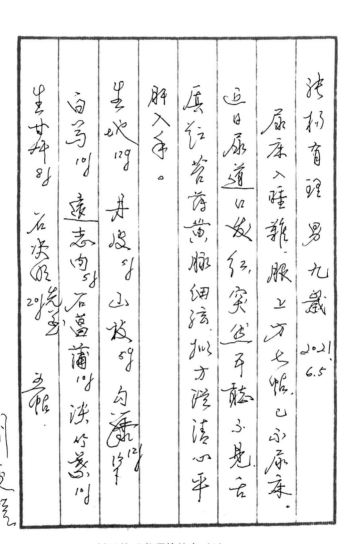

沈柏宣 理 男 九岁 2021.6.5

尿床入睡难，眼上方无眠已不尿床。

近日尿道口发红，实些不能 不见舌

质红苔薄黄腻细滑。拟方滋清心平

肝入手。

生地12g 丹皮5g 山栀5g 勾藤12g

白芍11g 远志10g 石菖蒲11g 淡竹叶11g

生甘草8g 石决明20g先煎 ...

刘延龄

刘延龄手书硬笔处方（2）

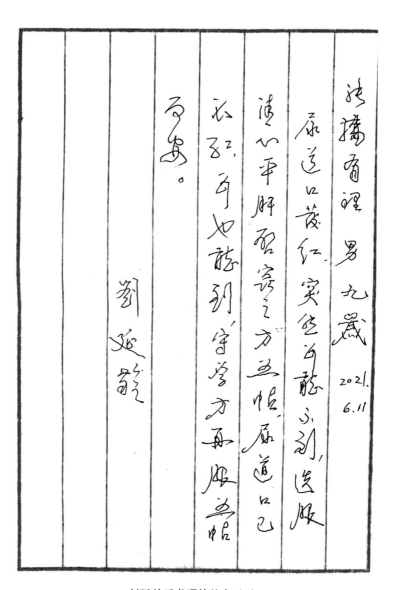

法摘肖理　男　九岁
2021.
6.11

尿道口发红，实色可脱不引，迷服

清心平肝石淡之方 二帖，尿道口己

不红，可如龙引，守学方 再服 二帖

可安。

刘延龄

刘延龄手书硬笔处方（3）

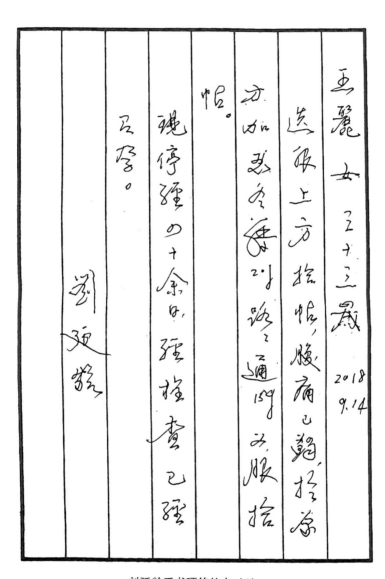

王丽 女 二十三岁 2018 9.14

连服上方拾帖,腹痛已愈,抒泰

方始恶心便2日路2通15g 2服拾

帖。

魏停经40十余日,强挥查已强

己孕。

刘延龄

刘延龄手书硬笔处方（4）

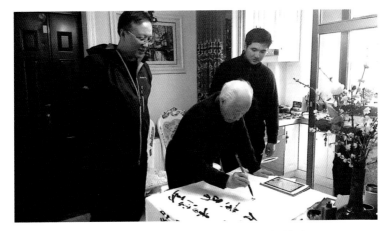

刘延龄挥毫，左为子刘周兰夫，右为孙刘哲仁

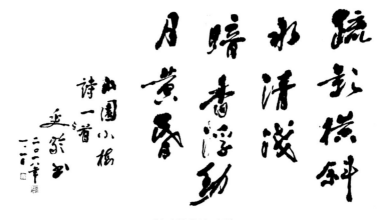

刘延龄书法（1）

邱浩教授

歧黄醫道参赞化育

救厄回春益寿延龄

延齡敬贈

刘延龄书法（2）

许 序

北京中医药大学图书馆古籍室邱浩小同道，研习《内经》《伤寒论》《神农本草》等中医经典，学以致用，曾随我抄方多年。一日，手捧江苏省扬州市中医院刘延龄（颂谦）老大夫脉案处方若干，请序于余，谓余曰："吾儿时患病，回故乡扬州休养，祖父镜如公带我至刘延龄（颂谦）老大夫诊所及家中，请其方药调治，遂病瘥。祖父民国年间时常参加扬州文人雅士诗文集会，多次聆听广陵琴派一代宗师刘少椿先生操演古琴，刘延龄（颂谦）老大夫即刘少椿先生之子。我父单字讳民，一生酷爱扬州文化，吾学习中医后，受父亲影响，收集故乡扬州中医资料，得识《扬州名医录》作者、著名扬州文化学者顾一平先生，经顾老提供线索，时隔三十三年（1985—2018 年）后，找到刘延龄（颂谦）老大夫。再见刘老，为其中医经典如数家珍、历代中医名家经验运用自如，辨证准、用药精、配伍巧、剂量平、疗效高所折服，同时深深感佩其数十年淡泊名利，在基层一心救治患者的医德。乃组织北京中医药大学热爱中医之学子，录入并校正刘老医案，提供刘老进一步整理，以便传之于后世。此举，一则报答刘延龄（颂谦）老大夫当年中医治病之恩，一则作为对家祖父镜如公、家父单字讳民先生之怀念。今刘老带领其弟子们整理医案完毕，即将付梓，为传承故乡扬州中医略尽绵薄之力，故此登门恳请先生赐序。"

余听其言，乃阅刘延龄（颂谦）大夫医案，果如其言，刘大夫脉案简洁明快，主证突出，旁及兼证，主次有序，舌脉详明，处方配伍严谨，用药精练准确，剂量平和，折中名医经验，圆融各家理路。我虽未亲眼见其实际疗效，但就原始医案记录、参阅其他介绍材料，可知疗效不虚。我自上世纪四十年代在家乡阜宁随苏北名医崔省三恩师学医，从事中医临床七十余年，内外妇儿各科患者均曾诊治。独立应诊实践中，临证风格改变，提倡张仲景经方，对中医妇科研习、诊治较多。我曾经说过："辨证论治乃中医之特色，丢掉了它，也就不称其为一个真正的中医。"主张中医理论源《内》《难》，热病、杂病法仲景，温病宗吴瑭，博采各大医家之长，为我所用。衷中参西，中医宏观辨证，参考西医微观诊病，做到"知己知彼"不误诊。用药"稳准狠"，少而精，直达病所，效专力宏，配伍严格遵循君臣佐使。"治病必求其本""用药如用兵"，中医治病也要讲究战略战术，分清诊治过程中的主要矛盾（主证）、次要矛盾（兼证），进一步辨明主证矛盾的主要方面、次要方面，从而或正治或反治，整体调节，统筹治疗。刘延龄（颂谦）大夫是真正的中医临床家，临证大原则往往与我不谋而合，故此感到亲切，有信心给予肯定。

我的中医师承是江苏淮扬地区"兴化医派"：赵双湖（名术堂，清嘉、道间人，原籍高邮州，迁居兴化县）→赵小湖（名春普，清同治年间人称"淮扬九仙"）→赵海仙（名履鳌，晚清生活行医于兴化县）→崔省三（名希曾，清末生于淮安府阜宁县）→许润三（原名富之，民国生于淮扬道阜宁县，今隶属盐城市）。刘延龄（颂谦）大夫的师承是"扬州幼科谦字门"（邱浩提供）：陈里谦→刘佩谦→闵德谦→杨佑谦→吴克谦、蒋颂南→刘延龄（颂谦）。苏北盐城与扬州连壤，明清时期，高邮州、兴化县均属扬州府，因此，我与刘延龄（颂谦）大夫同属淮扬地区广义上"扬州医派"。我于1956年考入南京江苏省中医进修学校医科师资班学习，1957年奉调北京中医学院从事教学，旋即在该校附属东直门医院临床带教，1984年进入中日友好医院，至今仍在临床一线服务患者。我离开家乡盐城专区阜宁县将近七十年了，赴京后，主要从事中医妇科临床工作。今天，应扬州邱浩小同道之邀，为扬州医派之幼科"谦"字门新作《刘延龄医案》一书题序，也算是为推动家乡中医传承，做一点中医人力所能及的工作吧。

是为序。

国医大师江苏阜宁许润三，时年九十六岁
辛丑年四月廿八药王圣诞日

顾　序

　　20 世纪 50 年代至 70 年代，我在卫生系统工作，80 年代调至政协从事文史工作。为追怀、纪念在卫生系统工作的日子，弘扬祖国传统医学，90 年代我编写出版了《扬州名医录》。

　　在编写过程中，我查阅了历朝历代的扬州府县志及相关档案，采访了副主任医师以上的中医名家，其中就包括刘延龄医师。

　　采访刘延龄十分方便，也十分顺利。一是当时我和他同住弥陀巷（扬州城一条古巷），他住巷之中，我住巷之尾，相距不足 200 米，可谓早不见晚见的街坊近邻，采访他免去了腿脚之劳。二是他父亲少椿先生和我岳父高治平先生，同是广陵古琴名家孙绍陶的高足，二人私谊极深，亲如兄弟，常相往来，切磋琴艺。采访他无拘无束，犹如拉家常。

　　刘延龄，字若愚，是一位谦谦君子，处事待人，和颜悦色，令人尊敬。他的名字含延年益寿、吉祥喜庆之意。他从小颖悟过人，博闻强记，过目成诵；在父亲的督导下，练出一手好书法，正楷行草均擅长；少年拜拳师徐文全学习武术三年，参加比赛演练查拳，曾获扬州市第一名、江苏省第二名，可从不张扬炫耀，取"若愚"为字，正反映了他大智若愚、谦虚为人的高尚品德。

　　刘延龄读书立志，要做一名忧病者之忧、乐病者之乐的良医；但由于家庭困难，上不起医学院校，只得走拜师学徒之路。在他父亲的引领下，刘延龄拜师扬州医派"谦"字门儿科名家吴克谦（扬州冶春后社成员）学医；在吴老师推荐下，兼从蒋颂南（儿科、内科均擅长）学习《内经》等中医理论。吴、蒋两位名家不仅医术精湛、医理通达、医德高尚，而且诗词、古文功底深厚。经过8年的从师学习和自我钻研，刘延龄于1963年出道执业。出师之际，他遵循扬州医派起医名的规矩，从业师吴老名字中继承"谦"字，从恩师蒋老名字中取"颂"字，给自己起"颂谦"为医名，以不忘师恩。

　　执业后，他先后工作于扬州市妇幼保健院、扬州市城北医院、扬州市第三人民医院和扬州市中医院。其间又向扬州妇科"曾"字门名家王效曾学习中医妇科。曾应扬州医学院之聘讲授《中医儿科学》，为南京医学院函授大专班讲授《伤寒论》。

　　刘延龄以擅治小儿危急重症见长，从医五十余载，挽救无数患儿生命，名扬大江南北，深受病家赞誉。他兼治内妇科疑难杂症，善于经方、时方辨证化裁，药专力宏，配伍灵活，疗效卓著。他说：为医与为学、为艺一个道理，应立足师承所学，勤求古训，以海纳百川之胸怀，博采众长，融会贯通，辨证施治，方可收到药到病除、起死回生之功效。他与同门发表在《江苏中医》杂志上的《小儿温病高热神昏发痉的临床治验》一文，深受同行的推崇。

　　退休后，刘延龄不忘学医初心，牢记为民使命，耄耋之年，仍坚持到社区诊所坐堂问诊，把脉处方。他说："生命不息，为民不止。"如今，他儿子接他的班，可谓子承父业。孙子正就读于南京中医药大学，毕业后继承祖业。一门三代，以医传世，成为佳话。

北京中医药大学扬州籍中医邱浩同志，童年患病，经刘延龄治愈，后立志学医，为弘扬传统医学，使之薪火相传，发起整理刘延龄中医理论与临床经验。今由刘延龄带弟子整理刘延龄书稿，将付梓与读者见面，这是丰富"扬州医派"学术，功在当代，利在千秋的好事，可喜加贺。是为序。

顾一平

二〇二一年烟花三月于扬州

沈 序

中医药在扬州有悠久的历史,具有开创意义的宋代许叔微医案著作《伤寒九十论》、近代陈邦贤医史著作《中国医学史》等,都出自扬州医家之手。晚清民国以至当今,扬州涌现了一批又一批名医,并最终形成了当今扬州中医八大门派:"臣"字门儿科、"然"字门内科、"曾"字门妇科、"谦"字门儿科、"年"字门外科、"春"字门伤科、"庭"字门喉科、"山"字门推拿。其中"谦"字门儿科创始人为清代陈里谦,代表人物有郑汝谦、吴克谦等。

我院资深老中医刘延龄(医名颂谦)大夫,是扬州"谦"字门儿科嫡派传人,吴克谦先生大弟子。刘老大夫从吴克谦老先生学医八年,尽得其传,深受赞赏,得吴老"堪继吾宗"之评价。刘老大夫1963年开始执业,至今从医已近六十年,擅长中医儿、妇、内科,于经方、时方均能辨证施治、灵活运用。其医名在患者中有口皆碑,早已享誉淮扬。

现在,刘老(颂谦)大夫弟子将老先生数十年间医案收集筛选,精心整理,分门别类,结集出版,这是我扬州中医界一件大喜事。一者,扬州中医八大门派文字资料传世不多,此次"谦"字门儿科刘老医案的出版,进一步充实了扬州中医八大门派的著作。二者,刘老学验俱丰,尤擅儿科危急重证,活人无算,其临证心法,或可借助医案启迪后辈、造福后世。

大作方成，我有幸先睹为快，寥寄数语，以表敬意。

扬州市中医医院沈雨春
二〇二一年五月

整理说明

　　《刘延龄医案》历时两年，终于整理完成，不负老师、师母、诸位师兄师姐、亲友之期盼。初时，本书是由北京中医药大学邱浩老师整理，缘由邱老师幼时患疾，赖刘老妙手治愈，邱老师感念此恩，遂想整理刘老医案，以传承"谦"字门学术和刘老治验，以飨同道。奈何后来邱老师身体微恙，加之国家中医药管理局有一重要工作需邱老师承担，怕耽误刘老医案的整理，遂移交他人完成。

　　我与邱老师十数年前相交于北京，当时我去北京查找资料，得邱老师惠助，顺利完成工作，由此结缘。邱老师在寻人代为整理时打电话给我，问是否可以帮忙整理刘老医案。一是因为我长期从事中医古籍文献整理，于中医医案书籍略通一二；二是因为我人在上海，离扬州很近，处理医案文字沟通交流便捷。当时经过两个月的考虑和调查，我了解了扬州医学史及"谦"字门发展史，深感其中宝藏无数，此次整理刘老医案无疑是进山探宝的机缘，绝不该放弃，于是就答应了邱老师的请求，一起整理刘老医案。

　　2019年6月28日，邱老师与我会晤于扬州，一同拜见了刘老和师母。当时我们进门，刘老正在给病人看病，80多岁高龄的老中医，耳朵已听不清，师母在旁协助问诊。见我们来，刘老冲我们点头以示欢迎，接着仍旧认真给患者诊疾、处方。师母向众人介绍了我们，并让我坐在桌边帮刘老抄方。我当时一点也没有初见的生疏，好似我本就是刘老的学生，一切都是自然而然、水到渠成的感觉。

当天下午，邱老师还携我拜访了扬州著名文化学者顾一平老师。正巧顾老师身体不适，但仍非常热情地跟我们讲述了扬州医学史及扬州中医各个流派的代表人物。临走时，顾老还赠送了《扬州名医录》和其他珍贵资料，为本书后期撰写提供了非常大的帮助，深为感激。

在扬州待了三天，师母跟我讲了刘老生平经历的很多细节，包括刘老的家世、学医、拜师、工作、家庭等情况，刘老本人做了补充。我对刘老有了初步了解，然后带了一些资料就返回上海，接过邱老师先期的工作，开始整理医案。在整理刘老医案的过程中，我一次次为刘老用药的精当和巧妙叹服，遂产生了拜刘老为师的想法，于是通过邱老师转达了我的愿望。幸得老师青眼和师母的喜爱，老师同意收我入门内，以弟子名义完成刘老医案的编辑工作。

刘老从事临床近六十年，擅长治疗很多疾病，治愈过许多疑难杂症，患者很多，可惜未能专门收集，早期留存的医案因搬家大都遗失了。因此，此次整理刘老的医案，很大一部分是2018、2019年的，加上刘老弟子王倩师姐和王文江师兄早年跟师时所录方案，以及刘老家中幸存的为数不多的早期医案（特征：用药剂量为传统度量衡两、钱、分）。有的病种医案复诊较少，一个原因是收集时间较短，故此有些患者医案不能连续；有的病种医案有数次乃至十数次复诊，后期病情已趋稳定，方药相对固定，限于书籍篇幅，我们只保留了初期的医案，后期雷同的就删节了。因此，本书中的医案虽大多是一诊，却都是极能代表刘老治疗某病的用药特点和临证经验的医案。虽然本书汇集的只是刘老医案很少的一部分，但病种相对较全，能够基本反映老师临证用药的思路，以供广大中医临床家、学者了解扬州"谦"字门儿科的临证思想、用药特点、学术经验。

在医案编辑过程中，对于刘老扬州地方习惯性书写药名，与《中国药典》中通用名或字存在的差别，为了适应全国其他地方读者，现将这些药名径改为国家通用的药名，如：山枝改为山栀、白扣仁改为白蔻仁、别甲改为鳖甲、炒来卜子改为炒莱菔子、勾藤改为钩藤、香元皮改为香橼皮、怀牛夕改为怀牛膝、山查改为山楂、地别虫改为地鳖虫、毛术改为苍术、牛子改为牛蒡子、淡均姜改为干姜、通丝改为通草，夜交屯、忍冬屯、鸡血屯中的"屯"统一改为"藤"等等。同时，也保留了一些扬州当地的用药习惯和中医术语风貌，未按现行中医界通用习惯改，如：空沙参即南沙参，次下即后下，芦根、竹茹代水即另煎水的意思，早期医案用药剂量为传统度量衡两、钱、分等，都保持原貌未予改动，特此说明，望大家了解。

2018、2019 年医案整理初期，北京中医药大学邱浩老师招募并督导北中医同学完成原稿约 38 万字录入工作，2019 年底连同写作大纲完全转交给我。我补入 7 万字医案，总共原稿医案是 45 万字。整理医案的进程中，得到周新华师母大力协助，遇到疑难问题请教刘老师，与张永蛟师兄、王倩师姐、王文江师兄、刘周兰夫师兄分工校勘，协商删重、分类、编排医案，由我撰写了本书的《整理说明》。此外，周斌、于知文、陶艺、吴倩诸位老师以及友人赵燕等在本书编辑过程中提供了较多帮助，在此一并致谢。

本书能顺利完成，是各位主编、编委共同努力的结果，大家同心协力，不负刘老师所托，传承"谦"字门医术并将之发扬光大，医德医术并进，造福百姓。

荆丽娟

二〇二一年六月三十日

目　录

上篇

文化背景

扬州 "谦" 字门儿科

历代扬州中医名家

扬州中医药学源远流长，名家辈出，从汉代数起，著名者如吴普、巢元方、鉴真大师、许叔微、滑寿、吴尚先等。这些名家在中医史上都留下了不朽的作品，为中医的传承作出了巨大的贡献，他们在扬州文化的滋养下，不断丰富着中医的理论，并将其传播到海内外。

三国时期广陵吴普师从名医华佗，医术精湛，著有《吴普本草》，可惜已亡佚，今天看到的《吴普本草》为辑佚本。《七录》中曾著录 "华佗弟子吴普本草六卷"，《隋志》曰 "亡"，《本草纲目》载："吴氏本草，其书分记神农、黄帝、岐伯、桐君、雷公、扁鹊、华佗、弟子李氏，所说性味甚详，今亦失传。"

隋代名医巢元方，隋炀帝大业中任太医博士、太医令。大业六年（610 年），他奉诏在扬主持编撰了中国最早的病因学专著《诸病源候论》。《诸病源候论》共五十卷，分六十七门，载列证候 1739 论，分述了内、外、妇、儿、五官、口齿、骨伤等各科疾病的病因与证候。此书为中国第一部中医病因证候学专著，在中国医学史上占有重要地位，对后世影响十分深远。

唐代高僧、扬州大明寺的住持鉴真大师，俗姓淳于，14岁时在扬州出家。唐天宝元年（742年），他应日本僧人邀请，先后6次东渡，历尽千辛万苦，终于在公元754年到达日本。鉴真大师留居日本10年，传播交流唐朝文化，其中就包括中医学，为中医海外传播做出了巨大贡献。

宋代仪征人许叔微，字知可，真州白沙人，曾为翰林学士，成年后发愤钻研医学，活人甚众，著有《伤寒百证歌》《伤寒发微论》《伤寒九十论》《类证普济本事方》《仲景脉法三十六图》等，是研究仲景学说的代表之一。

元代名医滑寿，字伯仁，晚号撄宁生，常年在扬州行医。他精通《素问》《难经》，融通张仲景、刘守真、李东垣三家学说，于针灸、经络理论很有研究，著《读素问钞》《难经本义》《十四经发挥》等。

清代吴尚先，名樽，原名安业，字尚先，又字师机，晚号潜玉居士、潜玉老人。吴尚先寓居扬州，对中医外治法进行了系统的整理和理论探索，提出了外治法可以"统治百病"的观点，被后世誉为"外治之宗"，著《理瀹骈文》传世。

除了以上名家外，在扬州、江都、甘泉、仪征、兴化、高邮、泰州等地的地方志或文献中还记载了很多名医，有些是扬州本地人，有些是旅居扬州的，有些是扬州中医外迁到其他地方，通过这种人员的流通及与扬州文化界的不断交流，扬州的中医繁荣发展，影响深远，名家涌现，逐渐形成了具有独特文化特点的流派。

扬州的中医流派

至清代，经过二千年的文化积淀和洗礼，扬州形成了独特的文化流派。如扬州学派就是清代经学中重要的一派，其代表人物有高邮王念孙、王引之父子、阮元、焦循、江藩、汪中、凌廷堪、任大椿、顾九苞、朱彬、李惇、黄承吉以及宝应刘氏三世、仪征刘氏五世等，在经学、小学、考据学等方面都取得了突出的成就。扬州画派是清代乾隆年间活跃在扬州画坛的革新派画家总称，代表人物是郑板桥等"扬州八怪"。"扬州八怪"的画作以花卉为主，兼及山水、人物，他们继承了徐渭、朱耷、石涛的创新精神，主张自立门户，抒发真情实感，和当时所谓的"正统"画风迥然不同，被人目为"偏师""怪物"，遂有"八怪"之称。而扬州的中医学，也受到这种文化形式的影响，逐渐形成了扬州特有的医学流派，特别是清后期，形成了科目齐全的中医流派，涉及中医内、外、妇、儿、骨伤、推拿、针灸等各科。这些科目门派父子相传，师徒相授，保持着严密有序的传承模式，凡是师承的弟子医名中的最后一个字都是固定的，这个字就是这一门派的标志，如：中医内科有"然"字门、"儒"字门、"臣"字门，中医外科"年"字门，中医儿科"谦"字门等。这些门派有严格的收徒方式和考核形式，只有经过老师的认可和考核，才能收入门下，出师后得到赐字，以医名行医。"改易医名以其行世的门派传承方式，作为淮扬医派的一大特色，在全国都是极其罕见的"。

在这些门派中，有八个门派影响最大，流传最广：

中医内科任氏"然"字门，业医历十数代二百余年，是扬州影响最大的中医内科门派，据考证初始于任若然，昌盛于任述然、任继然，发展于任达然、任光荣……任氏"然"字门在最初的几代是以家传为主，到了第十代任述然、任继然行医时，正值新中国成立，现代医院模式逐渐取代传统中医诊所，"然"字门传承由家传转向授徒，影响力激增。如任继然（步芳）培养了洪苣然、任达然、张景然、周蔚然、顾博然、李贯然、洪长铗、戴春然、钟明然、糜震然、王馨然等，而第十代任述然又名任步青，以此又衍生出了"青"字门。

殷氏"春"字门始创于清道光年间，殷小四子（名佚）为第一代，历殷遇春、殷鹤春、殷富春、殷济青、殷鸿相传六代，历经180余年。"春"字门在前四代以内外科见长，第四代殷富春外出学习了西医，就聘请麻醉师在扬州开设手术室，锯骨、切乳、剖腹，名噪扬州。到殷济青时，其父富春早殁，遂投入"然"字门任步青门下，传"青"字门内科。

经方"臣"字门所存资料较少，最著名者为赵德臣，原名揖泉，祖籍淮安府泗阳县，因水灾迁居至扬州西乡赵家庙，拜东关名医朱素臣学医，尽得其真传。赵德臣后传于子赵午桥、徒陆延桥。"臣"字门是扬州医家经方派代表之一，"以六经为基础，旁及诸家"，学古人学近贤，虽民间江湖有效之方亦学习。

扬州中医外科"年"字门，创始人是张鹤年，传于陆松年，陆松年传于陆椿年、陆茂年，再传于陆庆年、陆亚年、陆瘦年，陆椿年又传授弟子常济年、陈焕年、窦祝年、王鉴年、姚瑞年、周跃年、叶洪年、陈皞年等。"年"字门"以消为贵，溃后当补。不强忌口，脾胃生化不息，方能焕发生机"，内服外敷并用，治疗各种外症。

扬州"谦"字门儿科创始于道光年间陈畿，字里千（谦），传至现在已八代，历经约二百年。其中有名者有闵德谦、陈景谦、郑汝谦、吴克谦、刘颂谦、李耀谦等。"谦"字门儿科善观气色、察苗窍、审清浊，辨证准确，审查入微，用药清灵规矩，极具特色。

扬州喉科"庭"字门创始人耿树初，最初以耿氏家传为主，到第五代耿耀庭，医名大振，求医者不断。耿氏居住行医的寓所的小巷，患者呼为"耿家巷"，可见其医术之精湛。耿耀庭传徒十余人，如夏春庭、严桂庭、周励庭、赵继庭、褚润庭、许玉庭、江圣庭、奚燕庭等。耿鉴庭为耀庭之子，自幼学医，16岁即能独立应诊，人称"小先生"，与其父"老先生"加以区别，后来授徒卢复庭、卢乐庭、周慕庭、陈克庭、倪吉庭、崔炤庭等人。

推拿科丁氏"山"字门，开创于丁凤山。丁凤山自幼酷爱武术，曾随父富山习医，咸丰间武秀才，任七品旗牌官，因病离职，后经客居扬州的李鉴泉先生治愈。李鉴泉精"一指定禅功"和武术，凤山便拜其为师，潜心学习推拿和武术，勤学数年后得其真传，并结合自己的临床经验，形成了独特的"一指禅"推拿法。后传于王松山、丁海山、钱福卿等，在江浙沪一带影响非常大，其中"一指禅推法"在中医推拿学中影响深远。

扬州妇科"曾"字门创始人为清末陶世曾，后传于脱希曾，再传王效曾、沙宝曾、陆佩曾、脱传曾等人。脱希曾（1881—1937），江都县人，与督军徐宝山相处至深，建议徐在扬州设救济院给贫民施诊送药，徐欣然同意。曾任江都县中医协会执行委员兼研究部部长，著有《脱希曾医案》及《厥症之研究》《眩晕治则》《胎产方论》等文。

除了这八家流派外，扬州还有其他一些中医流派，如中医内科阚氏"辰"字门、韩氏"臣"字门、朱氏"溪"字门、姜氏"舫"字门，中医外科张氏"山"字门、嵇氏"春"字门，中医妇科陈子丹"华"字门，儿科葛氏"舟"字门，眼科卞氏"藩"字门，喉科夏氏"昭"字门……由此可见扬州中医流派的丰富和繁荣。

"谦"字门儿科传承

"谦"字门儿科是扬州最有代表性的医派之一，作为传承儿科的流派，从清代道光年间到现在已经约二百年，是扬州现存仍继续传承、活跃在临床第一线的少数医派之一，到现在已传至第八代。"谦"字门传承有序，理论完整，在扬州当地影响较大，很多民众看中医儿科都认"谦"字门的招牌。"谦"字门的传人学习中医均以《灵》《素》《伤寒》诸经典为基础，以温病中《温热论》《温热经纬》《温病条辨》等为准绳，同时涉猎各种儿科专著，逐渐形成了完善的理论体系。

"谦"字门儿科代表人物

根据《扬州名医录》《扬州"谦"字门儿科学术流派经验选》《谦字门鳞爪》中记载，现将"谦"字门中有记载的传承人一一整理出来，以供学者了解"谦"字门的传承情况：

"谦"字门创始人陈里谦，名陈畿，"字里千（或为谦），扬州人。善画，尤精于医。道光间，西方牛痘未入中国，痘之自出者名天花，其症极危险。畿以善治小儿天花名"。陈里谦师承关系已经没有文献可以考查，只能从只言片语中了解一二。陈里谦应该是道光年间人，当时扬州天花流行，里谦以善治天花而闻名扬州，由此开创了"谦"字门。陈里谦传于刘佩谦。

刘佩谦名刘溶，字配千，扬州人。从陈里谦学医，尽得其传，行医数十年，活人无数。佩谦有个朋友王廷桢，亦是扬州当时的名医，两人经常切磋讨论医学，互相促进，交流心得。"晚年以讼累破其家，居恒抑郁，时失常度，然独为人诊治，神明不衰"。晚年时，佩谦因为与人发生诉讼，而影响到家庭和心理，抑郁失志，但是在替人诊病时，却是神志清楚，从无差迟，也是一大奇迹。按现代心理学讲，可见佩谦潜意识中对生命、对中医、对病人的虔诚和意志之执着，深值现代人倾佩和学习。刘佩谦传于闵德谦、陈景谦、张受谦、江益谦等。

闵德谦[1]，按顾一平先生《扬州名医录》（引用《江都续修县志资料》第一手资料）载"名锡嘏，字纯夫，扬州人。佩谦弟子，以德谦名悬壶，临证精细，用药审慎，亦如其师。年甫六十以心气虚耗，患失眠而卒"。闵德谦继承了"谦"字门的致学精神，医德高尚。从其"临证精细，用药审慎"八字，就可知其为人心思缜密，待病人宽厚谦和，对中医、病家殚精竭虑，数十年如一日，而最终心力耗尽，年甫 60 岁就患失眠而殁。闵德谦与喉科"庭"字门耿耀庭相厚，临终时以其子托付，学成后在南京悬壶。闵德谦早年有两个弟子，在镇江行医的是闵栋，字汶凄，医名仲谦；在扬州的是杨筱云，医名佑谦。

---

① 按《谦字门鳞爪》及耿鉴庭《扬州"谦"字门儿科学术流派经验选》中记载闵德谦、陈景谦、江益谦为张受谦弟子，为"谦"字门第四代传人，本书仍从顾一平先生《扬州名医录》所载，闵德谦、陈景谦、江益谦为刘佩谦弟子，是"谦"字门第三代传人，后面刘延龄（颂谦）为第六代传人。

陈景谦（1858—1934），字海秋，原籍灌云县。幼时家贫，逢灌云县大灾，随父母逃荒至扬州。陈景谦拜刘佩谦为师，经过数年刻苦学习，出师后悬壶于大东门街。陈景谦专攻中医儿科，医道严谨，医德高尚，深受群众，特别是底层人民的信赖。可能受幼年生活的影响，景谦对困苦者和底层人民非常怜悯，从不设诊金金额，由病家根据自己的经济情况支付诊费，困难者免费施治。景谦日诊百余人，疑难杂症，敢于决断，所活甚众。景谦传于子亚藩、弟子郑汝谦、陈允谦等人。

张受谦，"扬州人。工医。精幼科，刘佩谦弟子。卒年80余"。张受谦曾任扬州医学公会会长，孟河医派名医丁甘仁去世时，其曾写下挽联代表扬州中医界悼念："不为良相为良医，更加教化宏开，独抉岐黄旧学。本愿寿人兼寿世，何逢仙风瞑隔，空留卢扁高风。"按顾一平先生《扬州名医录》，张受谦与闵德谦、陈景谦、江益谦等均受学于刘佩谦。

江益谦（1862—1938），"名添甲，号品三，祖籍安徽怀宁县，生于扬州，住南柳巷"。受业于刘佩谦，为其关门弟子，出师后一直在扬州育婴堂应诊。

杨佑谦，"原名筱云，一作小云，扬州人"。从闵德谦学成后，以幼科闻于扬州。杨佑谦在天花初发时能预决轻重生死，并创温托回阳之法，治疗天花内陷，救儿甚众，有"儿科泰斗"之盛誉。杨佑谦的儿子子云继其业，从事幼科，业医于扬州北柳巷。杨佑谦又传于吴克谦、朱慕谦等。

郑汝谦（1894—1978），名永安，字子静，号朴园，扬州人。1910年从大东门陈景谦学医，历时8年，尽得其传，后应聘于南门街商办"乐善中医院"，任儿科医师4年。精研《内经》《难经》，博采众长，融会贯通，学不泥古，临证一丝不苟，用药如开山劈斧，病家赠有"婴幼福星""保赤为怀"等匾额。曾任《江都国医报》编委、扬州医师协进会主任，晚年著有《小儿临床急症荟萃》。郑汝谦注重寒热补泻，调理脾胃，擅治小儿急惊风、麻疹、肺炎、吐泻、外感发热等病，均药到病除，效若桴鼓。郑汝谦为人真诚坦率，无烟酒嗜好，唯爱书画，刘介春《扬州艺坛点将录》咏郑汝谦诗云："心怀赤子老芜城，闲爱观摩百代英。搜得汉唐书画尽，双飞阁敞动春明。"郑汝谦传人有子郑俊谦，弟子张锡元等。

吴克谦（1901—1964），名锡庆，字积庵。早年从姨父、"谦"字门杨佑谦学医，先是在扬州南柳巷头漆货巷内协助老师看病，后独立悬壶，在淮海路 54 号开业看诊，1956 年进扬州妇幼保健院工作。吴克谦在乙脑、伤寒、百日咳、秋季泻、小儿麻痹症、麻疹、赤痘、乙肝等传染病肆虐之际，均用中医辨证治疗，疗效极佳。中年后应患者需求，兼治内科、妇科病，多能着手成春，多次应邀在省市学术会议作"麻疹肺炎的中医治疗""小儿秋季泻的症治""肝炎病三类十法治疗""乙型脑炎的中医辨证治疗"等专题讲座，在江苏省中医界影响较大。

1949 年前，扬州中医界人才荟萃，群英辈出，当时影响较大的中医有任步青、任继然、俞申五、赵午桥、吴克谦、王养儒、佘芳龄、张仁山、蒋瑞春、耿鉴庭等，他们常聚会在一起促膝谈心，品茗论诗，切磋医技，情同手足，故有扬州中医界"十弟兄"之称。为弘扬民族文化，振兴中医事业，他们发起创立了"江都中医公会"，后又创办了《医学月刊》，按月出版发行。吴克谦当时任中医公会副理事长兼这个刊物的文秘主任，后任《江都国医报》编辑。1949 年后，加入中国农工民主党，先后担任省中医学会理事，省儿科学科组副组长，市中医学会副理事长，市一、二、三届人大代表等。

吴克谦素性开朗，语言诙谐，工诗词，是扬州冶春后社成员，常与同道哈与之及扬州师院中文系教授蒋逸雪、扬州农学院徐晓白相交往来。曾有《参观江都引江闸》诗云："长缨看在手，至计足民生。地涌孤泉激，天垂万象更。江湖共吐纳，淮海一平衡。高阁临烟浦，蛟龙不敢争。"2011 年 12 月 23 日《扬州网讯》报道，扬州红楼梦遗迹展示馆珍藏了一本 20 世纪 60 年代油印的中医学会诗抄，里面收集了当时扬州"谦"字门、"庭"字门、"然"字门等中医界著名医师的近体诗，这本没有封面的《扬州市中医学会园林集会诗抄》一共有 20 多页，近 70 首近体诗，为铁笔刻写油印，纸张已经发黄，但保存完好。诗作者有妇幼保健院的吴克谦，苏北人民医院的江圣庭、任达然、郑汝谦、谢紫石、哈与之，市人民医院的夏雨生，广陵卫生院的马兰卉、夏春庭等，均为当时扬州中医界的名家。从《诗集》的序文可知："一九六三年八月二十五日，值岁时双星欢度之辰，中医界同仁，适有瘦西湖园林之集，奉我市学会召也。会之召，为举行一届二次会员大会，当局者亲莅临，会之成员悉赴焉，未预夫会者，并踊跃参加，青年学子辈，亦获参于末座，洵盛事也。是日宿雨初晴，湖山如浴，烟光云气，淡荡于水湄木梢之间，至足以发人清兴，胡可乎无诗！"

吴克谦的一生谦虚谨慎，兢兢业业，对患者有极大的同情心，常为穷苦患者解囊相助，具有高尚的道德情操，故有"婴童救主"之誉。吴克谦对青年后学者的教育十分耐心细致，教导他们认真读书，深刻领会，处处从严要求，在繁忙的诊务余暇，还给学员讲授《伤寒论》《温病条辨》等古籍，体现了一个师长的风范。弟子有刘延龄（颂谦）、缪凤岐（筱谦）、陶厚龄、黄彤岩、戴金梁、李耀谦、周家敏、任士聪、翟宝珠等人。

朱慕谦（1901—1952），字文麟，扬州人。及冠后随杨佑谦学习医学，历时 5 年，满师后开业行医，精于小儿痧麻痘疹，名冠百余里，常有病家上门求治，或延请往诊。1952 年农历五月十三日，因脑溢血病故。慕谦传于长子震谦、次女凤珠。

郑俊谦（1951—），父亲为"谦"字门儿科第四代传人郑汝谦，毕业于南京中医学院，曾在北京东直门医院中医儿科受业于扬州儿科"臣"字门刘弼臣教授，在江苏省工人医院中医科受业于贝淑英教授。专攻婴幼儿疑难杂证，研制了"泻儿康"合剂。传医于女郑源。

张锡元（1949—），先师从扬州"珍"字门内科传人王幼儒学习中医内科，1974 年师从郑汝谦学习中医儿科 3 年；1982 年随全国著名中医儿科江育仁教授进修学习。2005 年中医本科自学考试毕业。在苏北人民医院、扬州友好医院儿科业医 40 余年至今。曾任中华中医药学会儿科分会委员，江苏省中医药学会儿科专业委员会常务委员。擅长治疗小儿高热、咳嗽、厌食、腹泻、便秘、过敏性疾病等。在省级以上杂志发表论文 10 余篇。

刘颂谦（1936—），名延龄，字若愚。祖父刘茂椿为扬州盐业巨贾，父少椿为广陵琴派第十代传人。刘延龄师从吴克谦 8 年，尽得其传，于 1963 年考核通过后，取得行医资格，在扬州妇幼保健院执业，至今 80 余岁仍为病家服务。刘延龄一生专志医学，善治小儿危急重症，审证明、用药准，能从复杂多变的症候中抓要领，挽救了很多患儿的生命。除了跟随吴克谦学习"谦"字门儿科，还从蒋颂南、王效曾等学习内科、妇科。刘延龄善用经方，用药轻灵，疗效卓著，深得病人爱戴，与同门著《小儿温病高热神昏发痉的临床治验》发表在《江苏中医杂志》。延龄传于子刘周兰夫（效谦）、孙刘哲仁（衡谦），弟子张永蛟（尚谦）、王倩（吉谦）、王文江（承谦）、荆丽娟（孜谦）、李卓阳（锦谦）等。

戴金梁（1942—2017），主任中医师。曾任江苏省、扬州市中医学会理事，扬州市政协第一、二、三届委员。1962年师从吴克谦习医，1964年又师从扬州"然"字门学习中医内科。1966年开始执业，以内科、儿科为主。1983年在北京东直门医院董建华教授指导下，进修热病及脾胃病专科。潜心于《温病条辨》《脾胃论》等专著的研究，擅长治疗小儿哮喘、婴幼儿腹泻、小儿疳积症、儿童多动症、儿科消化疾病、传染性热病及呼吸系统疾病。发表多篇论文，参与《现代中医内科学》《小儿多动症临床治疗学》《名医特色精华》《实用中医临床新探》《淮扬饮食文化史》等书编写。1990年被市政协评为"为振兴扬州献计出力"先进个人，1993年获江苏省医疗系统先进工作者称号，1995年授予"扬州市名中医"称号。

黄彤岩，1962年至1966年先后随名医吴克谦、任继然学习中医儿科、内科，同时以优异成绩结业于扬州市中医理论讲习班。从事中医内科、儿科临床工作，擅长杂病、疑难病诊治。1992年曾主持市级科研课题"泻儿康（中药制剂）的临床研究"，次年通过省级鉴定。撰有《婴幼儿腹泻的病因与治疗》等论文15篇。业余爱好文学，现为中国作家协会扬州分

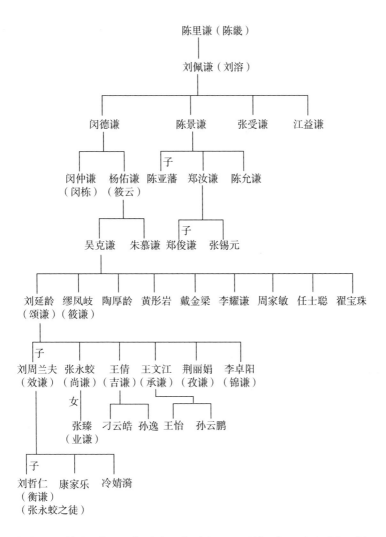

会会员，曾在《雨花》《诗刊》《扬州文学》《四川文学》《新华日报》等报刊上发表诗歌、散文作品多篇。

任士聪，师从扬州 "谦" 字门儿科名医吴克谦、郑汝谦，对儿科肺、胃、脾、肾常见病及疑难杂症和中医基础理论均有一定的研究。先后发表《宣肺解痉法治疗小儿哮喘》《酸收法在小儿腹泻中的应用》《浅谈中医专家系统的开发运用》《模糊数学与微电脑中医专家系统》等论文。

李耀谦（1943— ），原名大华，主任中医师。1960 年考入扬州医学专科学校中医专业，1962 年学校停办后，即拜吴克谦学医。1965 年毕业后从事中医临床工作至今，曾任扬州中医医院内科主任、南京中医药大学兼职教授，兼任省中医学会内科专业委员会委员、市名中医。发表医学论文 50 余篇，著有《谦字门鳞爪》一书，参编《现代中医内科学》《淮扬饮食文化史》等书，多次应邀赴国外看诊，被授予"扬州市名中医""中国传统医学专家"等称号。

"谦"字门儿科学术特点

儿科自古称为"哑科"，因小儿尤其是婴幼儿，心智未开，语言系统还未发育完备，无法清楚表达或者只能以哭闹表示不适，直接问诊无法获得准确的信息，只能通过询问患儿父母养护情况了解病情、推测病因，故称哑科，所以古有"宁治十男子，不治一妇人；宁治十妇人，不治一小儿"之说。但是通过长期的观察和总结，历代医家都在不断完善小儿的生理、病理特点，而扬州"谦"字门就是在历代儿科经典理论和临床实践的基础上逐渐发展和创新，形成了江北地区独特的儿科诊疗特色。

小儿稚阴稚阳，易虚易实，切忌孟浪

小儿时期，各系统和器官还未发育完成，生理功能不健

全，都在不断的完善和成熟过程中，所以小儿机体柔弱，肉脆、血少、气弱，即所谓"稚阴稚阳""脏腑娇嫩，形气未充"，如初生之太阳、刚发芽之幼苗，必须时时顾护，小心养育。如呼吸系统，幼儿鼻腔短小，呼吸道狭窄，黏液腺分泌不足，黏膜纤毛运动差，清除力弱，所以容易引发感染，遇见寒热变化剧烈的天气，就会受邪，引起感冒、咳嗽等。消化系统消化腺发育不足，消化酶分泌量少，消化组织薄弱，对食物的消化能力弱，运化传输易生障碍，但是小儿又正值发育，饮食需求量大，每次吃很多，而脾胃运化不足，就会食积，引起胃火亢盛，甚者化火生风。所以中医讲"脏腑薄，藩篱疏，易于传变；肌肤嫩，神气怯，易于感触"，"邪之来也，势如奔马，其传变也，急于掣电"，这就是小儿"易虚易实"的病理特点，虚为正虚，实为邪实，正气不足，而外邪与内邪勾结，造成小儿生病势如破竹，急速易变。基于小儿这种先天的生理状态和病理特点，扬州"谦"字门儿科用药一般忌用彪悍性烈之药，药量小，药味精，整个处方多则八九味，少则六七味，用药清灵活泼，实能达到四两拨千金、轻可去实的奇效。小儿身体轻灵，只需药物微微一转，就能鼓动正气，使之迅速恢复，祛邪外出。

诊察小儿，首重神、色、苗窍

神是脏腑功能与气血精液在外的表现，也是意识、精神状态、思维活动等表达于外的体现。神反映在目光、面色、表情、意识和体态等各方面上，故要从局部到整体细细观察体悟，来判断疾病深浅和愈后情况。一般黑睛圆大、目光炯炯、转动灵活、精力充沛、表情活泼、面色红润、呼吸调匀、纳食良好，代表神气充沛、气血调和，是无病或即使有病，也属轻浅易治，愈后良好。反之，目光呆滞、精神委靡、疲乏喜睡、面色晦暗、懒软不动等就是少神的表现，代表病情重、邪气深，愈后较差。

色是气血外现于肌表的体现，是颜色与光泽的统称。小儿面部皮肤薄嫩，故气血盈亏、色泽变化易于显露，不同的色泽反映不同的病位和病性。正常肤色为红润光泽、略微带黄，即"红黄隐隐"，或肤色较白、白里透红。异常情况下面红主热，面白主寒主虚，面黄体虚湿盛，面青寒痛惊瘀、水饮内停。除面部外，还要看身体皮肤和毛发的润泽情况，这些都是反映小儿虚实寒热的一些细节，对诊疗疾病尤其是一些疑难杂症有特殊的意义。

苗窍与脏腑一一对应，肝开窍于目、肺开窍于鼻、脾开窍于口、肾开窍于耳及二阴、心开窍于舌，通过审察苗窍的情况可以了解身体脏腑功能、气血盛衰、邪正虚实。如眼睛黑睛圆大，精光灵活为肝肾气血充沛；两目或直或斜，挤眉瞤目，多为肝风内动；鼻塞流清涕，伴有喷嚏，为风寒感冒；鼻流浊涕多为风热客肺；唇色淡白是气血亏虚，唇色深红，多为邪热炽盛，唇色青紫，多为肺气闭塞或热惊之后。

舌不仅为心之窍，而且通过经脉与五脏六腑皆有密切联系，如"脾脉连舌本，肾脉挟舌本，肝脉绕舌本""唇舌者肌肉之本也"，因此，舌与五脏六腑皆相关，其中与心、脾胃的关系尤为密切。在经脉中，手少阴之别系舌本，足少阴之脉挟舌本，足厥阴之脉络舌本，足太阴之脉连舌本、散舌下，足太阳之筋结于舌本，足少阳之筋入系舌本。五脏六腑直接或间接地通过经络、经筋与舌相联。因此，脏腑有病，可影响舌的变化。在病理上，五脏六腑的病变均可显现于舌，所以舌诊在中医诊断中非常重要。舌诊脏腑部位的分属为：舌尖属心肺，舌边属肝胆（左边属肝，右边属胆），中心属脾胃，舌根属肾。所以审舌苗是小儿"哑科"中重要的一环，察舌有舌质、舌苔、舌体之分，舌体老嫩、胖瘦、灵活度、裂纹、干燥、红绛、紫暗、湿润等不同，舌苔黄白、厚薄、浊腻、花剥等都代表了体内脏腑气血、寒热、虚实的变化。"谦"字门诊治儿科疾患极重舌诊，在小儿常见病发热、咳嗽、哮喘、食积、腹泻、厌食等都有不同的诊断意义，可以指导用药。

治疗小儿，时时固护脾胃

脾胃者，仓廪之官，为水谷之所聚，脾主运化水谷精微及水湿，主肌肉与四肢；胃主受纳与腐熟水谷。小儿由于脾气未充，消化力薄，而生长发育迅速，对水谷精微需求较多，一旦饮食失调，超过脾胃耐受能力，就可导致脾胃消化与运输功能紊乱而发生病变，故有小儿"脾常不足"之说。同时，小儿一旦发生疾病，都会影响到脾胃功能，如小儿外感后食欲不振，有些发热类疾病引起腹泻，有时病后脾胃功能减弱，机体日渐消瘦，头发稀疏，而成疳症。所以在治疗过程中，切忌用伤脾败胃的过于猛烈的药物，用药"四两拨千斤"灵动为主，同时加入一些健脾养胃、助运消食的药物，略略提振消化功能，利于小儿脾胃功能恢复，使之水谷精微迅速吸收，补给身体生长的需求。小儿发热往往影响脾胃受纳、运化的功能，常见饮食欠香，乃至不思饮食等脾胃症状，小儿发热时酌量加葛根、焦山楂等。小儿夏秋季吐泻，正值暑湿秽邪弥漫，最易影响脾胃，如脾胃用药又多苦寒、香燥，则更易伤脾阳耗胃阴，所以治疗时又须反佐，如加干姜、黄连，寒温相佐，辛开苦降，畅达中宫；葛根芩连汤佐五苓散，清暑泄热兼分利水湿，另用乌梅、白芍、北沙参养胃阴。小儿治脾以健运为主，脾运则脾健，多以陈皮、苏梗、鸡内金、山楂、谷麦芽、厚朴等消食、行气以健脾。

"谦"字门儿科代表人物医案欣赏

吴克谦医案欣赏

张某　女　16岁　1962年12月24日

温邪晚发，已届冬令雪降之时，身热温温，邪羁不退，形肉消脱，神萎如迷，脉细肢冷，舌质干瘦，上结硬壳，叩之作木质声，不可言语。此温邪久羁，阴液耗竭，神气欲脱之象，急以养阴扶正，仿加减复脉法，大剂进投。

处方：西洋参二钱　白芍三钱　茯神三钱　元参一两　麦冬一两　粉草二钱　大生地一两五钱　干石斛一两五钱

三剂药后，津复舌软，已能言语，神情好转。

王某　女　11岁　九月五日

体温39.6℃，病经三日，初来昏厥作惊，惊定而吐，时在午后，苏转后神情尚好，逾数时复惊厥作吐，两日来昏睡不醒，触知尚有知觉，脉息浮数，苔白舌红。据证推断昏厥作吐是晕后之症，晕之起因为风邪所致，昏睡不醒是暑闭之象。拟从风暑内闭治。

处方：羌活一钱五分　防风二钱　薄荷一钱　明天麻三钱　石菖蒲一钱五分　双钩藤二钱（次下）　川连三分　益元散

三钱（包煎）　生姜八分　荷叶三钱

另玉枢丹研末，开水送下。

二诊：九月六日，体温36.9度，药后汗出甚透，热退神清，舌苔厚腻，舌强不和，不能出语。此风暑外解，痰浊上阻机窍。当于原方撤去风药，增入涤痰之品。

处方：原方去羌活、防风、钩藤、薄荷、玉枢丹，加陈皮一钱五分，法夏三钱，陈胆星一钱五分，黄郁金一钱五分，炙远志肉一钱。

药后苔化舌和，语言恢复。经仔细询问，患儿自诉于起病之初，确有头脑晕转之症状。

郑汝谦医案欣赏

陈某　男　2岁

患儿于注射"白喉预防针"菌苗后，发热3天，伴惊厥，腹胀如鼓，诊断为"中毒性肠麻痹症"。刻下患儿身热5日不解，少汗，无涕，无泪，舌苔腻，痰多，气粗不平，肚腹膨胀如鼓，呕恶时作，夜烦不宁，便解不爽，小溲黄少。此为肺气失宣，腑气痹阻，有闭厥之险，且虑痉变。法以宣上通下。

炒山栀、射干、陈皮、黄郁金各5克　香豉、杏仁、大腹皮、猪苓、茯苓、炒莱菔子各6克　七液丹10克（包煎）鲜枇杷叶2片　桔梗3.6克

1剂急煎，频频饮服。

郑老嘱咐：服药后肠鸣就有救治的希望，否则无效。

患儿服药后肠鸣矢气，解下酱色大便，气秽异常，腹胀略松。继则去炒山栀、香豉、茯苓、猪苓，或加大豆卷、大贝母宣上，并用糖瓜蒌、苏子以润下，枯芩、赤芍清热，得大便畅

解，诸症悉愈。石芾南《医原》中说："若肺气未开，而里证又急，又必于宣通肺气之中，加以通润胃肠之品。肺主天气，天气通，地气乃行耳。"

戴某　男　8岁

病经两候余，身热不退，夜间热甚，烦躁少宁，时或谵语，舌苔垢，胃脘痛，腹膨胀，溲黄，邪滞互伏，气机不利。宜从宣通三焦，理气疏导法。

炒山栀、黄郁金、炒枳壳各5克　香豉10克　炒川朴3克　陈皮、杏仁各6克　建曲、法夏各10克　生姜皮1.5克

1剂药后，夜间仍发热，仍有谵言，舌苔厚腻，胃脘胀痛，大便稀溏。原方加炒苡仁、白蔻仁，取三仁汤意以宣化。服药8剂后，身热渐清，胸次按痛，邪滞尚重，用栀豉汤、栀子厚朴汤合瓜蒌薤白半夏汤宣化，次第选用炒莱菔子、海南子磨黄郁金以通滞，身热退净。嘱慎饮食，调理而愈。

郑汝谦研制"泻儿康"合剂

"泻儿康"合剂系根据郑汝谦先生经验方研制而成，于1994年4月至12月对住院患儿采用"泻儿康"合剂，治疗婴幼儿腹泻共345例。同时应用双盲法随机抽样79例，使用抗生素作为对照组。通过临床验证，"泻儿康"合剂对婴幼儿腹泻的疗效明显优于对照组。

治疗方法：治疗组口服"泻儿康"合剂，15毫升/次，每日三次，必要时给予适当补液；对照组使用常规抗生素治疗，配合收敛药及退热、补液等其它方法对症处理。

治疗结果：治疗组345例中痊愈276例，显效36例，有效13例，无效20例，总有效率94.99%。对照组79例中痊愈

55 例,显效 8 例,无效 16 例,总有效率 74.72%。对上述疗效作统计学处理得出:$\chi^2 = 16.5 > 6.63$,$P < 0.01$,治疗组与对照组有显著差异。

讨论:"泻儿康"由葛根、黄芩、木香、肉桂、扁豆花、姜皮等 11 味中药组成,具有清热利湿、运脾止泻的作用。中医认为,婴幼儿腹泻是因感受外邪或内伤乳食,引起脾失健运,水谷不化,而致泄泻。对本病的治疗原则是辨证论治,即对不同的证型采用不同的方药进行治疗。然而本课题临床验证结果表明,"泻儿康"合剂对风寒型、伤食型、湿热型、脾虚型等各种证型的泄泻都有较好的疗效。这就突破了中药汤剂一证一方的局限性,为中药制剂在临床上扩大使用范围和适应症提供了有益的探索和尝试。究其道理,当今婴幼儿(特别是城市婴幼儿)多食膏粱厚味,不论其伤食或感受外邪都会导致生湿、化热、脾虚。"泻儿康"重在运脾,脾运则湿化、则热清、则脾健,泄泻自止。

李耀谦医案欣赏

魏某　男　9 月　1978 年 11 月 4 日

体温 38.5℃,经常高热,腹泻抽搐,最近又发热无汗,痰齁咳嗽,大便溏泻,每日五六次,苔薄白而粘,舌尖红,咽关红肿,指纹浮露色红。治从疏风清热止泻。

羌活 4g　炒芩 4g　桔梗 3g　薄荷 2g　泽泻 5g　甘草 2g　防风 5g　荆芥 5g　葛根 5g　望江南三条　双钩藤 5g (次下)　二剂

11 月 7 日　热退泻止,仍有咳嗽痰齁,苔薄白舌淡。拟方继续疏化以善其后。

嫩苏梗 5g　　大麦芽 10g　　法半夏 5g　　前胡 5g　　桔梗 4g
化橘红 5g　　杏仁 4g　　粉草 2g　　炒白术 5g　　茯苓 5g　　炒甜葶
苈子 3g　　二剂

刘延龄简介

刘延龄的生平及学术特点

刘延龄（1936—），字若愚，医名颂谦，祖籍陕西省富平县，因祖父刘茂椿晚清到扬州经营盐业，后掌管"裕隆全"盐号，遂举家定居扬州。从此富平刘氏一族就在扬州繁衍生息，逐渐成为扬州有名的书香世家，在扬州文化界极具影响力。而刘延龄也因吴克谦先生与父亲为至交，遂拜吴克谦为师，学习中医，出徒开业，继承了扬州儿科"谦"字门的精髓，成为当代扬州名中医的代表之一。

大医精诚——一位朴实的老中医的自白

我这么大年龄了，既不想名，也不想利。如果能把我治疗疾病的经验，留给后代的话，对后来的医生会有一些帮助，这是我的想法。这本医案出版出来，是我对老师的尊敬，因为这是老师他一辈子的心血，如果不把它保存下来，就断代了，这是我对我的老师、对"谦"字门最大的心愿。"谦"字门传到我这里是第六代，这本书出版了，如果后面的学生能够接受，学习吴克谦老先生的方法经验，对治疗疾病肯定有很好的效果，很大的帮助，对后人肯定有很重要的作用。

其实我从来都没有想著书，我这个人不需要名，也不需要利，我不晓得成名，只知道认真看病，别的没有了。我在医书上看了很多的大家，每个朝代都有很厉害的大家，他们的水平都很高，他们的经验我们都应该吸收过来，传给下一代，这是最可贵的东西。如果一代一代的都脱节了，几百年的经验，一代一代的传承，都失传了，对中医来说，确实是最大的损失。你看很多的大名医，他们都不要名，他们就是认真看病，比如施今墨，都是很有名的，他们不贪名，他们的目的只有一个，尽心尽力把病人看好了，当把病人的病看好了，你的内心会非常开心。

你看我最近看了几个病人，上海、南京，各地都有，他们四处看了很多医生，都没有解决问题。（病人）来的时候一天到晚抽搐，到我这里来看，看了一年多，现在什么都好了。还有一个小孩子，来的时候，眼睛什么都看不到，耳朵听不到，只有呼吸，只能看到他活着，一点反应都没有。经过七八个月治疗以后，眼睛突然看到了，看到以后，开始学走路，开始学习说话，现在走路说话各方面都蛮好的，现在全部好了。当看到这样的结果的时候，我心里就很开心，如果这个病人得不到好医生治疗的话，对一个家庭是非常痛苦的。现在的父母都只有一个小孩子，这个小孩子残疾，他们只有悲伤，没有其他的办法，在我这里看好以后，每次来都开心得不得了，每次走的时候都要抓着我的手说："谢谢你，她好了，以后整个家庭都好幸福了！"

刘延龄

2019 年 6 月 28 日

刘延龄生平

刘延龄（颂谦），是扬州儿科"谦"字门第六代传人，祖父是民国时期扬州有名的盐业巨贾刘茂椿，父亲是扬州广陵琴派第十代传人刘少椿。刘少椿在古琴界成名后，就到南京艺术学院音乐系任教，后来被省人民政府聘为江苏省文史研究馆馆员，妻子也一直相伴左右照顾刘少椿的生活。刘延龄在家中最小，无法带在身边，只能在扬州生活。虽然两地相隔不远，但当时交通不方便，只能书信往来，刘少椿就在书信中经常鼓励刘延龄，在学习和做人方面指引他。就是后面学医了，也一再叮嘱他一定要专心致志，不要好高骛远，踏踏实实地跟吴克谦先生学习。

刘老的老师吴克谦先生，非常喜欢听古琴，跟他的父亲刘少椿先生私交非常好。吴老工诗词，时常听刘少椿弹琴，还曾题《谏果轩听琴图》诗《花朝集谏果轩听琴（少椿先生弹〈三弄〉〈平沙〉等曲）》："几番寒雨挹群葩，九十韶光欲半赊。难得甘回诗上果，何如清到笛中花。朱膰又写莺歌院，绿绮还传雁落沙。阆苑自多英俊句，金樽渐谢月明家。甲午仲春中浣吴克谦。"

在相互交往中，吴老看到刘延龄聪明颖悟，文化基础好，为人踏实，就建议刘少椿先生让他跟着学习中医。扬州"谦"字门患者有口皆碑，影响非常大，吴克谦先生在当时的扬州中医界，甚至是江北地区都是名闻遐迩、响当当的，刘少椿考虑儿子刘延龄能跟着吴老学习，也是拜入名门，前途光明。在征询了刘延龄的意见后，就同意他本人从当时的师专退学，转投

"谦"字门下，从此开始学习中医，同时也给他立下了规矩，就是必须专心一意，不能随意转行。

从刘老的口述中可以知道，他小时候也是多才多艺，学过古琴、武术、书法，而且都非常好，得过很多奖，但是学医以后，他就把这些放下了，专心学医。那个时候跟吴老学习的有七八个师兄妹，用刘老自谦的话说，他的智慧没有师兄姐弟好，他们有几个非常聪明，但是后来都没有出名，甚至转行了，成名的也就刘颂谦和李耀谦。什么原因呢？就是他们的心不在一个地方，有的喜欢围棋，有的喜欢古玩，搞得太多，精力分散了。

刘老很喜欢看书，当时经济条件不好，只能买二手书，所以经常去旧书店，有些家里上代行医，后代不行医，就会把书卖掉，还有一些藏书家的藏书被后人卖掉，所以在旧书店中收了很多好书。另外还有废品收购的地方，也能淘到很多好东西，这都是在二十世纪七八十年代，刘老经常去的地方，现在已经收不到了。

刘老跟吴老一共学习了七八年，非常勤奋，每天早上都要背书，本来要学四年的课程，刘老两年就读下来了。当时吴老下病房看诊，刘老就下病房跟着抄方子，时时陪侍在左右，多抄多看，时间长了，看得多了，慢慢就懂了。开始不懂，但看得多了就懂了，平时再多看看医书，多记多背，一点一点就能悟出其中的道理。跟老师学习非常重要，每到一个阶段，需要读什么书，老师都会指点。

据刘老回忆，那个时候乙型脑炎很流行，一个夏天就看几十个，非常危险，而且很多愈后不好。病人脑炎昏迷了，西医也没有什么办法，吴老几帖药下去就好转了。当时西医的院长也好，主任也好，都很佩服吴老，有什么重症病人都请他会诊，所以跟在他后面的学生就有机会到病房，能看到很多危重症的治疗经过。中医在治疗一些危重症的方面很有优势的，只是现在没有条件了，急诊不会让中医中药上去，所以现在的中医基本上都不会看急重症了，太可惜了！

刘老跟吴老学习还有一点很重要——做笔记。看病的时候，只要时间允许，刘老都会把病人的病历抄回去，晚上仔细研读，再广泛参阅历代各家医著，对比学习。光靠脑袋记忆是不行的，所以在后来的带教中，刘老也这样要求自己的弟子，背经典、读名家、记笔记，要多跟诊、多记忆、多抄录。

吴老当时是在扬州妇幼保健院工作，刘老跟着吴老就在保健院里学习，当时妇幼保健院的张院长也认识刘老。他是西医出身，脱产学习了一年中医，非常重视中医的发展。有一天张院长对刘老说："小刘，你今天不要上班，我有一张卷子，你答一下。"刘老就在他的办公室里答卷子，刘老看了卷子，都会答，答得很好。张院长看了答卷以后，说："小刘学得不错。"就打报告到卫生局，申请让刘老提前毕业工作，当时定级是 34.5 元。像这种跟师学习，一般情况要四年才毕业，刘老提前毕业了，所以提前拿到了 34.5 元的工资，一共拿了 17 年，也就在妇幼保健院工作了 17 年。刘老的医术好，病人也多，那时候中午是 11 点半下班，刘老要把病人看完才能走，所以每天都 12 点半、一点多才下班。

吴老过世后，刘老就在妇幼保健院工作。文化大革命开始，刘老就下乡了。当时他已经小有名气了，下放到农村以后，很多病人还到农村找他看病。农村的医疗条件和资源非常贫乏，有一位医术高明的医生到当地坐诊，自然有很多人来看诊。本来刘老是看儿科的,但病人不管这些,只要生病,不管内外妇儿都来找刘老。好在刘老基础扎实,看书多,很多病都治好了。农村人很朴实,当时都没什么钱,他们就给刘老带一些自己家养的、种的鸡、鸭、蛋、菜、米、面什么的表示感谢。就这样刘老也在农村扎下了根,这些老病人后来还经常到扬州找他看诊。

文化大革命还没有结束的时候,扬州第三人民医院也就是传染病医院的院长到刘老下放的地方,邀请他去他们医院,经卫生局批准,刘老就到了扬州传染病医院在那儿待了四年。当时传染病医院的肝炎、肝硬化和肺结核比较多。西药效果差,全是刘老参与会诊,吃中药,效果就很明显了,所以刘老看内科的经验很多都是在农村和这个时期积累起来的。

在过去,医疗条件和资源有限,很多大病重病的中医还能上手,现在环境不一样了,很多病都没有了,找中医的更少了。比如肺炎引起的心衰,当时刘老就用中药治疗,效果非常好。还有胆道蛔虫症,中医治疗胆道蛔虫症绝对比西医快,那时候西医也不排斥中医,因为中医的效果的确好,所以经常会请他去会诊,进步非常快。而现在的毕业生,一毕业就到门诊上,这样进步就慢了,看不到大病,怎么进步呢?有重病的人也不会来找中医看,渐渐地中医就不会看重病、重症了。而刘老的优势呢,就是在保健院里一直跟着吴老学习,很多老病人都认识刘老,一直到吴老去世,这些病人也自然而然地找刘老,这就是一个机会,按当时病人的话说,"老先生去了,还来找小先生",这就是传承,一代接力一代,传递下去。

上世纪七八十年代,国家经济差,人民普遍很穷,刘老为了增加收入,只能周末空闲时到偏远地方看诊。当时是去邵伯,就是因为有个邵伯的病人治愈了,他在邵伯有房子,就请刘老在那里看诊。因为没有汽车,只能靠自行车,星期六下班后,刘老就不回家,骑车子到邵伯,周日晚上再骑车回来,来回 100 多里路,一个星期去一趟,能够赚一点钱,改善一下生活。

随着时间的推移,刘老医名渐盛,在扬州当地非常出名。刘老的号基本是挂不到的,很多病人凌晨四点钟就拿着小板凳来排队等候挂号,久而久之,当地的电视台就来采访他,做了一期节目,叫《百姓名医——刘延龄》。还有一些旅居国外的华侨,慕名来看诊。1985 年,一个加拿大的华裔,家里很有钱,她经过外事办联系到刘老,刘老给她诊治几次,效果非常好,她最后还邀请刘老出国到加拿大温哥华当医生,但被刘老婉言谢绝了。

刘老一生为病家着想,继承了“谦”字门前代医家的优秀品质,他身上凝聚了中国老一代中医学者诸多优良医德。正如近世沪上名医张骧云所云:“医以救人,非以营业。”只要病人有需要,刘老都一心救赴,无论贫富妍媸,都作至亲之想,以实际行动践行着中医生的职责,诠释着“大医”之精诚。

刘老一生并不平顺,幼时父母不在身边,只能在亲友家长大,及长又碰到文化大革命和一些不公的对待,但他从来没有放弃或抱怨过,只是默默地做着自己该做的事情——用中医药为病家解除病痛。长期的辛劳造成刘老身体超负荷运转,心脏不好,2018 年 9 月长子意外过世,深受打击,幸亏及时医治。到现在刘老已经 80 余岁了,耳朵基本听不到,但还是每天坚持为病人看病,用刘老的话说:“我都 80 多了,没有什么放不下的,只有病人。我身体情况我知道的,但是病人来了,他很痛苦，你不能把他推出去，只能打起精神看。"听到这些话，才能深刻体会那种"春蚕到死丝方尽，蜡炬成灰泪始干"，为中医事业孜孜敬业的"大医精诚"精神。

刘老的次子刘周兰夫先生，本来是学其他专业的，但是刘老为了"谦"字门的传承，让他跟在身边学习中医，现在转行做中医，在当地已经小有名气了。孙子刘哲仁考取了南京中医药大学学习中医，并拜刘老大弟子张永蛟（尚谦）为师，业余时间跟随祖父、师父、父亲学习。另外，刘老还收了五个弟子，张永蛟（尚谦）、王倩（吉谦）、王文江（承谦）、荆丽娟（孜谦）、李卓阳（锦谦），分别在杭州、扬州、无锡、上海行医，同时嘱托弟子接收北京中医药大学、南京中医药大学的青年学生作为第八代传人，学习继承"谦"字门医学，使"谦"字门发扬光大，造福更多百姓。

跟在刘老身边采访，刘老特别交待一定要在书里感谢他的夫人——周新华。周师母是一位很随和的人，不论是谁到家里，她都热情招待。她很关心刘老的身体，跟她聊天，三句不离刘老。出去散步或办事，周师母总是牵着刘老的手，嘴里总叮咛"小心台阶"之类的话语，夕阳余辉下，两位耄耋老人相偕一处，执子之手，与子偕老，风雨不离。周师母还是一位很摩登的人，虽然年近八十，但思想开明，朝气昂扬，一直保持在二十岁的样子，衣着鲜丽，谈吐时尚，有的时候跟刘老走在一起，不认识的人还以为她比刘老小一辈。在师母六十岁时，家中经济条件好一些了，就买了汽车，师母还去考了驾照，她是当时扬州唯一一位六十岁考驾照的女性，都成扬州的新闻了。现在，"八零后"的周师母，时常开一辆炫丽的红色轿车，网上购物、微信、抖音，玩得溜溜的。刘老和周师母在一起五十多年，相濡以沫，跟他们相处一段时间，谁都会被他们那种彼此暖暖的关心所感动，因为那就是幸福原本的样子。

刘延龄、周新华口述，荆丽娟整理

2019 年 6 月 28 日

刘延龄的师承关系

刘延龄老师跟着吴克谦先生学习了七八年，是"谦"字门第六代传人，"颂谦"二字就是吴老赐给刘老的医名。刘老这支的传承是：陈里谦——刘佩谦——闵德谦——杨佑谦——吴克谦——刘颂谦。因为刘、吴两家是世交，吴老又很喜欢聪明好学的"颂谦"弟子，所以参加很多社会活动的时候都会带着刘老，对刘老的指导，不局限在医学上，在生活方面，尤其是人际交往和做人做事上，吴老都会提点刘老。刘老自己也很努力，各方面都表现得体，所以吴老对刘老评价很高，给出"堪继吾宗"的评语，经常在朋友和病人面前夸赞刘老，这也是后来吴老不在了，刘老能比较顺利、快速接替吴老，得到大家认可的重要原因。

扬州医学有很多流派，听起来似乎泾渭分明，但其实彼此都是有交流和相互拜师、从学的。如扬州喉科"昭"字门的夏春农，名云，字春农，因拜名医杨慕昭门下，故医名继昭，入于"昭"字门门派，而他的孙子夏春庭，则遵从祖父春农遗命，16 岁拜喉科名医耿耀庭"庭"字门门下，历时 9 年，白天随师临证，晚间攻读中医经典著作。后来，夏春庭又拜儿科张受谦为师，从"谦"字门学，只是这是从学，没有继承"谦"字门的医名，而仍承"庭"字门门派。这种相互交流，在扬州医派中非常普遍，刘老拜师吴克谦先生之初，吴老强调一定要打好中医基础理论，就让他师从好友蒋颂南先生，学习《黄帝内经》。后来，刘老在扬州市妇幼保健院，又从扬州妇科"曾"字门王效曾先生学习中医妇科。有关吴老的资料和学术经验，在前面的"谦"字门传承中已做介绍，在此不赘言，下面主要介绍蒋老和王老。

蒋颂南（1890—1964），"字珍，号凯，原籍兴化"。蒋颂南出生于书香世家，年少时跟随父亲学习儒家经典，不到20岁就教授蒙童。有一年，扬州时疫流行，他家12个兄弟姐妹仅活下来了一男一女。家族不幸的打击，使蒋颂南弃儒从医，立志学习医学，济世救人。蒋老先拜于张受谦先生门下，白天侍诊，夜晚读医书，在有一定基础后，又参加了上海恽铁樵举办的中医函授班。

恽铁樵是中医近代史上一位卓有成就的医家，章巨膺在《恽铁樵先生年谱》中曾评价其为"一介寒儒，卒成医林一代宗匠"。恽铁樵三个幼子因病医治无效夭折后，愤然学医，中年以后才以医为业，他问业当时上海的伤寒名家汪莲石，以仲景学说为主，遵经博古，汇通中西，举办"铁樵中医函授学校"，以《内经》《伤寒》为理论基础。蒋颂南在恽铁樵的函授班中比较活跃，一些与老师学习的信函被收到《恽铁樵内经讲义》中。蒋颂南接受了恽铁樵中西汇通的思想，用一些当时的西医理论阐释中医，如《〈素问·热病论〉云"人之伤于寒也，则为病热"，试申其义》一文："吾人躯体对于寒暖之抵抗力，名曰卫气，即体温也。外界空气之温度，时有差异，而人身之温度常能保持均衡，以适应其环境，天寒则体温集于表层，以为抵抗，所以保护血管中之血液，使能运行而不凝泣；天热则体温低落，以出汗之方法而减少其温度，使血行不致过当疾速。"

蒋颂南25岁学成后，在扬州观巷行医，以治小儿痧痘著称。建国后，被选为扬州市人民代表和政协委员，著有《痘疹述要》《临床要览》《霍乱之研究》《伤风与中风》等文，刊于江都县《医学月刊》。其中最能代表其学术成果的是《痧疹述要》，该书只有一卷，成书于1911年，分上、中、下三篇。上篇为概论，论述痧疹病名、病因病理、临床经过、异常征象、诊断、合并证、后遗症、预后等；中篇为各论，将痧疹临床症状逐一描述，并作病机分析；下篇为中医治疗，分治疗大要、用药标准、用药禁忌、处方等，最后为预防、调护、作者治验及选录叶天士等名家痧疹医案，并加按语。这本书虽然只有一卷，但是言简意赅，贴合临床，是一本治疗痧痘非常有效的临床手册。刘老跟蒋老学习，对中医经典，尤其是对《黄帝内经》的理解深受启发和影响，此外，对《伤寒论》、中医内科学习也打下了坚实的基础。另外，受蒋老中西医汇通思想的影响，刘老也重视学习西医，在学习中医妇科的时候，他还购买了当时的《妇产科学》教材，作为临床参考。

刘老还跟扬州妇科"曾"字门王效曾先生学习过妇科。王效曾（1900—1960），名维畬，字砚耕，祖籍高邮，后迁寓扬州，自幼胸怀济世之志，16岁时从脱希曾学医，随师学习九年，熟读岐黄经典，尽得"曾"字门妇科真传，在扬州市东关街坐诊，以擅治妇科疾病而饮誉邗城。早年常与吴克谦、卞继藩、任继然、王一青等名中医交往。酷爱书法，从小将砖石绑在右手腕上练毛笔字，字迹清秀端庄，还培育花草，嗜好收藏，对字画、文物、奇石、家具甚为喜欢，晚年制作《效曾先生行乐图》，集上世纪五十年代扬州数十大文人贤士诗词。

王效曾教育学生，要"慧心仁爱"，"慧心"是佛教用语，指能感悟至理的心智，心思敏慧，有智慧之心，于学中医则讲悟性，用药处方、配伍组合恰到好处，既不拘泥墨守，又不随意无法；"仁爱"谓宽仁慈爱、爱护同情，"医乃仁术"，对病人，不论是怨亲善友、贫贱富贵，都要有爱心、同情心，这些都是当医生的基本要求，而治疗疾病，首重"治神"，"遇疾先治其神，其病自去半矣"。

"曾"字门惯用姜附四物汤温经理血，配合理气止痛药治疗，屡治屡验。月经后期，带下频频，婚后不孕诸症颇多，就从脾肾二脏论治，既固先天不足，又重后天之调理，治病层次分明，用药丝丝入扣。王效曾临床体会女性"多气少血"的体质，因为女性易于情怀不悦而至气郁、气逆等，又因为经、带、胎、产之劳而使精血亏乏。所以他认为"妇女之疾，冲任失调常有十之六七""诊治不离肝肾两端"，主张"养肝肾以益冲任之源，调肝气而顺女子之性"从而达到"源盛流畅，气血调和，阴阳平衡，疾病自愈"的目的。喜欢用四物汤、逍遥丸、地黄丸等，处方灵活多变，疗效卓著。王效曾临床医案未能传世，只有几则医案收于《扬州医学门派及传承》中，但其学术思想被刘延龄继承后，一直用于临床，在女性月经病、不孕症等方面都效果显著。

刘延龄的学术经验

刘延龄先生的医学传承主要有四个途径，一是"谦"字门儿科吴克谦，一是蒋颂南，一是"曾"字门妇科王效曾，另一是自己在临床的体悟认识。中医传统跟师学习都是在上代老师的经验基础上，通过临床实践，慢慢内化为自己的临床经验。除了跟师，刘老还大量阅读中医经典，将中医理论在临床实践运用过程中，不断融合、升华，逐渐形成了自己的学术经验和用药特色。

尊古重今，伤寒温病随病而用，经方时方随证而施。"伤寒"之学开创于张仲景著《伤寒论》，以六经辨证为基础，传至现在约两千年之久，"温病"之学以三焦和卫气营血辨证为基础，代表人物有清代叶天士、吴鞠通、王孟英等。寒温之争，由来已久，而刘老在临床中，于伤寒、温病，并无门户之见，只以疾病辨证为准绳。在经方、时方的运用上面，刘老亦是尊古重今，不拘泥于一派之限制，以辨证为准，有是证用是药。如治疗咳嗽，刘老常用三拗汤、麻杏石甘汤、葶苈大枣泻肺汤、桑杏汤、杏苏散、止嗽散等，根据不同证型，或以伤寒方为主，或以温病方为主，或者两者随病化裁兼而用之，往往三五帖药，即能解决问题。又如治疗发热，根据不同原因引起的发热，选择不同的经方或时方治疗，结胸证用陷胸汤，暑湿证用三仁汤，外感风寒者用荆防败毒散，风温者用银翘散，受惊夹食者用温胆汤，邪郁少阳者用小柴胡汤，太少合病者用柴桂各半汤等等，都是刘老治疗外感发热的常用方剂；当然对一些内伤发热者，刘老也会用补中益气汤治疗。刘老一直强调学习中医时一定要多背经典原文，多读名家著作，在临证的时候才会有源头活水，立论用方随病而用，随证而施。刘老喜读《王孟英医案》《全国名医验案类编》等名家医案，案头常放着一本，闲时就翻来看看，所以经常让学生将喜欢的医书放在案头，时时翻阅。

审症辨脉，细微处着眼

中医以望、闻、问、切四诊合参诊病，有"望而知之谓之神，闻而知之谓之圣，问而知之谓之工，切而知之谓之巧"之说。刘老首重望问，参以切闻，审症辨脉极为精细。"望"首先要望神，神是人体生命活动、精神意识、思维活动及生命体征外现的状态，如有神者、精力旺盛、神采奕奕、目光灵动、思维条理、语言清晰，而声音有神则洪亮连续，面色有神则红黄隐隐、润泽光洁，行住坐卧有神则有礼有节、谦恭温和……无神者，精力不济、神志昏糊、目光呆滞、思维混乱、语言不清，而声音无神则断续低沉，面色无神则萎黄无泽、或赤或青或白，行住坐卧无神则跳脱不静、嬉笑怒骂、坐则倚靠歪斜、寐不安寝……"神"是生命活动的根本，神在有疾也容易痊愈，无神即使无恙也易早夭，所以刘老看诊时，病人在落座开口时，已通过望神将其情况摸到四五分，再结合其他三诊，就可以将病人的病情了解个八九分。除了望神，望诊中的查舌验齿在素有"哑科"之称的儿科诊疗过程中是极其重要的一环。舌质的颜色，舌体的灵活度，舌胖瘦长短，舌色嫩暗，舌苔厚薄、散抟、润燥、颜色……都代表人体脏腑气血盛衰、邪正关系、邪气性质的状态和变化，所以刘老继承了"谦"字门审苗窍的经验外，结合自己临床数十年的经验，逐渐对舌诊形成了独特认识，以此指导临床，效应桴鼓。

用药明明白白，切忌杂投多端

"谦"字门用药，一直为同道称颂。因为是儿科，针对小儿的体质和生理特点，其用药特色力主量小药专、轻灵活泼，最忌量大多投、性重质沉的药物，由此慢慢形成了"谦"字门的用药特色。刘老继承了"谦"字门的用药特色，并将其发挥到成人内妇外科中，其认为人体有强大的自愈能力，药物可以帮助人体提振正气，使之与疾病抗争，从而达到病去人安的效果，所以刘老告诫学生，用药时一定明明白白，切忌杂投。在认证准确的情况下，有是证用是方用是药，而不是眉毛胡子一起抓，如儿科中外感病占大部分，或因风寒外感或因风热侵袭或因暑热湿温等，这些都是外感新邪，治疗时以祛邪为主。如果遇见素体气虚外感者，不要轻易在疏表时加入补气药，以免助邪；儿科中幼儿脾胃素弱，易虚易实，在治疗时慎用苦寒攻下，以免引邪深入或过于苦寒折伤阳气……所以，刘老一直强调审证要明，用药要专，一位医生是否高明，看其方便知，审证明则药物配伍简单明了，清清爽爽，如遣兵打仗，攻守防袭胸有成竹，自能做到药到病除。

小儿温病高热神昏发痉的临床治验

刘延龄等撰

小儿温病之高热、神昏、发痉等症，发病急骤，传变极速，临床诊治不可稍有疏忽。

（一）风热发搐

外感风热，初在卫表，寒少热多，有汗或无汗，口渴或不渴，或鼻塞流涕，或咽关疼痛，或咳嗽目赤，面色红，多呵欠，热盛则额热肢凉，热深厥深，舌红，苔白或微黄，脉息浮数。小儿神气怯弱，不耐外感，热势一扬，遂神志昏昏，而惊惕作矣。是因邪遏肌表，热邪不得发越，故治疗重点应以辛凉解肌，达邪出表，可使热势挫降，惊惕自安。若热盛而搐，引动肝风，则平肝熄风之药，亦不可少。临床多以银翘散、桑菊饮、四逆散等方出入化裁。

【案例】 徐××，女，4岁。体温39.8度，发热三四日，咳嗽流涕，肌灼无汗，肢搐作摇，目直视，项强不和，有时作惊恐状，口唇红，苔粘黄，此属风热发搐，治当清散，佐以平肝熄风，药用桑叶、菊花、薄荷、豆豉、山栀、桔梗、法半夏、橘红、钩藤、决明子。次诊热退，惊未再作，饮食不香，微咳，守原方加杏仁、神曲、枳壳，去钩藤、决明子，连啜二剂，诸症悉退。

按：小儿风热外感，高热发搐，症见壮热无汗，是知邪郁肌表，栀、豉为必用之药。有积者，宜消导。惊者，但加一二味熄风定惊之品，如钩藤、望江南；搐甚始加石决明、炙僵蚕。

（二）痰热扰肺

温邪挟痰，壅扰肺经，肺气失宣，则肃降之令不行，故症见咳嗽喘息，气急鼻煽，痰声漉漉，高热烦躁，昏睡，热盛则动风抽搐。面色浮红，甚则肢凉唇紫，口鼻旁泛青，舌红苔黄，脉息滑数。治宜宣肺泻热，涤痰平喘。先师吴克谦于此等病症，常以桑皮、炒芩、射干泻肺经之热；用豉、栀透邪出表；海浮石、瓦楞子、瓜蒌仁、甜葶苈子泻痰热；它如杏仁之宣肺止咳，麻黄之开肺平喘。若舌苔厚浊黄腻，腹胀便秘，加入硝、黄釜底抽薪。

【案例】 朱××，男，4岁。体温40度。病延三日，高热咳嗽，气急痰涌，鼻翼搧动，有时面部发紫，耳下有紫斑二块，舌红苔黄厚腻，大便夹有白冻，症属痰热扰肺，中宫壅滞，肺失肃降，病情重笃，谨防喘急痰涌生变（诊断为肺炎）。方用桑皮、桑叶、射干、炒芩、葶苈子、海浮石、小青皮、枳壳、杏仁、神曲、通丝。次日热退喘平，痰涌亦定，斑迹自化，舌苔粘腻色黄，原方去桑皮，加赤芍，续进二帖而安。

按：此症用桑皮、桑叶、射干、炒芩泻肺经之热；海浮石、葶苈子泻肺经之热痰；青皮、枳壳、神曲疏利中宫壅滞；杏仁宣肺止咳下气，助桑皮以平喘；通草利尿以导热。

（三）热盛气分

热病及气，症现高热气喘，大汗，烦渴引饮，但热不恶寒，舌红苔黄，脉洪数有力。小儿于此，每每出现谵语，烦躁不安，手舞掷足，或睡中惊叫，神志时明时昧。治疗以白虎汤为第一方，石膏需重用。体虚者加人参；阴虚者加元参、石斛；挟湿者加苍术、六一散。脉虚、喘咳欲脱者宜生脉散。

【案例】江××，女，15岁。病延七日，高热神昏，项强不和，双目对光反应迟钝，舌质干绛，脉数疾，知是湿热挟痰内陷心营，包络受邪（西医确诊化脓性脑膜炎）。投以清营解毒，涤痰开窍，方用银花、连翘、玄参、生地、天竺黄、人中白、陈南星、海浮石、淡竹叶，另至宝丹一粒。连服两贴，症情无进退。改投神犀丹化裁（方中犀角未能配到），另至宝丹用二粒，服药一贴。抽风大作，至午惊定，神志较前稍清，舌上布满黄苔，脉洪大，右脉尤显，是知邪有从营转出气分之象，身虽无汗，仍投白虎汤加元参、银花、连翘、菖蒲（鲜）、天竺黄、海浮石、灯卷心，另以牛黄清心丸一粒，去壳研化送下。药后神清能语，双目对光反应正常，黄苔转灰，舌前仍然干绛,脉象稍静(104/分),同时解酱便一次。守前方去石膏加冬、地,连啜二贴,苔退津回,神志清楚(语言欠清)。后以养阴化痰调理而康复。

按:此症已入心营,投清营解毒涤痰之剂,忽尔惊风大作。一再检点,认为药症无误,无须变方,而后果达由营转气之效,乃改投白虎汤加味,一贴热退神清。凡病从卫入气,阴未大伤,故多大汗大渴之证;此由心营转出气分,阴津已伤,故无渴、汗之证。切不可以为无大渴、大汗,白虎即不可投也。

(四)热结胃腑

小儿热病,症见腹满便秘,热盛,舌苔厚浊黄腻,即宜下之。戴北山说:"时疫不论表症罢与不罢,但兼里症,即应下;待痞满燥实俱全,是为下之太迟。"我们对此常在辨治的基础上,加入瓜蒌、大贝、枳壳、元明粉消导软坚,以润通积热。增液承气、牛黄承气、宣白承气等亦经常应用。若腑热熏蒸上冲,包络受邪,又宜配合"三宝",以清心开窍。

【案例】王×,男,11岁。暑温无汗,烦扰不安,目常上视,经日不语,在先头疼呕吐,治以清暑透邪。药用:青蒿、葛根、益元散、石菖蒲。次诊身热不降,谵语,神志欠清,昨日作痛二,腑气未行,小溲赤少,腹部胀满,舌苔粘黄,腑热熏蒸,包络受邪,仿牛黄承气汤,药用生军、风化硝、益元散、川连、山栀、连翘、荷叶、荷络,另牛黄清心丸一粒,去壳研化,开水送服。夜得酱色大便一次,谵妄略平,神志转清,舌苔中心仍属粘厚,守原方加蒌、贝、瓦楞子,服后仅得溏便二次,神志全清,语言神态正常,热未复作,舌苔根厚,以消运育神为治。方用蒌、贝、枳壳、生麦芽、山栀、茯神、橘白、丹参、赤芍、石菖蒲、荷梗，连啜二贴后以此方出入调理，病遂脱体。

按：暑温无汗，高热发痉，不语，重用透邪清暑之药，身热不衰，昏痉依然，症见腑气不通，腹满溺少，遂用通腑泄热而安。

（五）邪陷心营

邪陷心营，高热痉厥，神昏谵语，烦躁不宁，舌质鲜绛无苔，脉两寸独大，口反不渴，甚则肢厥。治宜清营汤、清宫汤、牛黄、至宝、紫雪等化裁。

【案例】居××，男，4岁。暑温邪热侵脑，惊搐得吐而定，目滞无光，神志不清，舌绛苔黄。先以清营，方用连翘心、元参心、大贝母、天竺黄、川连、炒芩、陈胆星、鲜石菖蒲、牛黄清心丸（去壳开水送下）。次诊热减退，苔腐厚，神志半明，头时作摇。温邪痰热弥漫三焦，继进连翘心、元参心、大贝母、天竺黄、山栀、川连、瓜蒌仁、鲜石菖蒲、石决明，另牛黄清心丸二粒（去壳开水送服）。药后神志虽已转清，邪热痰浊仍重，守前法少佐透邪之品。方用：鲜青蒿（后下）、炒芩、山栀、连翘、川连、瓜蒌仁、大贝母、枳实、瓦楞子、石决明（先煎）、麻仁、茯神、鲜菖蒲、大贝母、生谷芽、六曲、枳壳，连啜二帖症平。

按：此例初主以清营，后用苦寒直折，续以清心涤痰，最后加入青蒿透邪外达，终致热退而安。先师认为青蒿为幼科透邪妙品。

（六）浊秽蒙清

小儿感触暑湿之邪，始觉头昏，发热不扬，进而嗜睡，逐渐进入昏迷，偶有搐搦，舌质淡红，苔浊腻，面色晦滞，牙垢重，时作深呼吸状。此为秽浊上干，清窍被蒙。治宜芳香辟秽，启窍通神，佐以清暑之品，方如藿香正气散、三仁汤、四物香薷等出入化裁；温开可用苏合香丸或玉枢丹，如湿浊酿久化热，宜至宝丹。若无大热，"三宝"亦属禁例，以防苦寒冰伏。

【案例】张××，女，8岁，病延七日。初诉头昏，不思饮食，及暮头额微热。次日温热不退，嗜睡无神，问之但答头昏，夜间梦中呓语，有时叹气。及至第三日，遂神迷不语，目时上翻，手肢微搐，面色板滞，舌质淡红，苔布厚浊，脉濡。据脉据证，皆属湿浊蒙蔽清窍，当从芳香逐秽，涤痰开窍入手，方用杏仁、苡仁、佩兰、草豆蔻、川朴、炒芩、法夏、橘红、石菖蒲、川郁金，另苏合香丸二粒（每日一粒去壳研化，开水送下）。连服上方二帖，温热已退，清窍已开，然目滞无神，但云胸闷，苔尚厚浊未化。守原方去苏合香丸，加冬瓜仁、云苓、蒌仁，玉枢丹二粒（每日一粒），又服二帖，得溏便二次，苔垢渐退，神志全清，目光灵活，知饥欲食，后以和中化湿以善其后。

按：本例诊断要领，全在身热不扬，舌苔浊腻，舌质淡红，脉濡，面晦。

（七）邪热久羁，阴虚动风

温病邪热久羁，真阴告竭，每当小儿睡卧动惕不安，手指时有蠕动，或口角眼睑轻微抽掣，即当防止惊厥之变，治疗急宜滋阴潜阳，平肝熄风，方取三甲复脉、大小定风化裁。

【案例】王××，女，5岁。温病有月，热退复作者再。近六七日，身热始终不退，今夜忽然抽搐，口角掣动流涎，眼睑频动，时咬牙磨齿，屡见摇头，手握作劲，环唇有微青，舌光红少苔。此缘温病日久，阴津大伤，木失滋涵，肝火独胜，治当滋阴涵木，泻肝镇惊。方用生地、白芍、石斛、桑叶、钩藤、龙胆草、青龙齿。连服二帖，诸症皆平。惟舌仍光滑，阴伤日久，不易骤复，后以甘寒养阴以柔肝木调治遂安。

按：三甲、大小定风证为虚多邪少，此例属虚中夹实，故治当有别。

（八）阴竭阳脱

热邪久羁，阴竭阳脱，正不胜邪，遂尔脱汗淋漓，面色顿然失色，呼吸低微，脉细虚数，或沉伏欲绝，四肢厥冷，鼻息微微，痰浊虽重而此时痰声亦平。温病重笃、麻疹逆症，每有此见症，急宜补阴敛阳以固脱，方如参附龙牡、生脉散、地黄饮子酌情选用。

【案例】贾××，男，8岁。以为"乙脑"，经西医治疗廿余日，高热始终不降，神昏抽搐，因大便秘结不解，故作灌肠，得溏便甚多，旋即脱汗淋漓，面色苍白，口唇青紫，气急迫促低微，神志昏沉，四肢厥冷，体温、血压不升，脉伏。病势重危，因邀吾师会诊。诊毕曰：此为暑温久热伤阴，阴气告竭，又因通便，致使孤阳无依而暴脱。拟参附龙牡救之。药后汗止热升，神志转清，后以养阴和胃调治，竟获全愈。

体会

书谓小儿"稚阳未充，稚阴未长""脏腑薄，藩篱疏，易于传变；肌肤嫩，神气怯，易于感触"。因此辨治其病，要慎防变端。上述辨证分型，亦是相对而言；证随因变，型亦可随之转化，临证必须灵活对待。

[本文1982年发表于《江苏中医杂志》（现《江苏中医药》）]

下 篇

医案

中医儿科

感冒

某女　5 岁　2018 年 11 月 19 日

外感鼻塞流涕，咳嗽，苔白。拟方疏散解表、化痰止咳。

荆芥、防风各 5g　辛夷 10g　薄荷 4g（次下）　桔梗 4g 研牛蒡子 6g　杏仁 5g　前胡 5g　法半夏 5g　橘红 4g　粉甘草 4g　3 剂

某男　3 岁　2007 年 11 月 7 日

经常反复外感，近来微咳流涕，舌苔薄白。拟方益气解表。

太子参 10g　焦白术 8g　黄芪 15g　防风 4g　桔梗 5g 牛蒡子 5g　杏仁 5g　茯苓 8g　粉草 5g　7 剂

某女　5 岁　2018 年 11 月 19 日

外感，鼻塞流涕，咳嗽，苔白。拟方疏散解表、化痰止咳。

荆芥、防风各 5g　辛夷 10g　薄荷 4g（次下）　桔梗 4g 研牛蒡子 6g　杏仁 5g　前胡 5g　法夏 5g　橘红 4g　粉甘草 4g　3 剂

某女　8岁　2019年1月19日

昨始外感，发热，流清涕，苔白，脉浮略数。拟方疏解之。

荆芥5g　辛夷10g　薄荷4g（次下）　桔梗5g　研牛蒡子6g　香豆豉10g　防风5g　香白芷6g　粉草4g　3剂

某男　11岁　2006年11月3日

连日喷嚏连连，咽肿不红，苔粘脉细。

羌活、防风各5g　辛夷10g　香白芷10g　薄荷5g（次下）　马勃10g　射干6g　大青叶12g　桔梗6g　牛蒡子6g　5剂

某女　10岁

外感六七日，鼻塞流黄涕，咳嗽夜半甚，苔薄黄脉滑。拟方清散化痰止嗽。

冬桑叶10g　辛夷10g　蝉衣5g　鱼腥草20g　桔梗5g　杏仁5g　白、前胡各6g　橘红5g　大贝母10g　4剂

某男　5岁　2018年10月26日

有过敏性鼻炎，鼻塞不通，近二日感冒加重，舌淡苔白，脉平。拟方宣散利窍。

荆芥、防风各4g　辛夷10g　薄荷3g（次下）　苍耳子10g　桔梗4g　研牛蒡子6g　细辛2g　白芷6g　粉甘草4g　4剂

某男　4岁　2018年10月30日

外感鼻塞，呼吸不畅，苔黄，舌边尖红。拟方清散之。

荆芥5g　辛夷10g　冬桑叶10g　桔梗5g　研牛蒡子6g
连翘5g　薄荷4g（次下）　粉草3g　3剂

某男　4岁　2018年12月2日
鼻塞不通二三日，以往有鼻炎病，苔粘。拟方宣肺利窍。
荆芥、防风各4g　辛夷8g　薄荷3g（次下）　桔梗4g
研牛蒡子6g　细辛1g　苍耳子10g　香白芷5g　粉甘草
4g　4剂

某男　7岁　2018年11月9日
客受风寒，鼻塞，流清涕，咳嗽气喘，舌苔粘白，舌质
淡，脉浮滑数。拟方疏风散寒、化痰、止咳、平喘。
麻黄3g　杏仁5g　前胡5g　桔梗5g　辛夷10g　防风
5g　苏子、叶各5g　法半夏6g　橘红5g　粉甘草4g　3剂

某男　17个月　2019年1月22日
外感二三日，流清涕，昨始咳嗽，今日咳嗽加重并痰齁气
喘，舌上苔薄。拟方宣散化痰、止咳平齁定喘。
苏子、叶各4g　甜葶苈子6g　杏仁4g　法半夏5g　橘
红4g　炒莱菔子4g　白、前胡各5g　麻黄2g　粉甘草
3g　3剂
2019年1月25日　咳喘大减，仍有痰齁，舌苔薄白。拟
方继续进治。
苏子4g　炒甜葶苈子6g　法半夏5g　橘红4g　杏仁4g
干姜4g　前胡4g　麻黄1g　炒莱菔子4g　白芥子4g　粉甘
草3g　4剂

某女　7岁　2019年3月14日

外感，咳嗽，流涕，饮食不香，舌苔根心粘白，脉象浮滑。拟方疏外和中。

荆芥、防风各5g　薄荷4g（次下）　桔梗5g　研牛蒡子6g　杏仁5g　前胡5g　橘红5g　法夏6g　谷、麦芽各10g　鸡内金6g　3剂

某男　3岁　2007年11月16日

外感六七日，鼻流清涕，咳嗽夜甚，苔白。拟方宣散、化痰、止咳。

苏叶5g　防风5g　桔梗5g　杏仁5g　法夏5g　橘红4g　炙麻黄3g　白、前胡各5g　粉草5g　5剂

某男　3岁　2007年10月31日

外感，多喷流涕，咳嗽气促，苔薄。拟方宣肺疏邪、化痰平齁。

苏子、叶各5g　防风5g　炙麻黄3g　甜葶苈子6g　杏仁5g　前胡5g　桔梗5g　法夏5g　橘红4g　粉草5g　5剂

某男　2岁　2007年12月5日

近期以来，不思纳食，鼻流清涕，舌苔薄白。拟方解表安中。

荆芥5g　防风5g　紫苏叶5g　薄荷5g（次下）　藿香4g　神曲10g　鸡内金6g　谷芽10g　麦芽10g　桔梗5g　粉草5g　5剂

某女　4 岁　2019 年 4 月 4 日

外感三日，鼻流浓涕，偶尔咳嗽，呼吸不畅，舌苔粘黄，脉滑。拟方清解之。

冬桑叶 10g　辛夷 10g　鱼腥草 15g　桔梗 5g　研牛蒡子 6g　杏仁 5g　薄荷 4g（次下）　蝉衣 4g　前胡 5g　粉草5g　3 剂

某女　10 岁　2018 年 10 月 25 日

外感六七日，鼻塞流黄涕，咳嗽夜半甚，苔薄黄，脉滑。拟方清散、化痰、止嗽。

冬桑叶 10g　辛夷 10g　蝉衣 5g　鱼腥草 20g　桔梗 5g杏仁 5g　白、前胡各 6g　橘红 5g　大贝母 10g　4 剂

某女　10 岁　2018 年 12 月 5 日

外感，咳嗽流涕，咽红肿疼痛，舌苔粘浊泛黄。拟方解表、清咽、止咳。

冬桑叶 10g　辛夷 10g　射干 6g　桔梗 5g　杏仁 5g　大青叶 12g　前胡 6g　山豆根 12g　马勃 6g　粉草 5g　4 剂

若发烧则另加香豆豉 10g，烧退则去香豆豉

发热

某男　3 岁 +　2007 年 12 月 10 日

外感发热，咳嗽伴齁，舌苔薄白，脉浮。拟方调治。

荆芥 5g　防风 5g　紫苏子 5g　紫苏叶 5g　甜葶苈子 6g杏仁 5g　淡豆豉 10g　法半夏 6g　橘红 5g　前胡 5g　连翘

5g 粉草 5g 3 剂

2007 年 12 月 12 日 表解热退，咳嗽伴齁，苔色泛黄。拟方清肺、涤痰、止咳。

桑叶 8g 射干 5g 蝉衣 5g 杏仁 5g 桔梗 5g 白前 5g 前胡 5g 炙麻黄 3g 橘红 4g 甜葶苈子 6g 粉草 5g 5 剂

风热外感

某男 10 岁 2006 年 9 月 22 日

身热，咽肿，舌红苔白脉浮数。

荆芥 5g 薄荷 5g（次下） 香豆豉 10g 射干 6g 马勃 6g 大青叶 12g 桔梗 5g 甘草 5g 山栀 5g 3 剂

高热惊厥

某男 13 月+ 4 月 6 日

体温 40℃，连日饮食不香，昨天忽尔发厥，人事不知二小时，并抽搐，继而发热。夜间有汗不解，舌苔粘白。此风邪挟食所致。拟方疏风化滞，清热定惊。

荆芥穗 防风 薄荷（次下） 桑叶 枳壳 小青皮 炒山楂 连翘 山栀 钩藤 望江南

4 月 7 日 热退，时而气上逆，舌苔粘黄。积滞余热未净，饮食宜节，慎防反复。去荆防、望江南，加神曲、炒麦芽、炒瓜蒌皮。二帖，安。

某女 9 岁 2006 年 10 月 18 日

外感，发热无汗，舌红苔黄，脉数。拟方解肌清热。

荆芥 5g　薄荷 5g（次下）　银、翘各 5g　淡豆豉 10g
山栀 5g　桔梗 5g　牛蒡子 10g　甘草 5g　葛根 6g　3 剂

某男　12 岁　2019 年 1 月 18 日

外感发热，头昏乏力，咳嗽纳呆，苔白，脉浮数。拟方解表清热，化痰止咳和中。

荆芥 5g　辛夷 10g　薄荷 5g（次下）　桔梗 5g　杏仁5g　白、前胡各 5g　法夏 6g　橘红 5g　楂、曲各 10g　香豆豉 10g　白芷 6g　菊花 5g　2 剂

2019 年 1 月 20 日　表解热退，咳嗽，头昏乏力，纳谷不甘，舌苔粘白。拟方继续调治。

冬桑叶 10g　菊花 5g　桔梗 5g　杏仁 5g　楂、曲各 10g白、前胡各 5g　法夏 6g　白蔻仁 5g（次下）　枳壳 5g　藿、苏梗各 6g　3 剂

某女　4 岁　2018 年 11 月 27 日

发热三四日，咳嗽晨夜重，有痰，流清涕，舌苔粘黄，舌质红，脉浮数。拟方疏表肃肺，化痰止咳。

桑叶、皮各 10g　射干 5g　荆芥 4g　香豆豉 10g　炒芩4g　杏仁 5g　白、前胡各 5g　桔梗 4g　辛夷 10g　粉草3g　3 剂

2018 年 11 月 30 日　热降未清，咳嗽鼻衄，舌苔粘黄，脉细略数。拟方续进。

冬桑叶 10g　炒芩 5g　射干 6g　桔梗 4g　杏仁 5g　山栀 5g　前胡 5g　鱼腥草 15g　香豆豉 10g　粉草 4g　3 剂

某男 9岁 2018年11月25日

外感发热，肌表无汗，头疼咽痛，腹痛，舌苔粘白，舌质红，脉浮数。拟方疏表清咽，兼以化滞和中。

荆芥5g 辛夷10g 香豆豉10g 桔梗5g 射干6g 香白芷10g 大青叶12g 楂、曲各10g 炒莱菔子6g 连翘5g 2剂

某女 2岁7个月 2019年1月17日

昨晚开始发烧，偶尔咳嗽，苔白。拟方疏解之。

荆芥5g 辛夷10g 薄荷4g（次下） 桔梗4g 研牛蒡子6g 香豆豉10g 防风5g 杏仁5g 粉草4g 3剂

2019年1月19日 热降未清，今晨咳嗽，腹部不适，舌苔粘白。拟方续进。

藿香5g 神曲10g 杏仁5g 前胡5g 桔梗4g 枳壳4g 射干6g 大青叶10g 广木香4g 粉草4g 3剂

某男 6岁 2019年1月16日

咳嗽二日，昨晚发烧（40℃），服西药，热渐退，咳嗽仍频，并诉脐周腹痛，舌苔粘而泛黄，脉浮且数。拟方清宣解表，化痰止咳。

荆芥、防风各5g 辛夷10g 冬桑叶10g 桔梗4g 白、前胡各5g 杏仁5g 香豆豉10g 射干6g 鱼腥草15g 橘红5g 3剂

某女 7岁 2019年3月4日

昨午外感发热（39℃），轻咳，连吐并泻，精神差，纳不

甘，苔粘白，脉浮数。拟方解表清热，化湿和中止吐。

荆芥 5g　辛夷 10g　香豆豉 10g　桔梗 4g　杏仁 5g　前胡 5g　楂、曲各 10g　炒莱菔子 6g　法夏 6g　枳壳 4g　3 剂

某女　6 岁　2019 年 1 月 12 日

咳嗽，纳谷不甘，痰黄。拟方兼治之。

桑叶 10g　杏仁 5g　前胡 5g　谷、麦芽各 10g　藿香 5g　鸡内金 6g　焦白术 6g　枳壳 5g　白蔻仁 4g（次下）　干杷叶 10g（包煎）　4 剂

2019 年 1 月 16 日　夜间仍有数声咳嗽，有时皮肤痒，舌苔白。拟方续进。

冬花 10g　紫菀 10g　蝉衣 4g　桔梗 5g　杏仁 5g　法夏 6g　橘红 5g　地肤子 10g　白鲜皮 10g　防风 5g　粉草 4g　4 剂

某男　2 岁　2006 年 12 月 15 日

高热八九日，治之身热不退，舌苔薄白，邪当在表。拟方解肌清热。

荆芥 5g　薄荷 4g（次下）　桔梗 5g　葛根 5g　牛蒡子 5g　连翘 5g　香豆豉 10g　山栀 5g　粉草 5g　3 剂

某男　5 岁　2007 年 3 月 23 日

外感身热，咳嗽，鼻塞咽痛，苔粘泛黄，脉浮数。

荆芥 5g　薄荷 5g（次下）　银、翘各 10g　淡豆豉 10g　射干 6g　大青叶 12g　杏仁 5g　前胡 6g　桔梗 5g　粉草

5g　3剂

某男　3周半　2019年2月21日

夜间开始发烧38.6℃，咳嗽，喷嚏，苔薄白，脉浮数。拟方解表清热，宣散止咳。

荆芥、防风各4g　辛夷10g　香豆豉10g　桔梗4g　前胡5g　研牛蒡子6g　杏仁5g　法夏5g　橘红4g　粉草4g　3剂

某男　11岁　2019年2月20日

昨始发烧，头疼，咽红肿，不思饮食，舌红苔白，脉浮数。拟方疏表、清咽、止头痛。

荆芥5g　薄荷5g（次下）　香豆豉10g　桔梗5g　射干6g　大青叶12g　菊花6g　神曲10g　焦楂10g　香白芷6g　辛夷8g　3剂

某女　3岁　2019年2月17日

外感发热，咳嗽流黄涕，纳谷不甘，矢气多，大便干，气味重，舌苔粘白。拟方和解之。

荆芥5g　辛夷8g　香豆豉10g　桔梗4g　白、前胡各5g　杏仁5g　谷、麦芽各10g　炒莱菔子5g　鸡内金6g　神曲10g　粉草3g　3剂

某男　8岁　2019年2月11日

高烧四日，颌淋巴结肿大，咽关红肿化脓，舌苔薄粘，脉象浮数。拟方解表清咽消肿。

荆芥 5g　射干 5g　马勃 6g　银、翘各 5g　桔梗 5g　大青叶 12g　大贝母 10g　夏枯草 12g　山栀 5g　玄参 12g　山豆根 10g　香豆豉 10g　粉草 5g　4 剂

某女　3 岁　2019 年 2 月 11 日

昨天发高烧（39℃），咳嗽黄痰，舌苔黄，脉浮数。拟方疏表肃肺，化痰止咳。

冬桑叶、皮各 10g　射干 5g　鱼腥草 15g　香豆豉 10g　桔梗 4g　杏仁 5g　白、前胡各 5g　橘红 4g　炒芩 4g　粉草 4g　3 剂

某男　3 岁　2019 年 2 月 8 日

发热两三天，体温 39.5℃，今日咳嗽有痰，咽部疼，偶尔腹痛，大便溏，舌苔粘厚。拟方疏表清咽，化滞和中。

荆芥 5g　辛夷 8g　射干 5g　香豆豉 10g　桔梗 4g　杏仁 5g　葛根 6g　前胡 5g　谷、麦芽各 10g　大青叶 10g　炒莱菔子 5g　2 剂

湿温

某女　14 岁　10 月 29 日

体温 38℃，病延四日，恶寒已解，但发热，午后甚，夜间谵语，渴欲热饮，便溏溺赤，脉象滑而浮数。拟方清宣化湿透邪。

青蒿　茵陈　清水豆卷　藿香　杏仁苡仁　白蔻仁　炒芩　六一散　山栀

10 月 30 日　热降，舌苔粘黄，渴饮减，腹痛拒按。

原方加川连、川朴、法夏、干杷叶，去山栀、蔻仁。

10月31日 体温38.3℃，苔渐褪，热不清，脉不静。原方加青蒿、山栀。

11月2日 体温37.5℃，热降，苔复布，去连、朴，加白蔻仁、干薤白、神曲。

11月3日 体温37℃，热虽降平，苔尚粘浊，腹痛拒按，口干欲饮，脉不静，仍虑反复。饮食宜节。

藿梗 佩兰 神曲 法夏 瓜蒌仁 枳壳 杏、苡仁 干杷叶 川郁金

11月5日 苔渐褪化，根部不松，腹痛减轻。原方加干薤白、生谷芽、炒冬瓜仁。

11月7日 热退脉静，苔化未净，原方去瓜蒌仁，郁金，杷叶，杏、苡仁，加荷叶。

11月9日 症平，去佩兰。连服三帖，安。

某男 4岁 6月3日

体温39℃，病延六日，入暮热甚，手足凉，有汗热减，无汗热增，有时身战似惊，面色黄板，唇干，微咳，大便少，小便深黄，双目微黄。苔粘泛黄，舌红脉数。湿热交阻，防酿疸。

青蒿 茵陈 清水豆卷 杏、苡仁 白蔻仁（次下）炒芩 六一散 通草 桑叶 淡竹叶

6月5日 体温38.5℃，苔转粘黄，湿热益重，循原方步进。去青蒿、桑叶，加佩兰、川朴、川连。

6月6日 体温39.3℃，苔渐宣化，舌已不红。原方加焦楂、神曲、荷叶，去川连。

6月8日 体温38.9℃，寒邪得汗即解，热邪得凉即安。湿与热合名曰湿温，势最缠绵，不易骤化，必得中阳一振，则湿邪渐化，病始渐退。病延二候，迭进宣化，苔渐转黄，但尚不宜过早投凉。湿邪被遏，反为不美。宜守芳化、宣清、淡渗之法。

藿香 法夏 白蔻仁 川朴 杏、苡仁 神曲 大腹皮 通草 淡竹叶 飞滑石（包）

6月10日 体温38℃，身热递降，舌苔渐化，仍步前法进治。

藿梗 神曲 杏、苡仁 白蔻仁 炒芩 飞滑石（包煎）大腹皮 炒冬瓜仁 荷叶

6月12日 苔褪，湿热渐化，新邪外束，轻咳，脉浮数。拟方清散。

青蒿（次下） 桑叶 杏、苡仁 防风 薄荷（次下）藿梗 桂枝 研牛蒡子 通草

6月13日 体温37.6℃，热降，咳止。外邪解矣，湿热未清。

藿香 青蒿 清水豆卷 茵陈 白蔻仁 炒芩 生谷芽 炒冬瓜仁 通草

三帖安。

某男 13岁 7月17日

体温38.8℃，病延个月，身热不退，午后热甚，汗多，舌苔粘厚，唇红，小便短赤，渴不多饮，脉象濡数，此为湿温，留连气分，当予清宣透邪。

青蒿（次下） 清水豆卷 杏、苡仁 白蔻仁 神曲

山栀　炒芩　六一散　通草　枳壳

7月18日　体温38℃，苔渐黄，湿从热化。原方去神曲、枳壳，加川连、茵陈。

7月20日　体温36.8℃，热退，苔渐化，原方加淡竹叶。二帖安。

某男　4岁　10月6日

体温39.5℃，身热六七日，汗不解热，舌苔粘白，舌边尖红，口渴欲饮，小便黄。湿温热伏。拟方清宣透邪。

青蒿　藿香　杏、苡仁　白蔻仁　炒芩　六一散　山栀　神曲　通草　荷叶

10月7日　热退，苔亦渐化。原方去青蒿、神曲，加炒冬瓜仁、生谷芽、橘白。连服三帖，安。

风温挟湿热

某男　12岁　5月4日

体温39.5℃，高热无汗，鼻塞不利，舌红苔黄粘，脉数，左手无力，此属风温兼挟湿热。

青蒿二钱（次下）　茵陈二钱　大豆卷三钱　冬桑叶三钱　香豆豉三钱　山栀钱半　薄荷八分（次下）　枳壳半钱　神曲三钱

5月5日　体温37.8℃，身热挫降。守原方加炒芩钱半，通草八分。

5月6日　体温36.6℃，身热退清，苔尚粘黄，湿热余邪未尽。

藿香钱半　佩兰钱半　神曲10g　白蔻仁六分（次下）

炒芩钱半 杏、苡仁各三钱 晚蚕沙三钱（包煎） 炒冬瓜仁三钱 通草八分。连服三帖，苔褪症平，安。

湿热

某女 7岁 8月26日

病已四五日，汗不解热。头疼肢楚，苔粘泛黄，脉象濡数。拟方清宣透邪。

青蒿 茵陈 清水豆卷 白蔻仁 炒芩 山栀 神曲 六一散 枳壳 通草

8月27日 体温37.5℃，热退几净，头疼亦止，苔亦渐化。原方去青蒿，减蔻仁，加杏、苡仁，牛蒡子。

8月27日 诸症皆退。拟方善后。

藿梗 杏、苡仁 生谷芽 神曲 六一散 法夏 陈皮 山栀 荷梗 枇杷叶。三帖病愈。

伏暑

某男 6岁 9月5日

体温39℃，伏暑发热，肢厥汗冷，渴饮，苔黄便稀。

银花钱半 连翘钱半 川连三分 炒芩一钱 知母一钱 麦冬二钱 石斛 荷梗 连服二帖，安。

风暑湿合邪

某女 3岁 7月21日

体温39.2℃，高热无汗，惊风神昏，便泄溺黄，舌红苔白，风暑湿合邪。

香薷八分 葛根钱半 薄荷一钱（次下） 连翘钱半

山栀一钱　炒芩一钱　钩藤三钱（次下）　望江南①　益元散三钱　白扁豆叶七片　九节菖蒲八分

7月22日　次日热退，惊定神清。去香薷、钩藤、望江南，加银花。二帖安。

风挟暑湿

某男　2岁　6月28日

身热，有汗不解，咳嗽，渴饮作吐，腹膨溺少，舌苔白，舌质红，此属风挟暑湿。拟方。

薄荷（次下）　连翘　川连　竹茹（代水②）　六一散醋半夏　橘红　前胡　鲜扁豆叶　另甘露消毒散二帖，安。

痧后，肠炎，肺炎

某女　1岁　8月29日

体温38.6℃，痧回热不退，毒火逗留肠胃，下白色粘冻，舌苔腻浊。

青蒿（次下）　炒银花　炒芩　山栀　焦山楂　炒川连赤芍　六一散

8月30日　身热不清，咳嗽频仍，舌苔粘黄，热毒极重。拟方清泄。

桑叶、皮　炒芩　山栀　银花　赤芍　碧玉散（包煎）青蒿（次下）　川贝母　玄参　干杷叶

---

①　望江南　豆科决明属植物望江南的茎叶。具有肃肺、清肝、利尿、通便、解毒消肿之功效。主治咳嗽气喘，头痛目赤，小便血淋，大便秘结，痈肿疮毒，蛇虫咬伤。

②　代水　即另煎煮水后冲入。

9 月 2 日　连服二帖，热退症平。

肝胆湿热

某男　6 岁　8 月 10 日

发热七八日，升降不定，有汗热减（37.5℃），无汗热增（40.5℃）。舌红苔黄，脉数。拟方和解，清肝胆湿热。

青蒿二钱（次下）　炒银胡钱半　炒胡黄连八分　茵陈二钱　清水豆卷三钱　炒地骨皮三钱　山栀钱半　炒芩钱半　人中白钱半

8 月 11 日　热退，汗出颇畅。原方去炒芩，余药均减量。

8 月 12 日　诸症皆平。拟方善后。

藿梗二钱　谷、麦芽各三钱　炒冬瓜仁三钱　六一散二钱（包煎）　炒芩一钱二分　鲜金钗石斛三钱　荷叶二钱。二帖，安。

暑热神昏

某女　15 岁　8 月 3 日

高热无汗，头昏继痛，烦躁不安，神智迷乱，曾吐宿食，肢凉，苔薄，脉伏。

香薷　薄荷（次下）　香豆豉　山栀　炒芩　川连　竹茹　醋半夏　六一散　荷叶　荷蒂

8 月 4 日　烦躁较安，神志不清，有时循衣摸床，不语，舌苔微糙。拟方继续清暑透邪、利窍。

葛根　香豆豉　山栀　炒芩　川连　竹茹　六一散　鲜石菖蒲

8 月 5 日　热降躁安，神气未爽。

　　鲜青蒿　薄荷（次下）　　山栀　炒芩　川连　大贝母　法夏　瓜蒌仁　竹茹　六一散　鲜石菖蒲

　　8月6日　热退，神志已清，舌红转淡，苔薄。

　　青蒿　山栀　炒芩　瓜蒌　大贝母　竹茹　益元散　鲜石斛

　　8月7日　脉静人安，神清，苔布不匀，秽垢未解，小心调摄。

　　空沙参　丹参　茯神　瓜蒌仁　大贝母　益元散　鲜石斛　连翘　生谷芽　荷蒂

　　某男　2岁　2019年11月22日

　　外感挟滞，发热，咳嗽，大便泄稀，昨至今已有六次，苔粘白，脉浮数。拟方解表清热，宣肺止咳，化滞和中。

　　荆芥5g　薄荷3g（次下）　香豆豉10g　藿香5g　谷、麦芽各10g　葛根6g　广木香4g　杏仁5g　前胡5g　炒莱菔子5g　2剂

　　某男　7岁　2018年12月1日

　　外感高热，服西药后，热降未清，咳嗽，痰排不出，舌苔粘厚泛黄，脉象浮数。拟方清宣解表，排痰止咳。

　　冬桑叶10g　杏仁5g　香豆豉10g　鱼腥草15g　射干6g　炒芩5g　桔梗5g　橘红5g　前胡5g　法夏6g　粉草4g　3剂

　　某女　10岁　2007年10月31日

　　外感，发热，咽烂红肿，口渴，伴吐，头痛，经常腹痛下

利，苔黄，脉浮数。拟方清解。

荆芥5g　薄荷5g（次下）　淡豆豉10g　葛根6g　楂、曲各10g　射干6g　大青叶12g　山栀5g　白芷10g　3剂

某女　3岁　2007年12月12日

病5日，发热不退，鼻塞不利，咽痛红肿，苔黄，脉浮数。拟方清解。

银花6g　连翘6g　淡豆豉10g　山栀5g　射干6g　马勃10g　大青叶12g　葛根6g　桔梗5g　牛蒡子6g　粉草5g　3剂

某女　7岁　2007年12月3日

发热经日不退，伴有咳嗽，舌苔粘黄，脉象浮而柔和，湿热内蕴肺胃。拟方清宣达邪。

青蒿10g（次下）　藿香5g　桑叶10g　桑皮10g　射干6g　炒黄芩5g　白蔻仁5g（次下）　茵陈12g　神曲10g　六一散10g（包煎）　杏仁12g　薏仁12g　7剂

某男　5岁　2019年5月14日

昨天始发烧39℃，已服西药，今日体温38℃，微咳有痰，纳谷不香，舌苔粘满布，舌尖红、破，脉浮数。拟方疏表清热、祛痰止咳、和中化滞。

荆芥5g　辛夷10g　薄荷4g（次下）　桔梗4g　杏仁5g　谷、麦芽各10g　香豆豉10g　橘红5g　枳壳4g　六月雪10g　淡竹叶4g　3剂

某男 19 个月 2019 年 4 月 6 日

外感发热，咳嗽流涕，已服西药，发热暂退，余症未减，舌苔白。拟方疏散、化痰、止咳。

荆芥、防风各 4g 辛夷 6g 薄荷 3g（次下） 桔梗 4g 杏仁 4g 前胡 5g 法夏 5g 橘红 4g 粉草 3g 香豆豉 10g 3 剂

某男 8 岁 2019 年 6 月 24 日

下午发热 38.3℃，轻咳流涕，前夜身见荨麻疹成片，已用西药，舌质红，苔白泛黄，脉浮数。拟方疏解之。

银、翘各 5g 荆芥、防风各 5g 蝉衣 5g 桔梗 4g 研牛蒡子 6g 杏仁 5g 香豆豉 10g 地肤子 10g 白鲜皮 12g 山栀 5g 粉草 4g

2019 年 6 月 27 日 表解热退，疹子已稀，咳亦极少，苔白。拟方续进。

荆芥、防风各 5g 蝉衣 4g 地肤子 10g 白鲜皮 10g 桔梗 4g 辛夷 10g 杏仁 5g 连翘 5g 研牛蒡子 6g 粉草 4g 5 剂

某男 5 岁 2019 年 6 月 1 日

昨晚始头疼发热，咽部红肿，舌苔薄粘，脉浮数。拟方疏表清咽。

荆芥 5g 香白芷 6g 辛夷 10g 桔梗 4g 射干 5g 大青叶 12g 香豆豉 10g 薄荷 4g（次下） 山栀 4g 粉草 4g 3 剂

某女　11 岁　2019 年 5 月 23 日

外感发热，头痛、咽痛，流清涕，舌苔粘白，脉浮数。拟方疏解清咽。

荆芥 5g　辛夷 10g　射干 6g　桔梗 5g　山豆根 10g　大青叶 12g　香豆豉 10g　白芷 6g　菊花 5g　粉草 5g　3 剂

某女　7 岁　2019 年 1 月 27 日

昨外出感凉，咳加重，今晨发热，咳浓痰，苔粘黄，脉浮数。拟方清疏、化痰、止咳。

荆芥 5g　辛夷 10g　射干 6g　桑叶 10g　杏仁 5g　香豆豉 10g　白、前胡各 5g　鱼腥草 20g　山栀 5g　2 剂

某女　8 岁　2019 年 1 月 25 日

外感发热无汗，咳嗽，咽红，苔白，脉浮数。拟方疏表清咽、化痰止咳。

荆芥 5g　薄荷 5g（次下）　辛夷 10g　桔梗 5g　杏仁 5g　射干 6g　香豆豉 10g　连翘 5g　山栀 5g　葛根 6g　粉草 5g　3 剂

某男　7 岁　2018 年 11 月 12 日

表解热退，舌破渐敛，但仍痛，舌苔根心厚浊，中焦积滞尚重，饮食宜节。拟方和中化湿、清泻心火。

藿香 5g　谷、麦芽各 10g　枳壳 5g　炒川连 2g　山栀 5g　淡竹叶 6g　六月雪 10g　生甘草 4g　炒莱菔子 6g　3 剂

某女 6岁 2019年5月25日

外感，昨夜开始发烧，咳嗽，流清涕，舌苔粘白，脉浮数。拟方疏解之。

荆芥5g 辛夷10g 香豆豉10g 桔梗5g 研牛蒡子10g 杏仁5g 前胡5g 橘红5g 连翘5g 粉草4g 3剂

某女 7岁 2019年3月1日

外感发热，流清涕，苔白，脉浮数。拟方清解之。

荆芥、防风各5g 辛夷10g 薄荷4g（次下） 桔梗5g 研牛蒡子6g 香豆豉10g 白芷6g 山豆根10g 粉草4g 3剂

某男 8岁 2019年3月10日

高热三日，服药退而复热，今晨又鼻衄，纳谷不甘，舌苔粘浊，脉象浮数，咽部红肿。拟方解表清咽，兼以化湿和中。

荆芥5g 射干6g 香豆豉10g 桔梗4g 山栀5g 谷、麦芽各10g 山豆根10g 枳壳5g 连翘5g 白茅根20g 粉草4g 3剂

时行疾病

某男 4岁 4月14日

去年七月病痢，历经数月转久利，一日六七次，有时便中挟血块，迄至今。患儿形肉消脱，面色夭然，入暮形虚，舌光无苔，脉象极细，病已垂危，勉拟一方气血双补，兼以固涩，应手乃吉。

白人参 莲子肉 山药 熟地 阿胶 炮姜 诃子肉 赤

石脂　炙甘草

连服三帖泻止，后以健脾和胃之方调治而安。

某女　4 岁

痢疾，下痢白色冻秽，后重不爽，一日数次。拟方从热挟积滞治。

炒芩　木香　山楂　炒大麦芽　枳壳　桔梗　陈皮　砂仁。二帖安。

某男　7 岁　8 月 27 日

痢疾，下痢赤白相间，延今旬余日，虽经治疗，但痢不减，苔粘根厚。拟方理气导滞，清肠中湿热。

白头翁　川连　黄柏　炒芩　青陈皮　枳壳　广木香神曲

8 月 29 日　症状好转。原方加苦参、焦楂。

8 月 30 日　大便一日二次，病情已得控制。

白头翁　川连　黄柏　银花　木香　秦皮　炒地榆。又二帖，安。

某女　2 岁　2 月 28 日

病延个月，下利红白相杂，后重不爽，苔黄泛灰，积于舌心，此属湿热积滞、互结肠中。拟方消积化滞，清肠中湿热。

白头翁　秦皮　苦参　银花　川柏　青、陈皮　枳壳神曲

8 月 29 日　痢次减少，身又出细疹作痒，此湿热外化也。原方去白头翁、秦皮、苦参，加连翘、蝉衣、川连。

8月30日　痢止疹隐，上方加醒头草①、炒冬瓜仁。二帖，安。

某男　2岁　8月7日

高热后，两下肢痿弱不用，左腿针刺亦无反应，针灸治疗二月，病情无进退，察舌虽不红，苔稀粘黄，此湿热生痿也。

木防己三钱　怀牛膝三钱　宣木瓜二钱　络石藤三钱　川柏二钱　苍术一钱　苡仁五钱　陈胆星　全蝎二条　草薢三钱　丝瓜络二钱　4剂

8月15日　两腿已能活动，原方加炙白花蛇三钱，全蝎加一条。

8月24日　腿虽能动，但软弱不能站立，步前法或加熟地、川断，或加石斛。半月后渐能行走。

某　2岁　1998年8月18日

化脓性脑膜炎，昏迷九日，住院月余，三月患病，至今五月余。目前听力丧失，视力可，不能坐立，失语，眼神呆滞，苔薄。拟方平补肝肾、涤痰启窍，缓缓图之。

熟地怀　山药　山萸肉　远志肉　石菖蒲　云苓　陈胆星　丹皮　川郁金　5剂

8月20日　头较前能立，能坐，守原法出入调治。

熟地12g　石菖蒲5g　丹皮4g　山萸肉8g　陈胆星5g　远志肉6g　菊花5g　白附子6g　丹参12g　怀牛膝10g　山药12g　4剂

---

① 醒头草　即佩兰。省头草同。

8 月 29 日　病情依然，步原法出入，继续调治。

熟地 12g　山萸肉 6g　山药 12g　远志肉 15g　石菖蒲 5g　陈胆星 5g　法半夏 6g　橘红 5g　菊花 4g　丹参 10g

某男　6 岁　7 月 21 日

临床诊断：脑病

病延十日，初发高热抽搐，项强不和，经治热退，项仍不和。神昏不语，舌质不红，苔白心厚，脉浮细数，症属风痰互结、清窍被蒙。拟方疏风、化痰、启窍。

羌活　防风　钩藤　法夏　橘红　陈胆星　川郁金　石菖蒲

7 月 22 日　病如前，原方加全蝎、僵蚕、白附子、天麻，去川郁金、菊花、法夏。

7 月 23 日　神志若明若昧，左上肢摇动，下肢拘急不和，舌苔厚浊，循前法步进。

僵蚕　全蝎　白附子　蚤休　山慈菇　天竺黄　天麻　钩藤　橘红　石菖蒲

7 月 24 日　项和，下肢已能屈伸，原方去菖蒲、菊花。

7 月 25 日

全蝎　僵蚕　白附子　陈胆星　木瓜　防己　丝瓜络　络石藤　怀牛膝　苡仁　海浮石

7 月 28 日　下肢屈伸自如，仍然神呆不语，目视无光，肝肾阴亏，痰浊阻窍。

生地　石斛　桑叶　菊花　天竺黄　陈胆星　海浮石　苡仁　木瓜

另六味地黄丸每日二钱，竹沥达痰丸每日二钱。

8月5日　听觉正常，仍不语，失明，当补肝肾、涤痰开窍。

生熟地　山萸肉　山药　丹皮　远志　菖蒲　菊花　泽泻
决明子

8月16日　连服十帖，三帖后目能视物，知言语，六帖后正常。十帖后一如常人，后以六味地黄丸早晚各二钱，调理。

某女　2月25日

咳嗽廿余日，三日前忽然高热抽搐，入院求治。顷察身热有汗，气促鼻搧，神志迷蒙，百日咳、脑炎，舌苔粘黄，脉象浮数。拟方泄肺清热、涤痰开窍。

桑叶皮　射干　黄郁金　防风　炒芩　茯苓　法夏　青、陈皮　杏仁　甜葶苈子　通草　干杷叶

2月26日　身热不降，时时惊搐，喉中痰鸣，原方加香豆豉、山栀、钩藤、海浮石、瓦楞子，去防风、炒芩。

2月27日　热降惊定，痰涎仍盛，神志不清。加密蒙花、紫花地丁、蚤休、防风，去桑叶皮、茯苓、杷叶。

3月1日　热虽递降，仍然神昏谵语，痰热扰心也。

紫地丁　连翘　蚤休　海浮石　京菖蒲　天竺黄　川郁金
茯苓　炒芩

另至宝丹一粒

3月2日　窍开神清，病渐脱险，原方去远志、菖蒲、天竺黄、郁金、海浮石，加桑叶、橘红、川贝母。

3月4日　诸症渐平，唯重语，喋喋不休。总缘痰热不清。

橘红　法夏　海浮石　远志肉　陈胆星　石菖蒲　竹茹
瓦楞子

另至宝丹三粒，每日一粒。磁珠丸、礞石滚痰丸。

3 月 6 日　重语止，神志清，言笑一如常人。

某男　8 个月　2 月 11 日

痧回，痧毒伤阴，发热不退，舌尖绛，音哑，唇口焦裂。
迭进甘寒救津，苦寒泻热，发热始退，津液渐回，音哑已开，
咳不大减，守方调治。

玄参　麦冬　石斛　桑叶　大贝母　连翘　芦根

2 月 13 日　津复，舌上布苔，原方去大贝母、连翘，加
生谷芽、干杷叶。三帖安。

某　5 岁　4 月 18 日

百日咳，咳嗽数月，咳则连声，面红耳赤，脸有涕泪，有
时痰中带血，此咳久伤及肺络也。

海浮石　飞滑石　川贝母　杏仁　橘红　百部　白前　炒
葶苈子　马兜铃

4 月 23 日　连服五帖，咳嗽大减，痰血亦止，前法步进。
去马兜铃，加法夏。连服三帖，安。

某女　5 岁　6 月 29 日

体温 38.4℃，痧回七八日，身热不清，咳逆不止，呼吸
不平，痧后肺炎，苔黄，脉数。拟方肃肺、清金、止咳。

桑叶皮　炒芩　射干　山栀　杏仁　桔梗　川贝母　干
杷叶

7月2日　热退，咳嗽作吐，前方损益。

桑叶　川贝母　天冬　马兜铃　杏仁　白前　山栀　干杷叶。三帖，安。

某男　1岁　3月4日

体温41℃，麻疹二日，粒大稀疏，色微红，目眵羞明，咳嗽声呛，烦躁不宁，大便泄稀纳呆，热毒颇重，切虑早收生变。拟方清托。

荆芥、防风各一钱　桑叶一钱半　蝉衣八分　桔梗一钱二分　牛蒡子一钱二分　薄荷六分（次下）　生山楂二钱　杏仁二钱

3月5日　体温38.8℃，痧大见，色红不解，股足未达，气促不平。拟方继续清托。原方去荆芥、防风，加银、翘各一钱二分，玄参钱半。另紫背浮萍四钱，煎水洗身。

3月6日　痧见四日，未及股足，已有回意，身热难降，仍虑复热生变。

银、翘各一钱二分　桑叶钱半　桔梗钱半　牛蒡子二钱　杏仁二钱　玄参钱半　生山楂二钱　生甘草四分　灯芯一分

3月7日　痧回热退。拟方善后。

桑叶钱半　杏仁钱半　玄参钱半　六一散钱半（包煎）川贝母钱半（杵）　干杷叶钱半（包煎）。二帖，安。

某男　2岁　6月12日

麻疹，体温38℃，痧回热不退，夜间盗汗热甚，舌苔花，欲饮尿少，治以清化。

青蒿（次下）　炒芩　桑叶　银翘　赤芍　山栀　麦冬

生地　荷叶　杷叶

6月14日　恙情同前，入暮则发热，至夜则热甚。原方去冬、地、杷叶，加地骨皮、六一散。

6月15日　药后热退，仍咳，易方进治。

桑叶　地骨皮　川贝母　杏仁　银花　六一散　杷叶。三帖，安。

某男　15个月　3月14日

发热之日体温39.9℃，麻疹已见，色泽暗滞，盖挟斑迹，舌质色紫，舌苔花剥，便利挟沫，病势危重，防喘陷。

桑叶　连翘　山栀　丹皮　薄荷（次下）　生地　研牛蒡子　赤芍

3月15日　体温39.4℃，原方去薄荷，加玄参、桔梗。

3月16日　体温37℃，身热已退，但麻疹未齐已回，斑迹未尽化，舌上起珠，珠中出血，大便带冻，人身体弱病险。原方去桑叶、牛蒡子、桔梗，加沙参、麦冬、川柏。

3月17日　体温36.1℃，症情平稳，舌上出血见止，大便仍伴冻。

空沙参　玄参　生地　麦冬　丹皮　赤芍　山栀　银花　生谷芽　甘草　荷叶

3月18日　斑迹已化，舌苔未布，质紫。原方去丹皮、银花、山栀，加鲜石斛。

3月19日　舌尖红，大便仍有冻。

山药　银条参　麦冬　炒白芍　干地黄　鲜石斛　乌梅肉　玄参　生甘草。连服数帖而安。

某男　8岁　1月4日

三日前身见赤豆，挟有脓痒，根盘红光四散，昨日身热体温38.3℃，心下拒按，手足不温，舌红苔黄，脉象浮数。拟方清解兼以化滞。

银翘　丹皮　赤芍　桑叶　牛蒡子　桔梗　苡仁　焦山楂　枳壳

1月11日　发热退，疮已结痂。拟方解毒善其后。

银翘　紫草　赤芍　生甘草。三帖，安。

某男　2岁　8月11日

体温38.9℃，痧毒兼挟暑湿，身热廿日不清，始终汗少，虽经中西两法治疗，身热仍然不降，苔黄，唇舌皆红，脉细数。此缘痧毒不清，暑湿之邪阻于肝胆，故难清退。拟方如下。

青蒿钱半（次下）　茵陈钱半　炒大豆卷二钱　炒银柴胡一钱二分　炒芩一钱二分　炒胡黄连六分　碧玉散二钱（包煎）　银花钱半　山栀一钱二分

8月12日　体温36.5℃，热退，舌苔黄厚，暑湿之邪未清。拟方续进。

藿梗钱半　炒胡黄连五分　茵陈钱半　碧玉散二钱（包煎）　省头草五分　谷、麦芽各二钱　炒冬瓜仁三钱　荷叶钱半。连服三帖，苔渐退，病愈。

某男　5岁　5月12日

体温40.2℃，发热四日，咳嗽流涕，唇舌皆红，麻疹前期，痧回热不退。拟方透邪。

银、翘各钱半　桑叶钱半　薄荷八分（次下）　桔梗钱半　牛蒡子三钱　荆芥八分　蝉衣钱半　生山楂三钱　枳壳钱半　荷叶二钱　灯芯一分

5月13日　体温39.1℃，麻疹布点面部居多，色泽不鲜，干且欠润。热毒颇重，续予清托。原方去桔梗、牛蒡子、薄荷，加玄参钱半，石斛三钱，山栀一钱二分，赤芍钱半。

5月15日　体温39℃，麻疹未透齐已早收，身热不衰，慎防喘陷生变。

青蒿钱半（次下）　桑叶三钱　知母钱半　山栀钱半　银花钱半　连翘钱半　干石斛三钱（先煎）　玄参二钱　生地三钱　煅人中白钱半　干杷叶三钱（包煎）

5月16日　体温37.4℃，身热挫降，气不平静，病入坦途，原方去青蒿。

5月17日　体温36.5℃，病愈。原方去人中白，加桔梗一钱，生谷芽三钱。二帖，安。

某男　2岁　5月13日

体温39.5℃，痧回数日，身热不退降，口渴欲饮，溺黄，苔薄。拟方养阴、清热、解毒。

青蒿钱半（次下）　银、翘各二钱　山栀钱半　知母钱半　玄参二钱　麦冬三钱　石斛四钱（先煎）　碧玉散三钱（包煎）　人中白一钱二分

5月15日　连服二帖，热清症平，安。

某男　12岁　7月27日

病延五十日，发热始终不退。白痦分批发出，舌尖红，苔

花剥，此为夏之暑湿兼有肝胆湿热为患也。

青蒿三钱（次下）　清水豆卷三钱　山栀钱半　炒银胡钱半　炒胡黄连六分　地骨皮三钱　炒芩钱半　赤芍钱半　煅人中白钱半

7月28日　体温37.3℃，热或暂退，脉尚未静，守原方加连翘二钱，薏苡仁四钱，炙鳖甲五钱（先煎），淡竹叶八分。连服三帖，热未再作。

某女　1岁半　6月10日

体温39.8℃，麻疹身热十余日，见疹三日已早回，故身热不退，咳嗽气促，口渴欲饮，鼻塞不通，外邪束表，疹毒不能外泄。拟方松肌达表、清泄疹毒。

青蒿钱半（次下）　冬桑叶钱半　薄荷六分（次下）桔梗一钱　银花一钱二分　炒芩钱半　六一散二钱（包煎）

6月12日　体温37℃，热退，肺热未清，时仍咳嗽。拟方肃肺止咳。

桑叶钱半　川贝母钱半　桔梗一钱　杏仁二钱　天冬二钱瓜蒌皮钱半　生甘草四分　干杷叶二钱（包煎）。三帖，安。

某女　1岁　4月1日

身热六日，麻疹见三日，未及股足已有回意。切虑早收喘陷生变。拟方透托。

升麻三分　葛根一钱二分　蝉衣八分　桔梗钱半　牛蒡子二钱　赤芍一钱二分　杏仁二钱　生山楂二钱　生甘草四分

4月2日　疹透股足，发热不退。原方去升麻，加桑叶钱半，银花钱半。二帖。

4月4日 一切安好。原方加玄参、连翘，去葛根、蝉衣、山楂。二帖，安。

某女 6岁 12月18日

麻疹发而未透，高热咽红，舌苔粘厚，今日早晨胃不适，腹痛，额间出汗，咳嗽挣逆，痧毒渐重，防内陷气喘。

荆芥一钱二分 防风钱半 薄荷八分（次下） 桔梗一钱 牛蒡子三钱 前胡钱半 蝉衣钱半 生山楂二钱 枳壳一钱二分 赤芍一钱二分 干荷叶

12月19日 体温38.2℃，痧大见，热减气不平，原方加桑皮二钱，射干一钱，大贝母二钱，去荆芥、防风。

12月20日 体温39.2℃，痧已透齐，苔花剥，唇红，目赤，续予清解。

桑叶二钱 银花钱半 连翘钱半 赤芍钱半 桔梗一钱二分 碧玉散三钱（包煎） 玄参三钱 石斛三钱 杷叶二钱（包煎）

12月22日 痧回热退，上方出入，三帖安。

某女 6岁 3月6日

麻疹病四日，身热无汗，咳嗽流涕，目红。眼睑微浮，舌苔白，中心粘，咽红肿。脉浮数，防酿痧。拟方清透。

荆芥钱半 防风钱半 薄荷六分（次下） 桑叶二钱 香豆豉二钱 山栀一钱二分 桔梗一钱二分 牛蒡子二钱 连翘一钱二分

3月7日 疹隐皮下，再予透托。

荆芥一钱二分 蝉衣八分 桑叶二钱 连翘钱半 赤芍钱

半　桔梗钱半　牛蒡子三钱　杏仁三钱　生山楂三钱　灯芯一分

3月9日　体温38.2℃，痧涌出，色紫密布，唇口焦干，口渴欲饮，纳呆，食入即吐，咳呛无度，便稀味秽，苔布粘黄，唇舌皆红，气促鼻搧，热毒雍肺，防喘陷生变。

桑叶、皮各二钱　银、翘各钱半　丹皮一钱二分　玄参二钱　生地二钱　川贝母二钱　桔梗钱半　生山楂三钱　瓜蒌皮三钱　灯芯一分

另紫背浮萍五钱，煎水外洗。

3月10日　体温38.5℃，痧未透齐，已渐回收，发热不降，咳声呛逆，舌红质焦，舌苔粘黄，热毒未能透尽，防生发端，再予清泄毒火。

青蒿钱半（次下）　炒芩钱半　桑叶三钱　银、翘各二钱　赤芍钱半　山栀一钱二分　玄参三钱　大贝母二钱　鲜芦根一两（先煎）　干杷叶二钱（包煎）

3月11日　体温37.4℃，身热挫降，咳嗽干呛，鼻微搧，舌苔黄褐色，腑气不通，口渴喜饮，里象偏重，取轻下法，佐入前方。

桑叶、皮各三钱　炒芩钱半　瓜蒌仁三钱　射干钱半　银花钱半　连翘钱半　知母钱半　川贝母二钱　生军钱半（次下）　杏仁三钱　芦根一两（先煎）

3月12日　连泻三次，其味奇臭，气息转平，苔垢渐褪。拟方去射干，加玄参、麦冬。

3月13日　连日身热未作，苔不松腐，咳频不畅，热毒透传肺金。拟方肃肺清金。

桑叶、皮各二钱　川贝母二钱　炒芩一钱　杏仁二钱　前

胡二钱　瓜蒌仁二钱　牛蒡子二钱　六一散三钱（包煎）
干杷叶二钱（包煎）。三帖安。

某男　2岁　2月26日

麻疹痧早回，身热递增，上午37.6℃，下午39.8℃，口
破，气臭，舌赤，防喘陷生变。

元参　麦冬　生地　桑皮　丹皮　山栀　浙贝母　连翘
芦根　干杷叶

2月27日　体温36.6℃，热降气平，舌质转淡，舌破渐
敛。原方加石斛，二帖，安。

某男　4岁　7月11日

麻疹早回，挟出紫斑，气急不平，胸骨隆起，症情险重。

桑皮　连翘　赤芍　丹皮　山栀　玄参　紫花地丁　生地
干杷叶

7月12日　加麦冬。

7月13日　热退气平，斑化，舌红转淡，便溏。原方去
地丁、丹皮、玄参、生地，加川贝、银花。

7月14日　后加生谷芽。三帖，安。

某女　5岁

痧后牙龈溃腐出血，口中秽臭难闻，此属痧毒攻胃。

藿香　生地　丹皮　赤芍　川连　玄参　石斛　苡仁　红
饭豆①　芦根　冬青叶。一剂病减，三剂症平。

---

① 红饭豆　即赤小豆或赤豆，主治水肿、脚气、黄疸、泻痢、便血、痈肿。

某女　3岁　3月3日

体温39.8℃，痧回热不退，舌光起膜，双目浑浊无光，势欲起膜，此属痧毒伤阴，急以大队甘寒以救涸竭之阴，势不缓，轻剂无效。

玄参三钱　生地五钱　麦冬五钱　鲜石斛四钱　粉草四分

3月5日　体温38℃，连服二帖热降津回，目糊渐清，项强不和，不能前俯，此属阴伤筋失润养，木燥动风之象，续以养阴平肝熄风继之。

生地四钱　麦冬四钱　白芍三钱　桑叶　菊花　钩藤　石斛　密蒙花　石决明　鳖甲

3月7日　服二帖，项转柔，阴津渐复，肝木得养，风邪自熄，仍守原法养阴柔肝调理而安。

某男　1岁　1月22日

麻疹，体温39.2℃，身热夜甚，微咳气促，舌苔白厚，病始三日，防酿痧。拟方透邪。

荆芥、防风　薄荷（次下）　杏仁　桔梗　研牛蒡子　陈皮　生山楂　枳壳　荷叶

1月23日　体温39.8℃，麻疹见熟，大便微溏，续予清托。

桑叶　薄荷（次下）　连翘　杏仁　桔梗　赤芍　研牛蒡子　蝉衣　生山楂　荷叶

1月24日　体温39.9℃，痧大见，苔黄，便稀，气促。

银翘　桑皮　连翘　赤芍　山栀　桔梗　枳壳　神曲　荷叶

1月25日　体温40.2℃，痧渐透齐，高热不降，气促不

平。拟方肃肺清金、解毒清热。

桑皮　射干　炒芩　川郁金　丹皮　赤芍　银花　连翘
鲜石斛　杏仁　枳壳

1月26日　身热挫降，气促渐平。

桑皮　射干　川郁金　炒芩　银花　连翘　丹皮　赤芍
麦冬　石斛　神曲

2月2日　痧回热退气平。拟方善后。

银翘　山栀　杏仁　大贝母　石斛　陈皮　粉甘草　杷叶
（包煎）。三帖，安。

咳嗽

某女　3岁　2007年12月5日

外感，鼻流清涕，咳嗽频仍，苔粘。拟方辛散止咳。

紫苏叶5g　紫苏子5g　杏仁5g　甜葶苈子6g　冬花
10g　紫菀10g　桔梗6g　法半夏6g　橘红5g　炙麻黄3g
粉草5g　7剂

某女　6岁　2019年5月28日

咳嗽反反复复，迁延数月，近二日咳嗽加重，有痰吐不
出，舌苔白，脉细滑。拟方宣散、化痰、止咳。

紫菀10g　冬花10g　桔梗4g　白、前胡各5g　法夏6g
橘红4g　冬桑叶8g　杏仁5g　苏叶5g　粉草4g　5剂

2019年6月3日　咳嗽减轻，痰亦少，苔薄白。拟方继
续进治。

冬花10g　蝉衣4g　防风5g　桔梗5g　杏仁5g　白、前胡
各5g　法夏6g　橘红5g　苏叶5g　干杷叶10g（包煎）　4剂

某女　8岁　2019年1月25日

咳嗽半月，一直服中药治疗，但咳嗽未见好转。目前咳嗽有痰，夜间咳频，舌苔粘而泛黄，咽关三度肿大，脉滑。拟方清宣化痰、清咽止咳。

冬桑叶10g　射干6g　蝉衣4g　鱼腥草20g　杏仁5g白、前胡各5g　桔梗5g　法夏6g　橘红5g　大青叶10g粉草4g　4剂

2019年1月29日　迭服四帖，咳嗽颇减。拟方调治善后。

桑叶10g　鱼腥草15g　桔梗4g　杏仁5g　谷、麦芽各20g　前胡5g　法夏6g　橘红4g　云苓20g　粉草4g　4剂

某女　6岁　2019年5月30日

近一年以来咳嗽反复发作，近日又咳嗽，痰不多，舌质淡，苔薄白，脉细。拟方宣散祛痰止咳。

冬花10g　紫菀10g　苏叶4g　桔梗4g　杏仁5g　前胡5g　法夏5g　橘红4g　粉草4g　4剂

2019年6月11日　药后咳减，咳时有痰驹，舌苔粘白，脉象细滑。拟方继续调治。

苏子5g　苏叶4g　甜葶苈子8g　杏仁5g　法夏6g　橘红4g　白、前胡各5g　冬花10g　紫菀10g　桔梗4g　粉草4g　4剂

某女　4岁　2007年4月2日

咳嗽数日，夜间咳甚，舌苔薄白。

苏叶4g　防风5g　杏仁5g　冬花10g　紫菀10g　白、

前胡各 5g　　法夏 5g　　橘红 4g　　炙麻黄 3g　　粉草 5g　　5 剂

某男　5 岁　2018 年 10 月 25 日

咳嗽六七日，晨夜咳频，舌苔粘浊，舌质淡，寒客挟痰。拟方宣散、化痰、止咳。

苏叶 5g　　桔梗 4g　　杏仁 5g　　法夏 6g　　橘红 5g　　前胡 5g　　紫菀 10g　　冬花 10g　　粉草 4g　　4 剂

某男　5 岁　2018 年 10 月 25 日

表解热退，咳嗽，舌红苔粘黄。拟方清金、化痰、止咳。

苏叶 10g　　射干 5g　　蝉衣 4g　　鱼腥草 15g　　杏仁 5g　　白、前胡各 5g　　桔梗 4g　　橘红 4g　　贝母 10g　　粉草 4g　　4 剂

某男　5 岁　2018 年 10 月 25 日

咳嗽反复发作，延已月余，苔薄滑。拟方宣肺、涤痰、止咳。

苏子 5g　　苏叶 4g　　甜葶苈子 8g　　桔梗 4g　　杏仁 5g　　法夏 6g　　橘红 5g　　白、前胡各 5g　　冬花 10g　　紫菀 10g　　粉草 4g　　5 剂

某女　6 岁　2018 年 10 月 23 日

咳呛二日，咳甚引胸痛。

桑叶 10g　　射干 6g　　蝉衣 4g　　杏仁 5g　　白、前胡各 5g　　郁金 5g　　桔梗 4g　　冬花 10g　　紫菀 10g　　粉草 4g　　4 剂

某女　5 岁　2018 年 10 月 23 日

咳嗽二三日，夜卧咳频，苔粘泛黄。拟方清宣、化痰、止咳。

桑叶 10g　射干 6g　蝉衣 4g　鱼腥草 15g　桔梗 4g　杏仁 5g　白、前胡各 5g　法夏 5g　橘红 4g　粉草 4g　4 剂

某男　4 岁　2018 年 10 月 26 日

咳嗽流涕，有痰，舌苔粘白。拟方宣散、化痰、止咳。

苏子 4g　杏仁 5g　白、前胡各 5g　法半夏 6g　橘红 4g 桔梗 4g　紫菀 10g　冬花 10g　防风 4g　粉甘草 3g　4 剂

某男　5 岁　2018 年 10 月 4 日

咳嗽三日，喉间有痰，大便燥结难解，苔薄黄，脉浮。拟方清宣、化痰、止咳，润肠通便。

冬桑叶 10g　杏仁 5g　鱼腥草 15g　桔梗 4g　研牛蒡子 6g　前胡 5g　瓜蒌仁 12g　大贝母 10g　橘红 5g　粉甘草 4g 4 剂

某女　8 岁　2018 年 10 月 31 日

外感咳嗽，流清涕，有痰，但不会吐。舌苔薄白，脉浮不数。拟方宣散、化痰、止咳。

苏叶 5g　防风 5g　辛夷 10g　桔梗 5g　前胡 5g　法夏 6g　橘红 5g　杏仁 5g　粉草 4g　3 剂

某女　7 岁　2018 年 10 月 14 日

咳嗽，涕黄，苔薄黄。

桑叶 10g　辛夷 10g　鱼腥草 15g　沙参 5g　桔梗 5g
杏仁 5g　白、前胡各 5g　法夏 5g　橘红 4g　粉草 4g　4 剂

2018 年 10 月 31 日　迭进清散止咳之方四贴，咳嗽十减七八，夜睡磨牙，苔粘白，脾胃运化欠佳。拟方兼治之。

冬花 10g　紫菀 10g　桔梗 4g　前胡 5g　谷、麦芽各 10g　炒莱菔子 5g　鸡内金 6g　橘红 5g　粉草 4g　5 剂

某女　6 岁　2018 年 10 月 11 日
咳嗽二三月反复发作，苔泛黄。

桑叶、皮各 10g　射干 6g　鱼腥草 20g　辛夷 10g　蝉衣 4g　桔梗 5g　杏仁 5g　橘红 5g　法夏 6g　白、前胡各 5g　粉草 4g　5 剂

某女　5 岁　2018 年 10 月 18 日
感凉咳嗽，纳谷不甘，苔白。

紫菀 10g　冬花 10g　苏叶 5g　桔梗 4g　杏仁 5g　白、前胡各 5g　谷、麦芽各 10g　神曲 10g　防风 5g　橘红 4g　鸡内金 6g　4 剂

某男　6 岁　2018 年 11 月 10 日
外感咳嗽，舌苔粘黄。拟方清散、化痰、止咳。

冬桑叶 10g　射干 5g　蝉衣 4g　辛夷 10g　桔梗 4g　杏仁 5g　白、前胡各 5g　法夏 6g　橘红 4g　粉草 4g　4 剂

某女　6 岁　2013 年 11 月 12 日
咳嗽反复发作，迁延四十日之久，痰涕皆黄，舌苔薄黄，

脉细滑。拟方清宣、化痰、止咳。

冬桑叶 10g　辛夷 10g　射干 5g　桔梗 4g　杏仁 5g　鱼腥草 15g　白、前胡各 5g　法夏 6g　橘红 4g　粉草 4g　4 剂

某男　8 岁　2018 年 10 月 30 日

外感身热已清，咳嗽稍加重，舌苔粘黄。拟方清金、肃肺、止咳。

桑叶、皮各 10g　射干 6g　鱼腥草 20g　杏仁 5g　白、前胡各 5g　沙参 5g　桔梗 5g　大贝母 10g　橘红 4g　粉甘草 4g　4 剂

2018 年 11 月 10 日　晨暮有轻咳，黄涕已少，舌净苔少。拟方续调。

桑叶 10g　辛夷 10g　桔梗 4g　杏仁 5g　前胡 5g　蝉衣 4g　苍耳子 10g　橘红 4g　粉草 4g　5 剂

某男　5 岁　2019 年 3 月 16 日

外感旬日，咳嗽六七日，夜晚咳甚，晨有浓涕黄痰，苔粘泛黄，脉滑。拟方清宣、涤痰、止咳。

冬桑叶 10g　射干 5g　蝉衣 4g　白、前胡各 5g　桔梗 5g　鱼腥草 15g　杏仁 5g　法夏 6g　橘红 4g　粉甘草 4g　5 剂

某男　5 岁　2019 年 6 月 22 日

喉咙有痰，呼吸有痰鸣声，夜间磨牙，舌苔稍粘，泛黄。拟方和中涤痰。

苏梗 6g　甜葶苈子 8g　炒莱菔子 5g　法夏 6g　橘红 5g　谷、麦芽各 10g　鸡内金 6g　云苓 10g　枳壳 4g　5 剂

某女　3 岁　2018 年 11 月 8 日

咳减七八，有时气促不平，苔粘白。拟方调治。

苏子 4g　苏叶 5g　冬花 10g　紫菀 10g　法夏 5g　橘红 4g　杏仁 5g　前胡 5g　五味子 4g　甜葶苈子 6g　粉草 3g　4 剂

某男　6 岁　2018 年 11 月 7 日

咳嗽不发热，西医按肺炎治疗，挂水十三天，至今咳嗽频仍。舌苔粘白泛黄，脉滑。拟方清金肃肺、化痰止咳。

桑叶 10g　射干 5g　鱼腥草 15g　桔梗 5g　杏仁 5g　白、前胡各 5g　法夏 6g　橘红 5g　蝉衣 5g　粉草 4g　4 剂

某男　9 岁　2019 年 1 月 30 日

咳嗽一周，夜间咳甚，已挂水一周，未见好转，舌苔粘黄，脉数。拟方清散、化痰、止咳。

桑叶 10g　射干 6g　蝉衣 4g　桔梗 5g　杏仁 5g　鱼腥草 20g　白、前胡各 5g　法夏 6g　橘红 5g　楂、曲各 10g　粉草 4g　3 剂

某女　7 岁　2019 年 1 月 26 日

咳嗽三天，喘有痰齁，纳少腹胀，今日大便未解，舌苔粘厚。拟方兼治之。

苏子、叶各 4g　甜葶苈子 8g　炒莱菔子 5g　法夏 6g

橘红4g　杏仁5g　前胡5g　谷、麦芽各10g　槟榔10g　枳
壳4g　麻黄2g　3剂

某男　7岁　2019年1月21日
咳嗽半月，上周四加重，苔粘黄。拟方清散、化痰、
止咳。
桑叶10g　射干5g　蝉衣4g　鱼腥草20g　桔梗5g　杏
仁5g　白、前胡各5g　橘红5g　法夏6g　粉草4g　5剂

某女　5岁　2019年1月21日
咳嗽迁延三月之久，反复不已，舌苔粘白，脉细。拟方宣
散、化痰、止咳。
紫菀10g　冬花10g　桔梗5g　杏仁5g　法夏6g　白、
前胡各5g　橘红5g　冬桑叶10g　防风5g　粉草5g　4剂
2019年1月25日　药后轻减，舌苔白。拟方继续宣肺、
化痰、止咳。
紫菀10g　冬花10g　桔梗4g　杏仁5g　白、前胡各5g
防风4g　苏叶4g　法夏5g　橘红4g　粉草4g　4剂

某男　8岁　2019年1月19日
昨天开始咳痰，苔粘泛黄，脉浮滑。拟方清散止咳。
桑叶10g　防风5g　苏叶5g　桔梗4g　蝉衣4g　射干
6g　白、前胡各5g　杏仁5g　橘红4g　粉甘草4g　4剂

某男　2岁　2019年1月18日
外感咳嗽，流涕二日，今日加重，舌苔粘而泛黄，脉浮。

拟方疏散解表、化痰止咳。

冬桑叶 8g　辛夷 6g　薄荷 3g（次下）　桔梗 4g　杏仁 5g　白、前胡各 5g　法半夏 5g　橘红 4g　粉草 3g　3 剂

某女　12 岁　2019 年 1 月 17 日

外感咳嗽有痰，流清涕已有三天，今日加重，舌苔粘白。拟方宣散、化痰、止咳。

苏子、叶各 4g　防风 4g　辛夷 8g　法夏 5g　橘红 4g 桔梗 4g　杏仁 5g　前胡 5g　冬花 10g　粉草 3g　4 剂

某男　10 岁　2019 年 1 月 17 日

咳嗽伴齁，苔白，脉细。拟方宣肺涤痰、止咳平齁。

苏子、叶各 4g　甜葶苈子 8g　杏仁 5g　冬花 10g　紫菀 10g　法夏 6g　橘红 5g　前胡 5g　麻黄 3g　粉草 4g　5 剂

2019 年 2 月 17 日　咳嗽止，痰齁有声，舌淡，苔白根粘，脉细滑。拟方温肺散寒、涤痰平齁。

干姜 8g　细辛 3g　五味子 4g　法夏 10g　橘红 5g　甜葶苈子 10g　苏子 6g　炒莱菔子 6g　麻黄 3g　4 剂

某女　7 岁　2018 年 12 月 2 日

咳嗽月余，曾服西药，反复未止，大便干燥，但每天都解，舌苔薄脉滑。拟方宣肺、化痰、止咳，兼以润肠通便。

冬花 10g　紫菀 10g　桔梗 5g　白、前胡各 5g　杏仁 5g 法夏 6g　橘红 5g　火麻仁 15g　大贝母 10g　粉草 4g　5 剂

2018 年 12 月 8 日　咳嗽已轻，大便不畅，夜寐不实。拟

方急治之。

冬花10g　紫菀10g　桔梗5g　法半夏6g　橘红5g　前
胡5g　杏仁5g　谷、麦芽各10g　鸡内金6g　茯苓、神各
10g　7剂

某女　7岁　2007年1月29日

咳嗽，音声重浊，舌苔薄白，脉细。拟方宣肺、化痰、止咳。

苏子、叶各5g　甜葶苈子6g　杏仁6g　冬花10g　紫
菀10g　白、前胡各10g　炙麻黄4g　法夏6g　橘红5g　粉
草5g　5剂

某男　5岁　2007年1月29日

咳嗽三天，日渐加重，苔粘微黄，脉滑细数。拟方清肺
止咳。

桑叶、皮各10g　射干5g　蝉衣5g　杏仁5g　白、前
胡各5g　甜葶苈子6g　炙麻黄4g　炒芩4g　橘红5g　粉草
5g　5剂

某男　6岁　2007年1月29日

外感咳嗽，音声呛逆，病延5日，舌苔薄黄，脉象细滑。
拟方清散止咳。

桑叶10g　射干5g　蝉衣5g　鱼腥草30g　杏仁6g　桔
梗5g　前胡5g　炙麻黄4g　橘红5g　粉草5g　5剂

某女　6岁　2007年1月29日

咳嗽痰黄，有时头痛，苔粘微黄。拟方清散止咳。

桑叶 10g　菊花 5g　薄荷 4g（次下）　白芷 10g　杏仁 5g　桔梗 5g　鱼腥草 15g　蝉衣 4g　橘红 5g　甘草 5g　5 剂

某女　5 岁　2007 年 1 月 29 日

病已五六日，咳嗽频仍，音声呛逆，苔粘泛黄，脉细。

桑叶 10g　杏仁 6g　蝉衣 5g　白、前胡各 5g　鱼腥草 30g　桔梗 6g　炙麻黄 4g　射干 5g　冬花 10g　4 剂

某男　5 岁　2019 年 3 月 14 日

患肺炎住院，出院一周。近日又开始咳嗽，纳谷欠佳，精神不好，舌苔粘白，脉细。拟方调之。

冬花 10g　紫菀 10g　桔梗 4g　杏仁 5g　白、前胡各 5g　白蔻仁 24g　谷、麦芽各 10g　橘红 4g　法夏 5g　苏叶 5g　粉草 3g　4 剂

某女　6 岁　2019 年 3 月 13 日

咳嗽反复发作，迁延四月之久，目前晨夜咳甚，舌苔粘浊泛黄，脉象细滑。拟方清宣、涤痰、止咳。

冬桑叶 10g　杏仁 5g　鱼腥草 15g　桔梗 4g　白、前胡各 5g　法夏 6g　橘红 4g　蝉衣 3g　冬花 10g　紫菀 10g　粉草 4g　4 剂

某女　6 岁　2006 年 10 月 9 日

外感咳嗽，迁延六七日，痰已转黄，至暮咳剧，苔粘黄，脉细滑。肺经有热。

桑叶、皮各 10g　射干 6g　鱼腥草 20g　蝉衣 4g　杏仁
5g　桔梗 5g　橘红 5g　白、前胡各 5g　大贝母 8g　5 剂

某男　6 岁　2008 年 1 月 2 日

咳二三日，夜间咳甚，舌心粘白，脉滑兼数。

桑叶 10g　射干 5g　杏仁 5g　法夏 6g　橘红 5g　甜葶
苈子 6g　白、前胡各 5g　炙麻黄 4g　粉草 5g　5 剂

某女　3 岁　2007 年 11 月 16 日

咳嗽迁延近月，反复不已，夜卧咳甚，苔白。拟方宣肺
止咳。

苏子、叶各 5g　冬花 10g　紫菀 10g　杏仁 5g　桔梗 5g
白、前胡各 5g　炙麻黄 3g　法夏 5g　橘红 4g　粉草
5g　5 剂

某男　3 岁　2007 年 11 月 12 日

咳嗽夜甚，排痰不畅，涕多色黄，苔粘泛黄，邪从热化。
拟方涤痰止咳。

桑叶 10g　射干 5g　甜葶苈子 6g　杏仁 5g　桔梗 5g
白、前胡各 5g　鱼腥草 20g　法半夏 6g　橘红 5g　粉草
5g　5 剂

某男　5 岁　2007 年 11 月 14 日

咳嗽数日，近 2 日夜间咳剧，苔薄，脉滑。拟方宣散、消
痰、止咳。

苏子、叶各 5g　桑叶 10g　杏仁 5g　桔梗 5g　法夏 5g

橘红 4g　　白、前胡各 5g　　蝉衣 5g　　冬花 10g　　粉草
5g　　5 剂

某女　3 岁　2006 年 9 月 27 日

咳嗽周余，睡卧咳频，苔粘泛黄，脉数。拟方清肺热、止咳嗽。

桑叶、皮各 10g　　射干 6g　　鱼腥草 15g　　杏仁 5g　　法夏
6g　　橘红 5g　　蝉衣 4g　　冬花 8g　　紫菀 10g　　5 剂

某男　3 岁　2006 年 10 月 30 日

感凉，咳嗽频剧，舌苔薄白，鼻涕转黄。拟方宣散止咳。

桑叶 10g　　防风 5g　　杏仁 5g　　白、前胡各 5g　　桔梗 5g
射干 5g　　炙麻黄 3g　　法夏 6g　　橘红 5g　　5 剂

某女　8 岁　2019 年 2 月 11 日

咳嗽七八日，服西药、中药，均未好转，且日渐加重，舌
苔粘而泛黄，脉滑。拟方清散、化痰、止咳。

冬桑叶 10g　　射干 5g　　蝉衣 4g　　桔梗 5g　　白、前胡各
5g　　杏仁 5g　　鱼腥草 20g　　大贝母 10g　　橘红 5g　　粉草
4g　　4 剂

某女　5 岁　2019 年 2 月 3 日

咳嗽数日，昨晚加重，苔粘白。拟方宣散、化痰、止咳。

苏叶 5g　　防风 5g　　桔梗 4g　　冬花 10g　　紫菀 10g　　杏仁
5g　　白、前胡各 5g　　法夏 6g　　橘红 4g　　粉草 4g　　5 剂

某男 5 岁 2018 年 11 月 18 日

不慎客寒，夜间咳甚，苔白脉浮滑偏数。拟方宣散、化痰、止咳。

苏子、叶各 4g 防风 5g 桔梗 4g 杏仁 5g 法夏 6g 橘红 4g 前胡 5g 冬花 10g 紫菀 10g 粉草 4g 4 剂

某女 5 岁 2018 年 11 月 17 日

咳嗽二月，曾服西药，未见明显好转，顷察舌苔薄白。拟方宣散、化痰、止咳。

苏子、叶各 4g 冬花 10g 紫菀 10g 桔梗 4g 法夏 6g 橘红 5g 杏仁 5g 白、前胡各 5g 甜葶苈子 6g 粉草 4g 5 剂

某女 12 岁 2018 年 11 月 17 日

咳嗽近一月，痰时白时黄，有鼻炎病史，流浓涕，舌红苔黄，脉滑。拟方清金肃肺、化痰止咳。

桑叶、皮各 10g 射干 6g 鱼腥草 30g 杏仁 5g 白、前胡各 6g 炒芩 5g 桔梗 5g 大贝母 10g 橘红 5g 蝉衣 5g 粉草 6g 5 剂

某男 8 岁 2018 年 11 月 17 日

咳嗽六七日，近日加重，午后咳甚，舌苔粘黄，脉滑。拟方肃肺清金、化痰止咳。

桑叶 10g 射干 6g 鱼腥草 20g 桔梗 5g 白、前胡各 5g 杏仁 5g 橘红 5g 大贝母 10g 瓜蒌仁 12g 粉草 5g 4 剂

某男　6 岁　2018 年 11 月 16 日

咳稀痰，苔白。拟方宣肺、化痰、止咳。

冬花 10g　紫菀 10g　桔梗 5g　法夏 6g　橘红 5g　甜葶
苈子 8g　前胡 5g　杏仁 5g　麻黄 2g　粉草 4g　4 剂

某女　4 岁　2018 年 11 月 12 日

药后咳嗽已少，喉间有痰，齁，微喘，苔粘白。拟方温肺
散寒、止咳平齁、定喘。

麻黄 2g　杏仁 5g　甜葶苈子 8g　法夏 6g　橘红 4g　苏
子 5g　前胡 5g　干姜 4g　粉草 3g　4 剂

2019 年 1 月 25 日　二三日前外感发热，热退后咳嗽，纳
谷不甘，舌苔粘白。拟方宣肺化痰、止咳和中。

冬桑叶 8g　杏仁 5g　白、前胡各 5g　法夏 6g　橘红 5g
桔梗 4g　谷、麦芽各 10g　神曲 10g　冬花 10g　粉草
4g　3 剂

某女　5 岁　2018 年 11 月 18 日

咳嗽六七日，昨始加重，已服西药，但咳嗽未能控制，舌
苔粘白泛黄，脉滑数。拟方清宣、化痰、止咳。

桑叶、皮各 10g　射干 5g　蝉衣 4g　桔梗 4g　杏仁 5g
鱼腥草 15g　白、前胡各 5g　法夏 5g　橘红 4g　粉甘草
4g　4 剂

某男　20 周+　2018 年 11 月 3 日

咳嗽六七日，服西药好转，现感冒后又加重，有痰，涕浓
浊。拟方清散、化痰、止咳。

桑叶8g　辛夷8g　蝉衣3g　桂枝4g　杏仁5g　防风5g　白、前胡各5g　法夏5g　橘红4g　粉草3g　4剂

某男　2岁+　2018年11月15日

咳嗽月余,经服西药加雾化,但至今咳嗽未见好转,并兼有痰,舌苔白。拟方宣肺、化痰、止咳。

冬花8g　苏叶4g　紫菀8g　桔梗4g　白、前胡各4g　杏仁5g　法夏5g　橘红4g　粉草3g　4剂

某男　6岁　2006年10月9日

咳嗽,苔粘泛黄。拟方清散止咳。

桑叶10g　薄荷4g(次下)　蝉衣5g　杏仁6g　前胡6g　桔梗6g　牛蒡子10g　鱼腥草15g　橘红6g　4剂

某男　6岁　2006年12月27日

表解热退,夜半咳甚,苔稍粘。拟方宣肺、涤痰、止咳。

桑叶10g　杏仁6g　甜葶苈子6g　白、前胡各5g　桔梗6g　炙麻黄4g　冬花10g　紫菀10g　橘红5g　粉草5g　5剂

某男　5岁　2006年10月9日

上感,数月以来,咳嗽反复发作,昨日咳嗽忽然加重,苔白。拟方清散止咳。

冬花10g　紫菀10g　防风5g　蝉衣5g　杏仁6g　白、前胡各5g　桔梗6g　桑叶5g　橘红6g　4剂

某女　12 岁　2006 年 12 月 20 日

咳嗽数日，排黄色痰，舌红，苔黄。

桑叶、皮各 10g　射干 6g　炒芩 5g　鱼腥草 30g　生石膏 20g（先下）　杏仁 6g　白、前胡各 6g　橘红 5g　炙麻黄 4g　4 剂

某男　6 岁　2017 年 1 月 17 日

鼻流清涕，有时咳嗽，舌苔薄白。

苏叶 5g　防风 5g　杏仁 6g　桔梗 6g　法夏 5g　陈皮 4g　前胡 6g　炙麻黄 3g　粉草 5g　5 剂

某男　6 岁　2017 年 1 月 15 日

咳嗽伴齁，夜间甚，病已 4 日，苔薄。拟方和中、除痰、止咳。

苏子、叶各 5g　桑叶 10g　杏仁 6g　蝉衣 5g　法夏 6g　橘红 5g　甜葶苈子 6g　炙麻黄 5g　白、前胡各 5g　5 剂

某男　7 岁　2018 年 11 月 24 日

咳嗽流涕，有痰，苔白，舌红。拟方宣肺散寒、化痰止咳。

苏叶 5g　防风 5g　桔梗 5g　杏仁 5g　法夏 6g　橘红 5g　前胡 5g　桑叶 6g　粉草 4g　4 剂

某男　3 岁　2018 年 11 月 24 日

咳嗽伴齁，迁延一月之久，经西药治疗，反复不已。舌苔白，舌质淡。拟方从温肺散寒，涤痰止咳平齁。

苏子、叶各4g　杏仁5g　白、前胡各4g　法夏5g　橘红4g　甜葶苈子8g　干姜3g　麻黄2g　桔梗4g　粉草3g　5剂

2018年12月1日咳嗽渐平，仍有痰，纳不甘，易吐，苔粘白，舌淡。拟方继续调治。

冬花10g　紫菀10g　谷、麦芽各10g　炒莱菔子5g　桔梗4g　白、前胡各4g　法夏5g　橘红4g　干姜4g　鸡内金6g　5剂

某男　11个月　2018年11月20日

咳嗽反反复复，迁延二旬之久，经西法治疗，现咳嗽反又加重，舌苔白中心厚。拟方宣肺、涤痰、止咳。

苏子4g　苏叶3g　甜葶苈子6g　杏仁4g　法夏5g　橘红4g　炒莱菔子3g　麻黄1g　前胡4g　桔梗3g　粉草3g　3剂

某男　6岁　2018年11月20日

咳嗽六七日，已服西药和中成药，咳不减，有痰，舌苔白，舌质不红。拟方宣散、化痰、止咳。

苏叶5g　防风5g　冬花10g　紫菀10g　桔梗5g　白、前胡各5g　法夏6g　橘红4g　杏仁5g　粉草4g　4剂

某男　9月　2018年11月9日

咳少，痰嗽，苔粘，拟三子三拗合二陈出入。

苏子、叶各4g　杏仁4g　前胡5g　法夏5g　橘红4g　甜葶苈子6g　炒莱菔子3g　麻黄1g　干姜2g　粉草

3g　3 剂

某女　5 岁　2018 年 11 月 30 日

咳嗽反复发作，已有三月之久，舌苔粘而泛黄。拟方清散、化痰、止咳。

冬桑叶 10g　杏仁 5g　蝉衣 3g　射干 3g　鱼腥草 15g　白、前胡各 5g　法夏 5g　橘红 4g　桔梗 4g　粉甘草 4g　5 剂

某女　5 岁　2018 年 11 月 29 日

咳经旬日，夜间咳甚，已经西法消炎治疗，但未能控制，舌苔粘白。拟方温经散寒、化痰止咳。

苏叶 5g　防风 5g　桔梗 4g　杏仁 5g　法夏 6g　橘红 4g　白、前胡各 5g　麻黄 2g　冬花 10g　粉草 4g　4 剂

某男　4 岁　2018 年 11 月 29 日

咳嗽反复发作，迁延已有二月之久，一直西药治疗，未见好转。顷察咳嗽排白痰，舌苔薄白。拟方宣散、化痰、止咳。

苏叶 4g　紫菀 10g　冬花 10g　桔梗 4g　法夏 5g　橘红 4g　白、前胡各 4g　杏仁 5g　防风 4g　粉草 3g　4 剂

某男　9 月　2018 年 11 月 29 日

咳嗽伴齁，苔白，舌质不红。拟方宣肺化痰、止咳平齁。

苏子、叶各 4g　法夏 5g　橘红 4g　杏仁 4g　白、前胡各 4g　甜葶苈子 6g　麻黄 1g　桔梗 3g　粉草 3g　4 剂

某女　3岁　2018年11月28日

外感咳嗽，流清涕，已三四日，现清晨咳频，受风加重，舌苔白。拟方宣散、化痰、止咳。

苏子、叶各4g　冬花8g　紫菀8g　防风4g　桔梗4g 白、前胡各4g　杏仁5g　法夏5g　橘红4g　粉草3g　4剂

某男　5岁　2018年11月28日

咳嗽有痰，已二三天，服消炎药无效，舌苔白微黄。拟方宣肺、化痰、止咳。

苏叶5g　杏仁5g　桔梗4g　白、前胡各5g　法夏5g 橘红4g　射干5g　冬桑叶10g　粉草4g　4剂

某男　2岁　2007年11月2日

咳经旬日，伴齁，迭用西法治疗，症状依然如故，苔色泛黄。拟方清宣涤痰、止咳平齁。

桑叶8g　射干5g　蝉衣5g　苏子、叶各5g　甜葶苈子6g　杏仁5g　前胡5g　炙麻黄3g　橘红4g　粉草5g　5剂

某男　4岁　2007年10月31日

咳嗽伴齁，舌苔薄白，脉象浮滑。拟方宣肺涤痰、止咳平齁。

桑叶8g　射干5g　蝉衣5g　苏子、叶各5g　法夏5g 橘红4g　杏仁5g　白、前胡各5g　炙麻黄3g　粉草5g　5剂

某男　7岁　2007年10月31日

咳嗽半月，痰鸣，苔薄，脉数。拟方清散止咳。

桑叶 10g　射干 5g　杏仁 5g　法夏 5g　橘红 4g　蝉衣 5g　冬花 10g　紫菀 10g　炙麻黄 3g　5 剂

某女　6 岁　2007 年 10 月 31 日

咳嗽，痰多涕浊，夜间咳甚，苔薄，脉浮滑兼数。

桑叶 10g　射干 5g　蝉衣 5g　鱼腥草 20g　杏仁 5g　桔梗 5g　白前 5g　前胡 5g　橘红 6g　大贝母 6g　粉草 5g　5 剂

某男　14 月　2007 年 11 月 5 日

咳嗽伴呴，晨暮较甚，舌苔薄白。拟方泻肺涤痰、止咳平呴。

紫苏子 5g　紫苏叶 5g　甜葶苈子 6g　杏仁 5g　炙麻黄 3g　干姜 2g　法半夏 5g　橘红 4g　前胡 5g　白前 5g　款冬花 10g　粉草 5g　5 剂

某男　3 岁　2006 年 11 月 15 日

不慎着凉，咳嗽又起，舌苔薄黄，寒邪伏热。拟方疏散、涤痰、止咳。

桑叶 10g　射干 5g　炙麻黄 3g　杏仁 5g　法半夏 5g　橘红 4g　甜葶苈子 4g　白前 5g　前胡 5g　桔梗 6g　粉草 5g　7 剂

某男　3 岁+　2006 年 11 月 15 日

近 2 个月以来，咳嗽反复发作，近来晨暮咳甚，伴有痰呴，咳甚则吐，舌苔薄白。拟方温肺涤痰、止咳平呴。

　　紫苏子 5g　　紫苏叶 5g　　甜葶苈子 6g　　杏仁 5g　　法半夏 5g　　橘红 4g　　干姜 4g　　白前 5g　　前胡 5g　　炙麻黄 3g　　炒莱菔子 5g　　粉草 5g　　5 剂

　　某女　4 岁　2007 年 12 月 7 日
　　咳嗽反复发作，迁延两月，迩来夜卧咳甚，舌苔薄黄。拟方清肺止咳。
　　冬桑叶 10g　　蝉衣 5g　　杏仁 5g　　冬花 10g　　紫菀 10g　　桔梗 5g　　白前 5g　　前胡 5g　　橘红 4g　　炙麻黄 3g　　粉草 5g　　5 剂

　　某男　5 岁　2007 年 12 月 31 日
　　咳嗽三日，夜间咳甚，舌苔薄黄，脉象浮数。拟方清肺、化痰止咳。
　　桑叶 8g　　射干 5g　　蝉衣 5g　　鱼腥草 20g　　杏仁 5g　　白前 5g　　前胡 5g　　桔梗 5g　　橘红 5g　　甜葶苈子 6g　　粉草 5g　　7 剂

　　某男　4 岁　2007 年 12 月 31 日
　　咳嗽两三日，昨暮加重，平时经常鼻衄，苔薄，脉象弦滑。拟方清肺止咳。
　　桑叶 10g　　蝉衣 5g　　杏仁 5g　　甜葶苈子 6g　　桔梗 5g　　白前 5g　　前胡 5g　　橘红 5g　　冬花 10g　　紫菀 10g　　白茅根 20g　　5 剂

某男　4岁　2007年11月19日

咳嗽伴齁，迁延月余，经西药治疗10余日，症状未得到控制，舌苔粘白，脉象细滑。拟方清肺化痰、止咳平齁。

紫苏子5g　紫苏叶5g　甜葶苈子8g　杏仁5g　法半夏5g　橘红4g　炒莱菔子6g　白前5g　前胡5g　炙麻黄4g　桑叶10g　射干5g　5剂

某女　4岁　2019年5月13日

加受外感，鼻塞不通，流涕，咽右侧红肿，大便日行偏干，手足心热，舌苔粘白，脉滑，拟调之。

荆芥5g　辛夷10g　薄荷4g（次下）　桔梗5g　射干6g　杏仁5g　橘红5g　冬花10g　紫菀10g　粉草4g　4剂

2019年5月17日　药后诸症均有好转。拟方继续调治。

紫菀10g　冬花10g　桔梗4g　杏仁5g　辛夷10g　前胡5g　糯稻根15g　射干6g　橘红5g　粉草4g　4剂

某女　6岁　2019年5月13日

咳嗽不多，有黄痰，自己能吐出，舌苔白，脉滑。拟方清散、化痰、止咳。

冬桑叶10g　桔梗5g　杏仁5g　前胡5g　法夏6g　橘红5g　大贝母10g　紫菀10g　冬花10g　粉草4g　4剂

2019年5月25日　偶尔咳嗽，喉咙有痰，纳谷欠甘，苔白。拟方和中、化痰、止咳。

藿香5g　焦白术6g　谷、麦芽各10g　鸡内金6g　炒莱菔子5g　桔梗5g　法夏6g　杏仁5g　前胡5g　太子参10g　粉草4g　橘红4g　4剂

某男 5 岁 2019 年 5 月 13 日

咳嗽二日，咳声重浊，汗多，苔粘白，脉滑。拟方宣散、化痰、止咳。

苏子 5g 苏叶 4g 甜葶苈子 8g 法夏 6g 橘红 5g 桔梗 5g 杏仁 5g 白、前胡各 5g 紫菀 10g 冬花 10g 粉草 4g 4 剂

2019 年 5 月 17 日 药后咳大减，苔亦化，痰亦少。拟方善后。

冬花 10g 紫菀 10g 桔梗 4g 前胡 5g 杏仁 5g 法夏 6g 橘红 4g 云苓 10g 粉草 3g 3 剂

某男 16 个月 2019 年 5 月 11 日

咳嗽四五日，服金正口服液未好，咳时有痰，舌苔薄白。拟方宣肺、化痰、止咳。

苏子、叶各 4g 甜葶苈子 6g 桔梗 4g 杏仁 5g 法夏 5g 橘红 4g 白、前胡各 5g 紫菀 8g 冬花 8g 粉草 3g 3 剂

2019 年 5 月 15 日 药后咳减，有痰，苔白。拟方继续进治。

苏叶 4g 法夏 6g 橘红 4g 防风 5g 桔梗 4g 杏仁 5g 白芥子 5g 炒莱菔子 5g 白、前胡各 5g 粉草 3g 4 剂

某女 5 个月 2019 年 5 月 8 日

咳嗽有痰，伴发热，西医诊为小儿肺炎，吊水二星期，目前已不发热，但咳嗽伴痰躺，舌苔粘白。拟方宣肺涤痰、止咳

平齁。

苏子、叶各 4g　法夏 5g　橘红 4g　甜葶苈子 6g　杏仁 4g　前胡 5g　谷、麦芽各 10g　桔梗 4g　云苓 10g　粉草 3g 4 剂

2019 年 5 月 13 日　药后咳齁大减，纳亦正常，舌苔粘白。拟方续进。

冬花 8g　紫菀 8g　苏子 4g　炒莱菔子 5g　谷、麦芽各 10g　法夏 5g　橘红 4g　前胡 4g　杏仁 4g　粉甘草 3g　4 剂

某男　5 岁　2019 年 4 月 3 日

外感咳嗽四日，流黄涕，苔色亦黄粘浊，脉象浮滑。拟方清散、化痰、止咳。

冬桑叶 10g　射干 5g　辛夷 10g　桔梗 4g　杏仁 5g　鱼腥草 15g　白、前胡各 5g　橘红 4g　法夏 5g　粉草 4g　4 剂

2019 年 4 月 5 日　夜咳又加重，舌苔粘泛黄。拟方清宣、化痰、止咳。

桑叶 10g　鱼腥草 15g　桔梗 4g　杏仁 15g　白、前胡各 4g　蝉衣 3g　法夏 5g　橘红 4g　射干 5g　粉草 3g　4 剂

某男　8 岁　2019 年 4 月 3 日

喉中痰鸣，曾住院治疗，但症情未有改变，舌淡苔白。拟方宣肺、涤痰、平齁。

苏子、叶各 5g　甜葶苈子 10g　法夏 6g　橘红 5g　云

芩 10g　炒莱菔子 6g　桔梗 5g　山豆根 10g　白芥子 6g　粉草 4g　5 剂

某男　11 岁　2019 年 6 月 26 日

咳嗽三日，有痰涕，在先曾发热，服中药热退，舌苔稍粘泛黄，脉滑。拟方宣散、化痰、止咳。

冬桑叶 10g　苏叶 5g　桔梗 5g　法夏 6g　橘红 5g　白、前胡各 5g　辛夷 10g　杏仁 5g　射干 6g　粉草 5g　4 剂

某女　9 岁　2019 年 6 月 25 日

咳嗽四天，有黄痰，昨夜咳嗽加重，舌苔粘而泛黄，脉细。拟方清散、化痰、止咳。

冬桑叶 10g　射干 6g　蝉衣 4g　桔梗 5g　杏仁 5g　鱼腥草 20g　法夏 6g　橘红 5g　白、前胡各 5g　干杷叶 10g（包煎）　4 剂

某男　7 个月　2019 年 6 月 16 日

近三四天，喉咙咔咔作咳，痰所致，舌苔白。拟方涤痰止咳。

苏子、叶各 4g　杏仁 4g　法夏 4g　橘红 3g　甜葶苈子 5g　前胡 4g　粉甘草 3g　3 剂

某男　5 岁　2019 年 6 月 23 日

咳嗽月余，夜间咳剧，有痰不会吐，纳亦不香，舌苔薄白。拟方宣肺、排痰、止咳，兼以和中。

冬花 10g　紫菀 10g　桔梗 4g　白、前胡各 5g　杏仁 5g

法夏 5g　　橘红 4g　　谷、麦芽各 10g　　鸡内金 6g　　冬桑叶 8g
粉草 4g　　4 剂

某男　4 岁半　2019 年 6 月 23 日
数日前发热二日，热退后咳嗽加重，有黄色痰，舌苔稍粘，脉象滑数。拟方清散、化痰、止咳。
冬桑叶 10g　　射干 5g　　蝉衣 4g　　桔梗 4g　　白、前胡各 5g　　鱼腥草 15g　　法夏 6g　　橘红 4g　　杏仁 5g　　粉草 4g　　4 剂

某男　7 岁　2019 年 6 月 18 日
外感咳嗽，咽部红肿疼痛，流清涕，苔薄脉浮。拟方疏表、清咽、止咳。
冬桑叶 10g　　射干 6g　　薄荷 4g（次下）　　桔梗 5g　　杏仁 5g　　大青叶 12g　　白、前胡各 5g　　橘红 5g　　大贝母 10g　　粉甘草 4g　　3 剂

某女　4 岁　2019 年 6 月 19 日
咳嗽已数日，今日加重，流清涕，痰不多，苔白。拟方消散止咳。
苏叶 5g　　冬花 10g　　紫菀 10g　　桔梗 4g　　杏仁 5g　　白、前胡各 5g　　橘红 4g　　辛夷 10g　　蝉衣 3g　　粉草 3g　　4 剂

某女　9 岁　2019 年 5 月 28 日
咳嗽反反复复，一直西药治疗，此次发作，咳嗽加重，夜间咳症已有七八天，舌苔粘而泛黄，脉滑。拟方清宣、化痰、

止咳。

冬花 10g 紫菀 10g 冬桑叶 10g 桔梗 5g 杏仁 5g
白、前胡各 5g 鱼腥草 15g 射干 5g 法夏 5g 橘红 4g
粉草 4g 4 剂

2019 年 6 月 3 日 药后咳嗽减轻，早晨咳嗽稍频，舌苔
粘泛黄。拟方继续调治。

冬花 10g 冬桑叶 10g 蝉衣 5g 桔梗 5g 杏仁 5g
白、前胡各 6g 法夏 6g 橘红 5g 射干 6g 干杷叶 10g
（包煎） 4 剂

某女 5 岁 2019 年 5 月 28 日
咳嗽反复发作，迁延一年之久，睡时打鼾，能呼吸，咽部
红肿，苔白，脉滑。拟方调之。

冬花 8g 紫菀 8g 辛夷 6g 桔梗 4g 研牛蒡子 6g
白、前胡各 5g 蝉衣 3g 法夏 5g 杏仁 5g 橘红 4g 粉甘
草 3g 7 剂

2019 年 6 月 11 日 咳止，咽部有痰，时欲咳一声，舌苔
根心粘白。拟方善后。

射干 5g 山豆根 10g 蝉衣 3g 桔梗 4g 法夏 6g 橘
红 4g 川郁金 5g 云苓 10g 粉草 4g 4 剂

某男 4 岁半 2017 年 6 月 5 日
咳嗽 2~3 日，早晨咳频，舌淡，苔白，脉滑。拟方宣散、
化痰、止咳。

苏子、叶各 4g 杏仁 5g 桔梗 4g 白、前胡各 5g 冬
花 8g 紫菀 8g 法夏 5g 橘红 4g 蝉衣 3g 粉草

3g　4剂

某男　6岁　2019年6月4日

月前曾患肺炎，近四日咳嗽又作，苔粘白泛黄，脉细滑。拟方宣肺、化痰、止咳。

冬桑叶10g　杏仁5g　苏子、叶各5g　桔梗4g　白、前胡各5g　甜葶苈子8g　法夏6g　橘红4g　冬花10g　紫菀10g　粉草4g　4剂

某女　2岁　2019年5月28日

咳嗽反反复复，迁延半年之久，最近住院治疗，出院一周，咳嗽复作，痰黄稠不会吐，舌苔粘白，脉细。拟方宣肺、化痰、止咳。

冬花10g　紫菀10g　桔梗4g　杏仁5g　白、前胡各5g　法夏5g　橘红4g　鱼腥草15g　冬桑叶8g　粉草3g　4剂

某男　8岁　2019年5月27日

近二日咳嗽吐浓痰，流黄涕，苔白稍粘，脉滑。拟方清散、化痰、止咳。

冬桑叶10g　辛夷10g　鱼腥草15g　桔梗5g　白、前胡各5g　杏仁5g　法夏6g　橘红5g　苍耳子10g　粉甘草4g　4剂

某男　4岁　2019年5月27日

反复感冒咳嗽，迁延一月之久，虽用西药治疗，但至今未好，咳嗽有痰，时流清涕，舌苔薄白，脉细滑。拟方宣肺解

表、化痰止咳。

苏子5g　苏叶4g　甜葶苈子6g　防风4g　辛夷8g　桔梗4g　杏仁4g　白、前胡各4g　法夏5g　橘红4g　粉草3g　7剂

某女　5岁　2019年5月26日

咳嗽六七日，服西药，白天咳减，夜间咳剧，有痰，苔白，脉滑。拟方宣散、化痰、止咳。

冬花10g　紫菀10g　苏子5g　苏叶4g　桔梗4g　杏仁5g　白、前胡各5g　法夏6g　橘红4g　冬桑叶8g　粉甘草4g　4剂

某女　6岁　2019年2月19日

咳嗽，夜间咳甚，舌苔粘白，脉象细滑。拟方宣肺散寒、涤痰止咳。

麻黄3g　杏仁5g　白、前胡各5g　桔梗5g　法夏6g　橘红5g　紫菀10g　冬花10g　云苓10g　粉草4g　4剂

某女　7岁　2018年11月11日

外感咳嗽，流清涕，舌苔薄白，脉浮。拟方宣散、化痰、止咳。

苏叶5g　防风5g　辛夷10g　桔梗4g　杏仁5g　法夏6g　橘红5g　前胡5g　粉草4g　3剂

哮喘

某女　8岁　2007年11月14日

哮喘发作加重，排黄色痰，苔脉不详。拟方调治。

苏子、叶各5g　桑叶10g　杏仁5g　前胡5g　鱼腥草20g　炙麻黄4g　甜葶苈子8g　法夏5g　橘红4g　5剂

某男　6岁　2006年10月23日

有哮喘病史2年余，经西法治疗年余，依然反复发作，发则咳嗽、痰齁、气急，苔白，脉细滑。

苏子、叶各5g　甜葶苈子8g　淡干姜4g　细辛3g　法夏6g　橘红5g　杏仁6g　前胡6g　炙麻黄3g　5剂

某男　10岁　2007年10月31日

咳嗽，喘哮。拟方调治。

苏子、叶各6g　杏仁6g　甜葶苈子6g　干姜5g　细辛3g　炙麻黄4g　法夏6g　橘红5g　前胡5g　5剂

喘证

某女　7岁　2018年11月10日

不慎感寒，前天开始咳嗽，进而气喘，经雾化治疗，未用药物，昨夜又喘，舌苔根心粘白，舌质正红，脉象细滑。拟方宣肺散寒、化痰、止咳平喘。

麻黄3g　杏仁5g　粉草4g　法夏6g　橘红5g　前胡5g　干姜4g　甜葶苈子8g　苏子、叶各5g　3剂

某男　6岁　2006年11月6日

咳嗽，舌苔薄白，此寒饮射肺所致。拟方调治。

射干5g　炙麻黄3g　干姜3g　苏子5g　甜葶苈子8g
法夏6g　橘红5g　杏仁5g　前胡5g　甘草5g　5剂

某女　8岁　10月27日

身热咳嗽气促，X线示：左下肺炎性病变。左胸隆起疼痛，肺炎（肺热郁阻），苔白舌红，脉象细数，肺气郁阻，肃降之令不行。拟方肃肺清金、疏络止痛。

桑叶、皮　川郁金　炒芩　麦冬　桔梗　杏仁　天风藤
粉草

10月28日　热退，原方加杷叶、旋覆花。

10月30日　胸痛定，隆处渐平，原方加川贝母，兹后症平。

某男　1岁　3月30日

病延六七日，身热咳嗽，体温38.5℃，口渴，自汗，舌光苔花，脉数气促，此肺炎风温症也。拟方肃肺清金。

桑叶、皮　射干　川贝母　瓜蒌皮　天花粉　桔梗　杏仁
川郁金

3月31日　发热不降，体温38.6℃，渴饮多汗，咳嗽痰多，便溏挟冻，原方加炒芩、连翘。

4月2日　热退，仍咳并有痰，鼻嗽，苔尚粘浊，更方调治。

北沙参　桔梗　杏仁　甜葶苈子　旋覆花　炒大麦芽。连服二帖，症平。

某男　2岁　2007年12月10日

咳嗽伴齁喘，经常反复发作，舌苔薄白。拟方宣散化痰、止咳平齁。

紫苏子5g　紫苏叶5g　杏仁5g　甜葶苈子6g　防风5g　法半夏5g　橘红4g　白前5g　前胡5g　炙麻黄3g　甘草5g　5剂

某男　11月　2007年12月10日

咳嗽齁喘，舌苔薄滑。清肺涤痰止咳平齁，三子三拗合二陈汤主之。

炙麻黄3g　紫苏子5g　甜葶苈子6g　法半夏5g　橘红4g　杏仁5g　前胡5g　茯苓8g　粉草5g　5剂

某男　2岁　2007年12月10日

咳齁伴喘，延已数日，昨晚发热，经治暂退，苔薄。拟方清肺涤痰、止咳平齁。

荆芥5g　紫苏子5g　紫苏叶5g　甜葶苈子6g　杏仁5g　白前5g　前胡5g　法半夏5g　橘红4g　炙麻黄3g　香豆豉10g　粉草5g　3剂

某女　1岁半　2007年12月10日

肺炎发热，咳嗽伴齁，口唇干红，苔薄黄。拟方清肺、止咳、平齁。

桑叶10g　桑皮10g　射干5g　炒黄芩5g　荆芥5g　淡豆豉10g　杏仁5g　鱼腥草20g　甜葶苈子6g　前胡5g　粉草5g　3剂

某女　3岁　2019年6月26日

外感咳嗽，流清涕，近二天咳嗽加重，喉中痰鸣如水鸡声，大便秘，间日行，舌苔粘白。拟方宣散、涤痰、止咳。

苏子、叶各4g　甜葶苈子8g　炒莱菔子5g　法夏6g　橘红5g　桔梗4g　白、前胡各5g　杏仁5g　麻黄1g　粉草3g　3剂

某女　4岁　2019年6月24日

一周前喘息性气管炎，服中成药和消炎药好一周，现在又咳嗽有痰，不会吐，舌苔粘白，脉滑。拟方宣肺、化痰、止咳。

苏子、叶各5g　甜葶苈子8g　杏仁5g　法夏6g　橘红5g　白、前胡各5g　桔梗4g　冬花10g　紫菀10g　粉草4g　4剂

口疮、舌糜

某女　1岁　2007年4月2日

心胃之火上冲，舌边尖糜破，不能进食，咽部潮红。拟方清泄之。

生地12g　川连3g　山栀5g　六月雪10g　淡竹叶3g　谷、麦芽各10g　藿香4g　生甘草5g　通草2g

某男　2岁　2007年12月12日

舌光破，舌苔粘浊，心胃之火上冲。拟方清泄。

藿香4g　楂、曲各10g　枳壳5g　川连3g　山栀5g

淡竹叶 3g 六月雪 12g 炒莱菔子 4g 芦根 15g（先煎） 5 剂

某男 8 岁 8 月 11 日

体温 39.6℃，心胃郁火，口舌破皮，兼有外感发热。拟方兼治。

葛根 薄荷（次下） 连翘 川连 生石膏 山栀 玄参 生地 人中白 风化砂 生军

8 月 13 日 体温 37℃，热退未清，守原方加碧玉散，另冰硼散、锡类散外用。

8 月 15 日 发热复作，总缘心火不清，循前法损益再进。

升麻 生石膏 连翘 丹皮 玄参 生地 鲜石斛 人中白钱半 甘草梢 地骨皮 淡竹叶 炒胡黄连一钱二分

8 月 17 日 热复平降，口疮亦敛，诸症转平。原方加桑叶、知母。二帖安。

某男 9 岁 7 月 20 日

发热体温 38℃，舌尖破，碍于进食，舌苔浊白，脉数，此属心脾郁火上冲面颊。拟方清泄之。

藿梗 省头草 神曲 生地 川连 山栀 通草 甘草梢 黛染灯芯 生甘草

另冰硼散、人中白散，各二分，吹口。

7 月 22 日 舌破已敛，舌苔不退，前方减其制。

藿梗 佩兰 神曲 山栀 赤芍 生地 淡竹叶。二帖，安。

某女　1岁　11月28日

体温39.5℃，心火上炎，口舌糜破，身热舌赤。拟方清心泻火，导赤散加味。

生地　甘草梢　木通　淡竹叶　薄荷（次下）　山栀

人中白散外用吹口，一日数次。

11月29日　体温37.7℃，身热挫降，舌破渐敛。原方加川连，去薄荷。连服三帖愈。

某男　13岁　12月23日

唇口四周溃烂，舌尖欠津，阴伤之质，心胃之火上冲。拟方养阴泻热。

玄参三钱　麦冬四钱　生地三钱　鲜石斛三钱　山栀钱半

粉草八分　芦根二两（先煎）

12月28日　连服二帖，唇口溃烂已敛，大便溏，挟红白冻滞，郁热伤肠化痢，易方治之。

银花　炒白芍　粉草　生地　石斛　炒地榆　干扁豆花。

连服三帖，安。

呕吐、嗳气

某女　4岁　2006年12月27日

胃家不降，时时嗳气，口有秽味。

藿香5g　法半夏6g　陈皮6g　枳壳5g　炒麦芽10g

楂、曲各10g　鸡内金6g　佛手片5g　公丁香1g　7剂

某男　10 岁　2007 年 3 月 14 日

胃气不和，嗳气，有时泛吐，舌淡苔白。

藿、苏梗各 6g　　神曲 10g　　枳壳 5g　　法夏 5g　　陈皮 5g
代赭石 20g（包煎）　　焦山楂 10g　　旋覆花 5g（包煎）　　佛手
片 5g　　5 剂

某男　1 岁 10 个月　2018 年 10 月 30 日

饮食不当伤中，胃家不和，夜间清晨连吐数次，苔粘白。
拟方和中、化浊、止吐。

藿香 5g　　谷、麦芽各 10g　　枳壳 4g　　鸡内金 6g　　法夏
6g　　陈皮 4g　　神曲 10g　　生姜 2 片　　7 剂

某男　6 岁　2006 年 12 月 15 日

频频嗳气，口有秽味，舌苔粘白，脾运失健。拟方健脾运
中、理气降逆。

藿香 5g　　青、陈皮各 4g　　焦白术 10g　　楂、曲各 10g
枳壳 5g　　鸡内金 6g　　公丁香 1g　　白蔻仁 5g（次下）　　炒冬
瓜仁 10g　　5 剂

某女　2 岁 2 个月　2019 年 2 月 18 日

胃家不和，恶心欲吐，打饱嗝，食入遂吐，延已半月，近
二日加咳，舌苔粘白。拟方和中化滞、降逆止呕。

藿、苏梗各 5g　　谷、麦芽各 10g　　炒莱菔子 4g　　法夏 5g
橘红 4g　　鸡内金 5g　　公丁香 1g　　神曲 10g　　枳壳 4g　　生姜
一片　　3 剂

某男　6 岁　2006 年 12 月 15 日

胃家失和，频频嗳气，口有秽味，舌苔粘白，脾运失健，胃家不和。拟方健脾运中、理气降逆。

藿香 5g　青、陈皮各 4g　焦白术 10g　楂、曲各 10g 枳壳 5g　鸡内金 6g　公丁香 1g　白蔻仁 5g（次下）　炒冬瓜仁 10g　5 剂

2006 年 12 月 20 日　胃气不降，胃气渐强，纳谷颇香，仍频嗳气，苔白稍粘。拟方继续调治。

藿、苏梗各 5g　青、陈皮各 4g　粗桂木 6g　白蔻仁 5g （次下）　神曲 10g　谷、麦芽各 10g　法半夏 5g　枳壳 5g 佛手片 5g　7 剂

某女　5 岁　4 月 14 日

昨暮连吐数次，至夜又吐，挟有鲜血。纳呆无神，啼不出声，有时龁齿，闭目露睛。此吐甚伤及血络、阴津，正气亦大伤。

乌梅肉一钱　炒白芍二钱　竹茹钱半　沙参　望江南三条 乌贼骨五钱（先煎）　小青皮八分

4 月 15 日　吐止，精神好转，吐甚伤及胃阴。原方加麦冬、石斛，去青皮。

4 月 16 日　阴伤一时难复，舌尖无苔，拟甘寒以养胃阴。

沙参　麦冬　石斛　炒白芍　粉草。连服三帖，阴伤渐复，安。

某女　2 个月　6 月 13 日

病将二旬，咳嗽多汗，食入即吐。面板，不思食，人小病

重，苔白。拟方和中止吐。

藿梗　法夏　生谷芽　桔梗　杏仁　木香　砂仁　六一散　生姜

6 月 14 日　汗多，嗜睡无神，苔白，从脾虚挟湿治。

生白术　茯神　苡仁　醋半夏　藿梗　炒冬瓜仁　木香　砂仁　太子参

6 月 15 日　汗止，仍吐，睡卧露睛，无神，一派虚象，舌苔粘，大便三日未解，小便少。拟方扶正止吐。

白人参　焦白术　茯神　醋半夏　藿梗　生谷芽　生姜汁　灶心土一小块

6 月 16 日　吐止神旺，加白术、人参、茯神。

某男　15 个月　3 月 26 日

病旬日，初发热吐利，经治利止。饮乳仍吐，神疲纳呆，苔白中粘，舌上有红碎点。拟方和中、降逆、止吐。

藿梗　醋半夏　陈皮　生谷芽　乌梅肉　木瓜

3 月 28 日　昨吐止神旺，今晨忽然先寒，继而高热，肌灼无汗，舌苔粘白泛黄，又加新感。拟方解肌达邪。

荆芥　薄荷（次下）　香豆豉　连翘　山栀　赤芍　陈皮　炒大麦芽　枳壳　灯芯一分。一贴，安。

某男　9 个月　8 月 5 日

入夏以来，病不离身，暑疹刚消，又患赤痢，今又转泻。食入即吐，微热，舌光无苔，气阴大伤，暑湿余邪未清。拟方徐图。

葛根　炒银花　空沙参　鲜金钗石斛　山药　生白术　乌

梅肉　炒冬瓜仁。二帖。

8月8日　热退，吐泻并止。守原方加六一散，二帖安。

某女　4岁　8月28日

体温38.5℃，吐利发作，延今七日，饮入随吐，便色清，皮肤紫暗。舌光赤起膜，渴不多饮，此暑热吐利伤阴也。

乌梅肉　白芍　葛根　鲜铁斛　麦冬　银花　连翘　丹皮　赤芍　川连　荷梗

8月29日　体温39.3℃，吐减，泻未止，热反增重，舌光赤起膜。阴气大伤，暑邪仍炽。人小症险，亟防生变。

干葛根二钱　炒芩一钱二分　川连二分　地黄三钱　麦冬三钱　石斛四钱　银花二钱　白芍钱半　荷梗五钱　鲜扁豆花十朵

8月30日　体温37.4℃，吐泻并止，身热亦退，面微浮红，舌尖破，略有一二声咳。去葛根、荷梗，减川连，加赤芍、生谷芽、干杷叶。二帖，安。

某女　2岁3个月　2019年4月6日

今早泄泻三次，呕吐六次，饮水亦吐，舌苔粘白。拟方温中散寒、化滞和中。

藿香5g　焦白术6g　淡干姜5g　法夏6g　楂、曲各10g　枳壳4g　砂仁4g（次下）　广木香4g　鸡内金6g　泽泻5g　3剂

腹泻

某女 28 个月 2018 年 4 月 21 日

泄利半月，苔薄白。

焦白术 6g 云苓 10g 干姜 4g 谷、麦芽各 10g 广木香 3g 太子参 10g 砂仁 4g（次下） 粉甘草 3g 炮姜 3g 3 剂

某男 1 岁 2006 年 11 月 17 日

泄利，饮食不香，其势如注，苔白。

藿香 4g 葛根 6g 广木香 4g 太子参 8g 焦白术 6g 茯苓 8g 炮姜 3g 砂仁 4g（次下） 谷、麦芽各 10g 银花 4g 4 剂

某男 2 岁 2006 年 6 月 22 日

泄泻七八日，每日七八次，青黄夹沫，苔白，浊邪滞肠。拟方扶脾抑木。

焦白术 6g 炒白芍 5g 防风 4g 广木香 3g 砂仁 3g（次下） 太子参 10g 茯苓 8g 炮姜 3g 陈皮 4g

按：小儿易虚易实，泄泻时间长，要多加重视，便色发青，痛泻要方。

某女 6 岁 2006 年 9 月 22 日

大便时溏，舌淡苔白，脉细，脾虚便溏。拟方温脾。

焦白术 6g 茯苓 10g 干姜 5g 广木香 4g 砂仁 4g（次下） 陈皮 5g 炮姜 4g 甘草 4g 5 剂

某男　5个月 +

泄利半月，一日四五次，色黄或青，舌苔薄白。拟方温脾止利。

太子参8g　焦白术6g　茯苓6g　葛根5g　广木香4g　炒白芍4g　砂仁3g（次下）　炮姜3g　粉草5g　3剂

某男　6个月　2018年10月29日

泄泻一日三四次，咳嗽有痰，苔粘。拟方进治之。

藿香4g　葛根5g　广木香3g　焦白术5g　云苓8g　谷、麦芽各10g　砂仁3g（次下）　桔梗4g　炮姜3g　橘红4g　粉草3g　3剂

某女　1岁　2006年10月27日

一夜蛮闹不安，不思纳谷，大便泄利，舌苔粘白，客寒积滞。拟方温中化滞。

白术5g　茯苓8g　谷、麦芽各6g　干姜3g　陈皮4g　广木香4g　砂仁3g（次下）　大腹皮6g　3剂

某男　31天　7月18日

肠鸣泄稀一日十余次，此风邪迫肠也，痛泻药方主之。

焦白术5g　白芍5g　防风3g　广木香2g　砂仁2g（次下）　炮姜1g　粉草2g　2剂

7月20日　大便色清，一日七八次，夹有粘液，舌红苔少，依前法步进。

焦白术5g　云苓5g　银花3g　防风3g　广木香2g　泽泻3g　炮姜2g　3剂。服后如常。

某男　1 岁　2006 年 10 月 7 日

泄泻十余日，一日五六次，其势如注，舌苔薄黄。

藿香 4g　广木香 4g　太子参 8g　白术 6g　茯苓 10g 银花 4g　谷芽 10g　麦芽 10g　砂仁 4g（次下）　泽泻 4g 炮姜 3g　3 剂

某男　4 岁　2006 年 10 月 9 日

腹泻，痢疾后期，大便已正常。

焦白术 6g　茯苓 10g　怀山药 12g　白头翁 12g　银花 5g　秦皮 10g　广木香 4g　砂仁 4g（次下）　炮姜 5g　甘草 5g　7 剂

2006 年 10 月 27 日　大便不成形，每日一次，有时夹杂粘液，偶尔大便偏溏，苔薄。

焦白术 6g　山药 12g　茯苓 10g　白头翁 12g　金银花 5g　葛根 6g　广木香 5g　砂仁 5g（次下）　炮姜 5g　泽泻 6g　7 剂

某女　1 岁　2017 年 1 月 17 日

泄利三日，一日三四次，其势如注，伴有咳嗽，苔薄黄。拟方兼治。

藿香 4g　葛根 5g　广木香 4g　炒银花 4g　白术 6g　茯苓 10g　桔梗 6g　前胡 5g　砂仁 5g（次下）　3 剂

某男　3 岁　6 月 27 日

体温 37.8℃，身热干呕，泄泻，便色发白，口渴欲饮，舌红苔薄，暑湿伤中，胃肠失调。拟方如下。

葛根一钱二分　炒芩五分　银花一钱　生白术钱半　泽泻一钱　广木香　炮姜一分　乌梅肉四分

6月29日　体温36.9℃，热退渴止，泄泻未已，舌红欲饮，原方加川连二分，石斛三钱，空沙参二钱，山药二钱，去炮姜、生白术、泽泻。

7月1日泻止，一切如常，改以七味白术散出入调理而安。

某女　3岁

热利泄泻三日，日十数次，舌红苔白。拟方清肠止利。

葛根　炒芩　银花　白术　茯苓　粉草　炒大麦芽　泽泻　木香　炮姜

8月20日　服二帖泻不减，原方加收敛固滑之品。

焦白术　广木香　炒银花　乌梅　炭炮姜　泽泻　车前子　煅牡蛎　赤石脂

8月27日　泻渐减，原方加炒芩，二帖泻止症平。

某女　7个月　8月9日

周前曾患赤白痢，现又泄泻，暴注下迫，其味酸秽，渴饮干呕，舌红苔白黄，且有干噫，多冷汗，此属暑湿下利，兼有积滞。拟方速图之。

藿梗　葛根　川连　炒芩　六一散（包煎）　神曲　炒大麦芽　广木香　法半夏　鲜扁豆叶七片

8月11日　泻呕均止，汗不减少，精神好转，饮食不进，苔厚色黄，余邪未净。拟方去神曲、麦芽，加生谷芽、炒冬瓜仁。

8 月 13 日　症平。

某男　1 岁　8 月 24 日

吐利交作，泻势如注，味如败卵。神疲，睡露睛，目凹陷，苔白而干，此暑湿吐利伤中，胃肠失调也，急拟扶正救津，兼清暑湿。

空沙参　麦冬　干石斛　山药　葛根　炒芩　六一散　鲜荷梗　乌梅肉

8 月 25 日　吐利并止，正回津复，精神渐好，苔转灰黄，暑湿之邪未净，原方损益之。

葛根　银花　藿梗　生谷芽　炒冬瓜仁　空沙参　荷梗。二帖，安。

某男　5 岁　6 月 2 日

身热泄泻，舌红，渴饮呕噫。

葛根钱半　川连三分　炒芩一钱　银花　薄荷（次下）六一散二钱（包煎）　泽泻一钱二分　荷梗二钱。二帖，安。

某男　4 岁

痧后泄泻半月，舌赤无苔，有时发热，此为痧毒伤肠，利久伤阴。

葛根　炒芩　银花　白芍　麦冬　粉草　牡蛎

8 月 21 日　热退，大便转溏，每日一次，原方加石斛、空沙参。二帖，安。

某男　8个月　6月23日

热利，体温 39℃，壮热无汗，口渴欲饮，大便泄稀，一日七八次，苔薄，唇舌皆红，面色板滞，饮食不香。拟方清热止利。

藿梗　葛根　炒芩　炒银花　焦白术　六一散　广木香泽泻

6月27日　连服二帖，热退泄止，后以健脾和胃，调理而安。

某男　1岁　8月11日

体温 38.5℃，身热泄泻，渴饮神烦，腹膨满，舌红苔黄，此暑湿下利。

藿香　炒芩　川连　银花　六一散　大腹皮　炒冬瓜仁枳壳　荷叶

8月12日　体温 38.2℃，泄渐止，入暮热甚，舌红苔黄，有时龂齿，肝胆有热，原方去川连、大腹皮、六一散，加银柴胡、炒胡黄连、碧玉散。连服二帖，热退泄利止。

某男　2岁　8月15日

体温 38℃，水泄如注，饮入即吐，迄今一周，舌红苔白，拟七味白术散，加炒芩、枳壳、六一散、荷梗，去粉草。

8月16日　热退吐止，泻减，原方加山药、银花。

8月17日　泄止，少腹微胀，原方去白术、荷梗，加炒冬瓜皮二钱。二帖，安。

某女 14 月 8 月 24 日

体温 39℃，发热有汗，咳嗽流涕，目多眼眵，咽肿，溺赤，热利，舌红苔白中厚。拟方清解。

荆芥一钱二分 薄荷五分（次下） 紫苏一钱 连翘一钱 山栀一钱二分 桔梗一钱二分 牛蒡子二钱 赤芍一钱 炒大麦芽二钱 通草五分

8 月 25 日 体温 38.6℃，发热不退，泄泻如注，一日七八次，溺少，里热渐重。拟方和解。

桑叶二钱 防风一钱 薄荷一钱（次下） 葛根一钱 桔梗一钱 炒芩一钱 六一散二钱（包煎） 泽泻一钱 广木香八分 炒大麦芽二钱 鲜扁豆花一钱

8 月 27 日 热退泄止，舌心有积苔，胃中有积滞，饮食宜节。原方去葛根、防风、薄荷，加佩兰一钱，鸡内金一钱，神曲二钱。二帖，安。

某女 1 岁 + 2007 年 12 月 7 日

肚痛发作，已有三四日，大便一日两次，舌苔薄白。脾寒下利。拟方温脾和中。

太子参 10g 焦白术 8g 茯苓 8g 谷芽 10g 麦芽 10g 鸡内金 5g 广木香 4g 砂仁 3g（次下） 炮姜 3g 粉草 5g 5 剂

某男 1 岁 2006 年 10 月 27 日

泄利三日，其势如注，一日数次，舌苔粘白。拟方清中止利。

藿香 4g 木香 3g 葛根 6g 茯苓 8g 白术 6g 太子参

10g　银花 4g　砂仁 4g（次下）　炮姜 3g　泽泻 5g

某男　13 岁　2006 年 10 月 30 日

饮食稍有不慎，即吐利交作，口渴频饮，苔薄，脉细。

藿香 5g　广木香 5g　葛根 6g　茯苓 10g　焦白术 10g
粉草 5g　太子参 12g　谷、麦芽各 10g　砂仁 5g（次下）
炮姜 5g　银花 5g　4 剂

某女　8 岁　2006 年 11 月 6 日

脾虚，平时茹荤则便溏，面色萎黄，舌苔粘白，脉细。

太子参 12g　焦白术 10g　茯苓 10g　淮山药 12g　谷、
麦芽各 10g　广木香 5g　陈皮 6g　砂仁 5g（次下）　甘草
5g　7 剂

某男　3 岁　2007 年 12 月 7 日

表解热退，连泄四五次，积滞已褪，苔垢渐开，泄后中运
失健。拟方调中。

藿香 4g　神曲 10g　焦白术 10g　茯苓 10g　陈皮 5g
鸡内金 6g　谷芽 10g　麦芽 10g　广木香 4g　粉草 5g　5 剂

腹痛

某女　13 岁　2007 年 6 月 27 日

胃痛嗳气，纳食不好，舌苔薄粘偏黄，此胃气不降。拟方
调中理胃。

藿香 6g　神曲 10g　白蔻仁 5g（次下）　谷、麦芽各

10g　炒冬瓜仁 12g　鸡内金 6g　枳壳 6g　连翘 10g　粉草5g　5 剂

某男　6 岁　2019 年 2 月 17 日

脐周偶尔作痛，大便偏干，每日一次，纳食不甘，舌苔粘白，脉细。拟方调理肠胃。

藿香 5g　白蔻仁 4g（次下）　谷、麦芽各 10g　焦白术6g　公丁香 1g　广木香 4g　神曲 10g　火麻仁 12g　槟榔15g　鸡内金 6g　延胡索 10g　5 剂

某女　7 岁　2019 年 2 月 1 日

晚上脐周疼，大便干结难解，苔粘，脉细弦。拟方温中止痛、润肠通便。

淡吴萸 6g　肉桂 5g　公丁香 1g　炒白芍 10g　延胡索 12g火麻仁 15g　槟榔 15g　枳壳 5g　郁李仁 15g　粉草 4g　5 剂

某男　7 岁　2018 年 8 月 21 日

脘痛，按之明显，延已年余，服西药觉改善，苔粘白。

藿香 5g　神曲 10g　枳壳 5g　瓜蒌仁 12g　法夏 6g　炒莱菔子 6g　荜茇 5g　大腹皮 10g　3 剂

2018 年 8 月 30 日　脘痛已定，仍据前法步进。

藿梗 6g　神曲 10g　枳壳 5g　广木香 4g　川朴 3g　炒莱菔子 6g　荜茇 5g　谷、麦芽各 10g　延胡索 10g　4 剂

某女　8 岁　3 月 2 日

脘腹剧痛，嗳腐食臭，腹拒按，舌苔厚腻满布，脉滑实有

力，积食伤中，拟宣导。

苍术　川朴　神曲　青皮　枳壳　炒莱菔子　木香　槟榔

3 月 5 日　二帖，痛止。苔化未净，更方进治。

藿香　川朴　神曲　谷麦芽　鸡内金　陈皮　炒冬瓜仁。

连服三帖，安。

某女　10 岁　2018 年 11 月 10 日

脘胀纳呆，喜咬指甲，舌苔粘白，脾运不健，胃家不和。拟方健脾助运以醒胃气。

粗桂木 6g　焦白术 10g　六神曲 10g　谷、麦芽各 10g　枳壳 5g　淡干姜 6g　白蔻仁 5g（次下）　云苓 10g　广木香 5g　鸡内金 6g　7 剂

2018 年 11 月 17 日　纳不甘味，食后脘胀，舌苔粘白，脉象沉细。拟方健脾、助运、消胀。

粗桂木 6g　藿香 5g　焦白术 10g　谷、麦芽各 10g　白蔻仁 5g（次下）　楂、曲各 10g　炒莱菔子 6g　鸡内金 6g　广木香 5g　槟榔 15g　7 剂

某女　4 岁　2006 年 11 月 17 日

餐后腹稍有不适，大便燥结，舌苔粘浊偏黄，脉象细弦。

淡吴萸 8g　川连 3g　炒白芍 10g　茯苓 10g　焦白术 10g　瓜蒌仁 12g　楂、曲各 10g　枳壳 6g　火麻仁 20g　槟榔 10g　7 剂

便秘

某男　13 个月　2007 年 11 月 9 日

肠鸣，大便燥结，睡眠不安，苔薄。拟方调中、润肠、通便。

藿香 3g　谷、麦芽各 10g　枳壳 3g　青、陈皮各 3g　广木香 4g　火麻仁 10g　槟榔 6g　鸡内金 5g

某男　3 岁　2007 年 10 月 31 日

便秘难解，时有带血，五六日始一更衣，纳食不甘，苔薄。拟方润通。

羌活 5g　当归 10g　枳壳 5g　槟榔 12g　大贝母 6g　火麻仁 12g　神曲 10g　广木香 4g　生军 4g（次下）　7 剂

2007 年 11 月 7 日　大便转畅，药证已合，暂按原法继续调治。

羌活 5g　当归 10g　瓜蒌仁 10g　枳壳 5g　火麻仁 12g　槟榔 12g　桔梗 5g　生军 4g（次下）　粉草 5g　7 剂

2007 年 11 月 16 日　通下后续用行气润肠，大便畅通，一日二三次，舌苔薄粘。拟方调治。

枳壳 4g　青皮 3g　火麻仁 10g　桔梗 5g　槟榔 10g　广木香 4g　大贝母 8g　当归 10g　粉草 5g　5 剂

某男　2 个月　2018 年 10 月 23 日

不大便已有七天，苔粘白。拟方润通之。

青、陈皮各 3g　枳壳 3g　炒麦芽 10g　广木香 3g　槟榔 5g　火麻仁 15g　粉草 3g　3 剂

某男　27个月　2019年1月18日

大便每天一次，但燥结难解，苔薄。拟方润通之。

瓜蒌仁10g　大贝母10g　火麻仁12g　枳壳5g　槟榔10g　粉草4g　3剂

某女　2岁半　2019年2月24日

大便干，一二日一次，苔白。拟方润肠通便。

玄参10g　大贝母10g　瓜蒌仁12g　火麻仁12g　枳壳5g　槟榔12g　麦冬10g　当归6g　粉草3g　5剂

某男　1个月　1月3日

甫生一月，大便数日一次，腹膨胀如球，形瘦骨立，舌干绛唇焦燥，火盛伤阴，肠燥便难，人小病笃，亟防生变。

玄参三钱　麦冬三钱　生地三钱　空沙参钱半　金铃皮钱半　柿饼一枚　玄明粉一钱冲化

1月4日　药后大便一次，舌质转润，腹膨渐松。原方加绿梅瓣五分，生军五分（次下），去玄明粉。连服三帖，后以调中和胃收功。

某男　5岁　2019年5月15日

饮食不为肌肤，形神消瘦，大便燥结，间日一次，有时带血，舌苔粘白，脉细。拟方缓缓图之。

太子参10g　焦白术6g　云苓10g　谷、麦芽各10g　鸡内金6g　神曲10g　火麻仁12g　枳壳4g　槟榔15g　藿香5g　粉甘草4g　7剂

厌食

某男　8岁　2007年3月14日

纳不甘味，夜不安寐，有时餐后作泄，苔白。脾虚失运。拟方健脾和胃。

太子参10g　焦白术10g　茯苓、神各10g　藿香5g　楂、曲各10g　鸡内金6g　枳壳5g　谷、麦芽各10g　藿梗5g　白蔻仁5g（次下）　7剂

某女　1岁2个月　2019年1月4日

纳谷不甘，时哭闹，舌苔粘白。拟方健脾和胃。

藿香4g　焦白术5g　云苓10g　谷、麦芽各10g　神曲10g　鸡内金5g　枳壳4g　益智仁10g　太子参10g　粉草3g　5剂

某女　5岁　2007年11月16日

不思纳谷，形体瘦小，舌苔薄净，脾气不健，胃纳无权。拟方健脾理胃。

太子参12g　茯苓10g　焦白术10g　青、陈皮各4g　谷、麦芽各10g　鸡内金6g　白蔻仁4g（次下）　藿香4g　益智仁10g　7剂

某男　6岁　2007年11月16日

不思纳谷，延来已久，属脾虚胃弱，舌苔薄净，根部稍粘，脉细。拟方健脾理胃，缓缓图之。

太子参12g　焦白术10g　茯苓10g　藿香5g　白蔻仁

4g（次下）　神曲 10g　鸡内金 6g　谷、麦芽各 10g　枳壳 4g　7剂

某女　4岁　2018年4月24日

纳食不甘，夜卧则有磨牙现象，有鼻炎，流黄涕，苔粘黄。拟方兼治。

藿香 5g　焦白术 6g　神曲 10g　谷、麦芽各 10g　鸡内金 6g　辛夷 10g　苍耳子 10g　鱼腥草 15g　枳壳 4g　粉甘草 3g　7剂

某男　1岁　2006年12月20日

饮食不为肌肤，形体消瘦，面色萎黄，精神不振，苔薄白。此属脾虚。拟方从健脾入手。

太子参 10g　焦白术 6g　山药 12g　莲子肉 10g　茯苓 8g　谷、麦芽各 10g　砂仁 3g（次下）　陈皮 5g　粉草 5g　7剂

某女　4岁　2007年11月7日

不思纳食，形体消瘦，大便燥结，舌上苔薄，脉细。此为脾胃虚弱。拟方健脾和胃。

太子参 12g　焦白术 10g　茯苓 10g　谷芽 10g　麦芽 10g　鸡内金 6g　白蔻仁 4g（次下）　神曲 10g　火麻仁 12g　槟榔 12g　粉草 5g　7剂

某女　4岁　2007年11月5日

平时纳不甘味，脾胃虚弱，夜不安寐，经常外感，咽喉肿

大，原有先天性室缺病史，顷察舌苔粘白，脉尚调匀。拟方缓图。

潞党参 12g　苍、白术各 10g　谷芽 10g　麦芽 10g　神曲 10g　藿香 4g　马勃 10g　大青叶 12g　桔梗 5g　牛蒡子 6g　粉草 5g　7 剂

某女　11 岁　2007 年 7 月 2 日

脾胃虚弱，不思纳谷，延来已久，舌淡苔白。拟方健脾理胃。

藿香 5g　太子参 10g　焦白术 10g　神曲 10g　干姜 5g　陈皮 6g　谷、麦芽各 10g　砂、蔻仁各 3g（次下）　鸡内金 6g　5 剂

某女　1 岁 9 个月　2019 年 6 月 2 日

病延廿余日，饮食不香，腹部稍胀，大便每日一次，或结或溏，舌苔粘白。此属脾胃不和。拟方调之。

藿香 5g　焦白术 6g　云苓 10g　谷、麦芽各 10g　神曲 10g　枳壳 4g　砂、蔻仁各 3g（次下）　鸡内金 6g　广木香 3g　粉草 3g　5 剂

2019 年 6 月 8 日　药后胃纳转增，大便或结或溏，苔白。拟方继续进治。

藿香 5g　焦白术 6g　云苓 10g　谷、麦芽各 10g　干姜 3g　砂仁 4g（次下）　广木香 4g　鸡内金 5g　太子参 10g　炮姜 3g　5 剂

2019 年 6 月 13 日　饮食逐渐正常，大便每日一次，腹胀已消，舌苔薄白。拟方继续调治。

太子参 10g　焦白术 6g　云苓 10g　谷、麦芽各 10g
鸡内金 6g　陈皮 4g　砂仁 4g（次下）　广木香 4g　山药
10g　炮姜 3g　5 剂

某男　12 岁　2019 年 6 月 12 日

饮食不香，时嗳气，神疲思睡，舌苔薄根部稍粘，脉细。
拟方运中和胃。

粗桂木 6g　藿香 5g　白蔻仁 4g（次下）　楂、曲各 10g
枳壳 5g　鸡内金 6g　法夏 6g　谷、麦芽各 10g　焦白术 6g
太子参 10g　云苓 10g　粉草 4g　5 剂

惊风、痫症

某男　12 岁　2017 年 1 月 15 日

有癫痫病史三四年之久，初仅有惊惕症状，服西药后，病
情未能控制。近来频频发作，一月发作二三次，多在凌晨三四
点钟发作。目上翻，斜视，牙关咬紧，口角流涎，喉中痰鸣，
全身抽搐，约二三分钟后停止。舌苔薄白，脉象细滑。拟方益
气化痰、熄风止痉。

潞党参 15g　焦白术 10g　茯苓、神各 10g　法夏 6g
橘红 5g　天竺黄 10g　海浮石 15g（先煎）　瓦楞子 15g（先
煎）（可化顽痰）　陈胆星 6g　远志肉 6g　石决明 24g（先
煎）　煅龙、牡各 24g（先煎）

某男　2 岁 4 个月　2018 年 8 月 18 日

有时惊，双手张开用力，目晃动，少顷即定。

熟地 12g　山萸肉 6g　云苓、神各 10g　白附子 5g　陈胆星 5g　石菖蒲 10g　钩藤 12g（次下）　僵蚕 10g　全蝎 6g　川连 1g　7 剂

2018 年 9 月 26 日

冬桑叶 10g　钩藤 12g（次下）　石决明 20g（先煎）白附子 5g　陈胆星 5g　全蝎 6g　僵蚕 10g　石菖蒲 10g　山栀 5g　橘红 4g　煅龙、牡各 18g（先煎）　7 剂

2018 年 10 月 25 日　每日下午 5 到 7 点，抽搐比较频繁，有时显得兴奋，神态尚好，动作不协调，苔白根心粘。拟方续进。

熟地 10g　远志肉 5g　白附子 5g　陈胆星 5g　石菖蒲 10g　钩藤 12g（次下）　全蝎 5g　橘红 4g　法夏 5g　煅龙、牡 15g（先煎）　7 剂

2018 年 11 月 8 日　神态较前已有明显好转，兴奋时容易抽动，但时间亦短暂，苔白根部粘。拟方继续补肾益脑、涤痰熄风止痉。

熟地 12g　山萸肉 6g　茯苓、神各 10g　法夏 6g　橘红 5g　白附子 5g　陈胆星 6g　石菖蒲 10g　钩藤 12g（次下）全蝎 5g　石决明 20g（先煎）　枳壳 4g　7 剂

2018 年 11 月 15 日　恙情逐步好转，眠食尚正常，晚上抽动较频，舌上苔薄，仍宗原法调治。

熟地 12g　山萸肉 6g　茯苓、神各 10g　白附子 5g　川郁金 5g　石菖蒲 10g　陈胆星 6g　全蝎 6g　双钩藤 12g（次下）　远志肉 5g　石决明 20g（先煎）　7 剂

2018 年 11 月 22 日　上周抖动较多，抖时双手握拳，口张开，约数秒即定，苔白。拟方继续调治。

熟地 12g　山萸肉 6g　茯苓、神各 10g　白附子 5g　陈胆星 5g　川郁金 5g　法夏 6g　石菖蒲 10g　僵蚕 10g　钩藤 12g（次下）　石决明 18g（先煎）　全蝎 6g　煅龙、牡各 15g（先煎）

2018 年 11 月 29 日　抖动现象多在睡前发作，患儿视物不集中，舌苔粘白。拟方重点以补肾益脑启窍，兼以化痰熄风。

熟地 12g　山萸肉 6g　茯苓、神各 10g　白附子 5g　陈胆星 5g　川郁金 6g　法夏 6g　橘红 5g　石菖蒲 10g　石决明 20g（先煎）　远志肉 5g　7 剂

2018 年 12 月 6 日　近来睡眠不实，喉有痰，抽动较多，舌苔粘白较厚，痰湿内阻，肝风内动。拟方继续平肝息风、涤痰启窍。

丹参 10g　远志肉 5g　法半夏 10g　橘红 5g　白附子 5g　陈胆星 6g　炒莱菔子 6g　钩藤 12g（次下）　僵蚕 10g　全蝎 5g　煅龙、牡各 15g（先煎）　7 剂

2018 年 12 月 13 日　抽动间隔时间延长，外观神态亦好转，苔粘白。拟方仍按前议继续调治。

熟地 12g　山萸肉 6g　茯苓、神各 10g　白附子 6g　陈胆星 5g　法半夏 6g　橘红 5g　川郁金 5g　石菖蒲 10g　钩藤 12g（次下）　石决明 20g（先煎）　全蝎 6g　7 剂

2018 年 12 月 20 日　昨晚抽动一次，时间约十分钟始定，上个月 23 日也曾如此发作一次，喉间有痰，舌苔白，脉滑且数。拟方清心、涤痰、熄风。

法夏 6g　橘红 5g　白附子 6g　陈胆星 6g　竹茹 10g　川连 2g　钩藤 12g（次下）　石菖蒲 10g　远志肉 5g　枳壳

4g 煅龙、牡各 15g（先煎）　　7 剂

2019 年 1 月 3 日　兴奋时易抽动，手凉，身上有汗，舌上苔粘白。拟方涤痰启窍、熄风止搐。

熟地 12g　远志肉 5g　白附子 5g　陈胆星 6g　石菖蒲 10g　法夏 6g　橘红 5g　钩藤 12g（次下）　白僵蚕 10g　决明子 15g（包煎）　全蝎 5g　枳壳 4g　煅龙、牡各 15g（先煎）　　7 剂

2019 年 1 月 10 日　恙情已于前述，行走腿软，神态较以前好，手握有力，苔渐化。拟方继续进治。

熟地 12g　山萸肉 6g　白附子 5g　法夏 6g　川郁金 5g　石菖蒲 10g　钩藤 12g（次下）　全蝎 5g　怀牛膝 10g　远志肉 5g　陈胆星 5g　橘红 4g　石决明 20g（先煎）　　7 剂

2019 年 1 月 17 日　兴奋时容易发作，发作时双手摇动，口张目凝视，夜寐不好，饮食二便正常，舌上苔白。拟方继续进治。

冬桑叶 10g　钩藤 12g（次下）　石决明 20g（先煎）远志肉 5g　柏、枣仁各 10g　川连 2g　茯苓、神各 10g　全蝎 6g　石菖蒲 10g　白附子 6g　煅龙、牡各 20g（先煎）　　7 剂

2019 年 1 月 24 日　精神表现仍感兴奋，近日口角流口水，睡眠尚好，舌苔粘白。拟方继续进治。

法夏 6g　橘红 5g　茯苓、神各 10g　竹茹 10g（代水）柏、枣仁各 10g　双钩藤 12g（次下）　全蝎 6g　枳壳 5g　石菖蒲 10g　陈胆星 5g　川郁金 5g　远志肉 5g　煅龙、牡各 18g（先煎）　　7 剂

2019 年 2 月 14 日　昨天大发作一次，神志不清，发作时

间亦长，近来打嗝亦多，舌上苔薄。拟方加强平肝定惊之药。

桑叶 10g　双钩藤 12g（次下）　石决明 20g（先煎）僵蚕 10g　全蝎 5g　法夏 6g　橘红 5g　枳壳 5g　竹茹 10g远志肉 5g　羚羊角粉（自备）　7 剂

2019 年 2 月 23 日　流口水多，时仍抽动，舌苔粘。拟方继续调治。

冬桑叶 10g　钩藤 12g（次下）　石决明 20g（先煎）法夏 6g　橘红 5g　白附子 5g　石菖蒲 10g　川郁金 5g　枳壳 4g　云苓、神各 10g　煅龙、牡 15g（先煎）　羚羊角粉吞服（自备）

2019 年 3 月 16 日　近感冒，流清涕喷嚏，抽动较频繁，睡眠情况一般，苔白心粘。拟方兼治之。

羌活、防风各 4g　辛夷 10g　蝉衣 4g　冬桑花 10g　钩藤 12g（次下）　远志肉 6g　石决明 20g（先煎）　全蝎 5g石菖蒲 10g　陈胆星 5g　7 剂

2019 年 4 月 6 日　病情大致如前，仍步前法进治。

熟地 12g　山萸肉 6g　陈胆星 6g　川郁金 5g　石菖蒲 10g　钩藤 12g（次下）　石决明 20g（先煎）　远志肉 5g全蝎 5g　僵蚕 10g　白附子 5g　7 剂

2019 年 5 月 11 日　发作频率减少，有时手抖脚抖，口涎多，苔白心稍粘。拟方续进。

熟地 12g　远志肉 5g　陈胆星 5g　白附子 6g　法夏 6g橘红 5g　石菖蒲 10g　钩藤 12g（次下）　全蝎 6g　川郁金 5g　柏、枣仁各 10g　茯苓、神各 10g　煅龙、牡各 20g（先煎）　10 剂

2019 年 5 月 18 日　每天仍有三四次小发作，口涎亦少，

苔心粘泛黄，纳食、二便正常。拟方继续调治。

熟地 12g　远志肉 5g　川郁金 5g　法夏 6g　橘红 5g　陈胆星 6g　钩藤 12g（次下）　石菖蒲 10g　石决明 20g（先煎）　全蝎 6g　枳壳 5g　木贼草 12g　赤芍 6g　7 剂

2019 年 5 月 31 日　睡眠时小抽动，口水多，平时情况较以往好多了，舌苔薄白。拟方继续进治。

冬桑叶 10g　钩藤 12g（次下）　白附子 5g　石菖蒲 10g　石决明 20g（先煎）　远志肉 5g　全蝎 6g　川郁金 5g　菊花 5g　法夏 6g　橘红 5g　枳壳 5g　7 剂

2019 年 6 月 15 日　抽搐每日一次，时间亦短，行走较前有进步，口涎多，舌上白苔。拟方继续调治。

熟地 12g　远志肉 5g　石菖蒲 10g　法夏 6g　白附子 5g　川郁金 5g　陈胆星 6g　橘红 5g　钩藤 12g（次下）　全蝎 5g　煅龙、牡各 20g（先煎）　7 剂

2019 年 6 月 24 日　昨始外感流清涕，余症同前。拟方兼治之。

荆芥、防风各 5g　辛夷 10g　蝉衣 4g　桔梗 5g　研牛蒡子 6g　法夏 6g　熟地 12g　白附子 5g　石菖蒲 10g　全蝎 5g　陈胆星 6g　橘红 5g　7 剂

某女　2 岁　2018 年 8 月 7 日

近数日行走已渐正常，渐能说"爸爸妈妈"等简单语言，羞情已明显好转。拟方继续补肾、涤痰、启智。

熟地 10g　山萸肉 6g　茯苓、神各 10g　白附子 5g　川郁金 5g　菖蒲 10g　法夏 6g　橘红 5g　山药 12g　煅龙、牡各 15g（先煎）　7 剂

2018 年 10 月 23 日　行走已稳定，词汇增多，智慧渐开，舌上苔薄。拟方继续补肾益智、涤痰启窍。

熟地 12g　山萸肉 6g　茯苓、神各 10g　白附子 6g　石菖蒲 10g　法半夏 6g　橘红 5g　川郁金 5g　远志肉 5g　益智仁 10g　7 剂

2018 年 11 月 20 日　症情稳步好转。拟方续予调理。

丹参 10g　远志肉 5g　白附子 5g　郁金 5g　石菖蒲 10g　熟地 12g　益智仁 10g　茯苓、神各 10g　山萸肉 6g　橘红 4g　粉草 4g　7 剂

2018 年 12 月 1 日　恙情日见好转，智力、行走均明显进步，舌苔薄白。拟方继续补脑益智。

熟地 12g　山药 12g　山萸肉 6g　益智仁 10g　远志肉 5g　石菖蒲 10g　白附子 5g　川郁金 5g　茯苓、神各 10g　橘红 5g　7 剂

2018 年 12 月 14 日　患儿一切情况还好，唯语言能力差，行走渐如常儿，苔白。拟方继续进治。

丹参 10g　远志肉 6g　石菖蒲 10g　法半夏 6g　橘红 5g　川郁金 5g　陈胆星 6g　白附子 6g　熟地 12g　茯苓、神各 10g　7 剂

2018 年 12 月 29 日　行走已经正常，只会叫爸爸妈妈。拟方继续调治。

熟地 12g　怀牛膝 10g　山萸肉 6g　白附子 5g　石菖蒲 10g　益智仁 10g　远志肉 5g　陈胆星 6g　川郁金 5g　橘红 5g　粉草 4g　7 剂

2019 年 1 月 11 日　行走及神志已如正常小儿，语言能力尚未明显进步，神态已像正常小孩，大便溏，苔白。拟方继续

调治。

丹参 10g　远志肉 5g　白附子 5g　石菖蒲 10g　法夏 6g　橘红 5g　陈胆星 6g　川郁金 5g　枳壳 4g　茯苓、神各 10g　7 剂

2019 年 1 月 22 日　拟方继续益脑开智。

熟地 12g　远志肉 5g　川郁金 5g　白附子 6g　石菖蒲 10g　山萸肉 6g　茯神 10g　法夏 5g　橘红 4g　陈胆星 5g　枳壳 4g　粉草 4g　7 剂

2019 年 2 月 16 日　一切均很好。拟方仍步前法，益脑开智。

熟地 12g　山萸肉 6g　益智仁 10g　川郁金 5g　白附子 5g　石菖蒲 10g　远志肉 6g　莲子肉 10g　五味子 5g　陈胆星 5g　10 剂

2019 年 5 月 10 日　讲话渐多，睡醒易惊，舌苔薄。拟方继续进治。

熟地 12g　远志肉 5g　陈胆星 5g　川郁金 5g　茯苓、神各 10g　钩藤 12g（次下）　石菖蒲 10g　法夏 6g　橘红 5g　决明子 12g（包煎）　煅龙、牡各 20g（先煎）　7 剂

2019 年 6 月 15 日　行走讲话都已渐正常，偶尔还会惊，眠、食、二便均正常，舌上苔薄。拟方调治巩固。

熟地 12g　山萸肉 6g　茯苓、神各 10g　五味子 4g　远志肉 5g　钩藤 12g（次下）　僵蚕 10g　柏、枣仁各 10g　石菖蒲 10g　煅龙、牡各 15g（先煎）　10 剂

某女　15 个月　2018 年 8 月 31 日

刺激手心时有反应，易惊，痰多，腿时抖动。

丹参 10g　川郁金 5g　法夏 6g　橘红 4g　石菖蒲 10g
白附子 5g　陈胆星 5g　钩藤 12g（次下）　远志肉 5g　竹茹
8g　煅龙、牡各 15g（先煎）　7 剂

2018 年 10 月 12 日　痰多，频繁惊惕，苔粘白。

法夏 6g　橘红 5g　川郁金 5g　白附子 5g　陈胆星 6g
枳壳 4g　石菖蒲 10g　僵蚕 10g　全蝎 5g　谷、麦芽各 10g
炒莱菔子 5g　煅龙、牡各 20g（先煎）　7 剂

2018 年 10 月 26 日　喉间有痰，时时太息，双腿时抖动，
多处于睡眠状态，有时睁眼左右顾，但目光无反应，舌苔粘
白。拟方继续涤痰益脑、醒窍、平肝息风。

熟地 10g　山萸肉 6g　法半夏 6g　橘红 4g　川郁金 5g
石菖蒲 10g　钩藤 12g（次下）　石决明 20g（先煎）　僵蚕
10g　白附子 6g　陈胆星 5g　7 剂

2018 年 11 月 9 日　药后大便畅解，舌苔粘白，痰浊仍
多，呼吸气粗，有时惊惕频繁。拟方继续调治。

丹参 10g　远志肉 5g　白附子 5g　法夏 6g　橘红 5g
川郁金 5g　陈胆星 6g　炒莱菔子 5g　石菖蒲 10g　千里光
10g　夜明砂 10g（包煎）　煅龙、牡各 15g（先煎）　7 剂

2018 年 11 月 17 日　睡时有时惊惕，呼吸促，痰仍多，
大便三日未解，舌苔已转退少，眼有时睁，但无反应。拟方继
续进治。

熟地 10g　山萸肉 6g　法夏 6g　橘红 4g　白附子 5g
陈胆星 5g　石菖蒲 10g　川郁金 5g　槟榔 10g　火麻仁 12g
远志肉 5g　粉草 3g　7 剂

2018 年 11 月 23 日　痰多纳少，频哈欠，时太息，腿抖
动，舌苔心厚，大便干，五六日一次，睡眠浅，多梦，目无反

应，常闭，有时眼左右动。拟方继续化痰醒脑、熄风定惊。

丹参 10g　远志肉 5g　法夏 6g　橘红 5g　白附子 6g　川郁金 5g　石菖蒲 10g　枳壳 4g　钩藤 12g（次下）　瓜蒌仁 12g　大贝母 10g　火麻仁 15g　全蝎 5g　槟榔 15g

2018 年 12 月 14 日　呼吸深，痰多，夜晚时多梦，不睡，眼睛左右晃动，腿抖动，大便干难解，苔粘白。拟方继续调治。

熟地 10g　山萸肉 5g　沙苑子 5g　法半夏 6g　橘红 5g　白附子 5g　陈胆星 6g　茯苓、神各 10g　石菖蒲 10g　远志肉 5g　全蝎 5g　槟榔 15g　煅龙、牡各 15g（先煎）　7 剂

2019 年 1 月 4 日　痰多，大便干，间日一次，近周眠多，眼半睁，有时不自觉挤眼睛，腿抖，有时惊，呼吸深重，开始出牙，舌苔粘白。

熟地 12g　山萸肉 6g　远志肉 5g　白附子 5g　陈胆星 6g　川郁金 5g　法夏 6g　橘红 5g　钩藤 12g（次下）　僵蚕 10g　火麻仁 15g　槟榔 12g　石菖蒲 10g　煅龙、牡各 15g（先煎）　7 剂

2019 年 1 月 14 日　喉中痰多，呈泡沫状，呼吸促，有时眼睁开左右顾，大便燥结，三四天始一更衣。有时腿抖，苔粘白。拟方继续调治。

熟地 10g　山萸肉 6g　川郁金 5g　白附子 5g　远志肉 5g　石菖蒲 10g　法夏 6g　橘红 4g　钩藤 12g（次下）　陈胆星 5g　火麻仁 12g　大贝母 10g　郁李仁 12g　7 剂

2019 年 1 月 25 日　痰多呼吸气粗，口有异味，矢气亦多，大便仍干燥，苔粘白。拟方续进。

法夏 6g　橘红 4g　炒莱菔子 5g　谷、麦芽各 10g　白

附子 6g　陈胆星 6g　枳壳 5g　石菖蒲 10g　川郁金 5g　槟榔 15g　大贝母 10g　千里光 10g　密蒙花 10g　7 剂

2019 年 2 月 15 日　痰多，口臭，呼吸声重，腿抖，有时惊，眼有时左右动，便秘，屁多，溺黄，苔粘白。拟方继续进治。

熟地 12g　山萸肉 6g　川郁金 5g　法夏 6g　橘红 5g　白附子 5g　谷、麦芽各 10g　炒莱菔子 5g　石菖蒲 10g　槟榔 12g　火麻仁 15g　枳壳 5g　千里光 10g　生军 5g（次下）10 剂

2019 年 3 月 6 日　近半月以来，痰浓难以咳出，大便干。已有九日未更衣，有时惊，腿抖，目左右视，苔白心粘，脉细滑。拟方继续调治。

法夏 5g　橘红 4g　白附子 5g　川郁金 5g　石菖蒲 10g　远志肉 5g　枳壳 4g　陈胆星 5g　火麻仁 15g　熟地 10g　茯苓、神各 10g　煅牡蛎 15g（先煎）7 剂

2019 年 4 月 3 日　频繁惊惕，痰多不能入睡，大便三四日一次，苔粘白。

钩藤 12g（次下）　石决明 20g（先煎）　法夏 6g　橘红 5g　谷、麦芽各 10g　远志肉 5g　石菖蒲 10g　全蝎 10g　炒莱菔子 5g　川郁金 5g　白附子 5g　陈胆星 6g　煅龙、牡各 15g（先煎）7 剂

2019 年 5 月 14 日　痰多气促，大便三四日一次，挟痰，有时口角不自主动，舌苔粘白。拟方继续进治。

法夏 6g　橘红 5g　谷、麦芽各 10g　炒莱菔子 5g　白附子 6g　石菖蒲 10g　川郁金 5g　远志肉 5g　火麻仁 15g　槟榔 12g　太子参 10g　焦白术 6g　粉草 4g　7 剂

2019 年 5 月 23 日　口臭，纳少，痰多，便干，三四日始一更衣，还须用开塞露通，有时腿抖动，舌上有积苔一块，呼吸气促。拟方继续进治。

藿香 5g　谷、麦芽各 10g　炒莱菔子 5g　白附子 6g　法夏 6g　橘红 5g　石菖蒲 6g　川郁金 5g　远志肉 5g　大贝母 10g　瓜蒌仁 12g　生军 5g（次下）　7 剂

2019 年 6 月 3 日　痰多，腿有时抖，有时惊，大便干，三天始一更衣，舌上苔白。拟方继续进治。

丹参 10g　远志肉 5g　白附子 5g　法夏 6g　橘红 5g　石菖蒲 10g　陈胆星 6g　枳壳 5g　大贝母 10g　火麻仁 15g　生军 5g（次下）　7 剂

2019 年 6 月 24 日　这一周惊惕发作较频，昨夜未能实睡，痰多气促，大便干结，难解，苔心粘白。拟方涤痰、启窍、通便。

熟地 12g　白附子 5g　陈胆星 5g　法夏 6g　橘红 5g　石菖蒲 10g　钩藤 12g（次下）　全蝎 5g　火麻仁 15g　瓜蒌仁 12g　大贝母 10g　枳壳 5g　远志肉 5g　生军 2g（次下）　7 剂

2019 年 7 月 13 日　虽用通便之方，大便仍然困难，三四天用开塞露始能解，痰浓排不出，易堵易惊，呼吸粗，舌苔中心粘白。

熟地 12g　远志肉 5g　陈胆星 6g　白附子 5g　石菖蒲 10g　法夏 6g　橘红 5g　川郁金 5g　槟榔 12g　火麻仁 15g　炒莱菔子 5g　生军 5g（次下）　7 剂

某男　6岁　2018年8月14日

夏日纳食不甘，注意力不集中，亢奋。

藿香5g　焦白术6g　云苓10g　谷、麦芽各10g　鸡内金6g　神曲10g　法夏6g　橘红5g　枳壳4g　川郁金5g　石菖蒲10g　10剂

2018年11月26日

熟地12g　山萸肉6g　茯苓、神各10g　远志肉5g　石菖蒲10g　陈胆星6g　法夏6g　橘红5g　枳壳5g　煅龙、牡各15g（先煎）　10剂

2018年12月8日　注意力不容易集中，精神经常亢奋，苔薄。拟方继续调治。

丹参10g　远志肉5g　茯苓、神各10g　石菖蒲10g　法半夏6g　橘红5g　柏子仁10g　川连2g　白附子6g　煅龙、牡各20g（先煎）　10剂

2019年1月18日　一切表现与正常小儿无异，舌苔薄白。拟方继续调治。

熟地12g　山萸肉6g　云苓10g　石菖蒲10g　远志肉5g　白附子5g　橘红5g　川郁金5g　柏、枣仁各10g　煅龙、牡各20g（先煎）　10剂

2019年1月28日　一切逐渐正常，原法步进。

丹参10g　远志肉5g　熟地12g　法夏6g　橘红5g　石菖蒲10g　山萸肉5g　枳壳5g　白附子6g　云苓10g　10剂

某女　5岁　2018年10月5日

咳嗽有痰，头后仰，苔粘白。

独活5g　钩藤12g（次下）　蝉衣4g　桔梗5g　杏仁

5g　法夏 6g　橘红 5g　葛根 6g　前胡 5g　粉草 4g　7 剂

2018 年 10 月 26 日　外感已解，咳嗽有痰，时时挤眼皱鼻，头时后仰，苔粘黄。拟方继续清肝熄风。

桑叶 10g　沙参 5g　菊花 5g　钩藤 12g（次下）　蝉衣 5g　决明子 12g　僵蚕 10g　全蝎 5g　山栀 5g　研牛蒡子 10g　粉草 4g　7 剂

2018 年 11 月 3 日　诸症悉有而微，偶尔头颈后仰，或一二声咳嗽。舌苔白，脉细。拟方仍从前议进治。

冬桑叶 10g　蝉衣 4g　桔梗 4g　杏仁 5g　钩藤 10g（次下）　葛根 5g　法夏 6g　橘红 5g　决明子 12g（包煎）7 剂

2018 年 11 月 12 日　咳痰均减，偶尔鼻子掀动，舌苔粘黄。拟方继续调治。

桑叶 10g　蝉衣 5g　僵蚕 10g　防风 5g　法夏 6g　橘红 5g　杏仁 5g　钩藤 12g（次下）　前胡 5g　粉草 4g　7 剂

2018 年 11 月 28 日　抽动症状已很少，咳嗽有痰，苔白。拟方继续调治。

冬桑叶 10g　防风 5g　蝉衣 4g　桔梗 4g　僵蚕 10g　杏仁 5g　前胡 5g　橘红 4g　法夏 5g　钩藤 12g（次下）　粉草 4g　7 剂

2019 年 2 月 1 日　偶尔会头向后仰，眨眼睛，张口等现象，舌苔粘泛黄，脉细。拟方继续调治。

葛根 5g　钩藤 12g（次下）　羌活、防风各 5g　蝉衣 4g　冬桑叶 10g　菊花 5g　僵蚕 10g　决明子 12g（包煎）　木贼草 10g　粉甘草 4g　10 剂

2019 年 2 月 12 日　眨眼、张口等现象较前增加，舌苔粘

而泛黄，脉细。拟方从平肝熄风入手。

桑叶 10g　菊花 5g　蝉衣 4g　钩藤 12g（次下）　僵蚕 10g　全蝎 5g　山栀 5g　石决明 20g（先煎）　密蒙花 10g　煅龙、牡各 15g（先煎）　7 剂

2019 年 2 月 25 日　有时张口目上视，后仰现象已少，舌苔根心粘泛黄，脉细。拟方继续调治。

冬桑叶 10g　蝉衣 5g　钩藤 12g（次下）　僵蚕 10g　石决明 20g（先煎）　炒白芍 6g　木贼草 10g　羌活、防风各 4g　柏、枣仁各 10g　煅龙、牡各 20g（先煎）　10 剂

2019 年 4 月 4 日　目前情况比较稳定，发作频率减少，舌上苔白根心粘。拟方续进。

冬桑叶 10g　蝉衣 4g　双钩藤 12g（次下）　葛根 6g　宣木瓜 10g　杭白芍 10g　僵蚕 10g　全蝎 5g　决明子 15g（包煎）　煅龙、牡各 20g（先煎）　10 剂

2019 年 5 月 11 日　外感咳嗽愈，昨天有几次张口，有时哼嗓子，舌淡苔粘白，脉细。拟方继续调治。

法夏 6g　橘红 5g　蝉衣 5g　桔梗 5g　研牛蒡子 6g　防风 5g　僵蚕 10g　钩藤 12g（次下）　枳壳 5g　太子参 10g　煅龙、牡各 15g（先煎）　10 剂

2019 年 5 月 21 日　咳轻，偶尔会张口，一般都是在紧张或着急的时候，舌苔白，纳谷正常。拟方继续调治。

紫菀 10g　冬花 10g　川郁金 5g　法夏 6g　橘红 4g　钩藤 12g（次下）　决明子 12g　桔梗 5g　杏仁 5g　僵蚕 10g　10 剂

2019 年 5 月 31 日　每天都有喉咙哼一下，有时偶尔会做一些小动作，饮食正常，睡眠二便均正常，舌苔薄白，脉细。

拟方继续调治。

羌活、防风各 4g　　钩藤 12g（次下）　　决明子 12g（包煎）　　白蒺藜 12g　　法夏 6g　　山豆根 10g　　桔梗 5g　　大贝母 10g　　瓜蒌仁 10g　　川郁金 5g　　10 剂

2019 年 6 月 10 日　　恙情基本控制，但偶尔会张口咳一声，苔心白，脉细。拟方调治巩固。

冬桑叶 10g　　蝉衣 4g　　法夏 6g　　橘红 5g　　川郁金 5g　　钩藤 12g（次下）　　全蝎 5g　　僵蚕 10g　　白附子 5g　　煅龙、牡各 15g（先煎）　　10 剂

2019 年 6 月 20 日　　症状好多了，目前有时会哼一下，舌苔薄白。拟方继续调治。

法夏 6g　　橘红 5g　　桔梗 5g　　川郁金 5g　　枳壳 5g　　山豆根 10g　　蝉衣 5g　　云苓 10g　　僵蚕 10g　　钩藤 12g（次下）　　10 剂

某女　1 岁　8 月 20 日

前昨二日忽然强项不语，少腹拘挛，目无反射，频吐多汗。此属脾虚木乘生风也。

白人参　生白术　茯神　法夏　橘红　钩藤　僵蚕　石菖蒲　天竺黄　望江南

服上方二帖症平，后以扶脾抑木调理而安。

某女婴

病延六日，频频抽搐，项强不和，目窜上视，腹膨肠鸣，舌苔粘黄，口唇干红。此为肝热动风。拟方泻肝定惊。

龙胆草八分　炒芩　山栀一钱二分　桑叶二钱　菊花八分

钩藤三钱（次下）　　决明子二钱（包煎）　　生地二钱　黛染
灯芯一分。二帖，惊定，项和。后加石斛，三帖症安。

　　某女　5岁　5月16日
　　临床诊断：痰热迫及肝胆
　　受惊痰热迫及肝胆，寒热或作或止，卧则惊惕不安，汗
多，舌苔垢腻，胃有积滞，病已数日。拟方速图。
　　法夏钱半　青、陈皮各一钱　枳壳一钱二分　竹茹二钱
山栀一钱　藿梗钱半　谷、麦芽各二钱　神曲三钱　望江南
三条
　　5月18日　寒热未作，睡卧转渐安，苔尚未褪，守原方
加川连二分。
　　5月21日　诸症皆平，原方去川连、山栀、陈皮，连服
三帖，安。

　　某女　5月14日
　　弄舌、磨牙，大便带血，舌红苔薄。此心火肝热俱重。拟
方清心火、平肝热。
　　生地　川连　侧柏叶　木通　甘草　决明子　灯芯　淡竹
叶　琥珀末一分点舌上。连服二帖症平。

　　某女　9岁　2006年10月18日
　　临床诊断：肝肾不足，心气虚夹痰浊
　　小儿善惊，单独行走欠稳，腿曲腰弯，口角流涎，舌苔
滑白。
　　党参15g　白术6g　黄芪15g　砂仁5g（次下）　　熟地

12g　山萸肉 8g　木瓜 10g　陈胆星 5g　炙远志 5g　石菖蒲
6g　益智仁 12g　火麻仁 15g　10 剂

某男　13 岁　2007 年 11 月 9 日

形神不定，坐卧不宁，行走步履失调，经常跌跤，舌苔薄
净，脉细。拟方宁心安神。

紫丹参 12g　茯苓、神各 10g　远志肉 6g　法夏 6g　橘
红 5g　珍珠母 30g　煅龙、牡各 24g　五味子 6g　川连
3g　7 剂

某男　5 岁　2007 年 12 月 12 日

数月以来，目多眨，苔薄黄，此肝经风热。拟方缓图。

桑叶 10g　白菊花 6g　羌活 5g　防风 5g　蝉衣 5g　山
栀 5g　钩藤 10g（次下）　石决明 18g（先煎）　木贼草 10g
粉草 5g　7 剂

某男　11 岁　2006 年 10 月 27 日

抽动症，病史有两三年之久，目红，弄鼻，有时喉间发出
叫声，舌苔薄白，脉象细弦，此皆内风。拟方平肝熄风。

羌活、防风各 5g　蝉衣 5g　桑叶 10g　钩藤 12g（次下）
石决明 24g（先煎）　白僵蚕 12g　全蝎 5g　白蒺藜 10g　煅
龙、牡各 15g（先煎）　7 剂

某男　7 岁　2019 年 5 月 10 日

外感六七日初愈，舌苔粘白厚浊，纳谷不甘，口角抽动，
中药停服数日。拟方继续进治。

法夏 6g　橘红 5g　藿香 5g　谷、麦芽各 10g　炒莱菔子 6g　茯苓、神各 10g　钩藤 12g（次下）　全蝎 6g　枳壳 5g　白附子 6g　煅龙、牡各 20g（先煎）　10 剂

2019 年 5 月 20 日　嘴角抽动，七八秒即止，舌苔粘泛黄，脉细弦。拟方继续调治。

冬桑叶 10g　钩藤 12g（次下）　山栀 5g　僵蚕 10g　白附子 6g　全蝎 6g　石决明 20g（先煎）　菊花 5g　川连 5g　炙草 4g　10 剂

2019 年 5 月 30 日　近数日较平稳，抽动未发，舌苔粘白泛黄。拟方继续进治。

法夏 6g　茯苓、神各 10g　橘红 4g　白附子 5g　竹茹 10g　川郁金 5g　钩藤 12g（次下）　僵蚕 10g　枳壳 5g　全蝎 6g　川连 1g　石决明 20g（先煎）　煅龙、牡各 20g（先煎）　7 剂

2019 年 6 月 6 日　近四五日嘴角向左右两侧抽动，时间短暂，舌苔满布粘浊，脉象细弦。拟方继续调治。

冬桑叶 10g　钩藤 12g（后入）　白附子 6g　法夏 10g　橘红 5g　炒莱菔子 6g　僵蚕 10g　全蝎 6g　石决明 20g（先煎）　谷、麦芽各 10g　10 剂

2019 年 6 月 16 日　周前大发作一次，双目向右上方斜视，嘴角抽动，双臂弯曲抽筋，缓解后右手短暂不能动，精神不振，舌苔厚浊，脉细。拟方继续进治。

法夏 6g　橘红 5g　白附子 6g　僵蚕 10g　炒莱菔子 6g　钩藤 12g（次下）　羌活、防风各 5g　全蝎 6g　石决明 20g（先煎）　枳壳 5g　楂、曲各 10g　煅龙、牡各 20g（先煎）　10 剂

某男　7 岁　2019 年 6 月 7 日

近数日发现口眼不时抽动，一日若干次，诊断为抽动症，舌苔白，脉细弦。拟方缓缓图之。

羌活、防风各 5g　冬桑叶 10g　蝉衣 4g　钩藤 12g（次下）　炒白芍 10g　白蒺藜 12g　决明子 12g　全蝎 5g　僵蚕 10g　粉草 4g　7 剂

某女　10 岁　2006 年 9 月 4 日

手握固，腿强直，目上视约一分多钟，舌红苔黄，脉细。癫痫，痰热扰心。拟清肝熄风，兼化痰热。

法夏 6g　橘红 5g　竹茹 10g　川连 3g　陈胆星 5g　天竺黄 6g　川郁金 6g　枳壳 5g　全蝎 5g　石决明 24g（先煎）煅龙、牡各 15g（先煎）　7 剂

小儿水肿

某男　12 岁　10 月 16 日

四肢浮肿数日，兼有咳嗽，鼻衄初止，舌质红。此风邪湿热。拟方宣肺散邪、清利湿热。

苏叶　杏仁　生地　小蓟　瞿麦　连翘　赤芍　甘草　车前子

10 月 18 日　服药二帖，肿尽消，舌质红，前方出入续进。

生地　丹皮　小蓟　瞿麦　甘草。三帖安。

某女　6 岁　9 月 2 日

病痢伤脾，适发腹肿。拟方从健脾利水入手。

焦白术　茯苓　粉草　广木香　砂仁　橘白　生谷芽　泽泻　车前子

连服二帖，肿尽消，以健脾和胃收功。

某男　13 岁　5 月 25 日

肿病三月，消而复肿者再，下肢肿甚，舌苔薄黄而干，小溺黄少，大便一日二三次，近又发热，脾虚湿热兼有表邪，脉浮细数。拟方缓图之。

紫背浮萍　苏叶　知母　川柏　潞党参　生白术　山药　茯、猪苓　车前子

5 月 27 日　服药二帖，肿消，近日大便稀，苔白。拟方从脾调理。

潞党参　焦白术　莲子肉　扁豆仁　苡仁　陈皮　粉草　砂仁。服三帖病愈。

某男　10 岁　12 月 20 日

周身漫肿，小便极少，苔白，脉弦。初用解肌分利，而小便不通者，当责之于脾，不能转运，或因湿痰内阻而水道不通者，治法宜从脾肺肾三经入手。初用开鬼门、洁净府法，药用五苓合二陈加苏叶一帖，肿不减，小便点滴而已，大腹肿，脉弦缓而滑，右关弱，苔黄有灰意，食不香，不思饮水，呕吐，神疲。肺为水之上源，脾为水之输，肾司二便，今从温脾化气入手。

煨草果仁　砂仁　生白术　杏、苡仁　茯苓　陈皮　法夏　生谷芽　大腹皮　葱头五个

12 月 21 日　药后尿觉有增，每日 80cc，灰苔已褪，脉象转浮，加佩兰、砂仁。

12 月 23 日　转手分利，佐以宣肺达表。

焦白术　茯、猪苓　泽泻　法夏　陈皮　砂仁　苏叶　紫背浮萍

12 月 25 日　连服二帖水道通畅，肿势大消，守原方再加羌、独活，桔梗，粉草。

12 月 28 日　连服三帖，肿全消，后以消脾和胃收功。

尿血

某男　6 岁　2007 年 11 月 2 日

外感发热，尿检发现隐血（+++），迄今两月，日前尿检隐血（++），舌苔泛黄，脉平，肾炎。拟方缓图。

生地 10g　马勃 10g　大青叶 12g　大、小蓟各 10g　丹皮 6g　瞿麦 10g　血见愁 20g　仙鹤草 15g　白茅根 30g　生甘草 5g　10 剂

某男　10 岁　2018 年 4 月 27 日

尿隐血（++）。

生地 12g　丹皮 5g　小蓟 10g　瞿麦 10g　仙鹤草 15g　墨旱莲 12g　血见愁 20g　山栀 6g　云苓 10g　白茅根 30g　生甘草 8g　10 剂

2019 年 5 月 28 日　尿隐血（++），细菌数↑567（正常 0~200），前二天鼻衄，量不多，苔白，脉象细弦。拟方调之。

生地 12g　丹皮 5g　银、翘各 6g　大、小蓟各 10g　炒山栀 5g　瞿麦 15g　仙鹤草 15g　炒侧柏叶 12g　血见愁 20g　生甘草 8g　白茅根 30g　7 剂

2019 年 6 月 6 日　上周急性肠胃炎，吐利交作，未服药而自愈，尿检隐血（＋），舌质红，苔薄黄。拟方调治。

生地 12g　丹皮 5g　怀山药 12g　大、小蓟各 10g　瞿麦 12g　仙鹤草 15g　血见愁 30g　茜草根 15g　山栀 5g　粉草 8g　白茅根 30g　10 剂

某女　12 岁　2019 年 6 月 25 日

尿隐血（＋），有尿床，纳谷欠甘，挑食，睡眠时呼吸不畅，舌苔薄白，脉细。拟方兼治。

大、小蓟各 10g　瞿麦 12g　生地 12g　桑螵蛸 12g　潞党参 15g　黄芪 20g　覆盆子 12g　谷、麦芽各 10g　血见愁 10g　仙鹤草 15g　白茅根 30g　鸡内金 10g　10 剂

某女　10 岁　2019 年 6 月 8 日

尿隐血（＋），自小就有，有尿床病史，舌苔粘白，脉细。拟方兼调之。

生、熟地各 12g　大、小蓟各 10g　血见愁 20g　瞿麦 10g　仙鹤草 12g　茜草根 15g　覆盆子 15g　桑螵蛸 10g　远志肉 5g　白茅根 30g　7 剂

耳鼻咽喉疾病

风热外感

某　7 岁

咽喉红肿，苔薄黄，脉浮数，已二日，拟解表清咽。

银、翘各 6g　薄荷 4g（次下）　香豆豉 10g　马勃 6g

大青叶 12g　　山栀 5g　　炒芩 5g　　六一散 10g（包煎）　　桔梗 5g　　射干 6g　　2 剂

某男　10 岁　2006 年 12 月 15 日

经常鼻塞多嚏，有慢性咽炎，舌苔薄粘。

羌活、防风各 5g　　辛夷 10g　　薄荷 4g（次下）　　细辛 4g　　苍耳子 12g　　射干 6g　　马勃 6g　　桔梗 5g　　大青叶 12g　　粉草 6g　　7 剂

某女　12 岁　2019 年 5 月 6 日

发热二天，已服解表之剂，热不退，顷察咽关红肿，苔白，脉浮数。拟方清咽解表。

银、翘各 6g　　荆芥 5g　　射干 6g　　桔梗 5g　　马勃 6g　　山豆根 12g　　大青叶 12g　　香豆豉 10g　　山栀 5g　　粉甘草 6g　　3 剂

某女　3 岁　2007 年 4 月 2 日

咽肿，右侧扁桃体有白色分泌物，有时咳一二声，苔薄粘。拟方清咽止咳。

射干 6g　　马勃 10g　　大青叶 12g　　桔梗 6g　　蝉衣 5g　　牛蒡子 6g　　粉草 5g　　前胡 5g　　冬花 10g　　5 剂

某男　5 岁　2018 年 10 月 30 日

扁桃体三度肿大，平时感觉呼吸困难，睡眠时打呼噜，苔白，脉平。

射干 6g　　玄参 10g　　桔梗 5g　　赤芍 5g　　山豆根 10g　　大

青叶10g　大贝母10g　川郁金5g　瓜蒌仁10g　7剂

2018年11月25日　扁桃体Ⅲ肿大，服药三周，肿已略消。

射干5g　桔梗5g　玄参12g　赤芍6g　山豆根10g　紫地丁15g　丹皮5g　大贝母10g　三棱10g　大青叶10g　生甘草4g　7剂

某女　11岁　2019年3月14日

前天开始发烧咳嗽，咽痛红肿化脓，今早体温39℃，已服退烧药，舌苔粘滑，脉象浮数。拟方解表、清咽、止嗽。

荆芥5g　射干6g　大青叶12g　桔梗5g　马勃6g　银、翘各5g　香豆豉10g　楂、曲各10g　山栀5g　炒莱菔子6g　3剂

某男　12岁　2019年3月14日

昨晚发热，咽红肿化脓，苔薄黄，脉浮数。拟方解表清咽。

玄参10g　马勃6g　银、翘各6g　桔梗5g　大青叶12g　赤芍6g　香豆豉10g　山栀5g　荆芥5g　射干6g　3剂

某女　9岁　9月2日

体温39℃，咽关红肿疼痛，苔白，脉细数。拟方疏表清咽。

荆芥　薄荷（次下）　牛蒡子　桔梗　赤芍　玄参　连翘　山栀　山豆根　陈莱菔英①

---

① 陈莱菔英　晒干的莱菔叶子。

9月5日　体温37.4℃，热退，咽痛不止，去荆芥、牛蒡子、山豆根，加桑叶、粉草。二帖，安。

某女　9岁　2006年12月27日

咽部红肿疼痛，舌苔薄黄。拟方清咽。

射干6g　马勃10g　大青叶12g　桔梗6g　粉草5g　赤芍6g　大贝母10g　连翘10g　5剂

某男　10岁　2006年11月5日

咽痒鼻塞，流涕，有时浊涕，苔黄，脉滑。拟方轻散通窍。

羌活5g　防风5g　桑叶10g　炒黄芩5g　辛夷10g　苍耳子10g　鱼腥草20g　生石膏20g（先煎）　细辛5g　粉草5g　7剂

某女　11岁　2019年1月27日

前额头昏作疼，时流清涕，迁延二年之久，加之纳谷不甘，形体消瘦，舌苔粘白，脉细。拟方兼治缓图。

冬桑叶10g　辛夷10g　菊花5g　香白芷6g　钩藤12g（次下）　全蝎5g　藿香5g　白蔻仁4g（次下）　楂、曲各10g　鸡内金6g　白蒺藜12g　5剂

2019年2月2日　头疼已微，纳谷有增。拟方继续调治。

冬桑叶10g　菊花5g　川芎5g　钩藤12g（次下）　楂、曲各10g　鸡内金6g　藿香5g　白蔻仁5g（次下）　全蝎5g　谷、麦芽各10g　10剂

某男　8 岁　2018 年 11 月 10 日

不慎感寒，又鼻塞流涕，舌苔薄黄，脉平不数。拟方调治。

荆芥、防风各 5g　辛夷 10g　薄荷 4g（次下）　香白芷 6g　桔梗 5g　研牛蒡子 6g　细辛 2g　苍耳子 10g　桑叶 10g　粉草 5g　7 剂

2018 年 11 月 17 日　鼻塞流清涕，有时揉眼，喷嚏，苔薄，脉浮。拟方继续调治。

羌活、防风各 5g　北细辛 2g　蝉衣 5g　辛夷 10g　桔梗 5g　苍耳子 10g　研牛蒡子 6g　僵蚕 10g　白芷 10g　粉草 5g　7 剂

2018 年 11 月 24 日　鼻炎，药后症情已有好转，仍循原法继续调治。

羌活、防风各 5g　蝉衣 5g　苍耳子 12g　香白芷 10g　桔梗 5g　辛夷 10g　细辛 3g　研牛蒡子 10g　葛根 6g　粉草 6g　7 剂

某女　9 岁　2019 年 2 月 23 日

有鼻炎病史，咳嗽，眼睛痒，舌苔薄黄，脉细。拟方兼治。

羌活、防风各 5g　辛夷 10g　蝉衣 4g　苍耳子 10g　桔梗 5g　白、前胡各 5g　杏仁 5g　薄荷 5g（次下）　冬桑叶 10g　粉草 5g　7 剂

2019 年 3 月 10 日　药后咳止，眼鼻时仍发痒，苔白根粘，脉细。拟方继续调治。

冬桑叶 10g　蝉衣 5g　防风 5g　赤芍 6g　辛夷 10g　苍

耳子 10g　桔梗 5g　僵蚕 10g　研牛蒡子 6g　粉草 5g　7 剂

某女　5 岁　2018 年 11 月 3 日

鼻炎，不慎感凉，近二日流清涕，苔白。拟方调治。

荆芥、防风各 4g　辛夷 10g　薄荷 3g（次下）　桔梗 4g　白芷 6g　细辛 2g　苍耳子 10g　研牛蒡子 6g　粉草 3g　5 剂

某女　6 岁　2018 年 11 月 1 日

有时鼻痒，喷嚏，眠不实，纳不甘，舌苔粘。拟方兼治之。

羌活、防风各 4g　辛夷 10g　蝉衣 4g　藿香 5g　白蔻仁 4g（次下）　谷、麦芽各 10g　鸡内金 6g　焦白术 6g　太子参 10g　云苓 10g　粉甘草 4g　7 剂

某男　11 岁　2019 年 6 月 1 日

鼻炎已有三个月，鼻气不通，有时痒多喷，头有时昏，舌苔白根心粘，脉细弦。拟方调之。

羌活、防风各 5g　辛夷 10g　香白芷 6g　桔梗 5g　研牛蒡子 10g　苍耳子 12g　菊花 5g　蝉衣 5g　冬桑叶 10g　粉甘草 6g　7 剂

2019 年 6 月 16 日　鼻炎治疗以来，各症逐渐好转，偶尔流涕，打喷亦少，舌苔薄，根部左侧有一块光剥无苔。拟方继续进治。

冬桑叶 10g　细辛 3g　香白芷 10g　苍耳子 12g　桔梗 5g　辛夷 10g　薄荷 4g（次下）　研牛蒡子 10g　葛根 5g

粉草 5g 7 剂

某男 4 岁半 2019 年 3 月 10 日

昨诉右耳道疼，流清涕，干咳，舌苔粘，脉浮细。拟方治之。

冬桑叶 10g 辛夷 10g 薄荷 3g（次下） 桔梗 4g 蝉衣 4g 杏仁 5g 前胡 5g 研牛蒡子 6g 荆芥 5g 3 剂

皮肤疾病

某女 9 岁 2007 年 6 月 1 日

红斑狼疮病情尚属稳定，血小板偏低，苔薄粘，脉细偏数。

生、熟地各 12g 丹皮 6g 紫地丁 20g 水牛角片 15g（先煎） 茜草根 12g 山药 15g 旱莲草 12g 白茅根 30g 紫草 12g 生甘草 5g 7 剂

某男 9 岁 2006 年 12 月 18 日

紫癜性肾炎，咽肿尿血。

马勃 10g 射干 6g 大青叶 12g 银、翘各 10g 生地 12g 大、小蓟各 10g 瞿麦 10g 茜草根 12g 黑山栀 6g 白茅根 30g 7 剂

某男 8 岁 2019 年 3 月 12 日

下肢散发紫色红疹，摸之不碍手，按之不褪色，至今已近五十日，曾至苏北医院治疗，斑疹暂消，未久又出，至今未

已，舌苔薄粘稍黄，脉象略数。拟方缓缓图之。

生地 12g　紫地丁 20g　牡丹皮 6g　赤芍 10g　水牛角片 30g（先煎）　血见愁 20g　仙鹤草 15g　墨旱莲 12g　茜草根 15g　白茅根 30g　7 剂

某女　3 岁　7 月 21 日

近一年以来头生疖肿，此起彼伏，反复不断，总缘血中热毒太盛。拟方从凉血、解毒、泻热入手。

紫花地丁　蒲公英　银翘　蚤休　生地　六一散　木通

7 月 28 日　连服六帖，疖肿已消。原方加川柏、淡竹叶，去六一散。安。

某女　2 岁　8 月 21 日

头生疖肿，时而发热，舌苔粘黄，小便短赤。拟方解毒清热。

银花　连翘　蚤休　紫花地丁　赤芍　薄荷（次下）淡竹叶。三帖。

8 月 24 日　热退，疖肿不消。拟方继续解毒泻热，兼以和胃。

银花　连翘　紫地丁　六一散　生谷芽　鸡内金　冬瓜仁。连服三帖，一切如常。

某女　5 岁　7 月 11 日

右腋下起一结核，大小如弹子，局部发红，久延防溃。

玄参　大贝母　蚤休　夏枯草　连翘　赤芍　川郁金牡蛎

外用磨大黄、蚤休、郁金，醋调外敷，干则易之。

连服三帖，兼外敷，结核已消。

某男　6岁　2006年10月9日

眼周上下散见细碎疹粒，流水、蔓延，右眼下重，延今两月余，病毒性软疣、热毒疹，苔薄，脉平。拟方缓图。

银、翘各5g　苡仁12g　地肤子10g　苦参15g　紫地丁10g　野菊花5g　白鲜皮10g　生甘草5g　7剂

某男　7个月　2018年10月16日

小儿湿疹，双乳以及腰间颇重。

银、翘各5g　丹皮4g　地肤子10g　白鲜皮10g　川连1g　蝉衣3g　紫地丁10g　生甘草4g　5剂

某男　9岁　2018年10月4日

下肢湿疹，满布，瘙痒延已数年之久，迭进凉血清湿热之剂，已渐好转，时仍痒。拟方进治。

生地12g　丹皮6g　银、翘各6g　紫地丁20g　地肤子12g　川连3g　苦参15g　川柏8g　白鲜皮15g　蝉衣5g　粉草8g　7剂

某男　5岁　2018年11月28日

风疹近二十日，近加重，瘙痒，舌正红，苔白。拟方疏风清湿热。

荆芥、防风各4g　银、翘各5g　赤芍6g　地肤子10g　蝉衣4g　粉丹皮4g　白鲜皮10g　苡仁12g　冬桑叶10g

粉草 4g　7 剂

某男　27 个月　2019 年 5 月 16 日

肤见细碎疹点，每晚 12 时至 2 时瘙痒，延来已久，苔薄。拟方疏风清化湿热。

银、翘各 5g　丹皮 4g　赤、白芍各 5g　蝉衣 4g　防风 5g　白鲜皮 10g　地肤子 10g　紫地丁 12g　生甘草 4g　5 剂

2019 年 5 月 21 日　迭进凉血解毒，清化湿热之方五帖，肤痒已减，舌上苔薄。拟方继续进治。

紫地丁 15g　银、翘各 5g　蝉衣 4g　地肤子 10g　白鲜皮 12g　苦参 10g　僵蚕 10g　丹皮 4g　赤芍 5g　粉草 4g　7 剂

2019 年 5 月 30 日　肩部有细小湿热疹显，夜晚会瘙痒。拟方继续调治。

银、翘各 5g　赤芍 5g　粉丹皮 4g　蝉衣 4g　地肤子 10g　生地 10g　白鲜皮 10g　防风 4g　粉甘草 3g　淡竹叶 3g　7 剂

2019 年 6 月 10 日　药后痒减，但有湿热疹子外出。拟方继续进治。

银、翘各 5g　丹皮 4g　蝉衣 4g　紫地丁 12g　白鲜皮 10g　地肤子 10g　赤芍 5g　苦参 8g　生甘草 4g　7 剂

2019 年 6 月 27 日　药后肤痒减轻，疹子亦少，苔白。拟方继续调治。

银、翘各 4g　地肤子 10g　赤芍 5g　蝉衣 4g　白鲜皮 10g　丹皮 4g　淡竹叶 4g　研牛蒡子 6g　苡仁 10g　六一散 10g（包煎）　5 剂

某男 7个月 2019年6月24日

生后吃母乳，近加奶粉出荨麻疹，舌苔薄。拟方调之。

银、翘各4g 赤芍4g 地肤子8g 白鲜皮8g 蝉衣3g 粉草3g 桔梗3g 研牛蒡子5g 3剂

某女 8岁 2019年2月23日

全身皮癣细小、稀少，有脱白屑，瘙痒，始有二月余，舌苔泛黄。拟方凉血解毒、驱风清湿热。

银、翘各5g 丹皮5g 蝉衣5g 紫地丁20g 苦参12g 川连3g 白鲜皮12g 地肤子10g 土茯苓12g 羌活、防风各5g 粉草6g 7剂

小儿杂病

某女 1岁 12月18日

昨日猝然呕吐，皆紫黑血块，大便下黑色，苔白。此胃伤出血也，宜控制饮食，慎防再涌吐。

花蕊石二钱 丹参一钱 赤芍一钱二分 空沙参三钱 炒侧柏叶钱半 乌贼骨五钱（先煎） 磨参三七汁一钱另服

12月20日 吐血止，面色黄，此失血太多，转方调补。

熟地炭二钱 炒阿胶珠二钱（烊入） 空沙参三钱 山药二钱 茯苓二钱 橘白五分 当归钱半 炒白芍钱半 乌贼骨三钱（先煎）

12月24日 身热，是因血虚，非外感，加银柴胡一钱、白微钱半。热清，后以归芍六君出入调理。

某男　10 岁　2018 年 11 月 25 日

咳嗽经治已渐好，现感胸闷气短，时欲太息，舌苔白，脉细清。拟方兼治之。

桂枝 10g　紫丹参 12g　法夏 6g　瓜蒌仁 12g　干薤白 10g　潞党参 10g　黄芪 15g　杏仁 5g　前胡 5g　檀香 5g　粉草 5g　5 剂

2018 年 12 月 1 日　气痹渐展，咳嗽今少，脉弦。拟方继续益气宣痹、化痰止咳。

潞党参 12g　黄芪 15g　桂枝 10g　法夏 6g　橘红 5g　桔梗 5g　杏仁 5g　干薤白 10g　瓜蒌仁 12g　粉草 4g　7 剂

某男　10 岁　2019 年 4 月 6 日

头疼迁延半月之久，服止痛药后痛止了，后依然疼痛，舌苔黄，脉象弦。拟方清平肝热。

桑叶 10g　菊花 6g　钩藤 12g（次下）　石决明 20g（先煎）　川芎 4g　炒芩 5g　杭白芍 10g　白蒺藜 12g　全蝎 5g　5 剂

某女　6 岁　2018 年 10 月 30 日

近二三周以来，经常诉昏晕欲吐，舌苔粘黄，脉细。拟方清平肝热、熄风止吐入手。

桑叶 10g　菊花 5g　钩藤 12g（次下）　石决明 20g（先煎）　法夏 6g　山栀 5g　天麻 10g　代赭石 20g（先煎）　枳壳 5g　神曲 10g　4 剂

2018 年 11 月 6 日　头仍晕，偶尔恶心，苔转粘白。拟方继续进治。

桑叶 10g　白蒺藜 10g　野菊花 4g　法夏 6g　橘红 5g　枳壳 5g　钩藤 12g（次下）　神曲 10g　决明子 12g（包煎）　4 剂

某男　11 岁　2006 年 10 月 23 日

头痛头晕，有时鼻衄，舌苔薄黄，肝阳化火。

桑叶 10g　白菊花 6g　山栀 6g　侧柏叶 12g　钩藤 12g（次下）　石决明 20g（先煎）　炒芩 5g　白茅根 30g　生甘草 5g　5 剂

2006 年 10 月 30 日　鼻衄止，近日头又晕痛，苔厚黄，脉弦不静。拟方清平之。

桑叶 10g　钩藤 12g（次下）　白芍 10g　天麻 10g　山栀 5g　炒芩 6g　石决明 20g（先煎）　川芎 6g　白菊花 6g　5 剂

2006 年 11 月 6 日　头两侧微痛，舌红，苔粘微黄，脉弦。拟方清平肝热。

桑叶 10g　白菊花 6g　川芎 6g　钩藤 12g（次下）　白芍 10g　山栀 6g　石决明 24g（先煎）　全蝎 4g　炒芩 4g　5 剂

某女　11 岁　2018 年 8 月 18 日

尿床，苔白，舌质不红。拟方益气补肾。

熟地 12g　远志肉 5g　石菖蒲 10g　桑螵蛸 12g　肉桂 5g　覆盆子 12g　益智仁 10g　潞党参 15g　黄芪 20g　煅龙、牡各 20g（先煎）　7 剂

某女 6岁 2019年2月26日

眠深难醒，频尿床，苔薄粘。拟方调之。

熟地10g　远志肉5g　桑螵蛸10g　覆盆子10g　五味子5g　太子参10g　山药12g　石菖蒲10g　黄芪15g　粉草4g　7剂

某女 7岁 2018年11月17日

小便时失控，已有数月，苔白，脉细，此缘气虚。拟方补气固肾。

太子参10g　焦白术6g　黄芪15g　覆盆子12g　升麻6g　桑螵蛸10g　石菖蒲10g　五味子5g　益智仁12g　熟地10g　7剂

某女 7岁 1997年4月24日

肺肾俱虚，夜间尿床，白天欲尿则不能稍待，苔白。拟方补气固肾。

熟地12g　桑螵蛸10g　远志肉5g　黄芪12g　石菖蒲15g　覆盆子12g　菟丝子10g　仙茅10g　麻黄4g　肉桂4g　5剂

4月29日　尿床已停止，原方出入进治。

熟地　桑螵蛸　黄芪　仙茅　麻黄　肉桂　菖蒲　五味子　远志肉　4剂

5月7日　症平，另加山萸肉6g，巴戟天10g。

某女 5岁 2007年4月2日

晨起口有异味，有时鼻衄，大便秘结，小便黄赤，肺胃热盛，舌边尖红苔黄，脉滑略数。

银、翘各10g　山栀5g　藿香5g　炒冬瓜仁10g　神曲10g　六一散10g（包煎）　淡竹叶5g　炒芩4g　生甘草5g　7剂

某男　74天

睡眠不实，经常蛮闹，大便不实。脾运失健。

焦白术5g　广木香3g　炒大麦芽6g　茯苓6g　砂仁2g（次下）　公丁香0.5g（包煎）　3剂

某女　8岁　2007年6月27日

平时易紧张，睡眠不佳，落发偏多，苔薄微黄，脉平。

紫丹参10g　远志肉6g　茯苓、神各10g　柏、枣仁各12g　生地10g　当归10g　五味子5g　知母8g　珍珠母20g（先煎）　7剂

某女　4岁　2019年5月29日

夜寐不实，多汗，口有异味，纳食不甘，舌苔根部粘白。拟方调之。

藿香5g　白蔻仁5g（次下）　焦白术6g　云苓、神各10g　谷、麦芽各10g　鸡内金6g　浮小麦15g　糯稻根15g　黄芪15g　炒莱菔子5g　牡蛎15g（先煎）　5剂

某男　16月　1998年9月2日

临床诊断：脾肿大

患儿是第二胎，顺产，发育正常，经查脾脏肿大，肋下

3.5cm，但饮食二便正常，嬉戏如常，舌苔白。其母第一胎亦是如此，于二岁时切除脾脏，六岁夭折。拟方化瘕软坚入手调治。

潞党参10g　焦白术8g　三棱10g　小青皮4g　牡蛎12g（先煎）　赤芍5g　桃仁5g　莪术8g　云苓8g　鸡内金5g　7剂

9月14日　迭进疏肝化瘕之剂，脾部手感由硬转软，症情已明显改善。拟方继续进治。

柴胡5g　当归6g　赤芍5g　三棱10g　莪术8g　桃仁5g　鳖甲10g（先煎）　牡蛎12g（先煎）　小青皮4g　粉草5g　6剂

1月11日

柴胡5g　当归10g　赤、白芍各6g　三棱12g　谷、麦芽各10g　莪术10g　桃仁5g　牡蛎15g（先煎）　潞党参12g　焦白术10g　粉草5g　6剂

按：患儿坚持服药四年余，生长发育正常，脾肿大消除。2008年回顾，该小儿发育一如常人。

某女　10岁　1998年5月18日

口、眼、生殖器发红、疼、瘙痒（口、眼、生殖器综合征，狐惑），延月余以来，反复发作，口唇红，舌红苔黄，脉滑数。

冬桑叶　蝉衣　银翘　野菊花　杏、苡仁　紫地丁　赤芍　苦参　川连　生甘草　4剂

9月2日　外感咳嗽，诱发宿疾，口唇红肿，眼内角红，手指缝红，下部红，舌红苔白，续治。

生地 12g　炒芩 6g　川连 4g　野菊花 10g　紫地丁 30g
紫草 12g　山栀 6g　丹皮 6g　白鲜皮 12g　粉草 5g　4 剂
服药二月余，各症痊愈。

某男　初生 24 天
患儿每至夜晚蛮闹不安，肠鸣多矢气，舌苔粘黄。此属小儿盘肠气痛也。
金铃皮三分　绿梅瓣六分　山栀一钱　赤芍八分　枳壳八分　广木香五分
二剂安卧不闹，加大腹皮又二剂安。

某男　4 个月　2019 年 6 月 17 日
夜睡不实，腹胀多矢气，哭闹不安，容易惊醒，舌上苔少。拟方调之。
金铃皮 6g　大腹皮 10g　广木香 3g　茯苓、神各 8g
谷、麦芽各 10g　绿梅瓣 3g　砂仁 3g（次下）　3 剂

某女　13 岁　2007 年 11 月 2 日
右侧耳后、颈部淋巴结肿大，大小如弹子，舌苔薄白。肝郁痰结。拟方清散。
玄参 12g　大贝母 10g　昆布 15g　海藻 15g　连翘 6g
夏枯草 15g　牡蛎 24g　炒芩 6g　粉草 5g　7 剂
2007 年 11 月 9 日　耳后淋巴结明显松软，近来常觉胸痹气短，时数太息，苔白，脉结代。拟方一并兼治。
柴胡 6g　玄参 12g　大贝母 10g　法半夏 6g　瓜蒌仁
12g　干薤白 10g　檀香 6g　昆布 15g　海藻 15g　夏枯草

20g　7 剂

2007 年 11 月 16 日　右侧颈部淋巴结肿大，经治已渐松软，平时胸痹，舌苔薄粘，脉象细弦。拟方兼治。

柴胡 6g　川郁金 10g　夏枯草 20g　玄参 10g　大贝母 10g　昆布 15g　瓜蒌仁 12g　干薤白 10g　牡蛎 24g（先煎）7 剂

某男　5 岁　2007 年 5 月 30 日

身痒，颈部淋巴结肿大，舌苔薄净，脉平。拟方消散。

玄参 10g　大贝母 10g　昆布 10g　夏枯草 20g　牡蛎 20g（先煎）　小青皮 5g　柴胡 6g　粉草 5g　连翘 5g　7 剂

某女　4 岁　5 月 20 日

临床诊断：蛔虫腹痛

腹痛休作无时，汗多纳呆，舌苔薄白，体虚虫痛。

乌梅肉　炒白芍　炒使君子肉　生谷芽　橘白　炒枣仁浮小麦　牡蛎　粉草

另乌梅丸一钱，分二次服

5 月 21 日　痛解汗止，饮食不香，下虫十余条。原方加金铃皮、炒楂子肉。

5 月 24 日　又下虫四条，腹痛小作二三次。原方去牡蛎，加广木香、川椒二分。连服二帖，安。

某女　10 岁　5 月 12 日

腹痛六日，休作无时，痛则干呕作吐，前医曾用驱虫药，下虫七条，痛势不减，彻夜无眠，面色黄板，不思饮食。前医见此状遂束手，因转来门诊。诊见舌尖润，痛时干呕，盖虫得酸则安，得苦则伏，因与乌梅丸化裁。

乌梅肉　川连　白芍　金铃皮　榧子肉　菝葜　雷丸　使君子　生谷芽

另乌梅丸分三次服

兹后痛定，安卧，原方加小青皮，又连服二帖竟安。

调理

某男　5岁　2006年11月16日

脾虚胃弱，运化失常，纳食不甘，面色无华，便秘，三四日一更衣，唇淡不荣，舌苔根粘。拟方健脾运胃。

太子参10g　苍、白术各6g　青、陈皮各4g　谷、麦芽各10g　神曲10g　鸡内金6g　火麻仁12g　广木香5g　槟榔10g　白蔻仁5g（次下）　6剂

某女　5岁　2019年6月3日

易感冒，纳谷不馨，舌苔薄黄，脉细。拟方调理，增强抵抗能力。

太子参10g　焦白术6g　云苓10g　法夏5g　橘红4g　防风5g　黄芪15g　粉甘草4g　桑叶6g　桔梗5g　5剂

某女　5岁　2007年11月16日

胸痹，气机不畅，饮食不为肌肤，形体偏瘦，舌苔薄净，脉细调匀。拟方益气健脾，兼以行气宣痹。

潞党参12g　黄芪20g　茯苓10g　焦白术10g　神曲

10g　法夏 5g　瓜蒌仁 12g　干薤白 10g　桂枝 6g　粉草 5g　7 剂

某男　7 岁　2007 年 4 月 2 日

衄止，纳谷尚可，但不香，舌苔薄净，脾运失健，拟健脾和胃。

太子参 12g　焦白术 10g　茯苓 10g　青、陈皮各 3g 谷、麦芽各 10g　鸡血藤 6g　焦楂 10g　藿香 5g　枳壳 5g　7 剂

某女　12 岁　2007 年 1 月 29 日

平时容易感冒，气机不振，大便二三日一行，苔薄，脉细。胃气虚弱，脾运失健。

潞党参 12g　焦白术 10g　茯苓 10g　谷、麦芽各 10g 神曲 10g　枳壳 5g　鸡内金 6g　藿香 5g　白蔻仁 5g（次下）　5 剂

某男　7 岁　2019 年 2 月 23 日

挑食，不思纳谷，面无华色，形体偏瘦，舌质淡苔薄白。拟方健脾、温中、醒胃。

藿香 5g　焦白术 6g　白蔻仁 4g（次下）　谷、麦芽各 10g　鸡内金 6g　干姜 5g　神曲 10g　云苓 10g　枳壳 5g 太子参 10g　粉甘草 4g　7 剂

某男　5 岁半　2019 年 5 月 7 日

体弱，经常感冒，纳谷不甘，形体偏瘦，鼻塞流黄涕，咽

右侧红肿，舌苔粘白。拟方调之。

藿香 5g　太子参 10g　焦白术 10g　云苓 10g　谷、麦芽各 10g　桔梗 4g　鸡内金 6g　射干 6g　山豆根 10g　大青叶 10g　粉甘草 4g　7 剂

某女　6 个月　2019 年 6 月 14 日

饮乳正常，大便二三日一次，体重未增反降，此能食难消，故体重不增，苔白。拟方从健脾入手，缓缓图之。

太子参 10g　焦白术 6g　云苓 8g　谷、麦芽各 6g　鸡内金 6g　枳壳 3g　怀山药 10g　粉草 3g　橘红 3g　5 剂

中医内科

发热

某女　30岁　3月12日

结胸延四十余日，初病寒热近旬日，后但热不寒，脘胁疼痛，拒手按，口干欲饮，脉浮滑数，从结胸治。

法夏二钱　川连三分　瓜蒌仁三分　赤芍钱半　干薤白二钱　炒芩一钱二分　青蒿钱半（次下）　荷叶

3月13日　体温37.5℃，身热挫降，脘痛减轻，左胁疼痛依然，守原方加枳壳钱半，柴胡钱半，金铃皮三钱。

3月14日　体温38℃，渴饮，脘痛止，胁痛不减，以手触之极硬，连于脐部，当责之瘀血阻滞。舌质红滑无苔，脉象滑数。

柴胡　桃仁　红花　三棱　莪术　赤芍　金铃皮　生地

3月16日　体温37.8℃，症状不减，瘀血不去。原方加生军二钱（次下），琥珀五分吞服。

3月17日　体温37.2℃，痛定热降，原方加血竭五分，乳、没。

3月19日　诸症皆平，硬块显著缩小，瘀血渐去，守原方加鳖甲胶，去莪术，连服数帖而痊。

某男　成年　5月22日

久咳，近加外感，咳嗽益剧。引胸作痛，左甚。咳则不能平卧，高热汗少，流清涕。苔薄白，脉浮数。拟方清宣透表、肃肺止咳。

桑叶、皮各三钱　射干钱半　香豆豉三钱　山栀钱半　杏仁钱半　炒芩钱半　川郁金钱半　旋覆花钱半（包煎）　通草八分

5月26日　体温39.2℃。二帖，发热不降，咳嗽，口渴欲凉饮，脉浮滑数。痰热壅肺，清肃之令不解，仍步前方进治。

香豆豉二钱　山栀钱半　桑叶、皮各三钱　射干钱半　川郁金钱半　炒地骨皮三钱　杏仁三钱　甜葶苈子八分　通草八分　干杷叶三钱（包煎）

5月28日　热降，咳减，口渴止，脉尚浮大，邪尚未净。原方去香豆豉，加炒银胡钱半，白薇三钱，麦冬三钱，丝瓜络三钱。

6月1日　体温37.6℃，发热几净，咳亦渐止，脉未静。拟方进治。

青蒿钱半（次下）　知母钱半　炒地骨皮三钱　桑叶三钱　杏仁三钱　桔梗钱半　天冬三钱　旋覆花二钱（包煎）　干杷叶三钱（包煎）

三帖，热清咳止，脉静发凉，安。

某女　16岁　2019年5月13日

外感流清涕，咽红肿疼痛，发热38℃，舌苔黄，脉浮略数。拟方疏表清咽止痛。

荆芥5g　辛夷10g　薄荷5g（次下）　桔梗6g　射干6g　大青叶12g　马勃6g　香豆豉10g　玄参12g　粉草

6g　3剂

某女　91岁　2018年11月30日

发热二三日，有痰排不出，大便三四天未更衣。

荆芥5g　薄荷4g（次下）　冬桑叶10g　桔梗5g　杏仁5g　香豆豉10g　前胡5g　橘红5g　法夏6g　火麻仁15g　山栀5g　粉草5g　3剂

某女　成年　9月8日

昨始发热，咽部肿痛，舌不能外伸，舌苔垢腻，痰有秽味，脉象滑数。此风痰互结，汤水不进。

荆芥　薄荷（次下）　射干　桔梗　大贝母　僵蚕　法夏　橘红　山豆根　陈莱菔英

9月10日　药后吐痰为脓，有杯余之多，咽肿消，痛止。口能张合，舌苔宣松，刮之即去，续以前法增减。原方去桔梗、山豆根、陈莱菔英，加海浮石、瓦楞子、川郁金。

9月14日　诸症皆平。拟方善后。

法夏　橘红　郁金　桔梗　僵蚕　大贝母　海浮石　山豆根。三帖，安。

某女　23岁　1991年11月3日

受惊，痰热内扰心胆，神志恍惚，由宁返扬，加之饮食杂进，遂发高热。住邗江医院数日，身热降而不清，脉数不静，腑气六七日未通，矢气连连，进果导、甘油导便，皆未果。胃脘满闷，按之痛，大腹按之亦痛。舌苔粘浊，脉象数，按之有加。此痰热互结，积滞成实，非下夺，病不能去，选小陷胸合小承气汤。

法夏 10g　瓜蒌仁 12g　川连 3g　炒芩 5g　枳实 6g　川朴 5g　生军 10g（次下）

11 月 5 日　连服二帖，腑气畅通，下燥屎七八枚。脘痛已失，舌苔中心渐褪，而每至午后，怯寒发热，干呕口苦，脉象弦数。邪从阳明进入少阳，拟和解清透，清化湿热。

青蒿 10g（次下）　柴胡 5g　茵陈 10g　大豆卷 10g　藿香 5g　川朴 4g　白蔻仁 5g（次下）　杏、苡仁各 10g　法夏 6g　炒芩 5g　六一散 10g（包煎）　3 剂

11 月 7 日　连服三贴，苔垢尽褪，寒热已清，脉象转平。拟方清化余邪。

青蒿 6g（次下）　炒芩 5g　藿香 5g　瓦楞子 12g　枳壳 5g　炒冬瓜子 12g　法夏 6g　橘红 5g　茯苓、神各 10g　3 剂

某男　58 岁　2006 年 10 月 15 日

迩来低烧，纳食不甘，口苦作呕，舌苔粘黄，脉弦数不静，邪在少阳，肝经湿热不清。拟方和解，清化湿热，小柴胡合三仁二方化裁

藿香 6g　柴胡 6g　杏仁 6g　薏苡仁 12g　炒芩 6g　白蔻仁 5g（次下）　神曲 10g　谷、麦芽各 10g　法夏 6g　川朴 5g　砂仁 5g（次下）　5 剂

某女　58 岁

发烧 8 月余不退，口苦，时有恶心，脉弦细。柴胡桂枝各半汤，太阳少阳合病。

桂枝 10g　柴胡 5g　炒白芍 10g　炒芩 5g　粉草 5g　法夏 6g　潞党参 12g　神曲 10g　藿香 5g　黄芪 15g　生姜二片　红枣七个　4 剂

某男　77 岁　2006 年 10 月 8 日

邪在少阳，逾月以来，定时寒热更作，口苦，纳呆，但不欲饮，苔粘黄，脉弦。

柴胡 5g　炒芩 6g　法夏 10g　神曲 10g　甘草 5g　潞党参 15g　火麻仁 20g　生军 6g（次下）　生姜二片（自备）大枣五枚（自备）　3 剂

某女　24 岁　3 月 27 日

体温 39℃，外感寒热头疼，懊憹不安，经水适至，两日即断。昼日神清，夜则谵烦，身重，痛如杖击，口苦干呕，渴欲热饮，今又鼻衄，舌边夹有紫碎点，脉象浮而弦数。此谓热入血室也。拟方和解，凉血逐瘀。

柴胡钱半　炒芩钱半　法夏二钱　竹茹三钱（代水）赤芍三钱　生地三钱　红花钱半　桃仁二钱　山栀钱半

3 月 28 日　体温 37.6℃，热降，渴减，呕止，神清，脉象未静。原方加丹参三钱，紫草三钱，去山栀。

3 月 29 日　体温 36.8℃，热清，脉静。发凉，昨夜间咳嗽。拟方继续调治。

桑叶　瓜蒌皮　杏仁　荷梗　丹参　麦冬　紫草　干杷叶。三帖，安。

某女　16 岁　3 月 6 日

体温 39.6℃，高热七日，汗不解热，畏寒鼻塞，咽微红肿。昨日鼻衄，咳嗽，舌红苔白，脉浮数，此风热外感。拟方清疏透邪。

桑叶　薄荷（次下）　连翘　桔梗　研牛蒡子　香豆豉　炒侧柏叶　二帖

3 月 8 日　表解热退，纳差，后以调中和胃而安。

某男　成年　8 月 14 日

体温 40℃，发热无汗，肌肤灼热，项强不和，气痹纳呆，舌苔粘白，脉象浮数，二便俱少，风邪暑湿。拟方疏风、清暑、化湿，解肌透邪。

羌活　薄荷（次下）　青蒿（次下）　炒大豆卷　白蔻仁　炒芩　藿香　神曲　六一散（包煎）　通草　荷叶

8 月 17 日　体温 39℃，热降，项和，舌苔薄黄，原方去赤芍、薄荷、大豆卷，加佩兰、冬瓜仁、杏仁。二帖，安。

某男　15 岁　2019 年 5 月 19 日

发热至今已有七八天之久，纳食不香，大便泄稀，一日二三次，微咳，舌苔粘浊泛黄，脉数。拟方清宣、化湿、达邪。

藿香 5g　苍术 5g　白术 10g　川朴 5g　白蔻仁 5g（次下）　杏仁 5g　苡仁 12g　茵陈 10g　炒芩 5g　法夏 6g　神曲 10g　六一散 10g（包煎）　通草 4g　3 剂

2019 年 5 月 22 日　药后热退，大便泄稀，一日七八次，舌苔大部分已褪。拟方继续进治。

藿香 5g　砂、蔻仁各 5g（次下）　神曲 10g　杏仁 5g

苡仁 12g　法夏 6g　广木香 5g　云苓 10g　川朴 5g　焦白术 10g　通草 3g　3 剂

2019 年 5 月 25 日　热未再作，大便减为二次，苔白稍粘。拟方续进。

藿香 5g　太子参 12g　焦白术 10g　云苓 10g　谷、麦芽各 10g　神曲 10g　鸡内金 6g　砂仁 5g（次下）　橘红 5g　炮姜 5g　广木香 5g　4 剂

2019 年 6 月 3 日　病退，继续调理。

太子参 12g　焦白术 10g　云苓 10g　白蔻仁 5g（次下）　六神曲 10g　焦楂 10g　鸡内金 6g　佩兰 5g　炒冬瓜仁 12g　焦苡仁 12g　谷、麦芽各 10g　5 剂

某女　25 岁　2019 年 2 月 18 日

前有发热，服药热解，口唇仍干，舌质正红，苔黄不褪，脉弦略数，阴伤余火未清。拟方养阴、清泄余热。

玄参 15g　知母 10g　生地 15g　麦冬 15g　石斛 15g　炒芩 6g　山栀 6g　芦根 30g（先煎）　淡竹叶 10g　生甘草 8g　7 剂

某女　63 岁　2019 年 3 月 12 日

病延旬日，身热温温，朝轻暮重，舌苔满布粘浊，脉象弦数，湿温之邪内阻三焦。拟方清宣化浊，分利三焦，待邪外达。

藿香 5g　白蔻仁 5g　川朴 5g　杏仁 6g　苡仁 15g　六一散 10g（包煎）　法夏 10g　六神曲 10g　通草 5g　炒芩 5g　云苓 10g

某　8月6日

病五日，身热甚于午后，咽红肿，疼痛。舌红，苔黄，脉浮数。拟方解毒清咽，清化暑湿。

马勃　大青叶　银翘　赤芍　藿香　茵陈　白蔻仁　炒芩　六一散　神曲　杏、苡仁　2剂

8月8日　热退，咽痛定。

藿香5g　山栀5g　银、翘各6g　马勃5g　六一散10g（包煎）　大青叶10g　炒芩5g　神曲10g　炒冬瓜仁10g　3剂

某女　25岁　8月17日

病已旬日，午后热甚，苔粘白，脉濡数。此时令湿邪，湿温也。拟方清宣化湿。

茵陈钱半　淡豆豉三钱　山栀钱半　白蔻仁六分（次下）　杏、苡仁各三钱　六一散三钱（包煎）　法夏钱半　通草八分　干杷叶三钱（包煎）

8月18日　恙情暂无进退，原方加青蒿三钱（次下）。

8月19日　身热已退，苔尚未褪，饮食宜节。

青蒿钱半（次下）　清水豆卷三钱　茵陈钱半　白蔻仁六分（次下）　炒芩一钱二分　神曲三钱　桑叶三钱　枳壳钱半　山栀一钱二分　通草八分

8月21日　热退苔褪。拟方善后。

藿梗钱半　神曲三钱　生谷芽三钱　炒冬瓜仁三钱　六一散三钱（包煎）　荷梗钱半五钱

某男　21 岁　8 月 31 日

体温 38.2℃，病延十余日，发热，午后热甚，胸闷纳呆，汗出不畅，小便短赤，苔白，脉濡数，此湿温病也。拟方清宣透邪，缓缓图之。

青蒿三钱（次下）　清水豆卷三钱　杏、苡仁各三钱　白蔻仁八分（次下）　炒芩钱半　法夏二钱　通草八分　山栀钱半　六一散三钱（包煎）

9 月 4 日　热退，胸痞不展，原方加川朴、荷叶。

9 月 6 日　气展症平。拟方和中，清化湿浊余邪。

藿香钱半　神曲三钱　苡仁三钱　炒冬瓜仁三钱　茯苓三钱　六一散三钱（包煎）　荷梗五钱。三帖，安。

某女　54 岁　6 月 5 日

病延八日，初头疼身痛，恶寒发热，迭经治疗，病情未减，有汗热减，无汗热增，胸闷纳呆，口干作粘，舌苔根厚，脉象细弦而濡。此谓湿温病也。拟方宣化透邪。

藿香二钱　茵陈二钱　清水豆卷三钱　白蔻仁一钱（次下）　川朴六分　炒芩钱半　杏、苡仁各三钱　法夏三钱　六一散三钱（包煎）　通草八分　荷叶一角

6 月 6 日　热降，苔仍厚，原方步进。去荷叶，加粗桂木钱半。

6 月 8 日　热退，苔褪未净，原方出入。

藿香二钱　醒头草钱半　白蔻仁八分（次下）　川朴五分　神曲三钱　炒冬瓜仁三钱　粗桂木钱半　炒芩一钱　通草八分　荷叶一角。三帖症平，安。

某男　37岁　10月11日

病已七日，体温38℃，寒热俱轻，脘闷纳呆，舌苔厚粘浊，脉细弦。此湿温病也。拟方清化湿热。

青蒿　茵陈　清水豆卷　苍术　川朴　法夏　神曲　枳壳　六一散　通草

10月13日　体温37℃，寒热已清，苔尚粘浊，原方去青蒿、豆卷，加白蔻仁八分（次下）。连服三帖，舌苔褪去，后以和中化浊善后。

夏秋暑湿

某男　38岁　9月2日

病近旬日，汗不解热。渴不多饮，苔白厚腻，二便皆少。脉象濡数。夏秋暑湿交蒸。拟方化湿清暑透邪。

藿香　省头草　清水豆卷　茵陈　川朴　炒芩　六一散　枳壳　神曲　法夏　山栀

9月4日　连服二帖，热退脉静。舌苔转黄，暑湿之邪未清。守原方加通草。三帖，苔褪病平，安。

某女　30岁　7月2日

体温40℃，病延数日，头昏而晕，身热晡甚，夜间不得眠。谵语失常，身部见斑四日，色泽紫赤，干呕，便如酱水。项部有细碎白斑，脉象滑数。证属温病发斑，但营气不足，不同于一般常例。拟方养营清血再夺。

生地　赤白芍　丹皮　山栀　银翘　苡仁　炒芩　六一散　菊花

7月3日　温邪入血化斑，色紫赤，热甚于夜，胸中热，有汗。入夜谵烦渐宁。苔粘，舌红。拟方清热解毒，兼顾心营。

生地　丹皮　赤芍　银翘　山栀　紫丹参　元参　茯神　炒枣仁　板蓝根　紫地丁

7月4日　夜热烦躁，谵妄已定，耳聋渐开。今晨身热已降，斑迹新粒色鲜。按斑色紫赤泛黑，本属危疴，终望不生变幻。原方去银花、赤芍，加粉草四分，人中白八分。

7月5日　自述作汗甚透，发热逐日减轻，小便热减，耳聋已开，斑迹渐化，新斑色鲜，夜间小有谵语，原方去连翘、紫地丁，加瓜蒌仁四钱。

7月6日　斑渐化，昨晨汗出后，忽然寒战增热，午后复以汗退，苔白，脉细。试从气分透邪外出。

藿梗　清水豆卷　山栀　炒芩　焦谷芽　冬瓜仁　太子参　六一散　赤芍。三帖，安。

某女　53岁　7月18日

体温39.8℃，身热头昏，胸闷腹胀，便溏。苔白而粘，脉象濡数。此属湿邪郁表。拟方宣表化湿。

佩兰钱半　藿梗三钱　香豆豉三钱　山栀钱半　六一散三钱（包煎）　砂、蔻仁各五分（次下）　枳壳钱半　神曲三钱　大腹皮三钱　炒冬瓜仁三钱　广木香八分　荷梗五钱

7月20日　体温36.7℃，热退，微咳。拟方调治。

藿梗二钱　杏仁三钱　前胡钱半　神曲　枳壳钱半　白蔻仁五分（次下）　炒冬瓜仁三钱　桑叶二钱　菊花二钱　黄郁金钱半。三帖症平，安。

某　6 月 10 日

湿温，发热递降，舌苔渐化。拟方续进。

藿梗二钱　杏、苡仁各三钱　白蔻仁六分（次下）　神曲各三钱　大腹皮三钱　飞滑石三钱（包煎）　炒冬瓜仁三钱　炒芩一钱二分　荷叶钱半

6 月 12 日　体温 38℃，苔褪，声咳不扬，脉象浮数。湿热渐退，新邪外束。拟方清化。

青蒿钱半（次下）　藿香钱半　桑叶二钱　防风一钱二分　杏、苡仁各三钱　薄荷六分（次下）　桔梗钱半　牛蒡子三钱　通草八分（次下）

6 月 13 日　体温 37.6℃，热降咳止，外邪解矣。舌上明净，脉尚未静。

藿梗二钱　清水豆卷二钱　青蒿钱半（次下）　白蔻仁六分（次下）　茵陈钱半　炒芩一钱二分　杏、苡仁各三钱　谷、麦芽各三钱　通草八分（次下）　炒冬瓜仁三分

连服三帖，症平，脉静。

某男　58 岁　2006 年 10 月 15 日

迩来低烧，纳食不甘，口苦作呕，舌苔粘黄，脉弦数不清，邪在少阳，肝经湿热不清。拟方和解清化湿热，小柴胡合三仁二方化裁。

藿香 6g　柴胡 6g　杏仁 6g　薏苡仁 12g　炒芩 6g　白蔻仁 5g（次下）　神曲 10g　谷、麦芽各 10g　法夏 6g　川朴 5g　砂仁 5g（次下）　5 剂

某男 49岁 3月5日

临床诊断：肺脑

热难退，气息奄奄，鼻煽动，面色㿠白，颊一红，则抽搐，手足逆冷，项不和，目上视，连抽搐二次，神昏。此属肝风内动，痰浊上扰清窍，症极涉险，勉拟一方以尽人力。

桑叶、皮各钱半　炒地骨皮钱半　川郁金一钱二分　远志肉钱半　炒胡黄连二分　橘红钱半　空沙参二钱　钩藤三钱（次下）　京菖蒲八分

另牛黄清心丸半粒，分二次冲服。

3月6日　窍开神清，气息不平，已能言语，守原方步进。

桑叶二钱　菊花六分　钩藤三钱（次下）　北沙参二钱　地骨皮钱半　胡黄连二分　石斛三钱（先煎）　远志肉一钱二分

3月8日　笃病后津液大伤，舌干少津，拟甘寒养阴。

北沙参三钱　玄参三钱　鲜石斛三钱　远志肉一钱二分　丹参二钱　生谷芽三钱　橘白五分。三帖，安。

感冒

某女 59岁 2007年6月27日

外感三四日，多嚏多涕，头昏偏左头痛，咳嗽痰少，口干喜饮，苔薄黄，脉细数。拟方兼治。

荆芥、防风各6g　桑叶10g　薄荷5g（次下）　蝉衣5g　白菊花6g　杏仁6g　白、前胡各6g　蔓荆子10g　香豆豉10g　山栀6g　4剂

某男　20 岁　2019 年 2 月 20 日

前天不慎感凉，头骨痛，微恶寒，发热，浑身无力，饮食不香，大便泄稀，昨日二三次，苔粘白，脉浮数。拟方和解之。

荆芥 5g　辛夷 10g　香豆豉 10g　菊花 5g　香白芷 10g　葛根 6g　广木香 5g　焦白术 6g　砂仁 5g（次下）　楂、曲各 10g　射干 6g　3 剂

某女　54 岁　1997 年 7 月 26 日

初外感，寒热往来，投柴胡桂枝各半汤，热退，但寒无热，汗后恶寒更甚。舌苔粘白，口唇淡乌，脉象浮细。此阳虚之象也，拟桂枝汤加芪附主之。

桂枝 10g　炒白芍 8g　粉草 5g　制附片 12g　黄芪 15g

连服三帖，恶寒已解，汗亦渐少，守原方加白术，再服三帖安。

某女　41 岁　2006 年 12 月 15 日

外感，迁延数日，鼻塞涕浊，咳嗽频仍，咳声呛逆，口干喜饮，苔薄粘泛黄，脉滑。拟方清宣散邪、肃肺止咳。

桑叶、皮各 10g　白菊花 6g　辛夷 10g　射干 6g　防风 6g　杏仁 6g　白、前胡各 6g　鱼腥草 30g　炒芩 6g　炙麻黄 5g　5 剂

某女　59 岁　2007 年 6 月 27 日

外感三四日，多喷多涕，头昏偏左头痛，咳嗽痰少，口干喜饮，苔薄黄，脉细数。拟方兼治。

荆芥、防风各 6g　　桑叶 10g　　薄荷 5g（次下）　　蝉衣 5g
白菊花 6g　　杏仁 6g　　白、前胡各 6g　　蔓荆子 10g　　香豆豉
10g　　山栀 6g　　4 剂

某男　57 岁　2019 年 5 月 15 日
外感，已在苏北挂水六天，现在好转，但是头昏昏沉沉，
不舒服，干咳无痰，咽部红疼，口不渴，苔粘白，脉弦偏数。
拟方疏表清咽止咳。
冬桑叶 10g　　菊花 6g　　辛夷 10g　　桔梗 5g　　射干 6g　　山
豆根 12g　　杏仁 5g　　白、前胡各 6g　　大青叶 12g　　生甘草
6g　　4 剂

某男　68 岁　2007 年 12 月 7 日
有时形寒畏冷，背部怕冷，头昏，纳食欠佳，体困乏力，
舌苔根心粘浊，脉象浮弦。拟方两解。
羌活 6g　　防风 6g　　桂枝 10g　　葛根 10g　　薄荷 5g（次
下）　　藿香 6g　　山楂 10g　　神曲 10g　　茯苓 10g　　薏仁 12g
杏仁 12g　　5 剂
2007 年 12 月 12 日　　表邪渐解，胃家渐和，纳食转增，
脘部尚有轻胀，舌苔根心粘薄黄，手足不温，脉弦。拟方继续
调中。
藿香 6g　　白蔻仁 5g（次下）　　山楂 10g　　神曲 10g　　鸡
内金 6g　　枳壳 6g　　炒冬瓜仁 12g　　广木香 6g　　佛手片 6g
桂枝 10g　　7 剂

咳嗽

某女　65 岁　2019 年 6 月 4 日

老慢支，咽痒咳嗽，近二日加重，白痰，苔粘泛黄，脉滑数。拟方清散、祛痰、止咳。

冬桑叶 10g　防风 5g　蝉衣 5g　桔梗 5g　白、前胡各6g　杏仁 5g　法夏 6g　橘红 5g　鱼腥草 20g　紫菀 10g冬花 10g　粉草 5g　5 剂

2019 年 6 月 16 日　药后咳嗽明显减轻。拟方继续进治。

冬桑叶 10g　蝉衣 5g　桔梗 5g　杏仁 5g　白、前胡各6g　鱼腥草 20g　法夏 6g　橘红 5g　麻黄 5g　干杷叶 10g（包煎）　5 剂

某女　65 岁　2018 年 10 月 30 日

平时经常感冒，咳嗽，咽部感觉不适，舌苔薄少，脉象弦滑。拟方权先宣散化痰止咳。

苏叶 6g　桔梗 6g　法半夏 10g　橘红 5g　防风 5g　杏仁 5g　前胡 6g　瓜蒌仁 12g　山豆根 12g　粉草 5g　7 剂

某女　37 岁　2019 年 1 月 30 日

外感，咳嗽痰白，苔黄，脉滑。拟方清散涤痰止咳。

桑叶 10g　炒芩 5g　防风 5g　杏仁 5g　白、前胡各 6g鱼腥草 30g　桔梗 6g　橘红 5g　法夏 6g　干杷叶 10g（包煎）　3 剂

某女　40 岁　2019 年 1 月 26 日

咳嗽无痰，延已六七日，服消炎药和糖浆，未见好转，苔黄，脉细。拟方清散止咳。

桑叶 10g　射干 6g　鱼腥草 30g　桔梗 6g　白、前胡各 5g　杏仁 5g　冬花 10g　紫菀 10g　粉草 6g　5 剂

某男　70 岁　2019 年 1 月 24 日

咳嗽反复发作，迁延三四月之久，白色痰，晨暮咳甚，夜间亦咳，舌苔粘白，脉弦。拟方宣肺涤痰止咳。

冬花 10g　紫菀 10g　桔梗 5g　白、前胡各 6g　杏仁 5g 法夏 10g　橘红 6g　苏子、叶各 5g　干姜 8g　杷叶 10g（包煎）　5 剂

某女　66 岁　2019 年 1 月 21 日

背冷咳嗽，苔白，脉细。拟方进治。

桂枝 10g　干姜 8g　细辛 3g　杏仁 5g　法夏 6g　橘红 5g　白、前胡各 6g　桔梗 5g　冬花 10g　紫菀 10g　黄芪 30g　干杷叶 10g（包煎）　7 剂

某女　65 岁　2018 年 12 月 23 日

咳嗽六七日，咳时溺自流出，口舌干燥，舌质红，苔薄黄。拟方兼治之。

桑叶 10g　杏仁 5g　蝉衣 5g　鱼腥草 20g　北沙参 15g 麦冬 15g　五味子 6g　白、前胡各 6g　黄芪 30g　7 剂

2018 年 12 月 30 日　咳嗽旬余日，服药后咳嗽大减，仍口干舌燥，苔薄黄，脉滑。拟方清燥、化痰、止咳。

桑叶 10g　鱼腥草 30g　炒芩 5g　桔梗 5g　杏仁 5g 白、前胡各 5g　大贝母 10g　瓜蒌仁 12g　麦冬 15g　北沙参 15g　粉草 6g　10 剂

2019 年 1 月 18 日　咳嗽已少，仍然口干起燥，小便情况好转，脘痞不适，有时微痛，舌上苔少，脉细弦。拟方继续调治。

知母 8g　山药 15g　覆盆子 15g　桑螵蛸 12g　潞党参 15g　黄芪 30g　神曲 10g　广木香 6g　冬花 10g　紫菀 10g 杏仁 6g　五味子 5g　10 剂

某女　58 岁　2007 年 1 月 29 日

咳嗽，纳食不甘，舌滑苔白，根心粘浊，脉细滑数不静，虚象也。拟方调治。

苏子 6g　甜葶苈子 6g　炙麻黄 5g　干姜 6g　细辛 5g 五味子 6g　法夏 6g　橘红 5g　杏仁 6g　白、前胡各 6g　6 剂

某女　88 岁　2019 年 3 月 8 日

咳嗽数月，夜间咳甚，吐清白痰，左侧胸腋窜痛亦有三四月之久，纳谷不香，虽经中药治疗但未见好转，顷察舌苔粘白，脉象细弦。拟方温肺涤痰、止咳和中、疏络止痛。

苏子、叶各 5g　干姜 8g　杏仁 5g　冬花 10g　紫菀 10g 法半夏 10g　白、前胡各 5g　橘红 5g　旋覆花 6g　乳、没各 5g　川郁金 6g　延胡索 12g　7 剂

某女　56 岁　2019 年 3 月 4 日

三月前，左上小肺叶切除，现咳嗽，排白色痰，延已三四

个月，舌苔白根部稍粘，脉细滑。拟方宣肺化痰止咳。

紫菀10g　冬花10g　蝉衣4g　法夏6g　橘红5g　桔梗5g　杏仁6g　白、前胡各6g　苏叶10g　干杷叶10g（包煎）　7剂

某男　53岁　2006年12月18日

咳声呛逆，咳嗽月余，近数日加剧，引胸作痛，舌苔泛黄，脉滑。拟方清金肃肺止咳。

桑叶、皮各10g　射干6g　炒芩6g　杏仁6g　鱼腥草20g　桔梗6g　白、前胡各6g　炙麻黄4g　蝉衣5g　干杷叶10g（包煎）　5剂

某女　69岁　2006年11月15日

咳嗽，津不正化，生痰，痰浊上壅则咳，老年脾虚，肺失宣降。拟方调治。

潞党参15g　焦白术10g　茯苓10g　法夏10g　橘红6g　杏仁6g　旋覆花10g（包煎）　冬花10g　紫菀10g　前胡6g　7剂

某女　53岁　2007年11月16日

咳嗽痰色粘黄，口渴喜饮，苔色粘黄，脉象滑数。肺中痰热俱重。拟方肃肺清化痰热。

桑叶、皮各12g　炒芩6g　鱼腥草30g　大贝母10g　海浮石12g（先煎）　杏仁6g　生石膏20g（先煎）　白、前胡各6g　橘红5g　粉草5g　7剂

某女　84岁　2006年10月18日

咳嗽，痰渐转黄，便燥难解，以致肛裂，出血颇多，下肢瘀肿，舌苔泛黄，脉滑且数。拟方兼治。

桑叶10g　杏仁5g　鱼腥草30g　炒芩5g　地榆炭12g　瓜蒌仁12g　白、前胡各5g　蝉衣5g　大贝母10g　火麻仁15g　干杷叶10g（包煎）　6剂

2006年10月25日　咳嗽大减，夜咳停止，痔血减少。面肢浮肿，周身痠痛，舌苔薄黄，脉弦。

桑叶10g　射干6g　鱼腥草20g　杏仁6g　苡仁15g　茯苓10g　前胡6g　泽泻10g　山药15g　炒芩6g　地榆炭12g　7剂

某男　65岁　2006年11月13日

咳嗽痰多，色白，舌苔根粘，脉弦滑。

冬花10g　紫菀10g　杏仁6g　白、前胡各6g　法夏6g　橘红5g　甜葶苈子8g　炙麻黄5g　桑叶10g　干杷叶10g（包煎）　6剂

某女　54岁　2006年11月13日

咳嗽旬余日，痰涕皆黄，舌苔薄黄。拟方肃肺、清金、止咳。

桑叶、皮各10g　射干6g　炒芩6g　杏仁6g　白、前胡各6g　桔梗6g　橘红5g　冬花10g　炙麻黄4g　干杷叶10g（包煎）　鱼腥草30g　5剂

某男　42 岁　2019 年 2 月 26 日

咳嗽六七日，感凉呛风则发，咽痒痰少，舌淡苔白，脉细缓。拟方宣肺、散寒、止咳。

冬花 10g　紫菀 10g　防风 5g　桔梗 5g　杏仁 5g　麻黄4g　白、前胡各 6g　橘红 5g　干姜 8g　干杷叶 10g（包煎）5 剂

某女　62 岁　2019 年 2 月 26 日

咳嗽三四月之久，一直挂水消炎治疗，反反复复至今咳嗽未止。咽痒排浓痰，苔粘泛黄，脉象滑。拟方清散、涤痰、止嗽。

桑叶 10g　射干 6g　蝉衣 5g　鱼腥草 30g　瓜蒌皮 12g大贝母 10g　白、前胡各 6g　杏仁 6g　桔梗 5g　橘红5g　7 剂

某女　29 岁　2019 年 2 月 17 日

外感咳嗽，痰咯不出，流黄涕，有时清涕。鼻塞不通，易困喜睡。苔粘泛黄，脉细。拟方清散、排痰、止咳。

羌活、防风各 5g　苍耳子 10g　香白芷 6g　辛夷 10g桔梗 5g　杏仁 5g　白、前胡各 5g　鱼腥草 15g　橘红 5g法夏 6g　4 剂

某女　32 岁　2018 年 4 月 17 日

咳嗽半年之久，干呛痰少，苔薄黄。拟方肃肺、清金、止咳。

桑叶 10g　射干 6g　鱼腥草 30g　桔梗 5g　杏仁 5g

白、前胡各6g　大贝母10g　炒芩5g　蝉衣5g　干杷叶10g
（包煎）　7剂

某女　47岁　2018年11月8日

不慎感凉，咳嗽无痰，至今已四五日，舌苔粘白泛黄，脉
细。拟方清散止咳。

冬桑叶10g　射干6g　蝉衣5g　桔梗5g　鱼腥草30g
白、前胡各5g　杏仁5g　大贝母10g　冬花10g　干杷叶
10g（包煎）　7剂

2018年11月25日　咳嗽显减，仍步前法继续调治。

冬桑叶10g　杏仁5g　白、前胡各5g　蝉衣5g　桔梗
5g　冬花10g　紫菀10g　射干6g　粉甘草5g　干杷叶10g
（包煎）　15剂

某男　58岁　2018年11月17日

咳嗽，痰多粘白，夜间咳嗽，气痹难展，夜寐亦不好，苔
白，脉数大。拟方调治。

冬花10g　紫菀10g　杏仁5g　白、前胡各6g　法夏
10g　瓜蒌仁12g　干薤白10g　橘红6g　檀香5g　桔梗6g
柏、枣仁各15g　苏子、叶各5g　7剂

某女　55岁　2018年11月30日

咳嗽数月，排痰不畅，心烦，烘热汗出，一日二三次，夜
寐不好，苔少，脉滑。拟方权先宣肺、化痰、止咳。

冬桑叶10g　射干6g　鱼腥草30g　桔梗5g　白、前胡
各5g　杏仁5g　瓜蒌皮12g　大贝母10g　橘红5g　蝉衣

5g 粉甘草6g 7剂

某女 2018 年 11 月 29 日

干咳无痰，延已数月之久，已经西法治疗，但未能控制，加之夜寐不佳，纳不甘味，苔粘，脉象细弦。拟方兼治缓图。

冬桑叶10g 杏仁5g 鱼腥草20g 蝉衣5g 桔梗5g 楂、曲各10g 白、前胡各6g 柏、枣仁各15g 夜交藤15g 干杷叶10g（包煎） 7剂

某女 34 岁 2007 年 11 月 2 日

咽痒，干咳无痰，延来已久，苔薄微黄，脉细。拟方清金、散风、止咳

桑叶10g 蝉衣5g 射干6g 杏仁6g 鱼腥草30g 瓜蒌皮10g 大贝母10g 白、前胡各6g 桔梗6g 5剂

某女 57 岁 2006 年 11 月 5 日

咳嗽，音声呛逆，口舌干燥，喜饮，舌苔粘黄，脉细。拟方肃肺止咳。

桑叶10g 桑皮10g 射干6g 炒黄芩6g 蝉衣5g 鱼腥草30g 杏仁6g 白前6g 前胡6g 瓜蒌皮10g 大贝母10g 干枇杷叶10g（包煎） 7剂

某女 66 岁 2007 年 12 月 12 日

咳呛有痰，迁延半月，痰少色黄，苔薄黄，口舌干，脉象弦。拟方清散止咳。

桑叶10g 射干6g 蝉衣5g 鱼腥草30g 桔梗6g 杏

仁 6g　　白前 6g　　前胡 6g　　炒芩 6g　　橘红 5g　　粉草
5g　　5 剂

某男　37 岁　2019 年 5 月 13 日

不慎受凉，咳嗽加重，胃家不和，食后作胀，夜寐多梦，舌心光根粘，脉弦滑。拟方兼治之。

苏叶 6g　　冬花 10g　　紫菀 10g　　杏仁 5g　　白、前胡各 6g
法夏 6g　　橘红 5g　　防风 5g　　楂、曲各 10g　　枳壳 5g　　鸡内金 6g　　桔梗 6g　　7 剂

某女　42 岁　2019 年 6 月 22 日

咳嗽反反复复，迁延已三四月之久，在家咳少，外出接触冷空气加重，有清薄或粘白痰，苔薄白，脉细缓。拟方宣散、化痰、止咳。

苏叶 6g　　防风 5g　　桔梗 5g　　法夏 10g　　橘红 5g　　干姜
8g　　杏仁 5g　　白、前胡各 6g　　细辛 3g　　炒莱菔子 10g　　炙麻黄 4g　　5 剂

某男　48 岁　2019 年 6 月 15 日

咳嗽多年，但不重，白色痰，有时精神波动，舌苔粘白，脉弦。拟方进治缓图。

紫菀 10g　　冬花 10g　　桔梗 5g　　杏仁 5g　　前胡 6g　　橘红 5g
川郁金 10g　　柴胡 6g　　香橼皮 10g　　干杷叶 10g（包煎）　　7 剂

某女　30 岁　2019 年 5 月 29 日

咳嗽四五日，有黄痰，已挂水消炎治疗，效果不佳，舌苔

薄黄，脉象细滑。拟方清宣、化痰、止咳。

冬桑叶 10g　射干 6g　蝉衣 5g　桔梗 5g　杏仁 5g　鱼腥草 30g　白、前胡各 6g　橘红 5g　大贝母 10g　干杷叶 10g（包煎）　4 剂

某女　2019 年 6 月 3 日

咳嗽半年，挂水治疗，反反复复，咳久痰赒，苔薄，脉细。拟方调之。

苏子 6g　苏叶 5g　甜葶苈子 10g　法夏 10g　橘红 5g　杏仁 5g　白、前胡各 6g　冬花 10g　紫菀 10g　麻黄 4g　粉草 5g　5 剂

某女　60 岁　2019 年 5 月 22 日

咳嗽四天，排黏稠黄痰，苔黄，脉滑数。拟方肃肺清金、化痰止咳。

冬桑叶 10g　炒芩 5g　鱼腥草 30g　杏仁 6g　瓜蒌仁 12g　大贝母 10g　白、前胡各 6g　射干 6g　橘红 5g　干杷叶 10g（包煎）　4 剂

某女　50 岁　2018 年 11 月 16 日

咽痒咳嗽，苔白脉浮。拟方宣散止咳。

苏叶 5g　桑叶 10g　桔梗 5g　蝉衣 5g　冬花 10g　紫菀 10g　防风 5g　白、前胡各 5g　杏仁 6g　粉草 5g　7 剂

2019 年 5 月 27 日　咳嗽六七日，咽痒有痰，排不出，舌苔薄白，脉滑。拟方宣散、排痰、止咳。

苏叶 5g　防风 5g　桔梗 6g　法夏 10g　橘红 5g　白、前

胡各 6g　冬花 10g　紫菀 10g　杏仁 5g　粉甘草 5g　7 剂

某男　70 岁　2007 年 10 月 31 日

咽痛，咽痒，咳嗽，苔黄，脉数。拟方清咽肃肺、散风止咳。

桑叶 10g　射干 6g　蝉衣 5g　鱼腥草 30g　炒芩 6g　杏仁 6g　桔梗 6g　大青叶 12g　白、前胡各 6g　粉草 5g　5 剂

喘证

某女　77 岁　2019 年 1 月 23 日

咳喘五日，排粘白痰，白天清晨咳重，舌苔薄白，脉滑。拟方宣肺涤痰、止咳平喘。

苏子、叶各 5g　杏仁 5g　法夏 6g　橘红 5g　白、前胡各 6g　炙麻黄 4g　淡干姜 6g　细辛 3g　五味子 5g　5 剂

2019 年 2 月 13 日　咳嗽甚则喘，痰色黄，胃家不和，纳不甘味，舌苔少，脉结代。拟方兼治缓图。

冬桑叶 10g　射干 6g　鱼腥草 20g　苏子 6g　杏仁 5g　白、前胡各 5g　瓜蒌仁 12g　大贝母 10g　干薤白 10g　法夏 6g　谷、麦芽各 10g　神曲 10g　5 剂

2019 年 2 月 23 日　咳喘已平，纳谷渐香，自感疲累，有时胸闷气难伸展，情志波动，易怒，足冷身冷，痔疮复发，舌上苔薄，脉细弦。拟方兼治缓图。

桂枝 10g　丹参 12g　法夏 6g　瓜蒌仁 12g　干薤白 10g　潞党参 15g　黄芪 30g　檀香 6g　川郁金 10g　香附 10g　佛

手片 10g　7 剂

2019 年 5 月 10 日　早晚咳轻，痰亦少，时流清涕，胸时闷，情绪易波动，健忘，小腿转筋，怕冷，肛痔痒痛，口干出汗，夜寐改善，舌上苔薄，脉弦。拟方继续进治。

冬花 10g　紫菀 10g　白、前胡各 5g　杏仁 5g　法夏 6g 干薤白 10g　瓜蒌仁 12g　柏、枣仁各 15g　淡吴萸 8g　炒白芍 10g　木瓜 15g　地肤子 12g　粉草 5g　7 剂

2019 年 6 月 19 日　服药后觉舒，咳嗽哮喘未作，怕冷、出汗、口干均减轻，痔疮好转，心情较好，有过两次头晕，胸闷心慌，卧床喝水后缓解，小腿仍有抽筋，舌苔薄，脉细规律。拟方继续进治。

桂枝 10g　潞党参 15g　黄芪 30g　法夏 6g　瓜蒌仁 12g 干薤白 12g　紫丹参 12g　柏、枣仁各 15g　麦冬 15g　五味子 5g　檀香 6g　木瓜 15g　淡吴萸 8g　粉草 6g　7 剂

某女　16 岁　2006 年 10 月 9 日

咳嗽气喘延已月余，痰黄，邪渐化热。苔粘，脉细滑。此风邪夹痰，肺失清肃之喘症。拟方宣肺涤痰、止咳平嗽。

桑叶、皮各 10g　射干 10g　鱼腥草 30g　甜葶苈子 8g 炒莱菔子 5g　杏仁 6g　法夏 6g　橘红 6g　白、前胡各 6g 炙麻黄 4g　5 剂

某男　82 岁　1999 年 1 月 25 日

呛嗽气喘，动则喘甚，二便频多，舌苔薄少，脉象弦数不静，肺肾气虚，痰浊壅阻，肺气失于宣降，肾气失于固纳。拟方益气补肾、涤痰平喘。

熟地 12g　　五味子 6g　　潞党参 15g　　山药 15g　　山萸肉 6g　　桑螵蛸 12g　　法夏 10g　　橘红 5g　　银杏肉 10g　　上沉香 5g　　远志肉 5g　　4 剂

某女　44 岁　9 月 26 日

咳喘不得卧，痰如白沫，胸闷，汗多，苔白，脉细弦，拟从风寒挟饮治。

桂枝　炒白芍　粉草　淡干姜　细辛　五味子　苏子　川朴花　杏仁　法夏

9 月 28 日　喘势渐定，汗不止，原方加牡蛎。

9 月 30 日　喘定，原方去白芍，加白前，连服三帖安。

某男　70 岁　2019 年 5 月 14 日

检有肺气肿，登楼则气不足用，咽部感觉不适，舌苔粘浊泛黄，脉象细弦。拟方徐徐图之。

潞党参 15g　　黄芪 30g　　五味子 6g　　麦冬 12g　　焦白术 10g　　法夏 6g　　瓜蒌仁 12g　　升麻 10g　　柴胡 6g　　橘红 5g　　粉甘草 5g　　10 剂

某男　75 岁　2019 年 5 月 14 日

咳嗽三年之久，今年加喘，痰如泡沫，西医摄片检查，诊为间质性肺炎。顷察舌淡苔白根心厚，脉弦。此属肺寒挟饮。拟方缓缓图之。

苏子 6g　　苏叶 5g　　淡干姜 8g　　细辛 3g　　法夏 10g　　橘红 5g　　五味子 5g　　杏仁 6g　　前胡 6g　　麻黄 4g　　云苓 10g　　粉草 5g　　7 剂

2019 年 6 月 22 日　仍然咳嗽，痰如白沫，舌淡苔粘白，脉弦滑，此属痰饮。拟方温肺散寒、涤饮止咳。

桂枝 10g　麻黄 5g　干姜 10g　细辛 3g　五味子 5g　法夏 10g　杏仁 5g　白、前胡各 6g　橘红 5g　冬花 10g　紫菀 10g　10 剂

某女　56 岁　2018 年 10 月 25 日
咳喘，咽部有痰气不平，苔白，脉细。

苏子 6g　苏叶 5g　甜葶苈子 10g　法夏 10g　橘红 5g　杏仁 5g　白、前胡各 5g　五味子 5g　麻黄 3g　干姜 6g　粉草 5g　7 剂

2018 年 11 月 19 日　药后咳显减，有痰，胸闷不展，苔白，脉细弦。

紫菀 10g　冬花 10g　桔梗 5g　法夏 10g　橘红 5g　杏仁 6g　白、前胡各 6g　干薤白 10g　瓜蒌仁 12g　甜葶苈子 10g　5 剂

2018 年 11 月 23 日　胸闷有痰，咳不出，心脏有置起搏器，苔薄白，脉缓。拟方调气、排痰、止咳。

桂枝 10g　法夏 10g　瓜蒌仁 12g　干薤白 10g　檀香 5g　桔梗 6g　川郁金 10g　杏仁 5g　橘红 5g　粉草 5g　7 剂

2018 年 11 月 30 日　气机转畅，咳减痰甸，舌苔粘白。拟方涤痰止咳。

苏子 6g　苏叶 5g　甜葶苈子 10g　炒莱菔子 6g　法夏 10g　橘红 5g　干姜 6g　杏仁 5g　白、前胡各 5g　桔梗 5g　炙麻黄 3g　粉甘草 5g　7 剂

2018 年 12 月 7 日　咳少，痰甸。拟方宣肺、涤痰、

平躺。

炙麻黄 4g　细辛 3g　桂枝 10g　法半夏 10g　淡干姜 10g　五味子 5g　甜葶苈子 10g　前胡 6g　橘红 6g　杏仁 5g 粉甘草 5g　7 剂

2018 年 12 月 14 日　痰躏渐止，仍有轻咳，气感不畅，舌苔粘白，脉细。拟方继续调治。

苏叶 5g　冬花 10g　紫菀 10g　甜葶苈子 10g　杏仁 5g 白、前胡各 6g　干姜 8g　细辛 3g　法半夏 10g　干薤白 10g 瓜蒌仁 12g　粉甘草 6g　7 剂

哮喘

某女　34 岁　2007 年 3 月 2 日

有哮喘病史 20 多年，迩来咳嗽痰躏，有时气喘，排痰色黄，口干，苔粘泛黄，脉象细滑。

桑叶 10g　射干 6g　鱼腥草 30g　苏子 6g　甜葶苈子 8g 炒莱菔子 5g　杏仁 6g　白、前胡各 6g　橘红 5g　大贝母 10g　5 剂

2007 年 3 月 9 日　咳嗽暂平，时有黄痰，苔薄粘，脉细滑。

桑叶、皮各 10g　射干 6g　炒芩 6g　鱼腥草 30g　杏仁 6g　法夏 6g　橘红 5g　甜葶苈子 8g　炙麻黄 4g　粉草 5g　7 剂

某男　72 岁　1996 年 11 月 23 日

痰躏有声，气难接续，痰出如沫，舌苔灰黑、潮润，脉滑

偏数，此风寒束表，湿痰蕴中，肺气失于宣降。拟方宣肺以散风寒，涤痰以平喘哮。

炙麻黄　桂枝　干姜　细辛　法夏　五味子　杏仁　炙苏子　旋覆花　上沉香　青皮　3 剂

按：小青龙汤。

11 月 26 日　喘渐宁，苔尚厚浊，纳不甘味。拟方续进。

苏子　干姜　法夏　五味子　麻黄　川朴　细辛　杏仁　橘红　上沉香　3 剂

11 月 29 日　哮喘已定，苔浊已退，纳不甘味。拟方调中醒胃。

藿香　法夏　白蔻仁　神曲　鸡内金　谷麦芽　苏子　杏仁　麦冬　3 剂

某女　34 岁　2006 年 11 月 15 日

有哮喘病史，近来胸部不适，气不足用，吐白沫痰，舌胖大苔白，脉结代，寒邪客肺，拟温肺祛痰平喘。

桂枝 10g　干姜 10g　细辛 5g　党参 15g　五味子 6g　法半夏 10g　橘红 5g　茯苓 10g　旋覆花 10g（包煎）　干薤白 10g　7 剂

某女　27 岁　2007 年 10 月 31 日

咳嗽气喘，甚则不能平卧，哮喘病史三四年，今年加重，频频发作，苔薄，脉细。拟方宣肺、止咳、平喘。

苏子、叶各 6g　杏仁 6g　前胡 6g　法半夏 6g　瓜蒌仁 12g　干薤白 10g　干姜 6g　五味子 6g　炙麻黄 5g　檀香 6g　7 剂

肺痨

按：肺结核，呼吸道传染病，百合固金汤以养肺阴滋肾，外加杀痨虫药，十大功劳叶、百部、炒芩等。

某女　29 岁　2006 年 9 月 22 日

结核病，前几日外感。外感渐解，余热未清，口干，痰浊尚多，苔黄。拟方清肺热化痰。

桑叶 10g　炒芩 6g　瓜蒌仁 12g　大贝母 10g　法夏 10g　橘红 5g　桔梗 6g　海浮石 15g（先煎）　鱼腥草 30g　5 剂

某女　1998 年 9 月 2 日

有 TB（肺结核）病史，呛咳，甚则带红，苔花舌近光，脉滑，肺阴已显不足。拟方缓图。

百合 12g　生、熟地各 10g　天、麦冬各 10g　川贝母 6g　白芍 10g　杏仁 5g　前胡 6g　百部 12g　金佛草 6g　白茅根 20g　4 剂

肺结节

某男　37 岁　2019 年 2 月 14 日

检有肺结节 0.6cm，转氨酶↑，尿酸↑。清晨喉部有痰，每咳两三声，舌苔白，脉象弦滑。拟方兼治缓图。

虎杖 30g　马鞭草 15g　板蓝根 15g　玄参 12g　大贝母 10g　京三棱 18g　法夏 10g　橘红 5g　桔梗 6g　瓜蒌仁 15g　车前子 12g（包煎）　7 剂

2019 年 2 月 22 日　咳嗽大减，痰亦减少，咽部不痒，舌

头、口腔有时起小水泡，舌苔薄。拟方继续调治。

虎杖 30g　马鞭草 18g　板蓝根 15g　银、翘各 6g　冬桑叶 10g　前胡 6g　杏仁 5g　六月雪 10g　橘红 5g　法夏 6g　粉草 6g　7 剂

2019 年 5 月 10 日　服药数月，复查 SGPT（谷丙转氨酶）下降，尿酸下降，不咳，肺结节缩小，舌苔薄，脉弦。拟方继续调治。

半枝莲 30g　板蓝根 15g　虎杖 30g　守宫 12g　半边莲 30g　银、翘各 6g　地肤子 10g　车前子 12g（包煎）　粉丹皮 6g　土茯苓 15g　粉甘草 8g　10 剂

某女　45 岁　2018 年 10 月 5 日

双肺胸膜下多发性小结节，大的约 5mm，自感后背较重，余无不适，苔薄白，脉滑。拟方缓图。

玄参 15g　大贝母 10g　羌活 5g　瓜蒌仁 12g　三棱 15g　川郁金 10g　昆布 12g　海藻 15g　柴胡 5g　生牡蛎 30g（先煎）　7 剂

2018 年 10 月 28 日　后背重感明显好转，舌苔滑白，脉象滑。拟方继续进治。

玄参 12g　大贝母 10g　三棱 15g　莪术 15g　川郁金 10g　昆布 12g　海藻 15g　柴胡 6g　枳壳 5g　牡蛎 30g（先煎）　7 剂

某女　48 岁　2018 年 11 月 10 日

不慎感凉，咳嗽后背觉重，有肺结节病史，脉迟缓。拟方兼治之。

羌活5g　葛根10g　杏仁5g　前胡6g　玄参12g　大贝母10g　三棱20g　昆布12g　海藻15g　桔梗6g　粉草5g　7剂

2018年11月21日　咳嗽，苔白，脉缓。

苏叶6g　桔梗6g　白、前胡各5g　法夏6g　橘红5g　杏仁5g　干姜8g　炙麻黄4g　紫菀10g　冬花10g　粉甘草6g　7剂

2018年11月28日　肺结节、肝囊肿，但临床无明显不适，苔白，脉细。拟方仍步原法继续调治。

玄参15g　大贝母10g　三棱20g　柴胡5g　川郁金6g　海藻15g　昆布12g　莪术15g　桃仁泥6g　生牡蛎30g（先煎）　10剂

2018年12月19日　汗多。拟方继续软坚散结。

玄参15g　大贝母10g　京三棱20g　川郁金10g　莪术15g　云苓10g　昆布12g　桂枝10g　海藻15g　广木香6g　牡蛎30g（先煎）　7剂

某女　54岁　2007年10月31日

夜卧有轻微痰鸣声，检有支气管小结节，苔泛黄，脉细，偶有歇止，肺经有热。拟方进治。

知母10g　桑叶10g　杏仁6g　甜葶苈子8g　大贝母10g　三棱18g　玄参12g　海浮石12g　昆布15g　7剂

2007年11月9日　恶心，舌苔薄黄。拟方调理善后。

桑叶10g　玄参12g　大贝母10g　三棱18g　海浮石12g　茯苓10g　桔梗6g　昆布15g　牡蛎24g（先煎）　10剂

某女　43岁　2019年6月24日

检有肺结节、乳腺小叶增生、甲状腺结节、脂肪肝、脊椎小囊肿，右肺磨玻璃密度影。行走快，胸前巨痛，舌淡苔白，脉细。拟方缓缓图之。

柴胡5g　小青皮6g　玄参12g　瓜蒌仁12g　大贝母10g　昆布12g　京三棱18g　莪术15g　川郁金10g　牡蛎30g（先煎）　10剂

心悸

某女　41岁　2019年3月11日

今年3月5日忽然室上性心动过速，每年数次发病，最快时190次/分，舌苔粘泛黄，脉象细弦。拟方调治。

紫丹参12g　远志肉5g　柏、枣仁各15g　苦参15g　五味子6g　茯苓、神各10g　麦冬12g　夜交藤15g　黄芪30g　煅牡蛎20g（先煎）　7剂

某女　成年　2018年10月4日

心动过速，心慌不宁，脉象数。

紫丹参12g　远志肉6g　五味子6g　柏、枣仁各15g　川连3g　茯苓、神各10g　煅龙、牡各30g（先煎）　珍珠母30g（先煎）　黄芪30g　苦参15g　粉草8g　7剂

某女　50岁　2019年5月21日

月经逾期未潮，脉结代，一至四次一间歇。拟方调治。

法夏6g　瓜蒌仁12g　干薤白10g　丹参12g　桂枝10g

黄芪30g　当归15g　赤、白芍各8g　红花6g　川芎6g　艾叶8g　7剂

2019年5月27日　检心电图有室性早搏，自我感觉还好，月经未来潮，舌苔白，脉细弦。拟方继续调治。

桂枝10g　当归15g　黄芪30g　炒白芍10g　柏、枣仁各15g　川芎5g　紫丹参12g　干薤白10g　瓜蒌仁12g　法夏6g　益母草12g　艾叶8g　7剂

2019年6月4日　偶感胸闷，舌苔薄白，脉时有歇止。拟方继续进治。

丹参12g　法夏10g　瓜蒌仁12g　麦冬12g　五味子5g　干薤白10g　檀香5g　黄芪30g　川郁金6g　粉草8g　7剂

2019年6月11日　药后胸痹已展，因近日生气，咽喉部感觉堵塞，舌苔薄粘，脉结代。拟方理气、舒肝、散结。

柴胡5g　香附10g　紫苏梗10g　川郁金10g　佛手10g　法夏6g　瓜蒌仁12g　干薤白10g　檀香6g　7剂

2019年6月18日　月经昨日来潮，量少，气机渐畅，脉结。拟方继续调治。

柴胡5g　当归15g　赤、白芍各8g　香附10g　红花6g　益母草12g　瓜蒌仁12g　干薤白10g　法夏6g　桂枝10g　黄芪30g　丹参12g　艾叶6g　7剂

2019年6月25日　末次月经6月16日，量中等，一周干净，心脏症状好多了，苔粘白，脉调规律。拟方继续调治。

桂枝10g　紫丹参12g　黄芪30g　法夏6g　瓜蒌仁12g　干薤白10g　当归15g　炒白芍10g　川芎6g　香附10g　柏、枣仁各15g　艾叶6g　7剂

某女　70 岁　2019 年 1 月 18 日

胸闷心慌气短，心悸难受，苔粘，脉细缓。拟方益气宁心、通阳宣痹。

潞党参 15g　黄芪 30g　柏、枣仁各 15g　丹参 12g　茯苓、神各 10g　桂枝 10g　法夏 6g　瓜蒌仁 12g　檀香 6g　干薤白 10g　五味子 5g　煅龙、牡各 20g（先煎）　7 剂

2019 年 5 月 24 日　心慌乏力，夜醒，口干，舌苔粘而泛黄，脉象细缓无力。拟方缓缓图之。

紫丹参 12g　柏、枣仁各 15g　远志肉 6g　五味子 6g　麦冬 12g　潞党参 15g　黄芪 30g　桂枝 10g　制附片 10g　茯神 12g　粉草 8g　10 剂

某女　21 岁　2007 年 11 月 9 日

心悸恐惧，气痹，时欲太息，舌苔薄净，脉细，肝郁以致心神不宁。拟方理气散结，兼以养心安神。

香附 10g　川芎 6g　柴胡 6g　佛手 6g　川郁金 10g　茯苓、神各 10g　柏、枣仁各 15g　瓜蒌仁 12g　珍珠母 30g（先煎）　煅龙、牡各 24g（先煎）

某女　49 岁　2019 年 5 月 10 日

自感心中不适，心慌，气机不畅，腿痠手抖，苔薄根部稍粘，脉极细。拟方益气养血、宁心安神，缓缓图之。

潞党参 15g　焦白术 10g　黄芪 30g　当归 15g　柏、枣仁各 15g　茯苓、神各 10g　川郁金 6g　五味子 5g　远志肉 6g　赤、白芍各 8g　木瓜 15g　煅龙、牡各 20g（先煎）7 剂

某女　56岁　2019年4月5日

偶尔感觉心慌，咳嗽，苔粘，脉象细软。拟方调理。

潞党参15g　焦白术10g　生黄芪30g　当归15g　炒白芍10g　柏、枣仁各15g　远志肉5g　茯苓、神各10g　冬花10g　紫菀10g　前胡5g　7剂

胸痹（附真心痛）

某男　48岁　2019年2月28日

胸痹气短，乏力，咽部有痰，口苦苔白，舌质淡，脉弦代。拟方益气温阳、涤痰宣痹。

桂枝10g　丹参12g　黄芪30g　潞党参15g　瓜蒌仁12g　干薤白12g　法夏10g　檀香6g　川郁金10g　橘红5g　川芎6g　7剂

2019年5月10日　近感头昏，气短，晨起口苦，余无不适，舌苔根部稍粘，脉结代。拟方益气、宣痹、平肝。

桂枝10g　丹参12g　黄芪30g　潞党参15g　法夏6g　瓜蒌仁12g　干薤白10g　檀香5g　钩藤12g（次下）　菊花6g　冬桑叶10g　煅龙、牡各20g（先煎）　10剂

2019年6月1日　有时仍感气短，头已不昏，痰多口苦，苔薄，脉缓。拟方继续进治。

潞党参15g　焦白术10g　黄芪30g　当归10g　瓜蒌仁12g　干薤白10g　炒芩5g　法夏6g　川郁金10g　丹参12g　粉草6g　10剂

2019年6月15日　气短，痰多已蠲，头微昏且痛，咽干，微羞明，苔薄脉细缓。拟方继续调治。

冬桑叶 10g　菊花 6g　青葙子 15g　木贼草 12g　玄参 15g　麦冬 15g　炒芩 6g　白蒺藜 12g　白芍 10g　甘杞子 12g　10 剂

某男　47 岁　2007 年 11 月 9 日

胸部胀满，甚则作痛，迁延半月，舌苔薄净，脉细，时有歇止。拟方理气宣痹。

桂枝 10g　川郁金 10g　瓜蒌仁 12g　法半夏 6g　天仙藤 15g　干薤白 10g　檀香 6g　香附 10g　川芎 6g　7 剂

2018 年 11 月 14 日　心情不愉快时，会感觉胸痛，有时头晕，检有血粘度高，颈动脉有斑块，肺动脉粥样硬化，舌少苔薄，脉象弦滑。拟方从疏肝理气、化痰散结入手，缓缓图之。

柴胡 5g　川郁金 10g　丹参 12g　乳、没各 6g　焦山楂 15g　枳壳 6g　决明子 15g　瓜蒌仁 12g　大贝母 10g　昆布 15g　7 剂

某女　56 岁　2019 年 3 月 5 日

胸闷气机不畅，纳谷正常，舌苔粘滑，脉象细弦，左手沉郁，湿遏内阻，肝气不舒。拟方调之。

粗桂木 10g　苍术 5g　白术 10g　川朴 6g　法夏 10g　瓜蒌仁 12g　干薤白 10g　香附 10g　川郁金 10g　佛手 10g　7 剂

某男　86 岁　2019 年 2 月 28 日

腿无力，走不动，心电图检 T 波改变，纳谷一般，舌光后

半布白苔，脉弦尚规律，气阴不足。拟方调之。

北沙参 15g　麦冬 15g　五味子 5g　黄芪 30g　云苓 10g
怀牛膝 12g　石斛 15g（先煎）　黄精 15g　丹参 12g　7 剂

某女　45 岁　2018 年 11 月 22 日

心胸隐痛映背，有时心慌，舌苔薄，脉极细。拟方养血宁心、活血化瘀、疏络止痛。

潞党参 15g　黄芪 30g　当归 15g　赤、白芍各 8g　丹参 12g　柏、枣仁各 15g　乳、没各 6g　天仙藤 15g　延胡索 12g　远志肉 6g　煅龙、牡各 20g（先煎）　7 剂

某男　28 岁　2019 年 1 月 25 日

有先天性心肌桥狭窄、心绞痛，时有眩晕，出汗等，舌苔粘浊色黄，脉弦。拟方调治。

丹参 12g　远志肉 6g　红花 6g　水蛭 15g　瓜蒌仁 12g　法夏 10g　干薤白 10g　檀香 6g　黄芪 30g　川郁金 10g　乳、没各 6g　20 剂

某女　35 岁　2019 年 3 月 16 日

胸痹气短，时欲太息，面色无华，舌苔粘白，脉象细缓。拟方温阳、益气、宣痹。

桂枝 10g　丹参 12g　黄芪 30g　潞党参 15g　法夏 10g　瓜蒌仁 12g　干薤白 10g　檀香 5g　当归 15g　川郁金 10g　10 剂

2019 年 4 月 3 日　气机渐畅，症状大减，偶尔不适，舌质淡舌苔粘白，脉缓。拟方继续调治。

桂枝 10g 　法夏 6g 　瓜蒌仁 12g 　干薤白 10g 　丹参 10g
香橼皮 6g 　潞党参 15g 　柏、枣仁各 12g 　黄芪 30g 　檀香
5g 　粉草 6g 　10 剂

某男 　34 岁 　2007 年 10 月 31 日
时有胸闷，频频嗳气，已有两年之久，舌苔薄白，脉之两
手皆细，时有歇止，心阳失所，阴浊之邪上潜阳位。拟方通
阳、化浊、宣痹。
桂枝 10g 　干姜 6g 　茯苓 10g 　法夏 6g 　瓜蒌仁 12g
干薤白 10g 　檀香 6g 　佛手 6g 　粉草 5g 　7 剂
2007 年 11 月 14 日 　胸闷嗳气减少，脉细调匀。拟方继
续调治。
桂枝 10g 　藿、苏梗各 6g 　法夏 6g 　瓜蒌仁 12g 　干薤
白 10g 　檀香 6g 　黄芪 30g 　佛手 6g 　丹参 12g 　7 剂

某男 　69 岁 　2007 年 11 月 14 日
胸痹证，一时病发，则气喘不足用，数分钟即过，苔薄稍
粘，脉促。拟方温阳、化浊、宣痹。
桂枝 10g 　丹参 12g 　法夏 16g 　瓜蒌仁 12g 　干薤白
10g 　檀香 6g 　黄芪 30g 　潞党参 15g 　石菖蒲 10g 　远志肉
6g 　7 剂

某女 　80 岁
胸痹气短，延已四五年，下肢浮肿，入暮益甚，畏寒，四
肢逆冷，纳谷不香，食后胀闷且痛，口干不欲饮，近加咳嗽，
夜难平卧，二便不畅，苔薄，脉弦结细。此属心气不足、心阳

不振。拟方通阳、化浊、宣痹。

桂枝 10g　法夏 6g　瓜蒌仁 12g　干薤白 10g　制附片 10g　黄芪 15g　丹参 12g　檀香 5g　远志肉 6g　泽泻 6g　火麻仁 12g　苍术 5g　枳壳 5g

某女　40 岁　2018 年 12 月 1 日

近年来常感胸痹气短，乏力，夏天胸闷严重，夜睡浅而梦多，口苦有异味，舌苔粘浊泛黄，脉象沉细，湿痰内阻，胸阳失旷。拟方燥湿化痰、通阳宣痹。

苍术 5g　白术 10g　川朴 6g　藿香 6g　楂、曲各 6g　法半夏 10g　干薤白 12g　瓜蒌仁 15g　川郁金 10g　檀香 6g　柏、枣仁各 15g　夜交藤 20g　7 剂

某女　65 岁　2007 年 6 月 8 日

胸闷，头昏，乏力，口干喜饮，脉极细有歇止，胸痹证。

麦冬 12g　生地 12g　丹参 12g　桂枝 10g　法夏 6g　瓜蒌仁 12g　干薤白 10g　檀香 6g　党参 15g　黄芪 20g　7 剂

某男　70 岁　2007 年 6 月 25 日

胸痹气短，动则喘甚，苔白，脉结代，肺心俱病，肺气虚，胸阳不振。拟方缓图。

川桂枝 10g　丹参 15g　法夏 6g　干薤白 10g　瓜蒌仁 12g　檀香 6g　潞党参 15g　黄芪 30g　五味子 6g　苏子 6g　7 剂

某女　55 岁　2006 年 10 月 23 日

胸前时感隐痛，苔薄，脉迟缓，此胸痹病，心阳不足，气血瘀阻，不通则痛。拟方益气温阳、化瘀通络、止痛

川桂枝 10g　制附子 8g　乳、没各 6g　丹参 15g　法夏 6g　瓜蒌仁 12g　干薤白 10g　黄芪 15g　檀香 5g　粉草 5g　5 剂

某女　54 岁　2006 年 10 月 23 日

胸痹，脉不调匀。拟方调治。

桂枝 10g　丹参 12g　法夏 6g　天麻 10g　黄芪 10g　瓜蒌仁 12g　干薤白 10g　檀香 6g　茯苓 10g　泽泻 10g　7 剂

某男　65 岁　2007 年 3 月 23 日

胸痹，左胁下不适，脉不调匀。

桂枝 10g　麦冬 12g　丹参 12g　瓜蒌仁 12g　干薤白 10g　乳、没各 6g　檀香 6g　潞党参 15g　黄芪 30g　粉草 5g　7 剂

某女　30 岁　2007 年 12 月 3 日

胸痹气滞，时有太息，舌淡苔白，脉细，时有歇止，心气不足，心阳失煦。拟方益气、温振心阳。

桂枝 10g　制附片 10g　粉草 5g　党参 15g　黄芪 30g　瓜蒌仁 12g　干薤白 10g　檀香 6g　法半夏 6g　7 剂

2007 年 12 月 10 日　气痹渐缓，仍有太息，咽部若有物阻，苔薄，脉细。

桂枝 10g　法半夏 6g　瓜蒌仁 12g　干薤白 10g　檀香

6g　藿香 6g　紫苏梗 6g　山豆根 10g　川郁金 10g　金果榄 10g　7 剂

某男　65 岁　2007 年 12 月 3 日

胸痹气滞，夜不安寐，苔白，脉结代。拟方益气通痹、宁心安神。

桂枝 10g　丹参 10g　远志肉 6g　柏子仁 15g　酸枣仁 15g　党参 15g　黄芪 30g　法半夏 6g　瓜蒌仁 12g　干薤白 10g　檀香 6g　珍珠母 30g（先煎）　7 剂

2007 年 12 月 12 日　睡眠改善，气痹不畅，下肢冷，苔薄，脉细规律。拟方继续调治。

桂枝 10g　制附片 10g　丹参 12g　柏子仁 15g　酸枣仁 15g　黄芪 30g　远志肉 6g　法半夏 6g　瓜蒌仁 12g　干薤白 10g　檀香 6g　7 剂

2007 年 12 月 21 日　夜寐早醒，有时心悸气短，苔薄，脉弦乱律。拟方继续调治。

潞党参 15g　焦白术 10g　当归 10g　黄芪 30g　柏、枣仁各 15g　五味子 6g　瓜蒌仁 12g　干薤白 10g　檀香 6g　丹参 12g　珍珠母 30g（先煎）　7 剂

某女　40 岁　2007 年 12 月 5 日

心气不足，胸阳不振，头昏，舌苔粘浊，脉细时有歇止。拟方缓图。

潞党参 15g　黄芪 30g　桂枝 10g　丹参 15g　柏子仁 15g　酸枣仁 15g　法半夏 6g　瓜蒌仁 12g　干薤白 10g　檀香 6g　川芎 6g　7 剂

2007 年 12 月 12 日　头昏已微，夜半盗汗，苔粘，脉细。拟方继续调治。

桑叶 10g　白菊花 6g　黄芪 30g　法半夏 6g　瓜蒌仁 12g　干薤白 10g　浮小麦 12g　糯稻根 15g　龙、牡各 24g（先煎）　黄柏 6g　7 剂

某男　43 岁　2007 年 12 月 31 日

胸痛，脉象细弦兼滑，肝郁不舒。拟方疏络散瘀入手。

天仙藤 15g　川郁金 10g　桃、红各 6g　赤芍 6g　乳香 6g　没药 6g　延胡索 12g　瓜蒌仁 12g　柴胡 6g　丹参 12g　7 剂

某男　78 岁　2007 年 6 月 25 日

胸痹气短，苔粘白，脉细规律，肺气不足。拟方缓调。

潞党参 15g　焦白术 10g　黄芪 30g　升麻 6g　柴胡 6g　五味子 6g　法夏 6g　瓜蒌仁 12g　粉草 5g　7 剂

某女　38 岁　2019 年 5 月 7 日

平时左前胸部偶有隐痛，经前胸乳偶尔发胀，检有乳腺增生、囊肿、肺小结节，心电图示室性早搏，舌苔薄滑，脉细。拟方兼治缓图。

桂枝 10g　丹参 12g　黄芪 30g　京三棱 15g　玄参 12g　大贝母 10g　川郁金 8g　瓜蒌仁 12g　干薤白 10g　昆布 12g　乳、没各 5g　煅龙、牡各 20g（先煎）　7 剂

2019 年 5 月 14 日　心区偶尔隐痛，服药期间未发作，矢气多，舌淡苔白，脉细。拟方继续调治。

柴胡 5g　川郁金 10g　京三棱 15g　玄参 12g　大贝母 10g　海藻 15g　瓜蒌仁 12g　干薤白 10g　乳、没各 5g　丹参 12g　黄芪 30g　牡蛎 30g（先煎）

2019 年 6 月 3 日　近二日夜寐欠佳，手足怕冷，落发多，舌苔薄，脉细数。拟方继续调治。

柴胡 5g　玄参 15g　大贝母 10g　京三棱 10g　小青皮 6g　郁金 10g　柏、枣仁各 15g　五味子 5g　夜交藤 20g 桂枝 10g　煅龙、牡各 20g（先煎）　黄芪 30g　12 剂

2019 年 6 月 15 日　夜寐渐佳，落发多，苔薄，脉细。拟方继续调治。

熟地 12g　首乌 15g　女贞子 15g　墨旱莲 12g　柏、枣仁各 15g　夜交藤 15g　三棱 15g　玄参 12g　大贝母 10g 莪术 15g　牡蛎 30g（先煎）　10 剂

某女　66 岁　2019 年 6 月 22 日

胸痹气堵，气虽伸展，有时隐痛，纳食无味，发病时频欲大便而不多，咽部干燥，舌苔粘白，舌边有齿痕紫气，脉象细郁，按之有绝意。拟方理气宣痹、化浊散瘀、运脾理胃。

法夏 10g　瓜蒌仁 15g　干薤白 10g　川郁金 10g　楂、曲各 10g　藿香 5g　檀香 6g　乳、没各 6g　佛手片 10g　枳壳 5g　7 剂

某女　54 岁　2019 年 6 月 5 日

胸口堵胀，有时胸闷，纳谷尚正常，现大便间日一次，在一两月前因吃喜酒拉肚以后出现以上症状。顷察舌苔根心粘厚，脉细。拟方调之。

藿香 6g　六神曲 10g　川朴 6g　法夏 6g　干薤白 10g
瓜蒌仁 12g　川郁金 10g　檀香 5g　佛手片 10g　5 剂

某女　37 岁　2006 年 10 月 30 日

胸痹气短不足吸，伴有头晕，延近旬日，苔粘，脉细涩。拟方益气化浊宣痹。

桂枝 10g　潞党参 15g　黄芪 15g　法夏 6g　瓜蒌仁 12g
干薤白 10g　紫丹参 12g　檀香 5g　茯苓、神各 10g　5 剂

某女　47 岁　2019 年 3 月 4 日

胸闷气难展，今年以来关节疼，至今发作较频。舌苔白根心厚，脉细。拟方化湿宣痹以畅气机。

藿香 6g　苍术 5g　白术 6g　川朴 5g　法夏 10g　瓜蒌仁 12g　干薤白 10g　川郁金 10g　佛手 10g　桂枝 10g　粉草 5g　5 剂

某　1998 年 8 月 21 日

胸痹气短，头昏目眩，呛咳，苔薄近光，脉细促，是为气阴两伤。拟方缓图。

桂枝 10g　麦冬 10g　生地 12g　瓜蒌仁 12g　檀香 5g
干薤白 10g　丹参 12g　法夏 6g　杏仁 5g　潞党参 12g　五味子 6g　5 剂

不寐（附健忘、多寐）

某女　55岁　2019年3月15日

经常耳鸣，夜寐多梦，脘胀，气痹难展，苔白，脉弦虚数。拟方缓缓调之。

冬桑叶10g　菊花6g　钩藤12g（次下）　法夏6g　焦白术10g　天麻10g　柏、枣仁各15g　瓜蒌仁12g　薤白10g　神曲10g　佛手10g　煅龙、牡20g（先煎）　10剂

2019年5月6日　药后头晕减轻，脘轻胀，纳谷不香，睡眠不好，舌上苔少，脉象细。拟方继续调治。

藿香5g　楂、曲各10g　鸡内金6g　钩藤12g（次下）明天麻10g　焦白术10g　法夏6g　茯苓、神各10g　柏、枣仁各15g　潞党参15g　黄芪30g　煅龙、牡各20g（先煎）10剂

2019年5月20日　夜能安寐，余症亦均改善。拟方继续进治。

潞党参15g　焦白术10g　黄芪30g　当归15g　柏、枣仁各15g　茯苓、神各10g　明天麻10g　钩藤12g（次下）六神曲10g　法夏6g　藿香5g　谷、麦芽各10g　夜交藤20g　10剂

2019年6月3日　夜寐佳，仍有梦，脘部偶尔胀，耳鸣，头皮痛，舌上苔薄，脉细弦。拟方继续调治。

知母6g　柏、枣仁各15g　远志肉5g　茯苓、神各10g钩藤12g（次下）　石决明24g（先煎）　天麻10g　菊花6g楂、曲各10g　广木香6g　煅龙、牡各20g（先煎）　10剂

某女 31岁 2019年6月21日

心情不好，肝气不舒，加之工作压力大，以致睡眠不足，容易疲劳，右胁感觉气不顺，舌苔薄黄，脉细弦。拟方兼治缓图。

柴胡5g 香附10g 川郁金6g 川芎5g 柏、枣仁各10g 远志肉5g 潞党参15g 焦白术10g 黄芪30g 佛手片10g 当归15g 赤、白芍各8g 7剂

某男 25岁 2007年3月23日

经常失眠，头昏头晕，甚则头痛，有时腹胀，神烦，精神不振，病史长达3年之久，胃纳尚可，舌苔粘白，脉弦，神不安舍，痰湿内盛。

法夏6g 茯苓、神各10g 橘红6g 竹茹10g 川连5g 川朴5g 枳壳6g 柏、枣仁各15g 炙远志6g 夜交藤12g 珍珠母30g（先煎） 7剂

2007年4月2日 睡眠改善，头痛也无，腹胀减，舌苔渐褪，脉弦。

紫丹参12g 远志肉6g 法夏6g 茯苓、神各10g 柏、枣仁各15g 神曲10g 竹茹10g 川连5g 川朴5g 夜交藤12g 珍珠母30g（先煎） 7剂

某男 83岁 2018年10月23日

夜寐欠佳，小溺不畅，感觉全身乏力，舌上苔少，脉尚规律。拟方益气养血、宁心安神。

潞党参15g 焦白术10g 黄芪30g 当归15g 柏、枣仁各15g 五味子5g 车前子10g（包煎） 金樱子10g 茴

香 5g　覆盆子 15g　夜交藤 20g　7 剂

某女　61 岁　2018 年 10 月 23 日
夜难入寐，咽痛作干，苔粘黄，脉弦兼滑。
知母 10g　柏、枣仁各 15g　天、麦冬各 10g　法夏 6g
橘红 5g　竹茹 10g　川连 4g　夜交藤 20g　五味子 6g　枳壳
6g　珍珠母 30g（先煎）　7 剂

某男　54 岁　2018 年 10 月 16 日
夜寐不能入睡，口腔经常溃疡，苔粘泛黄，舌边尖红。
知母 10g　柏、枣仁各 15g　生地 15g　六月雪 10g　麦
冬 15g　五味子 6g　川连 4g　丹皮 6g　淡竹叶 10g　山栀
6g　夜交藤 15g　珍珠母 30g（先煎）　7 剂

某男　25 岁　2007 年 4 月 2 日
夜寐多梦，精神不振，嗜睡无神，腿肢乏力，舌苔薄净，
脉浮弦按之柔，心脾不足。拟方补益心脾，兼以渗湿。
潞党参 15g　焦白术 10g　茯苓、神各 10g　柏、枣仁各
15g　黄芪 30g　苡仁 15g　泽泻 6g　车前子 12g（包煎）
远志肉 6g　广木香 6g　5 剂

某女　39 岁　2018 年 10 月 9 日
夜不安寐，头时昏晕，大便不调，一日三次，舌质淡苔
白，脉象细弦，心脾俱虚不足。拟方进治缓图。
潞党参 14g　焦白术 10g　黄芪 30g　当归 15g　柏、枣
仁各 15g　远志肉 6g　茯苓、神各 10g　广木香 6g　砂仁 5g

（次下） 炮姜 5g 夜交藤 20g 7 剂

某男 50 岁 2018 年 11 月 10 日

失眠健忘，有时又嗜睡，延已年余。咽痒多白色痰，舌苔薄黄根心粘，脉象弦，此缘心脾不足，兼有痰浊。拟方从补益心脾兼化痰湿、宁心安神入手。

潞党参 15g 焦白术 10g 黄芪 30g 柏、枣仁各 15g 茯苓、神各 10g 远志肉 6g 法夏 6g 橘红 5g 夜交藤 20g 五味子 5g 川连 3g 珍珠母 30g（先煎） 7 剂

某女 37 岁 2019 年 1 月 30 日

难寐易醒，胸闷心慌，目干涩，延已月余，苔薄，脉滑。拟方补益心脾、宁心安神兼以理气宽胸。

潞党参 15g 焦白术 10g 黄芪 30g 当归 15g 柏、枣仁各 15g 远志肉 6g 茯苓、神各 10g 川郁金 10g 瓜蒌仁 12g 广木香 5g 佛手 10g 夜交藤 15g 煅龙、牡各 20g（先煎） 7 剂

某男 23 岁 2019 年 1 月 23 日

求学阶段压力大以致失眠，已有二年之久，每天只能睡三小时，入睡易醒，醒后再入睡则困难，已服西药治疗，舌苔粘白，脉细弦。拟方缓缓图之。

潞党参 15g 焦白术 10g 黄芪 30g 当归 15g 柏、枣仁各 15g 川郁金 10g 远志肉 6g 茯苓、神各 10g 五味子 6g 夜交藤 15g 法夏 10g 橘红 5g 煅龙、牡各 20g（先煎） 7 剂

某女 32岁 2019年2月20日

夜不安寐，难睡易醒，醒后再难入睡，加之工作压力大，性情易波动，苔薄泛黄，脉象细弦。拟方疏肝理气、宁心安神。

柴胡5g 当归15g 赤、白芍各8g 小青皮6g 川郁金10g 香附10g 柏、枣仁各15g 远志肉6g 茯苓、神各10g 五味子6g 夜交藤20g 合欢花10g 煅龙、牡各20g（先煎） 7剂

2019年3月4日 药后睡眠已改善，苔泛黄，脉细。拟方继续调治。

潞党参15g 焦白术6g 黄芪30g 柏、枣仁各15g 当归15g 香附10g 五味子5g 夜交藤15g 川连3g 川芎6g 川郁金10g 煅龙、牡各20g（先煎） 7剂

2019年3月14日 睡眠改善，容易疲劳，气机不顺，苔白，脉极细。拟方继续调理。

潞党参15g 焦白术10g 黄芪30g 当归15g 炒白芍10g 柏、枣仁各15g 川郁金6g 茯神10g 远志肉6g 五味子5g 广木香6g 龙骨20g（先煎） 牡蛎30g（先煎） 10剂

某女 38岁 2019年3月9日

夜不安寐，入睡浅，偶尔盗汗，夜醒脘部不适，舌苔粘滑，脉细。拟方治之。

丹参12g 柏、枣仁各6g 五味子5g 夜交藤20g 茯苓、神各10g 藿香6g 楂、曲各10g 枳壳5g 鸡内金6g 糯稻根15g 浮小麦15g 珍珠母30g（先煎） 10剂

某男 40 岁 2019 年 2 月 23 日

夜寐不实，多梦易醒，神倦，易疲劳，病史有十年之久，以往有慢性咽炎、扁平苔藓病史，大便不调，一日有五六次，舌苔根心粘，脉细弦。拟方兼治缓图。

潞党参 15g 焦白术 10g 黄芪 30g 当归 10g 柏、枣仁各 15g 远志肉 6g 川连 3g 六月雪 10g 夜交藤 15g 五味子 6g 砂仁 5g（次下） 广木香 6g 10 剂

2019 年 3 月 3 日 药后入睡改善，梦仍多，大便成形，仍次数多，检胆固醇高，血粘度高，口腔有扁平苔藓，舌苔粘，脉弦，仍步前法继续进治。

潞党参 15g 焦白术 10g 柏、枣仁各 15g 五味子 6g 夜交藤 15g 干姜 8g 广木香 6g 砂仁 5g（次下） 茯苓、神各 10g 远志肉 6g 黄芪 30g 煅龙、牡各 20g（先煎） 焦楂 15g 10 剂

2019 年 4 月 6 日 诸症均有好转，性功能差，苔薄，脉缓。拟方继续调治。

潞党参 15g 黄芪 30g 熟地 15g 仙茅 15g 柏、枣仁各 15g 山药 15g 砂仁 5g（次下） 五味子 6g 六月雪 10g 川连 3g 广木香 6g 夜交藤 15g 珍珠母 30g（先煎） 10 剂

某女 57 岁 2007 年 11 月 14 日

心情波动不定以致失眠，心烦意乱，伴有头痛，舌苔薄粘，脉数不静。拟方调治。

川芎 6g 香附 10g 川断 10g 知母 10g 柏、枣仁各 15g 川连 5g 竹茹 15g 茯苓、神各 10g 石决明 24g（先

煎） 夜交藤 12g 远志肉 6g 珍珠母 30g（先煎） 7 剂

某女 60 岁 2007 年 11 月 14 日

失眠长达 20 年之久，寐则多梦，时发头晕，苔色粘黄，脉弦，痰热扰心，神不安宁，夜不安寐，心阳虚风扰上，故眩晕时作，拟兼治缓图。

知母 10g 天、麦冬各 12g 法夏 16g 竹茹 15g 川连 5g 柏、枣仁各 15g 夜交藤 12g 钩藤 12g（次下） 五味子 6g 石决明 24g（先煎） 煅龙、牡各 24g（先煎） 7 剂

某女 2019 年 2 月 8 日

失眠始于去年八月，便秘，四五天一次，口、眼发干，口渴欲饮，睡不着则出汗，苔粘泛黄，脉象弦而滑数。拟方兼治缓图。

知母 10g 柏、枣仁各 15g 茯苓、神各 10g 夜交藤 20g 五味子 6g 竹茹 10g（代水） 川连 4g 远志肉 6g 火麻仁 18g 槟榔 15g 神曲 10g 生军 10g（次下） 7 剂

某女 39 岁 2018 年 4 月 26 日

夜不安寐，记忆力减退，月经近来量少。

潞党参 15g 焦白术 10g 黄芪 30g 当归 15g 赤、白芍各 8g 柏、枣仁各 15g 益母草 12g 远志肉 6g 茯苓、神各 10g 夜交藤 20g 艾叶 6g 7 剂

某男 39 岁 2018 年 4 月 24 日

夜不安寐，尿稍多，一夜三次。拟方兼治之。

潞党参 15g　黄芪 30g　柏、枣仁各 15g　远志肉 6g
五味子 6g　覆盆子 15g　川连 3g　山药 15g　桑螵蛸 12g
茯神 12g　煅龙、牡各 20g（先煎）　7 剂

某女　17 岁　2018 年 11 月 14 日

头疼，失眠，夜难入睡易醒，舌苔白，脉细。拟方养心安神兼以平肝。

丹参 12g　柏、枣仁各 15g　远志肉 6g　茯苓、神各 10g
夜交藤 20g　五味子 5g　钩藤 12g（次下）　杭白芍 10g　僵蚕 10g　全蝎 6g　菊花 6g　煅龙、牡各 20g（先煎）　7 剂

某女　47 岁　2018 年 11 月 14 日

夜寐不佳，肩痛，脉不静。拟方进治。

知母 10g　丹参 12g　远志肉 6g　柏、枣仁各 15g　川连 3g　竹茹 10g（代水）　麦冬 15g　五味子 6g　法夏 10g
橘红 6g　珍珠母 30g（先煎）　10 剂

2018 年 12 月 4 日　药后夜能安寐，肩痛未减，苔白，脉弦。拟方继续调治。

独活 5g　桑寄生 12g　秦艽 12g　片姜黄 12g　海桐皮 12g　威灵仙 12g　制川、草乌各 8g　柏、枣仁各 15g　当归 15g　夜交藤 20g　茯神 15g　黄芪 30g　10 剂

2018 年 12 月 17 日　前投温胆加味，涤痰清心，已能安寐，药症渐合，暂循原法继续调治。

法夏 10g　橘红 5g　茯苓、神各 10g　柏、枣仁各 15g
远志肉 6g　川连 3g　竹茹 10g（代水）　黄芪 20g　五味子 6g　夜交藤 20g　珍珠母 30g（先煎）　7 剂

按：痰热、劳心引起的失眠，治法：①清痰热；②补气安神；③补心脾。

某女　64 岁　2018 年 8 月 23 日

夜寐不佳，稍动易累出汗。

潞党参 15g　焦白术 10g　黄芪 30g　当归 15g　柏、枣仁各 15g　五味子 6g　远志肉 6g　浮小麦 15g　糯稻根 20g茯苓、神各 10g　煅龙、牡各 20g（先煎）　7 剂

某女　成年　7 月 29 日

睡眠不安，神烦头疼，常于睡中哭醒，或惊呼而起，口渴，频欲饮水，舌苔粘黄，脉细滑，拟从痰热扰心治。

法夏　橘红　炒枣仁　远志肉　川连　竹茹（代水）淡竹叶　知母　浮小麦　珍珠母（先煎）。另琥珀三分卧前服。

8 月 1 日　连服三帖，诸症渐平，后加炒白术钱半，数帖而安。

某女　35 岁　2006 年 9 月 22 日

难寐易醒，寐则多梦，苔粘泛黄，脉细，形瘦。拟方养心宁神。

知母 8g　天、麦冬各 10g　柏、枣仁各 15g　五味子 6g川连 3g　夜交藤 15g　远志肉 6g　茯苓、神各 10g　珍珠母 30g（先煎）　7 剂

2006 年 10 月 6 日　入睡较易，寐不安实，总缘心营不足，神不安养。

党参 10g　黄芪 15g　天、麦冬各 10g　柏、枣仁各 15g 当归 12g　茯苓、神各 10g　远志肉 6g　五味子 6g　夜交藤 12g　川连 3g　珍珠母 24g（先煎）　7 剂

某女　28 岁　2006 年 9 月 22 日

夜难安寐，头畏风，舌苔粘白，脉象细弦。

羌活、防风各 5g　川芎 6g　桂枝 10g　香白芷 10g　钩 藤 12g（次下）　赤、白芍各 6g　当归 10g　蔓荆子 10g　黄 芪 15g　6 剂

2006 年 10 月 6 日　夜能安寐，仍感心慌手麻，纳呆，乏 力，苔白，脉细。拟方继续补养心脾。

党参 15g　黄芪 15g　苍术 5g　白术 6g　当归 10g　柏、 枣仁各 15g　楂、曲各 10g　茯苓、神各 10g　远志肉 10g 白蔻仁 5g（次下）　广木香 6g　7 剂

某男　55 岁　2006 年 10 月 6 日

心营不足，神不安舍，夜半易醒，苔薄黄，脉弦。

当归 10g　白芍 12g　黄芪 15g　柏、枣仁各 10g　天、 麦冬各 10g　远志肉 10g　五味子 6g　茯苓、神各 10g　夜 交藤 10g　珍珠母 24g（先煎）　7 剂

2006 年 10 月 25 日　睡眠尚可，头昏不胀，舌上苔薄，脉弦。拟方继续养心安神。

知母 6g　天、麦冬各 10g　远志肉 6g　茯苓、神各 10g 北沙参 12g　生丹参 12g　五味子 6g　柏、枣仁各 15g　夜 交藤 12g　珍珠母 20g（先煎）　7 剂

2006 年 11 月 1 日　睡眠改善，惊恐心悸，苔薄脉弦。拟

方继续调治。

知母6g　丹参12g　远志肉6g　茯苓、神各10g　五味子6g　柏、枣仁各15g　夜交藤15g　天、麦冬各10g　珍珠母30g（先煎）　煅龙、牡各20g（先煎）　7剂

某女　32岁　2006年11月1日

夜寐多梦，晨起头昏出汗，平时动则多汗，口腔有溃疡，舌红苔薄，脉细，此神虚不寐，心经有火。拟方养心宁神兼泄心火。

知母10g　天、麦冬各10g　丹参12g　柏、枣仁各15g　川连3g　浮小麦10g　远志肉6g　煅龙、牡20g　珍珠母30g（先煎）　糯稻根20g　5剂

2006年11月22日　睡眠改善，口干好转，口腔溃疡时出，疼痛不甚，有时矢气多，腹胀，舌苔薄黄，脉细。

知母10g　天、麦冬各10g　柏、枣仁各15g　五味子6g　夜交藤15g　川连3g　淡竹叶5g　六月雪12g　台乌片6g　珍珠母30g（先煎）　7剂

2007年3月12日　口腔溃疡发作。

生地12g　六月雪12g　麦冬10g　淡竹叶5g　川连3g　石斛15g（先煎）　生甘草5g　山栀6g　广木香6g　10剂

某女　40岁　2006年10月20日

夜不安寐，卧则耳鸣，脾胃素不调，大便不实，一日两次，近来胃纳尚可，舌淡苔白，脉细。

潞党参15g　焦白术10g　当归12g　黄芪15g　柏、枣仁各15g　远志肉6g　夜交藤12g　广木香6g　砂仁5g（次

下） 干姜 5g 珍珠母 20g（先煎） 7 剂

某男 83 岁 2006 年 11 月 1 日
失眠，心悸，苔薄，脉弦。拟方宁心安神。
知母 10g 法夏 6g 茯苓、神各 10g 五味子 6g 夜交藤 15g 柏、枣仁各 15g 远志肉 6g 紫丹参 12g 珍珠母 30g（先煎） 煅龙、牡各 20g（先煎） 6 剂

某女 30 岁 2006 年 11 月 15 日
夜不安寐，寐则多梦，精神不振，头昏目眩，易于疲乏，苔薄，脉细，心营不足，肝肾双亏。
潞党参 15g 怀山药 15g 枸杞子 15g 当归 12g 白芍 10g 黄芪 10g 柏子仁 15g 酸枣仁 15g 五味子 6g 远志 6g 女贞子 12g 珍珠母 30g（先煎） 7 剂

某女 57 岁 2007 年 12 月 3 日
经常失眠，头晕目眩，苔白，脉弦细。拟方缓图。
潞党参 15g 焦白术 10g 当归 10g 茯苓 10g 茯神 10g 柏子仁 15g 酸枣仁 15g 黄芪 15g 钩藤 12g（次下）天麻 10g 夜交藤 15g 石决明 24g（先煎） 珍珠母 30g（先煎） 10 剂

某女 70 岁 2007 年 12 月 12 日
夜间难寐，寐则多梦，夜半足心发热，舌光苔薄，脉细，阴虚，心火独亢，神不安宁。拟方缓图。
知母 10g 天冬 12g 麦冬 12g 生地 12g 熟地 12g

柏子仁 15g　酸枣仁 15g　五味子 6g　远志肉 6g　夜交藤 15g　川连 4g　莲子心 3g　煅龙、牡各 24g（先煎）　黄柏 10g　7 剂

某男　25 岁　2007 年 6 月 27 日

夜不安寐，食不规律，食量正常，小便偏少，苔粘偏黄，脉弦偏数，此中焦湿热内蕴，神不安舍。拟方兼治。

苍、白术各 10g　藿香 6g　白蔻仁 5g（次下）　川朴 6g　炒芩 6g　茯苓、神各 10g　夜交藤 12g　车前子 12g（包煎）　六一散 10g（包煎）　柏、枣仁各 15g　7 剂

2007 年 11 月 2 日　睡眠安实，口时作干，苔黄，脉数，里热未清。拟方继续调治。

知母 10g　天、麦冬各 12g　远志肉 6g　柏、枣仁各 15g　川连 3g　五味子 6g　夜交藤 15g　茯苓、神各 10g　山栀 6g　珍珠母 30g（先煎）　7 剂

某女　32 岁　2006 年 10 月 27 日

夜寐不安，多梦，经来量少，落发严重，舌苔薄粘，脉两手俱细，肝胃心营不足。

熟地 12g　山药 15g　甘杞子 15g　旱莲草 12g　柏、枣仁各 15g　远志肉 6g　潞党参 15g　黄芪 15g　夜交藤 15g　珍珠母 20g（先煎）　7 剂

某女　35 岁　2019 年 5 月 10 日

夜不安寐，多梦易醒，晨起口苦，有时口溢清水，舌苔粘泛黄，脉细。拟方调治。

潞党参 15g　　焦白术 10g　　粗桂木 10g　　神曲 10g　　当归 15g　　黄芪 30g　　柏、枣仁各 15g　　远志肉 6g　　茯苓、神各 10g　　炒芩 5g　　夜交藤 15g　　煅龙、牡各 20g（先煎）　　7 剂

某女　40 岁　2019 年 5 月 9 日

夜寐欠佳，全身乏力，腿痠，舌苔粘而泛黄，脉弦。拟方调之。

知母 6g　　柏、枣仁各 15g　　茯苓、神各 10g　　怀牛膝 12g　　川断 15g　　五味子 6g　　夜交藤 15g　　潞党参 15g　　黄芪 30g　　当归 15g　　焦白术 10g　　粉甘草 6g　　7 剂

某女　68 岁　2019 年 6 月 11 日

失眠一年，依靠安定始能入睡，虽寐易醒，手心亢热，头昏乏神，有高血压病史，舌前半少苔，根部粘，脉结有力，此属阴虚心火偏旺。拟方缓缓图之。

知母 10g　　生、熟地各 12g　　黄柏 8g　　柏、枣仁各 15g　　五味子 6g　　地骨皮 12g　　川连 3g　　夜交藤 20g　　茯苓、神各 10g　　远志肉 6g　　煅龙、牡各 20g（先煎）　　7 剂

2019 年 6 月 20 日　药后睡眠改善，头昏减，手心亢热亦减轻了，苔脉如前。拟方继续进治。

知母 10g　　丹参 12g　　柏、枣仁各 15g　　远志肉 6g　　五味子 5g　　地骨皮 12g　　明天麻 10g　　菊花 6g　　茯苓、神各 10g　　夜交藤 15g　　天、麦冬各 10g　　生、熟地各 12g　　川连 3g　　煅龙、牡各 20g（先煎）　　7 剂

癫狂

某男　20 岁　2019 年 2 月 26 日

2007 年患精神分裂症，服中药吐泻，狂躁控制，幻听幻视减轻。现在有时笑，或自言自语，讲话颠三倒四，在十岁时已有此病，但家里未发现，现在舌苔粘脉滑。拟方缓缓图之。

法夏 10g　橘红 6g　竹茹 12g（代水）　川连 4g　海浮石 15g　远志肉 6g　枳壳 6g　青礞石 15g　柏、枣仁各 15g　煅牡蛎 30g（先煎）　白附子 10g　7 剂

某女　13 岁　2019 年 6 月 15 日

精神抑郁，心烦易怒，神疲乏力想睡，有时幻听，总感到别人说自己，很有压力，有时胸亦痛，舌苔粘白，脉象细滑。此属肝气不舒，痰热内扰。拟方缓缓图之。

柴胡 5g　香附 10g　川郁金 6g　小青皮 5g　法夏 6g　橘红 5g　竹茹 10g（代水）　川连 3g　海浮石 15g（先煎）　枳壳 5g　佛手 10g　煅龙、牡各 20g（先煎）　7 剂

胃痛（附吐酸、嘈杂）

某男　28 岁　2006 年 11 月 6 日

每日咽中若有物阻，胃脘隐痛，且有灼热之感，口干微苦，脉滑。

淡吴萸 8g　川连 3g　炒白芍 10g　茯苓 10g　乳、没各 6g　川朴 5g　楂、曲各 10g　失笑散 12g（包煎）　延胡索 12g　佛手片 6g　5 剂

某女　55 岁　2019 年 1 月 10 日

胃疼坠胀，并有烧灼感，舌苔粘而泛黄，脉细弦。拟方缓图。

藿、苏梗各 6g　青、陈皮各 5g　楂、曲各 10g　川连 3g　炒芩 5g　炒白芍 10g　失笑散 12g（包煎）　乳、没各 6g　延胡索 12g　粉草 5g　乌贼骨 15g（先煎）　5 剂

某女　67 岁　2007 年 4 月 4 日

知饥欲食，食入作阻，并有烧灼感，时泛酸，舌苔根心粘，脉象弦滑，拟两和肝胃。

淡吴萸 8g　川连 3g　楂、曲各 10g　炒白芍 10g　茯苓 10g　瓦楞子 12g（先煎）　枳壳 6g　白芨 15g　白术 10g　乌贼骨 15g（先煎）　7 剂

某男　47 岁　2007 年 3 月 12 日

胃脘作痛，喜温按，往往夜间 3 时发作，两三小时后方止，口和不渴，苔粘微黄，脉象弦，胃寒挟瘀。

香附 10g　高良姜 6g　荜茇 6g　制乳、没各 6g　失笑散 10g（包煎）　延胡索 12g　赤、白芍各 6g　粉草 5g　广木香 6g　乌贼骨 15g（先煎）　7 剂

按：左金丸要有口舌干苦的症状，苔黄，脉弦，喜温喜按——虚寒。

2007 年 4 月 2 日　近来每于凌晨 4、5 点钟胃脘隐痛，较胀，逾两小时即止，苔粘微黄，脉象细弦。

淡吴萸 8g　粗桂木 10g　炒白芍 10g　乳、没各 6g　焦白术 10g　川连 3g　延胡索 12g　白芨 15g　乌贼骨 15g（先

煎） 失笑散 10g（包煎） 7 剂

某男 53 岁 2018 年 10 月 4 日

痛在剑突下，隐隐作痛延已一年久，虽中西两法治疗，皆无果而终，苔薄舌质不红，脉弦。书云：初病在经，久则入络，经病易解，络病难愈。

天仙藤 15g 失笑散 12g（包煎） 乳、没各 6g 延胡索 12g 赤、白芍各 8g 川郁金 10g 荜茇 6g 广木香 5g 桃仁泥 6g 7 剂

2018 年 10 月 11 日 胃脘隐隐作痛，延已年久，纳谷正常，舌苔薄白，脉细弦。

香附 15g 高良姜 6g 荜茇 6g 公丁香 1g 肉桂 5g 失笑散 12g（包煎） 延胡索 12g 广木香 6g 粉草 5g 7 剂

2018 年 10 月 22 日 迭进理气、温中、散寒之剂，胃痛显减，仍循前法损益进治。

淡吴萸 8g 肉桂 6g 公丁香 1g 广木香 5g 炒白芍 10g 粉草 5g 延胡索 12g 炒五灵脂 10g 荜茇 6g 7 剂

某女 54 岁 2018 年 12 月 20 日

脘胀嗳气，脐左腹痛，按则加重，多纳则感脘部不适，舌质淡，脉象细弦。拟方温中助运、消胀止痛。

苍、白术各 6g 川朴 6g 干姜 8g 楂、曲各 10g 枳壳 5g 公丁香 1g 乳、没各 6g 失笑散 12g（包煎） 延胡索 12g 青、陈皮各 5g 7 剂

2018 年 12 月 27 日 脘部不适，纳谷不甘，按之作痛，

舌淡苔粘白，脉象弦。拟方温中和胃。

粗桂木 10g　藿香 5g　苍、白术各 10g　川朴 6g　楂、曲各 10g　荜茇 6g　干姜 8g　枳壳 5g　广木香 6g　延胡索 12g　5 剂

2019 年 1 月 17 日　药后胃疼已渐止，脐周按之痛，苔粘白，脉细弦。拟方继续调治。

淡吴萸 8g　肉桂 6g　广木香 5g　公丁香 1g　炒白芍 10g　粉草 6g　小青皮 5g　楂、曲各 10g　延胡索 12g　5 剂

某女　37 岁　2007 年 1 月 29 日

胃脘隐痛，纳食不甘，时有嗳气，口舌干苦，小便频数，舌苔粘黄，脉细。脾虚失健，脾宜温宜燥、宜芳香，胃宜凉宜润。

藿香 6g　苍术 15g　白术 10g　白蔻仁 5g（次下）　法夏 6g　川连 3g　神曲 10g　佛手片 6g　芦根 10g　石斛 20g　失笑散 10g（包煎）　延胡索 12g　7 剂

某男　50 岁　2019 年 2 月 10 日

脘部不适，有烧灼感，舌边尖红苔薄粘，脉弦滑。拟方从滋阴清胃热入手。

麦冬 12g　石斛 15g（先煎）　川连 3g　炒芩 5g　云苓 10g　炒白芍 10g　山栀 5g　焦白术 10g　白芨 12g　乌贼骨 15g（先煎）　5 剂

2019 年 2 月 16 日　药后烧心已除，脘部仍感不舒服。拟方继续调治。

藿香 6g　焦白术 10g　云苓 10g　神曲 10g　淡吴萸 8g

川连 3g　炒白芍 8g　粉草 8g　乌贼骨 15g（先煎）　广木香 5g　7 剂

某男　40 岁　2006 年 10 月 9 日

食管炎，食道中段有时隐痛，口苦，纳谷正常，苔粘泛黄，脉象细弦。拟方缓图。

赤、白芍各 6g　乳、没各 6g　失笑散 12g（包煎）　白芨 12g　川连 3g　乌贼骨 15g　延胡索 12g　甘草 5g　大贝母 10g　6 剂

某男　64 岁　2019 年 2 月 24 日

有胃溃疡病史，脘部时有隐痛，餐后腹胀。舌苔白，根心粘厚，胃家不和，脾运失常。拟方温运和中、行气消胀。

粗桂木 10g　藿香 6g　淡干姜 8g　苍术 5g　白术 10g　川朴 6g　大腹皮 12g　青、陈皮各 5g　楂、曲各 10g　砂仁 6g（次下）　广木香 6g　7 剂

某女　57 岁　2019 年 2 月 17 日

胃有烧心感觉，偶尔反酸，检有慢性胃炎，糜烂出血，十二指肠球部增生炎症，舌苔薄黄，脉滑。拟方缓缓图之。

麦冬 12g　石斛 15g（先煎）　淡吴萸 6g　川连 3g　炒芩 5g　山栀 5g　云苓 10g　炒白芍 10g　白芨 12g　乌贼骨 15g（先煎）　7 剂

2019 年 2 月 24 日　胃烧灼感显减，舌苔薄黄，脉弦，仍步前法进治。

麦冬 10g　石斛 15g　藿香 5g　神曲 10g　川连 3g　山

栀 6g　枳壳 5g　云苓 10g　谷、麦芽各 10g　7 剂

某女　35 岁　2018 年 5 月 2 日

饥时胃痛，得食即安。

淡吴萸 8g　川连 3g　焦白术 10g　云苓 10g　炒白芍
10g　白芨 12g　乳、没各 6g　延胡索 12g　粉草 6g　乌贼
骨 15g（先煎）　7 剂

某女　46 岁　1998 年 12 月 14 日

脘部嘈杂欲食，进而疼痛，过数时方定，每数日发作一
次，延已多年。顷察舌心遍布黄苔，脉弦，阴虚痰热。拟方
缓图。

北沙参　麦冬　石斛　炒白芍　粉草　乳、没　延胡索
淡吴萸　川连　4 剂

1998 年 12 月 19 日　昨痛作如前，并在脘上近骨处，病
发前，脘先作嘈，食之无益，口苦，舌苔泛黄，中心光，阴
伤，此为热痛，脉弦。拟方养阴、清热、涤痰，加左金丸。

淡吴萸 6g　白芍 12g　麦冬 10g　石斛 12g　金铃皮 10g
延胡索 12g　川连 3g　竹茹 10g　枳壳 5g　粉草 5g　5 剂

1998 年 12 月 26 日　症状略为减轻，口苦若失，舌光处
开始布薄苔，脉象弦滑。拟方继续进治，原方去枳壳，加生
地、瓜蒌仁。

按：白芍加石斛，柔肝木

某　2 月 2 日

胃病，食难用饱，食后脘嘈，苔白，脉细，此痰也，治用

六味温胆汤缓图。

法夏　橘红　茯苓　枳壳　竹茹　焦白术　瓦楞子　旋覆花　粉草　4剂

按：如有痰热，酌加川连。

2月11日　前症已平，近日脘部隐痛，时欲嗳气，苔薄脉细，易方调治。

藿香5g　青、陈皮各5g　荜茇6g　失笑散10g（包煎）乳、没各6g　延胡索12g　广木香5g　神曲10g　佛手片6g　4剂

按：舍脉从症。

某女　61岁　2006年

胃脘隐痛，延已数月，纳谷正常，苔白根部稍粘，脉细弦，脾胃气滞。

香附10g　荜茇10g　九香虫10g　高良姜5g　失笑散12g（包煎）　广木香6g　延胡索12g　神曲10g　乳、没各6g

某女　48岁　2006年12月18日

餐后腹胀，脐周隐痛，舌苔薄，脉象细弦，脾胃虚寒。拟方温中助运、消胀止痛。

苍术3g　白术10g　青、陈皮各5g　广木香6g　楂、曲各10g　干姜6g　肉桂6g　公丁香1g　延胡索12g　枳壳6g　7剂

某女　37岁　2006年12月18日

脘胀时嘈，口流涎水，苔薄，脉细弦兼滑。拟方两和

肝胃。

淡吴萸 8g　川连 3g　炒白芍 10g　焦白术 10g　茯苓 10g　神曲 10g　枳壳 6g　青、陈皮各 5g　广木香 6g　乌贼骨 15g（先煎）　7 剂

某男　20 岁　2 月 28 日

脘嘈善饥、嗜食，舌苔淡紫，脉象弦滑。肝胃不和，兼有痰热，左金丸合温胆汤二方化裁。

淡吴萸三分　川连三分　醋半夏钱半　灵芝三钱　陈皮二钱　竹茹三钱　粉草三钱　枳壳五钱　生谷芽三钱

3 月 6 日　连服四帖，诸症皆平，药症颇合，守原方出入继续调治。

焦白术钱半　茯苓三钱　陈皮钱半　粉草五分　川连三分　竹茹二钱　生姜二块。二帖，安。

某男　48 岁　8 月 25 日

胃病一直西医治疗，但症情未见好转，脘部有烧灼感，时嗳气。

生地　麦冬　石斛　川连　炒芩　山栀　白芍　白芨　乌贼骨（先煎）　7 剂

9 月 4 日　药后烧灼感减，饮食正常，肩背部感觉不适。拟方续治。

藿梗 10g　神曲 10g　枳壳 5g　川连 3g　山栀 6g　麦冬 12g　石斛 15g　茯苓 10g　葛根 10g　独活 5g　粉草 5g　7 剂，症平。

某女　53岁　2018年11月28日

胃疼，多纳则胀，肠鸣，便秘，舌淡苔白根粘，脉弦，此缘脾运失常，胃家不和，肠燥便秘。拟方温脾助运、润肠通便。

粗桂木10g　藿香5g　楂、曲各10g　川朴5g　白蔻仁5g（次下）　荜茇6g　鸡内金6g　火麻仁15g　槟榔15g　枳壳5g　10剂

某女　45岁　2007年3月3日

腹痛肠鸣，痛甚下利，泻利即止，伴腰以下酸痛，苔薄白，脉细，肝气乘脾。

焦白术10g　防风6g　补骨脂12g　川断15g　白芍10g　干姜6g　广木香6g　砂仁5g　粉草5g　7剂

某女　37岁　2006年11月5日

临床诊断：十二指肠溃疡

饥时脘痛，纳食即安，有十二指肠溃疡史，大便偏干，舌苔根心稍粘泛黄，脉细。拟方缓图。

吴茱萸8g　川连3g　白芍10g　焦白术10g　茯苓10g　乳香6g　没药6g　失笑散12g（包煎）　瓜蒌仁12g　大贝母10g　乌贼骨15g（先煎）　7剂

按：瓜蒌仁，患者便干用。大贝母、乌贼骨合为乌贝散。

某女　38岁　2006年11月15日

夜间上班脘部疼痛加重，舌苔薄白，脉弦。拟方继续调治，中寒脘痛。

香附 10g　高良姜 6g　肉桂 6g　荜茇 6g　乳香 6g　没药 6g　失笑散 10g（包煎）　广木香 6g　延胡索 12g　神曲 10g　7 剂

某女　39 岁　2007 年 6 月 27 日

脘痛彻背，绵绵无间，喜温喜按，苔薄白，脉细。拟方理中、散瘀、止痛，胃寒夹瘀。

香附 10g　高良姜 6g　荜茇 6g　失笑散 10g（包煎）乳、没各 6g　神曲 10g　广木香 6g　延胡索 12g　羌活 6g　7 剂

某男　52 岁　2007 年 6 月 29 日

每饮热开水，食道一路作痛，诊为食管炎，苔粘黄，脉细。

淡吴萸 6g　川连 4g　花蕊石 15g（先煎）　白芨 15g　乳、没各 6g　麦冬 12g　赤、白芍各 6g　粉草 5g　乌贼骨 15g（先煎）　7 剂

某男　15 岁　2006 年 10 月 20 日

胃脘隐痛，纳谷正常，苔粘，脉弦。拟方缓急温中、行气止痛。

香附 10g　荜茇 5g　高良姜 5g　广木香 6g　神曲 10g　失笑散 12g（包煎）　延胡索 12g　枳壳 6g　粉草 5g　5 剂

某女　40 岁　2006 年 10 月 25 日

胃脘隐痛，有时口苦，脘嘈，在先胃部发胀，经治已消，

苔粘黄，脉细，按之弦。拟方两和肝胃。

淡吴萸 8g　　川连 3g　　炒白芍 10g　　乳、没各 6g　　失笑散 12g（包煎）　　茯苓 10g　　白术 10g　　楂、曲各 10g　　枳壳 6g　　延胡索 12g　　5 剂

某男　75 岁　2006 年 11 月 10 日

脘嘈脘痛，口舌干苦，舌苔薄黄，脉弦。拟方两和肝胃。

淡吴萸 8g　　川连 3g　　炒白芍 10g　　焦白术 10g　　茯苓 10g　　乳、没各 5g　　楂、曲各 10g　　延胡索 12g　　乌贼骨 12g（先煎）　　佛手片 6g　　5 剂

某女　58 岁　2019 年 6 月 8 日

脘部不适两三个月，嗳气，想矢气，有胆汁反流性胃炎，舌苔根心粘白，脉细弦。拟方从调理脾胃入手。

藿香 5g　　苍术 5g　　白术 6g　　川朴 5g　　楂、曲各 10g　　枳壳 5g　　鸡内金 6g　　炒莱菔子 6g　　青、陈皮各 5g　　广木香 5g　　乌贼骨 15g（先煎）　　7 剂

2019 年 6 月 15 日　　药后好转，今日吃豆饼又痛，苔渐褪，脉弦。拟方继续进治。

高良姜 5g　　香附 10g　　荜茇 6g　　楂、曲各 10g　　失笑散 12g（包煎）　　延胡索 12g　　广木香 6g　　粗桂木 10g　　枳壳 5g　　粉甘草 5g　　7 剂

某女　19 岁　2019 年 7 月 11 日

脘痛，按揉可缓解，大便秘结，三四日始一更衣，苔薄少，脉细弦。拟方理气、温中、止痛，兼以润肠通便。

香附 10g　粗桂木 10g　高良姜 5g　失笑散 12g（包煎）
荜茇 6g　延胡索 12g　火麻仁 15g　郁李仁 15g　槟榔
15g　7 剂

某女　65 岁　2019 年 5 月 14 日
脘部隐痛且胀，胃镜示糜烂性胃炎，服西药一年反应重，
又住院治疗五十天，胀已消，仍然痛，纳谷正常，舌胖大边有
齿痕，苔粘白，脉弦。拟方理气温中，兼以化瘀止痛。
香附 10g　荜茇 6g　乳、没各 5g　高良姜 6g　失笑散
12g（包煎）　延胡索 12g　广木香 5g　粗桂木 10g　六神曲
10g　7 剂
2019 年 5 月 20 日　药后胃部隐痛显减，七八年前有过轻
微脑梗，舌苔白根部稍粘，脉弦。拟方续进。
藿香 6g　神曲 10g　荜茇 6g　失笑散 12g（包煎）　乳、
没各 6g　延胡索 12g　干姜 6g　枳壳 6g　大腹皮 12g　川朴
5g　佛手片 10g　10 剂

某女　9 月 17 日
脘嘈易饥，项微粗。苔粘糙黄，脉象细滑。此中消病，热
为患也。拟方缓图。
法夏　橘红　竹茹　枳壳　芦根　瓦楞子　云苓　川连
粉草　5 剂
9 月 22 日　症平。拟方巩固，上方出入，5 剂。
9 月 26 日　拟方善后。
法夏　橘红　云苓　石斛　芦根　竹茹　枳壳　川连　粉
草　5 剂

某女　64 岁　2006 年 8 月 7 日

脘嘈，大便解溏，一日少则三五次，多则七八次，舌苔白，脉象细弦。拟方徐徐调之。

淡吴萸 8g　川连 3g　炒白芍 10g　云苓 10g　焦白术 10g　广木香 5g　砂仁 5g（次下）　干姜 5g　粉草 5g　赤石脂 15g（包煎）　炮姜 5g　5 剂

2006 年 8 月 14 日　脘嘈已定，大便解畅，一日二三次，舌苔薄黄，夜醒口干。拟方续进。

藿香 6g　葛根 10g　广木香 5g　焦白术 10g　云苓 10g　川连 3g　淡吴萸 8g　赤石脂 15g（包煎）　炒白芍 10g　砂仁 5g（次下）　炮姜 5g　6 剂

2006 年 9 月 8 日　大便成形，每日二次，口干已减，口甜已失，舌苔粘泛黄，脉象细。拟方继续调治。去吴萸、云苓，加乌梅炭、诃子肉。6 剂。

某女　72 岁　2007 年 11 月 29 日

胃脘有烧灼感，苔薄，脉细。阴虚胃热。拟方养阴清胃。

北沙参 12g　麦冬 12g　石斛 20g（先下）　川连 4g　竹茹 15g　茯苓 10g　白芨 15g　炒白芍 10g　粉草 5g　7 剂

2007 年 12 月 3 日　胃脘尚有轻微灼热感，苔薄前半净光，脉弦。拟方继续调治。

北沙参 12g　麦冬 12g　山药 15g　石斛 20g　玉竹 20g　川连 3g　甘草 5g　芦根 30g　7 剂

痞满

某女　32 岁　2006 年 11 月 15 日

脘胀纳呆，形寒畏冷，四肢发麻，舌苔粘浊，微黄，脉细弦。中焦湿邪停滞。

粗桂木 10g　　苍术 5g　　白术 6g　　川朴 5g　　楂、曲各 10g　枳壳 6g　　茯苓 10g　　法夏 6g　　鸡内金 6g　　藿香 6g　　7 剂

某女　67 岁　2018 年 10 月 16 日

脘胀烧心，晚上反酸。

藿香 6g　　楂、曲各 10g　　枳壳 5g　　淡吴萸 6g　　川连 4g　川朴 5g　　谷、麦芽各 10g　　沙参 5g　　白芨 12g　　乌贼骨 15g（先煎）　　7 剂

某男　64 岁　2018 年 10 月 25 日

胃强脾弱，能吃难化，餐后脘胀稍感不适，舌苔白根部粘浊，脉弦缓。拟方继续温运助化。

粗桂木 10g　　藿香 5g　　苍术 5g　　白术 10g　　川朴 6g　　干姜 10g　　楂、曲各 10g　　鸡内金 6g　　广木香 6g　　枳壳 5g　　槟榔 15g　　7 剂

2018 年 11 月 29 日　脾胃功能渐复，舌上苔垢已褪，脉来结代。拟方兼治之。

桂枝 10g　　丹参 12g　　黄芪 30g　　法夏 10g　　瓜蒌仁 12g　干薤白 10g　　楂、曲各 10g　　枳壳 5g　　鸡内金 6g　　10 剂

某女　61 岁　2007 年 3 月 12 日

脘腹作胀，时频嗳气，能食，食之无味，舌淡苔白，脉细。拟方温脾助运、行气消胀。

粗桂木 10g　苍术 5g　白术 10g　川朴 5g　淡干姜 6g 楂、曲各 10g　青、陈皮各 5g　广木香 6g　大腹皮 12g　砂仁 5g（次下）　枳壳 6g　7 剂

2007 年 3 月 21 日　脾阳不振，病衰强半，苔垢渐化，药证已合，当步原法进治。

粗桂木 10g　藿香 6g　苍术 5g　白术 10g　川朴 6g 青、陈皮各 5g　楂、曲各 10g　干姜 6g　大腹皮 12g　砂仁 5g（次下）　五加皮 10g　7 剂

按：苔虽粘黄，但黄没质地，口不渴，舌质不红。

某男　64 岁　2018 年 10 月 23 日

脘胀，烧心难受，脐周发硬，苔薄白根部粘。

藿、苏梗各 6g　沙参 6g　川连 4g　山栀 6g　石斛 15g（先煎）　麦冬 12g　青、陈皮各 5g　大腹皮 15g　楂、曲各 10g　槟榔 15g　7 剂

2018 年 10 月 30 日　烧心脘胀均减轻，脘部仍感不适，舌苔根部稍厚，脉数，步原法继续调治。

藿、苏梗各 10g　川朴 5g　楂、曲各 10g　枳壳 6g　川连 4g　沙参 6g　广木香 6g　大腹皮 12g　炒莱菔子 10g　7 剂

某女　56 岁　2019 年 1 月 28 日

脘胀痛，反复迁延数年之久，口干不欲饮，舌苔粘而泛

黄，脉弦缓。拟方徐徐调之。

藿香 6g　楂、曲各 10g　枳壳 6g　川朴 6g　青、陈皮各 5g　乳、没各 6g　延胡索 12g　失笑散 12g（包煎）　广木香 6g　炒芩 5g　7 剂

某男　43 岁　2018 年 9 月 27 日

脐左腹部时隐痛，矢气多，大便正常，每日一次，苔白，脉弦。拟方调治。

焦白术 10g　楂、曲各 10g　干姜 8g　肉桂 6g　公丁香 1g　失笑散 12g（包煎）　砂仁 5g（次下）　广木香 6g　炒白芍 10g　延胡索 12g　粉草 5g　7 剂

2018 年 12 月 6 日　腹痛连脐之左侧略上处，有时反酸，大便有时溏，舌淡苔白脉弦。拟方权从温中止痛入手。

淡吴萸 10g　肉桂 6g　炒白芍 10g　失笑散 12g（包煎）延胡索 12g　焦白术 10g　广木香 6g　砂仁 5g（次下）　公丁香 1g　7 剂

2018 年 12 月 13 日　有时腹痛，大便初结后溏，舌上苔薄，脉弦，仍步前法出入进治。

失笑散 12g（包煎）　乳、没各 6g　延胡索 12g　焦白术 10g　云苓 10g　干姜 8g　广木香 6g　砂仁 5g（次下）炒白芍 10g　粉甘草 6g　7 剂

2018 年 12 月 20 日　腹部时隐隐作痛，大便溏稀，每日一次，苔薄白。拟方健脾温中。

干姜 10g　焦白术 10g　云苓 10g　楂、曲各 10g　肉桂 6g　广木香 6g　炒白芍 10g　砂仁 6g（次下）　公丁香 2g　粉草 8g　7 剂

某女　83 岁　2006 年 12 月 15 日

脘胀纳呆，腑闭不通，数日未更衣，苔薄微粘，脉平。脾胃气滞。拟方调中助运、理气润肠。

藿、苏梗各 6g　神曲 10g　谷、麦芽各 10g　白蔻仁 5g（次下）　青、陈皮各 5g　枳壳 6g　广木香 6g　火麻仁 20g　槟榔 10g　7 剂

某男　48 岁　2006 年 11 月 6 日

气滞腹胀，苔白脉弦。拟方理气温中。

苍、白术各 6g　青、陈皮各 5g　干姜 6g　公丁香 1g　广木香 6g　砂仁 5g（次下）　佛手片 6g　大腹皮 12g　肉桂 5g　5 剂

2006 年 11 月 13 日　腹胀未作，病情稳定，仍依前法调理巩固。

苍、白术各 6g　茯苓 10g　陈皮 6g　广木香 6g　干姜 6g　二曲 10g　砂仁 5g（次下）　佛手片 6g　藿、苏梗各 6g　7 剂

2006 年 12 月 15 日　脾阳不振，不慎感凉，腹部微胀，饮食二便尚调，舌苔薄白。拟方温中、行气、消胀。

肉桂 6g　干姜 6g　焦白术 10g　茯苓 10g　广木香 6g　砂仁 5g（次下）　大腹皮 10g　神曲 10g　7 剂

某女　55 岁　2019 年 2 月 23 日

胃部不适，欲叹气，心情抑郁，饮食二便正常，检有食管炎，苔粘白，脉弦。拟方权先舒肝理气、兼以和中。

柴胡 5g　香附 10g　川郁金 10g　六神曲 10g　枳壳 5g

佛手柑 10g　藿、苏梗各 10g　川朴 5g　川芎 6g　7 剂

某女　59 岁　2019 年 2 月 23 日

近又感脘部作堵，气机不顺，腹痛，舌苔粘白，脉弦。拟方温中助运、行气止痛。

苍术 5g　白术 10g　川朴 6g　香附 10g　青、陈皮各 5g　藿、苏梗各 6g　楂、曲各 10g　枳壳 5g　干姜 8g　广木香 6g　佛手片 10g　7 剂

2019 年 3 月 3 日　气机渐畅，少腹偶尔隐痛，苔白，脉细弦。拟方继续调治。

苏梗 10g　香附 10g　川郁金 6g　失笑散 12g（包煎）乳、没各 6g　延胡索 12g　淡吴萸 8g　肉桂 6g　炒白芍 10g　粉草 6g　7 剂

某男　36 岁　2019 年 2 月 1 日

吃饭后脘部发胀，苔白，脉弦。拟方消运之。

粗桂木 10g　苍术 5g　白术 10g　川朴 5g　楂、曲各 10g　枳壳 5g　谷、麦芽各 10g　鸡内金 6g　广木香 6g　槟榔 15g　7 剂

某女　56 岁　2018 年 11 月 18 日

近半年，每于夜半二时左右脘胀，清晨更衣后胀减，舌麻，腿麻，无力，形体怯寒，舌滑苔白，脉细。拟方权先温中散寒、理气助运消胀。

粗桂木 10g　苍、白术各 6g　川朴 5g　楂、曲各 10g　枳壳 5g　干姜 10g　广木香 6g　青、陈皮各 4g　砂仁 5g

（次下） 7 剂

某女 67 岁 1998 年 4 月 10 日

脘部定时嘈杂难受，时间在上午十时左右，下午四时左右，病史已十年之久，十二指肠球炎，察舌苔薄粘泛黄，脉象细弦。拟方缓图。

淡吴萸 川连 焦白术 云苓 白芨 白芍 乌贼骨 瓦楞子 4 剂

1998 年 4 月 18 日 症状稍减，近来食难用饱，舌苔薄粘泛黄，口作涩，脉弦。拟方续进。

淡吴萸 川连 竹茹 瓦楞子 法夏 橘红 乌贼骨 延胡索 炒白芍 云苓 5 剂

4 月 25 日 嘈杂渐定，仍然善饥，欲食，舌苔薄黄，脉象细弦，胃火，以清热为主，当舍脉从症治。

法夏 10g 川连 3g 炒芩 5g 生石膏 20g（先煎） 橘红 5g 粉草 5g 乌贼骨 12g（先煎） 云苓 10g 延胡索 12g 瓦楞子 15g（先煎） 4 剂

5 月 6 日 诸症皆平，舌上苔薄，脉细。拟方续进。

麦冬 石斛 川连 粉草 法夏 茯苓 白芨 瓦楞子 乌贼骨 6 剂

某女 17 岁 2017 年 1 月 17 日

胃脘胀痛，延今三日，舌淡苔白，脉象弦缓。中阳不振，健运失常。

香附 10g 高良姜 6g 荜茇 6g 楂、曲各 10g 陈皮 6g 延胡索 12g 广木香 6g 佛手片 6g 5 剂

某男　43 岁　2018 年 11 月 27 日

脘胀，大便不成形，每日一至三次，肠鸣，矢气，舌质淡苔薄。拟方温脾助运。

苍、白术 10g　云苓 10g　肉桂 6g　干姜 10g　广木香 6g　砂仁 5g（次下）　谷、麦芽各 10g　炮姜 5g　神曲 10g　鸡内金 6g　7 剂

2018 年 12 月 6 日　调治半月，胃肠已调，大便不成形。拟方调理巩固。

潞党参 15g　焦白术 10g　云苓 10g　干姜 10g　广木香 6g　砂仁 5g（次下）　神曲 10g　鸡内金 6g　粉草 6g　7 剂

某男　64 岁　2018 年 11 月 27 日

脘腹胀，餐后胀较重，舌苔薄粘，脉弦，此缘脾运失常，气滞于中。拟方健脾助运，理气消胀。

粗桂木 10g　藿、苏梗各 10g　川朴 6g　楂、曲各 10g　广木香 6g　大腹皮 12g　五加皮 12g　砂仁 5g（次下）　青、陈皮各 5g　槟榔 15g　7 剂

某男　63 岁　2007 年 7 月 2 日

饮食不香，食入腹胀，肠鸣及矢气，经常头昏晕，甚则忽然跌仆，痰鸣，四肢发凉，耳鸣，项强不利。苔粘微黄，无风不眩，无痰不晕，肝强脾弱，风阳上扰。拟方扶土抑木，熄风止晕。

藿香 6g　苍术 15g　白术 15g　楂、曲各 10g　粗桂木 10g　法夏 6g　钩藤 12g（次下）　石决明 24g（先煎）　天麻 10g　黄芪 30g　泽泻 10g　代赭石 20g（先煎）　7 剂

2007 年 11 月 27 日　胃脘隐痛，遇寒明显，纳食不甘，肠鸣矢气，轻微头昏眩晕，口仍酸涩。拟方继续调治。

藿香 6g　法半夏 6g　神曲 10g　高良姜 6g　荜茇 6g　焦白术 10g　钩藤 12g（次下）　天麻 10g　石决明 24g（先煎）　葛根 6g　代赭石 24g（先煎）　7 剂

2007 年 12 月 5 日　中运失健，风邪外感，旅途疲劳，头昏神倦，形体畏寒，纳食不甘，时有咬唇，口粘口苦，舌苔薄粘，脉象浮弦。拟方调中和胃，兼以解表散邪。

藿香 6g　神曲 10g　法半夏 16g　白蔻仁 5g（次下）　炒黄芩 6g　柴胡 6g　薄荷 5g（次下）　钩藤 12g（次下）　白菊花 6g　生姜三片（自备）　大枣五枚（自备）　5 剂

某女　65 岁　2007 年 11 月 9 日

脘腹觉膜胀，时时嗳气，腑气不畅，苔白稍粘，脉弦，脾运失健，气滞于中。拟方运脾消胀、升清泄浊。

粗桂木 10g　苍术 5g　白术 10g　川朴 6g　干姜 6g　青、陈皮各 5g　楂、曲各 10g　广木香 6g　槟榔 15g　砂仁 5g（次下）　佛手 6g　7 剂

2007 年 11 月 21 日　胀势渐消，腑气仍然不畅，两三日一更衣，舌苔粘浊，脉象弦滑。拟方继续调治。

粗桂木 10g　干姜 6g　苍、白术各 10g　川朴 6g　青、陈皮各 5g　枳壳 6g　白蔻仁 5g（次下）　花槟榔 15g　火麻仁 15g　生军 8g（次下）　7 剂

2007 年 12 月 10 日　腑气已畅，脘部轻胀，嗳气不爽，纳食正常，苔白微粘，脉弦。拟方继续调治。

藿香 6g　紫苏梗 6g　青皮 5g　陈皮 5g　苍术 5g　川朴

6g　山楂 10g　神曲 10g　佛手片 6g　麻仁 20g　槟榔 15g
枳壳 6g　7 剂

某女　53 岁　2007 年 12 月 5 日

胃之上脘隐痛作胀，按之隐痛，苔薄微黄，脉弦，中运失健。拟方缓图。

藿香 6g　紫苏梗 6g　神曲 10g　青皮 5g　陈皮 5g　枳壳 6g　失笑散 10g（包煎）　乳香 6g　没药 6g　佛手片 6g　鸡内金 6g　广木香 6g　7 剂

2007 年 12 月 12 日　胀痛已微，苔薄，脉细弦，中寒血凝。拟方继续调治。

藿香 6g　山楂 10g　神曲 10g　青皮 5g　陈皮 5g　枳壳 6g　荜茇 6g　失笑散 10g（包煎）　赤芍 6g　白芍 6g　广木香 6g　延胡索 12g　7 剂

某女　42 岁　2007 年 11 月 19 日

纳食不佳，食入腹胀，苔薄，脉细，脾阳不振，脾运失健。拟方健脾和胃。

焦白术 10g　茯苓 10g　粗桂木 10g　山楂 10g　神曲 10g　青皮 5g　陈皮 5g　广木香 6g　干姜 6g　藿香 6g　鸡内金 6g　7 剂

某女　51 岁　2007 年 6 月 20 日

胃炎，胃脘胀痛，有坠感，右胁下时有刺痛，苔薄，脉细。

苍、白术各 10g　淡干姜 6g　神曲 10g　青、陈皮各 5g

潞党参 15g　黄芪 30g　升麻 6g　柴胡 6g　赤、白芍各 6g
广木香 6g　7 剂

某女　41 岁　2006 年 4 月 22 日

胃脘轻胀，舌苔粘黄，脾运失健，湿热内阻，已有化热之象。拟方运中化湿，少佐苦寒清热。

藿香 6g　苍、白术各 6g　楂、曲各 10g　枳壳 5g　白蔻仁 5g（次下）　川朴 5g　焦苡仁 15g　炒芩 5g　六一散 10g（包煎）　7 剂

2006 年 9 月 29 日　舌苔粘浊偏黄，中焦脾运不振，湿浊不化。

粗桂木 10g　苍、白术各 6g　白蔻仁 5g（次下）　川朴 5g　青、陈皮各 5g　炒芩 5g　焦苡仁 15g　楂、曲各 10g 鸡内金 6g　6 剂

某女　32 岁　2006 年 9 月 25 日

少腹膨胀，有时肠鸣，小便量少，大便一日三四次，舌苔薄粘，脉细。

青、陈皮各 5g　台乌片 6g　猪苓 6g　茯苓 12g　泽泻 10g　车前子 12g（包煎）　广木香 5g　大腹皮 12g　砂仁 5g （次下）　4 剂

2006 年 10 月 20 日　药后腑气畅通，矢气频多，腹胀已消，苔薄，脉细弦，温通法。

青、陈皮各 5g　大腹皮 12g　五加皮 12g　广木香 6g 神曲 10g　砂仁 5g（次下）　台乌片 6g　槟榔 12g　干姜 5g　4 剂

某男　76 岁　2006 年 10 月 25 日

中运失健，胃家不和，纳食不甘，腿肢酸软无力，苔薄，脉细弦。拟方健中强胃。

潞党参 12g　焦白术 10g　茯苓 10g　白蔻仁 5g（次下）藿香 6g　谷、麦芽各 10g　神曲 10g　鸡内金 6g　枳壳 6g 佛手片 6g　7 剂

某女　43 岁　2006 年 10 月 30 日

食入腹胀，口多唾液，时时欲唾，舌淡苔白根粘，脉象细弦，此脾胃虚寒。拟方温运和中。

粗桂木 10g　苍、白术各 6g　川朴 5g　楂、曲各 10g 干姜 6g　枳壳 5g　鸡内金 6g　广木香 6g　公丁香 1g　5 剂

2006 年 11 月 3 日　脘胀减轻，舌苔粘黄。

苍、白术各 10g　淡干姜 5g　肉桂 6g　神曲 10g　鸡内金 6g　谷、麦芽各 10g　藿香 6g　陈皮 6g　枳壳 6g　5 剂

某女　58 岁　2006 年 11 月 10 日

脘胀，舌淡苔白厚腻，脉细弦。

肉桂 5g　干姜 6g　苍、白术各 6g　砂、蔻仁各 5g（次下）青、陈皮各 5g　楂、曲各 10g　广木香 6g　鸡内金 6g 川朴 5g　5 剂

某男　47 岁　2019 年 5 月 16 日

胃脘不适，餐后作堵，舌苔厚浊，脉象弦滑。拟方助运、化浊、和中。

藿香 6g　苍术 6g　白术 10g　川朴 6g　淡干姜 10g　云

苓 10g　楂、曲各 10g　枳壳 6g　粗桂木 10g　鸡内金
6g　5 剂

2019 年 5 月 21 日　药后脘部不适之感大减，苔浊渐褪。
拟方继续进治。

藿香 6g　川朴 6g　楂、曲各 10g　炒枳壳 6g　干姜 8g
炒莱菔子 10g　谷、麦芽各 10g　槟榔 15g　焦白术 10g　鸡
内金 6g　5 剂

2019 年 5 月 27 日　胃堵已消，有时隐痛，大便二三天始
一更衣，舌苔根部厚，脉弦。拟方继续进治。

粗桂木 10g　川朴 6g　楂、曲各 10g　枳壳 6g　高良姜
6g　乳、没各 5g　延胡索 12g　火麻仁 15g　槟榔 15g　广
木香 6g　7 剂

某男　43 岁　2019 年 5 月 19 日

脘胀，时有隐痛，大便不成形，早晚各一次，舌淡苔白，
脉细弦。拟方调治。

藿香 6g　高良姜 6g　荜茇 6g　楂、曲各 10g　鸡内金
6g　失笑散 12g（包煎）　焦白术 10g　砂仁 5g（次下）
广木香 6g　炮姜 6g　延胡索 12g　10 剂

2019 年 6 月 1 日　脘胀消，但晨后有些不舒服，脐左有
时隐痛，大便溏，每日二次，夜寐多梦，舌苔根心粘，脉象细
缓。拟方继续调治。

藿香 5g　焦白术 10g　楂、曲各 10g　公丁香 1g　砂仁
5g（次下）　广木香 6g　鸡内金 6g　干姜 8g　肉桂 5g　延
胡索 12g　粉草 6g　10 剂

2019 年 6 月 15 日　大便每日一至二次，不成型，脐左上

隐隐作痛，舌苔粘白，脉细弦。拟方继续调治。

淡吴萸 8g　肉桂 6g　炒白芍 10g　乳、没各 6g　延胡索 12g　砂仁 5g（次下）　焦白术 10g　广木香 6g　粉草 6g　炮姜 5g　10 剂

某女　44 岁　2019 年 5 月 6 日

胃脘胀痛，不思纳谷，餐后脘胀加重，延已数年之久，舌苔根心粘厚，脉象弦滑。拟方健脾助运、消胀止痛。

粗桂木 10g　苍术 5g　白术 10g　川朴 6g　楂、曲各 10g　枳壳 5g　鸡内金 6g　淡干姜 8g　广木香 6g　槟榔 15g　7 剂

2019 年 5 月 13 日　药后胀痛显减，苔垢渐褪，舌有青紫斑，脉转细弦。拟方继续进治。

藿香 6g　楂、曲各 10g　肉桂 5g　公丁香 1g　干姜 8g　青、陈皮各 5g　广木香 6g　延胡索 12g　川朴 5g　鸡内金 6g　10 剂

某女　63 岁　2019 年 6 月 22 日

胃肠不调，有时脘胀，嗳气，偶尔屁多，大便多不成型，每日两三次，多时三四次，有时心慌，检有糜烂性胃炎，舌苔粘白，脉细。拟方缓缓图之。

苍术 5g　白术 10g　楂、曲各 10g　大腹皮 12g　藿、苏梗各 6g　砂仁 5g（次下）　广木香 6g　鸡内金 6g　茯苓、神各 10g　炮姜 5g　7 剂

某男　50 岁　2019 年 6 月 17 日

初脐左胀，多疑为坏病，致睡眠不好。难寐易醒，口苦腿酸，舌苔粘浊，脉细弦。拟方调之。

藿香 6g　苍术 5g　白术 6g　川朴 5g　青、陈皮各 5g　郁金 10g　大腹皮 12g　广木香 6g　台乌药 6g　楂、曲各 10g　炒芩 5g　佛手片 10g　5 剂

2019 年 6 月 22 日　腹胀减轻，夜寐仍不佳，舌苔已褪，口不干苦，大便每日一次，不成型。拟方继续调治。

焦白术 10g　茯苓、神各 10g　大腹皮 12g　砂仁 5g（次下）　广木香 6g　神曲 10g　柏、枣仁各 15g　夜交藤 15g　五味子 6g　远志肉 6g　7 剂

某女　54 岁　2019 年 6 月 20 日

口苦泛酸嗳气，有时叹气，脘部觉堵，检有浅表性胃炎、胆囊炎，有忧郁症，最近三个月服西药治疗，舌苔白根部粘，脉细弦。拟方兼治缓图。

淡吴萸 8g　川连 3g　云苓 10g　瓜蒌仁 12g　川郁金 10g　苏、藿梗各 8g　大贝母 10g　佛手片 10g　枳壳 5g　乌贼骨 15g（先煎）　7 剂

某女　18 岁　2019 年 6 月 8 日

脾胃不和，经常脘胀，腹泻嗳气，脚有湿气，手上时出小水泡，舌苔粘白，脉弦。拟方调之。

藿香 5g　苍术 5g　白术 6g　川朴 5g　楂、曲各 10g　广木香 5g　砂仁 5g（次下）　大腹皮 12g　鸡内金 6g　苡仁 15g　车前子 12g（包煎）　地肤子 12g　7 剂

某女　31 岁　2018 年 12 月 11 日

胃纳正常，频欲嗳气，吃肉、蛋类觉堵，胃镜示慢性胃炎，舌苔粘白，脉弦。症属胃强脾弱，健运失常。拟方健脾助运。

苍术 5g　白术 10g　藿香 5g　川朴 5g　楂、曲各 10g 粗桂木 10g　青、陈皮各 5g　枳壳 5g　鸡内金 6g　广木香 6g　7 剂

2018 年 12 月 18 日　嗳气减少，咽部仍觉堵，舌苔粘白，脉弦。拟方继续调治。

藿、苏梗各 6g　川郁金 6g　山豆根 12g　香附 10g　法夏 6g　瓜蒌仁 12g　大贝母 10g　川朴 5g　枳壳 5g　金果榄 10g　7 剂

2019 年 2 月 1 日　堵塞、嗳气均已好转。拟方继续调治。

藿、苏梗各 6g　香附 10g　法夏 6g　川朴 5g　佛手 10g 川郁金 6g　枳壳 5g　神曲 10g　橘红 5g　瓜蒌仁 12g　云苓 10g　14 剂

呕吐、呃逆

某男　32 岁　2007 年 3 月 12 日

临床诊断：胃失和降

胃失和降，泛泛欲吐，迁延 20 余日，舌淡苔白。拟方温胃降逆。

藿梗 6g　法夏 6g　干姜 6g　代赭石 20g（先煎）　旋覆花 10g（包煎）　枳壳 6g　焦白术 10g　公丁香 1g　生姜 2 片　5 剂

某女 57岁 2007年1月29日

脘中不适，时嗳气，口舌干苦，苔薄而干。拟方进治。

麦冬12g 石斛12g 川连3g 藿、苏梗各6g 神曲10g 佛手片6g 竹茹12g 茯苓10g 乌贼骨15g（先煎）7剂

按：麦冬、石斛养胃阴，川连、竹茹清胃热。

某男 36岁 2007年1月29日

脘嘈，嗳气频频，舌苔薄粘微黄，脉细兼滑。拟方理气、清胃、和中。

苏、藿梗各6g 法半夏6g 橘红5g 竹茹12g 川连3g 枳壳6g 神曲10g 焦山楂10g 香橼皮6g 乌贼骨15g（先煎） 7剂

按：痰热，黄连温胆汤。

某女 33岁 2019年3月2日

有胃炎病史二三年，纳谷不香，时嗳气，不敢吃生冷，疲累，无力，怕冷，舌苔根心粘白，舌质淡，脉细虚数，脾胃虚寒。拟方缓缓图之。

粗桂木10g 淡干姜8g 白蔻仁5g（次下） 焦白术6g 潞党参15g 谷、麦芽各10g 藿、苏梗各6g 云苓10g 鸡内金10g 神曲10g 7剂

2019年5月11日 纳谷欠甘，有时嗳气，仍怕冷，大便每日一二次成型，脾胃阳虚。拟方继续调治。

潞党参15g 焦白术10g 淡干姜10g 肉桂6g 砂、蔻仁各5g（次下） 楂、曲各10g 鸡内金6g 云苓12g

广木香 6g　粉草 6g　10 剂

2019 年 5 月 22 日　饮食不香，精神不振，容易疲劳，时欲嗳气，怕冷，舌苔粘白，脉细弦。拟方继续调治。

藿香 6g　楂、曲各 10g　白蔻仁 5g（次下）　淡干姜 10g　肉桂 6g　鸡内金 6g　青、陈皮各 5g　谷、麦芽各 10g　广木香 6g　法夏 6g　佛手片 10g　10 剂

2019 年 5 月 31 日　纳谷渐正常，嗳气亦少了，仍然怕冷，乏力，舌苔根心粘白，脉象细弦。拟方继续调治。

粗桂木 10g　焦白术 10g　潞党参 15g　云苓 10g　淡干姜 10g　公丁香 1g　六神曲 10g　鸡内金 6g　砂仁 5g（次下）　粉草 5g　10 剂

2019 年 6 月 11 日　仍感怕冷，乏力，精神不振，舌苔粘白，脉象细弦。拟方益气温阳。

潞党参 15g　焦白术 10g　黄芪 30g　当归 15g　茯苓、神各 10g　淡干姜 10g　肉桂 10g　鹿角片 15g（先煎）　黄芪 30g　黄精 15g　10 剂

2019 年 6 月 21 日　仍然怕冷。拟方继续温补助阳。

肉桂 6g　淡干姜 10g　制附片 10g　细辛 4g　鹿角片 15g　潞党参 15g　黄芪 30g　焦白术 10g　云苓 10g　粉草 8g　10 剂

某女　35 岁　2006 年 10 月 9 日

外感后脘部稍感不适，微欲吐，舌苔滑白，脉细。胃家不和，胃气上逆。拟方和中降逆。

藿、苏梗各 6g　神曲 10g　枳壳 6g　法夏 6g　陈皮 6g　广木香 6g　茯苓 10g　佛手片 6g　生姜二片

某女　40 岁　2007 年 11 月 16 日

食道一路有时隐痛，胃脘按之较痛，苔泛黄微粘，脉细。肝胃不和。拟方调治。

北沙参 12g　麦冬 12g　石斛 20g　淡吴萸 8g　川连 3g 乳、没各 6g　炒白芍 10g　神曲 10g　茯苓 10g　乌贼骨 15g（先煎）　7 剂

2007 年 12 年 21 日　连日左胁下轻微针刺痛，稍顷即止，舌苔薄白，脉细。此为气血不畅，凝于经络。拟方继续调治。

藿香 6g　神曲 10g　天仙藤 12g　金铃皮 12g　延胡索 12g　川郁金 10g　乳、没各 6g　广木香 6g　茯苓 10g　7 剂

某男　61 岁　1996 年 4 月 16 日

肝气横逆，胃失和降，呕逆频频，日夜不辍，迄今八九日。呃甚则全身振动，痛苦之情，难以言表，前投代赭旋覆合丁香柿蒂不应，连日口时泛酸，舌苔薄，脉细郁，木郁有化火之势。拟佐金平木，合代赭旋覆以平冲，观其进退再商。

淡吴萸 5g　川连 3g　紫苏梗 10g　上沉香 5g　小青皮 5g　香附 10g　代赭石 30g（先煎）　旋覆花 6g（包煎）刀豆子 12g　3 剂

4 月 19 日　木气渐舒，肝气渐平，呃逆大减，泛酸亦少，药症已合，需击鼓再进。

川连 3g　白芍 10g　淡吴萸 4g　上沉香 5g　刀豆子 10g 法夏 6g　紫苏梗 10g　佛手 6g　代赭石 30g（先煎）　旋覆花 6g（包煎）　4 剂

4 月 23 日　呃逆已止，脉象细。拟方善后。

紫苏梗 10g　上沉香 5g　枳壳 5g　刀豆子 12g　神曲

10g　代赭石 30g（先煎）　　4 剂

某女　39 岁　2006 年 12 月 18 日

脾胃不和，胃气上逆，饮食不香，泛泛欲吐，苔白稍粘，脉细。拟方调中降逆、健脾和胃。

藿香 6g　白蔻仁 5g（次下）　神曲 10g　法夏 6g　谷、麦芽各 10g　枳壳 6g　代赭石 20g（先煎）　佛手 6g　焦山楂 10g　生姜二片　6 剂

2006 年 12 月 27 日　纳食正常，呕吐恶心，口多津液，时吐粘唾，苔白。此脾家虚寒，不能摄津。拟方温脾。

苍术 5g　白术 6g　干姜 6g　肉桂 6g　益智仁 12g　砂仁 5g（次下）　法夏 6g　茯苓 10g　陈皮 6g　广木香 6g　7 剂

某男　20 岁　1 月 22 日

肝气犯胃，呕吐酸水，有时醋心疼痛，舌苔粘，脉弦大。肝气犯胃，萸连三圣方加味。

淡吴萸八分　川连五分　炒白芍二钱　茯苓三钱　炒白术三钱　广木香一钱二分　生姜二块

1 月 24 日　吐止，痛定，有时口溢清水，守原方加减。加法夏二钱，乌贼骨五钱（先煎）。连服三帖，安。

某女　33 岁　2007 年 11 月 2 日

胃脘畏冷，时时嗳气，纳食正常，苔薄白，脉弦。中寒气滞。拟方理气温中。

香附 10g　荜茇 6g　高良姜 6g　粗桂木 10g　佛手 6g

枳壳 6g　藿梗 6g　神曲 10g　广木香 6g　　7 剂

某女　61 岁　2006 年 11 月 13 日

胃纳尚可，频频嗳气，胃气上逆，腑气不畅，六七日始一更衣，苔粘，脉细弦。拟方理气降逆、润肠通便。

藿、苏梗各 6g　香附 10g　神曲 10g　青、陈皮各 5g　广木香 6g　佛手片 6g　火麻仁 15g　槟榔 12g　枳壳 6g　生军 6g（次下）　　7 剂

某男　38 岁　2006 年 11 月 13 日

平时痰多，湿浊内阻，吃甚则欲吐，纳谷正常，苔白，脉细滑。拟方理气化痰、降逆止呕。

法夏 10g　橘红 6g　藿、苏梗各 6g　川郁金 10g　旋覆花 6g（包煎）　枳壳 6g　代赭石 30g（代煎）　炒莱菔子 5g　茯苓 10g　干杷叶 10g（包煎）　　6 剂

某女　63 岁　2018 年 10 月 4 日

吞酸，嗳气，烧心，隐痛，纳呆，苔薄粘泛黄，脉弦。

淡吴萸 6g　川连 4g　沙参 6g　藿、苏梗各 6g　焦白术 10g　失笑散 12g（包煎）　楂、曲各 10g　枳壳 5g　炒白芍 10g　延胡索 12g　乌贼骨 15g（先煎）　　7 剂

某女　25 岁

近半月以来，食入即吐，口苦，脉弦。此肝气横逆、胃降失权也，代赭旋覆花汤出入。

代赭石四钱（先煎）　旋覆花二钱（包煎）　醋半夏二

钱　枳壳钱半　竹茹二钱　神曲三钱　乌梅肉一钱　生姜二块。连服二帖症平。

厌食

某女　28岁　2007年4月2日

纳谷尚可，但食之无味。脾虚湿盛。

粗桂木10g　藿香6g　楂、曲各10g　苍术5g　白蔻仁5g（次下）　苡仁15g　川朴5g　陈皮6g　茯苓10g　7剂

某女　48岁　2007年11月12日

脾胃虚亏，纳食不甘，腹胀，有时绞痛，大便解溏，舌淡苔白根心粘，脉细兼弦。拟方温中、行气、消胀。

苍术15g　白术10g　川朴6g　干姜6g　楂、曲各10g广木香6g　大腹皮12g　砂仁5g（次下）　鸡内金6g　炮姜5g　7剂

某女　88岁　1997年2月13日

进食粘品，以致中焦停积，不思进食，脘部按之作痛。大便二日未解，舌心枯干，遍铺白苔，脉结代，歇止频频。高年病重，慎防变化，慎之！

法夏6g　川连3g　瓜蒌仁12g　枳壳5g　楂、曲各10g槟榔10g　鸡内金5g　2剂

2月15日　腑通症平，舌上布津。拟方益气和中。

藿香5g　谷、麦芽各10g　六神曲10g　鸡内金5g　太子参10g　云苓10g　陈皮5g　粉草5g　3剂

2月19日　昨午已能进粥，佳兆也。拟方续进。

太子参10g　云苓10g　桔梗5g　粉草4g　杏仁5g
谷、麦芽各10g　鸡内金5g　焦白术6g　陈皮4g　3剂

某女　70岁　2007年12月27日

脾运失健，寒湿内阻，不思纳食，舌苔泛浊发黑，脉弦
兼滑。

藿香6g　肉桂6g　干姜6g　苍、白术各6g　川朴5g
白蔻仁5g（次下）　山楂10g　神曲10g　薏苡仁12g　广木
香6g　6剂

按：苔粘浊发黑，不思纳食，大便不干，舌不红——
寒湿。

苔粘浊发黑，质干燥起芒刺，大便干结，口干质红——
湿热。

某女　28岁　2006年9月22日

饮食不香，手足出汗畏凉，面色黄板，苔粘脉细，此脾虚
湿盛。拟方健脾化湿。

党参15g　苍、白术各10g　茯苓10g　神曲10g　黄芪
15g　白蔻仁5g（次下）　谷、麦芽各10g　泽泻6g　苡仁
15g　6剂

腹泻

某女　35岁　2007年10月31日

大便不成形，每日一两次，肛门作坠，苔粘根微黄，脉

细，中气不足。

藿香 6g　葛根 6g　党参 15g　焦白术 10g　茯苓 10g
黄芪 30g　升麻 6g　广木香 6g　砂仁 5g（次下）　银花 6g
炮姜 5g　7 剂

2007 年 11 月 7 日　便调，肛坠也减，步原法进治。

党参 15g　焦白术 10g　茯苓 10g　神曲 10g　黄芪 30g
升麻 6g　炮姜 5g　广木香 6g　砂仁 5g（次下）　粉草 5g

2007 年 11 月 14 日　大便每日一次，或结或溏，肠鸣多
矢气，苔白根部稍粘，脉象细弦。脾阳不足。拟方继续调治。

焦白术 10g　茯苓 10g　广木香 6g　防风 6g　白芍 10g
木瓜 10g　干姜 6g　砂仁 5g（次下）　炮姜 5g　粉草
5g　7 剂

某男　22 岁　2019 年 4 月 5 日

大便每日一至二次，不成形，胃时疼，舌苔根部稍粘，脉
弦。拟方从温脾胃入手。

焦白术 10g　云苓 10g　淡干姜 8g　延胡索 12g　广木
香 6g　砂仁 5g（次下）　炒白芍 10g　公丁香 2g　肉桂 6g
炮姜 6g　8 剂

某女　53 岁　2007 年 4 月 2 日

泄利，肠鸣，腹坠胀，舌苔粘浊，脾虚湿浊停聚。

苍术 5g　白术 10g　川朴 6g　陈皮 6g　楂、曲各 10g
广木香 6g　砂仁 5g（次下）　炮姜 5g　车前子 10g（包煎）
藿香 6g　7 剂

某男　27 岁　2007 年 3 月 9 日

慢性腹泻，大便或结或溏，一日二三次，有时腹中肠鸣，苔薄白根部稍粘，脉细。

　　焦白术 10g　炒白芍 10g　干姜 6g　葛根 6g　白头翁 20g　广木香 6g　砂仁 5g（次下）　潞党参 15g　炮姜 5g 诃子肉 10g　15 剂

某男　46 岁　2018 年 10 月 30 日

慢性泄泻延已数年之久，苔薄白，脉象细弦。拟方温脾止泻。

　　藿香 6g　葛根 10g　广木香 6g　焦白术 10g　云苓 10g 砂仁 5g（次下）　潞党参 15g　炮姜 5g　粉草 6g　山药 15g　7 剂

　　2018 年 11 月 29 日　泄泻次数略减，苔粘泛黄。拟方续进。

　　藿香 6g　焦白术 10g　楂、曲各 10g　葛根 10g　银花 6g　白头翁 12g　砂仁 5g（次下）　广木香 6g　炮姜 5g 粉草 6g　7 剂

　　2018 年 12 月 6 日　大便一日二三次，不成形，舌苔粘白泛黄，舌质红，脉细弦。拟方继续调治。

　　白头翁 15g　川柏 8g　银花 6g　山药 15g　广木香 6g 秦皮 12g　焦白术 10g　砂仁 5g（次下）　广陈皮 5g　粉草 6g　7 剂

　　2018 年 12 月 20 日　大便每日两次，不成形，苔粘泛黄，脉沉细。拟方继续调治。

　　焦白术 10g　云苓 10g　怀山药 15g　广木香 6g　砂仁

5g（次下）　干姜8g　银花6g　炮姜5g　诃子肉10g　车前子10g（包煎）　7剂

2019年5月10日　饮食感香，胃亦不冷，大便已成形，苔粘，脉弦。拟方调治巩固。

焦白术10g　云苓12g　怀山药15g　肉桂6g　干姜10g　楂、曲各10g　藿香6g　砂仁5g（次下）　广木香6g　炮姜6g　鸡内金6g　10剂

某男　35岁　2019年1月4日

连续饮酒后，小腹坠胀疼痛，大便不调，一日二三次，有痔疮，舌苔粘，脉象弦。拟方兼调。

藿香6g　葛根10g　广木香5g　焦白术10g　潞党参15g　升麻10g　黄芪30g　云苓10g　五加皮12g　粉草6g　7剂

2019年1月12日　小腹坠胀轻微，大便每日一至二次，有时欲解而不畅，腹部感觉不舒服，舌苔薄根部稍粘。拟方续治。

藿香5g　焦白术10g　怀山药15g　云苓10g　广木香6g　砂仁5g（次下）　潞党参15g　干葛根10g　红藤30g　炮姜5g　升麻10g　10剂

某男　45岁　2019年1月4日

大便不成形，一日二次，检有十二指肠溃疡，舌苔粘浊泛黄，脉缓。拟方徐徐图之。

焦白术10g　云苓10g　山药15g　葛根6g　藿香5g　广木香6g　砂仁5g（次下）　银花5g　干姜8g　炮姜

5g　7 剂

某女　59 岁　2019 年 3 月 12 日

大便不成型，每日有数次，已有三年之久，舌滑苔薄根部粘白，脉象细弦。拟方缓缓图之。

山药 15g　焦白术 10g　云苓 12g　干姜 8g　广木香 6g　砂仁 5g（次下）　神曲 10g　葛根 10g　藿香 6g　炮姜 5g　7 剂

某男　50 岁　2018 年 8 月 29 日

大便一日四五次，舌苔根心粘厚。

苍、白术各 10g　川朴 6g　神曲 10g　广木香 6g　砂仁 5g（次下）　泽泻 10g　乌梅炭 10g　赤石脂 15g（包煎）诃子肉 10g　炮姜 6g　7 剂

某男　33 岁　2018 年 8 月 7 日

泄利一日二三次，延已数年。

藿香 6g　葛根 10g　广木香 6g　焦白术 10g　云苓 12g　银花 6g　砂仁 5g（次下）　炮姜 6g　神曲 10g　粉草 6g　7 剂

某女　21 岁　9 月 6 日

泄利数日，一日七八次，腹痛欲按，口淡无味，不思饮食，面色萎黄，舌淡苔白，脉缓，此虚寒下利也，香砂理中丸主之。

潞党参三钱　焦白术三钱　炮姜钱半　粉草五分　白芍二

钱　广木香钱半　砂仁八分（次下）　　泽泻钱半

9月8日　痛泻俱止，原方去泽泻，又二帖，安。

某女　52岁　2007年12月31日

慢性肠炎，大便稀溏，一日四五次，延已月余，苔粘微黄，脉弦。拟方温脾止利。

藿香6g　葛根10g　法夏6g　焦白术10g　茯苓10g　砂仁5g（次下）　干姜6g　银花6g　炮姜5g　粉草5g　7剂

某女　45岁　2007年12月31日

溃疡性结肠炎四年，经调治以来，病情有改善，大便每日一二次，有时带血，苔薄有黄意，脉细。拟方缓图。

白头翁15g　黄柏10g　川连4g　炒地榆炭12g　仙鹤草15g　秦皮12g　当归10g　广木香6g　炒白芍10g　炮姜5g　粉草5g　7剂

某女　31岁　2017年7月2日

大便一日一二次，夹带黄色粘液，纳食不甘，苔粘泛黄，脉弦。

藿香6g　广木香6g　葛根10g　白头翁20g　苍、白术各10g　银花6g　干姜6g　砂、蔻仁各5g（次下）　炮姜5g　楂、曲各10g　7剂

某男　37岁　2006年10月6日

慢性肠炎，便溏，每日一次，苔白，脉弦。拟方健脾。

焦白术 10g　　山药 15g　　茯苓 10g　　肉桂 5g　　干姜 8g
广木香 6g　　砂仁 5g（次下）　　陈皮 6g　　赤石脂 15g（包煎）
7 剂

某男　30 岁　2006 年 11 月 13 日

病史两年之久，腹中经常鸣响，大便或结或溏，每日一次，大便常下红，纳谷正常，口干欲饮，舌苔粘泛黄，脉象细弦。拟方缓缓图之。

白头翁 15g　　焦白术 10g　　云苓 10g　　干葛根 10g　　楂、曲各 10g　　广木香 5g　　藿香 5g　　党参 5g　　砂仁 5g（次下）
粉草 5g　　7 剂

某女　54 岁　2019 年 6 月 24 日

肠炎，经常腹泻，饮食不慎则腹部不适，昨天下利三次，舌苔白根心粘，脉细。拟方温脾入手。

藿香 5g　　葛根 8g　　广木香 6g　　焦白术 10g　　云苓 10g
淡干姜 8g　　砂仁 5g（次下）　　神曲 10g　　粉草 6g　　炮姜 5g　　5 剂

某女　78 岁　2019 年 6 月 10 日

腹痛减，午后尿频，头昏腹胀，舌苔白，脉象弦。拟方继续调治。

淡吴萸 8g　　覆盆子 15g　　天台乌 6g　　潞党参 15g　　黄芪 30g　　大腹皮 12g　　广木香 6g　　砂仁 5g（次下）　　桑螵蛸 10g
熟地 12g　　延胡索 10g　　7 剂

某女　46岁　2007年6月29日

大便每日一次，多不成形，舌苔薄白。拟方调理善后。

焦白术10g　茯苓10g　干姜6g　广木香6g　砂仁5g（次下）　白芍10g　炮姜5g　六曲10g　陈皮6g　7剂

痢疾（附禁口痢）

某女　60岁　2007年3月21日

经常少腹胀痛，痛则下利，有时肛门坠胀，苔白，脉细弦。土虚木乘。拟方抑木扶土、温脾止利。

焦白术10g　炒白芍10g　防风6g　广木香6g　砂仁5g（次下）　干姜6g　陈皮6g　党参15g　葛根6g　炮姜5g　7剂

某男　34岁　2018年10月5日

因食物中有荤菜，食后大便多脓血以及粘液，腹部有时痛。

葛根10g　川连4g　炒白芍10g　沙参6g　银花10g　楂、曲各10g　炒地榆12g　广木香6g　白头翁15g　焦白术10g　云苓10g　粉草6g　10剂

2018年10月26日　大便早晚各一次成形，仍挟有少量粘液脓血，舌苔粘泛黄，脉弦不数。

红藤30g　川柏10g　白头翁15g　银花10g　川连4g　秦皮12g　炒地榆12g　炒白芍10g　广木香6g　粉草8g　10剂

2018年11月26日　大便每日二次成形，腹部近来不适，

有些胀，腰经常酸痛，舌上苔薄，脉弦。拟方兼治。

白头翁 15g　山药 15g　广木香 6g　银花 10g　川柏 8g　砂仁 6g（次下）　大腹皮 12g　焦白术 10g　川续断 15g　神曲 10g　狗脊 10g　10 剂

2019 年 1 月 26 日　近旬日，大便每日两次，基本成形，脓血球减少，苔粘，脉弦。拟方继续进治。

白头翁 15g　川连 4g　秦皮 12g　银花 10g　广木香 6g　川柏 6g　炒地榆 12g　砂仁 5g（次下）　炮姜 5g　槐花炭 10g　山药 15g　云苓 10g　粉草 8g　15 剂

某女　38 岁　7 月 1 日

下利半年，日益增重，时挟红白冻滞，日数十次，怯寒腹痛，苔薄黄，脉细。拟苦寒坚阴法。

白头翁二钱　川柏二钱　苦参钱半　秦皮三钱　炒银花钱半　粉草二钱

连服二帖怯寒解，腹痛止，痢减。

7 月 3 日　原方去银花，加炒地榆、煅牡蛎一两（先煎），川连五分。

7 月 5 日　痢大减，再加苦参一钱，阿胶三钱，牡蛎二两。

某女　5 月 29 日

痢疾，昨至今日，下痢红白，已达二三十次之多，后重不爽，便前腹痛，口干欲饮，苔粘黄，舌厚红，脉滑。

香连丸八分　炒银花钱半　焦楂三钱　炒芩一钱二分　枳壳钱半　青、陈皮各钱半　枳壳钱半　神曲　干扁豆花钱半

5月30日　痢减，原方加槟榔二钱，广木香一钱。

5月31日　痢大减，每日四五次，前方减槟榔一钱。

6月3日　大便每日二三次，续治。

藿梗钱半　神曲三钱　炒银花钱半　炒芩五分　枳壳一钱二分　焦楂三钱　干扁豆花二钱。二帖，安。

便秘

某女　81岁　2018年10月30日

近来常欲更衣，而欲解又不得下，便亦干，夜间欲解小手又溺不得出，饮食正常，下肢浮肿已消，苔粘，脉弦规律。拟方兼治之。

潞党参15g　黄芪30g　升麻10g　焦白术10g　当归15g　柴胡6g　枳壳5g　六一散10g（包煎）　云苓10g　槟榔15g　车前子10g（包煎）　10剂

某女　38岁　2018年10月9日

腹胀便秘，二三日始一更衣，纳谷正常，苔白，脉细。拟方润肠通便。

羌活5g　当归15g　桃仁6g　瓜蒌仁12g　大贝母10g　枳壳5g　火麻仁15g　广木香5g　槟榔18g　生军6g（次下）　7剂

某女　14岁　2019年2月24日

大便干结，三四日始一更衣，食后胃有不适或痛，舌上苔薄，脉细。拟方健脾助运、润肠通便。

藿香 5g　焦白术 8g　楂、曲各 10g　鸡内金 6g　谷、麦芽各 10g　火麻仁 15g　枳壳 5g　槟榔 15g　广木香 6g　生军 8g（次下）　7 剂

某女　19 岁　2018 年 11 月 17 日

二三日始一更衣，困难，舌红苔少，脉细。拟方润肠通便。

玄参 15g　麦冬 15g　生地 15g　火麻仁 18g　枳壳 6g　当归 15g　瓜蒌仁 12g　大贝母 10g　生军 10g（次下）10 剂

2018 年 12 月 1 日　服药时，大便通畅，停药四日，大便又干，舌苔粘黄，脉细。拟方继续调治。

羌活、防风各 5g　当归 15g　桃仁 6g　火麻仁 15g　枳壳 5g　槟榔 15g　郁李仁 15g　大贝母 10g　瓜蒌仁 12g　生军 8g（次下）　10 剂

某女　42 岁　1998 年 8 月 27 日

不完全性肠梗阻，住院五日。出院后，食入脘胀，数日始一更衣。舌苔白，脉象弦细。拟方调中、助运、消胀。

青、陈皮各 5g　川朴 5g　广木香 6g　槟榔 12g　六神曲 10g　枳壳 6g　鸡内金 6g　砂仁 5g（次下）　火麻仁 15g　3 剂

按：川朴行气、消胀、通腑。

1998 年 9 月 2 日　胀消，腹部偶尔轻痛，大便仍干，每日一次，舌苔白。拟方续治。

当归 10g　桃仁 6g　槟榔 12g　火麻仁 10g　广木香 5g

小青皮 5g　　延胡索 12g　　神曲 10g　　杏仁 6g　　公丁香 1g　　4 剂

某女　35 岁　2007 年 11 月 5 日

经常便秘，数日始一更衣，苔薄微粘，脉象细数。拟方滋阴清热、润肠通便。

玄参 12g　麦冬 12g　生地 12g　当归 10g　桃仁 6g　瓜蒌仁 12g　火麻仁 15g　枳壳 6g　生军 8g（次下）　粉草 5g　7 剂

2007 年 11 月 14 日　药后排便通畅，每日一次，药证已合，经步原法继续调治。

玄参 12g　麦冬 12g　生地 12g　当归 10g　桃仁 6g　大贝母 10g　瓜蒌仁 12g　火麻仁 15g　生军 6g（次下）　枳壳 6g　7 剂

按：大贝母可以治疗瘰疬、胃病（加乌贼骨）、润肠通便（加瓜蒌仁）、子宫肌瘤。

2007 年 12 月 5 日　上周以来，排便通畅，药证已合，宜守原法继续调治。

玄参 12g　麦冬 12g　生地 12g　瓜蒌仁 12g　大贝母 10g　火麻仁 15g　枳壳 6g　生军 8g（次下）　桃仁 6g　粉草 5g　7 剂

痔疮、肛脓肿

某男　48 岁　2006 年 10 月 9 日

肛门坠胀疼痛，曾在痔科检查，有混合痔，肛门直肠部位有一脓肿，大如小指，大便每日一次，舌苔粘微黄，脉弦。拟方缓图。

红藤 30g　蒲公英 30g　炒芩 6g　忍冬藤 15g　枳壳 6g　赤、白芍各 10g　乳、没各 6g　玄胡索 12g　瓜蒌仁 12g　大贝母 10g　　7 剂

某男　56 岁　2019 年 2 月 20 日

痔疮，大便燥结，有时会出血，偶尔会感胸闷，有三高病史，舌苔白根心粘，脉象细弦。拟方兼治缓图。

羌活、防风各 5g　当归 15g　桃仁泥 6g　丹参 12g　瓜蒌仁 15g　干薤白 10g　法夏 10g　火麻仁 18g　焦山楂 15g　枳壳 6g　炒地榆 12g　槟榔 15g　　7 剂

某女　62 岁　2018 年 4 月 11 日

痔血，肛有坠感。

知母 10g　麦冬 15g　生地 12g　玄参 12g　石斛 15g　五味子 6g　虎杖 30g　板蓝根 15g　马鞭草 15g　山栀 6g　粉甘草 6g　　10 剂

某　7 月 4 日

肛门脓肿，时感疼痛，舌红苔黄，脉细数。拟方解毒、消肿、止痛。

地榆 12g　野菊花 10g　紫地丁 30g　银花 15g　乳、没各 5g　角刺 10g　赤芍 10g　延胡索 12g　槐花 12g　　3 剂

7 月 6 日　大好。

银翘　红藤　蒲公英　乳没　赤芍　槐花　角刺　炒芩

生甘草　3剂

某女　39岁　2019年5月15日

患痔疮，有时带血，肛门坠胀，时刻有便意，舌苔薄边尖红，脉细弦。拟方缓缓图之。

红藤30g　忍冬藤20g　炒芩6g　炒地榆12g　火麻仁15g　升麻10g　槟榔15g　黄芪30g　潞党参15g　柴胡6g　生军6g（次下）　7剂

2019年5月27日　药后肛门坠胀感减轻，出血亦少。拟方继续进治。

红藤30g　炒芩6g　炒地榆12g　蒲公英30g　潞党参15g　黄芪30g　升麻10g　柴胡6g　怀山药15g　当归15g　粉甘草8g　10剂

胁痛（附胆胀）

某男　41岁　2018年10月9日

脾运失常，有胆囊炎及结石，一并进治。

藿香6g　苍术5g　白术10g　楂、曲各10g　川郁金10g　金钱草30g　飞滑石10g（包煎）　枳壳6g　广木香6g　忍冬藤20g　车前子12g（包煎）　10剂

2018年11月17日　纳谷加增，苔垢已退。拟方继续调治。

金钱草60g　青、陈皮各5g　神曲10g　川郁金10g　赤芍10g　飞滑石12g（包煎）　焦楂12g　广木香6g　枳壳6g　鸡内金10g　槟榔15g　10剂

某男　48 岁　2018 年 9 月 13 日

右肋胁近感不适，背部有时亦感不适，便难，苔薄，脉
细弦。

柴胡 5g　天仙藤 15g　金铃皮 10g　赤、白芍各 8g　川
郁金 10g　枳壳 6g　延胡索 12g　小青皮 5g　石斛 15g（先
煎）　火麻仁 12g　槟榔 20g　7 剂

某女　39 岁　2006 年 12 月 18 日

肝气不舒，两胁不适，非胀非痛，胸部按之疼痛。

天仙藤 12g　川郁金 10g　柴胡 6g　瓜蒌仁 12g　乳、
没各 6g　延胡索 12g　赤、白芍各 6g　粉草 5g　川芎
6g　7 剂

某女　48 岁　2006 年 10 月 23 日

右季肋疼痛，休作无时，伴有腹胀，延已五六年，舌苔薄
白，脉象细弦。气滞肝络。拟方化瘀止痛。

柴胡 6g　川郁金 10g　金铃皮 10g　延胡索 12g　乳、
没各 6g　赤、白芍各 6g　天仙藤 12g　法夏 6g　大腹皮 12g
砂仁 6g（次下）　台乌片 6g　5 剂

2006 年 10 月 30 日　大便稀溏，腹部时胀，左胁时痛，
苔薄，脉细弦。

柴胡 6g　香附 10g　川郁金 10g　金铃皮 10g　延胡索
12g　天仙藤 12g　法夏 6g　广木香 6g　大腹皮 10g　砂仁
3g（次下）　7 剂

某男　41岁　2007年11月9日

右胁胀痛，常于午后发作，有时嗳气，苔薄，脉弦。肝气不舒。拟方疏利肝胆、消胀止痛。

柴胡6g　川郁金10g　青、陈皮各5g　金钱草30g　广木香6g　赤芍6g　枳壳6g　延胡索12g　天仙藤15g　粉草5g　3剂

2007年11月12日　胁胀已除，频频嗳气，有时矢气也多，舌苔薄，脉弦。中焦气滞。拟方继续调中理气。

苍术15g　白术10g　神曲10g　青、陈皮各5g　广木香6g　枳壳6g　佛手6g　茯苓10g　香橼皮6g　5剂

某女　66岁　2007年6月2日

两胁膨胀，胀甚则利，一日二三次，延已数年之久，苔白，脉弦。此肝脾失调、土虚木乘。

焦白术10g　炒白芍10g　陈皮6g　广木香6g　砂仁5g（次下）　防风6g　炮姜5g　神曲10g　柴胡6g　7剂

某女　40岁　2018年11月12日

胸乳胀，情绪急躁，睡眠欠佳，有时腹痛，更衣后痛即止，腰疼，舌上苔薄，脉沉细弦。拟方兼治缓图。

柴胡5g　川郁金10g　青、陈皮各5g　香附10g　丹参12g　柏、枣仁各15g　茯苓、神各10g　远志肉6g　杜仲12g　川断15g　五味子6g　狗脊15g　7剂

2018年11月19日　胸胀减，夜寐改善，腹疼止，腰尚微痛。拟方续进。

柴胡5g　小青皮5g　郁金10g　丹参15g　柏、枣仁各

15g　远志肉 5g　三棱 18g　大贝母 10g　夜交藤 20g　广木香 5g　补骨脂 15g　川断 15g　牡蛎 30g（先煎）　7 剂

某男　50 岁　2018 年 10 月 16 日

胆囊壁不光，肝脏多发性囊肿，皮下结节，自感右胁下稍感不适。拟方缓图之。

桑枝 6g　川郁金 10g　金钱草 30g　赤、白芍各 8g　枳壳 6g　三棱 12g　玄参 15g　大贝母 10g　小青皮 5g　牡蛎 30g（先煎）　7 剂

2018 年 10 月 30 日　右胁不适之感渐除，仍循前法步进。

金钱草 30g　川郁金 10g　赤、白芍各 8g　柴胡 6g　三棱 15g　大贝母 10g　沙参 5g　昆布 12g　海藻 15g　牡蛎 30g（先煎）　7 剂

某男　58 岁　2007 年 3 月 21 日

有时腹部不适，右胁下痛，但不甚，大便色黄，每日 2 次，胆囊炎、胆石症，舌苔粘黄，脉弦。

苍术 5g　白术 10g　川朴 5g　炒芩 6g　青、陈皮各 5g　楂、曲各 10g　金钱草 40g　车前子 12g（包煎）　茵陈 15g　枳壳 6g　桃仁 6g　7 剂

某女　33 岁　2019 年 5 月 10 日

检胆囊壁息肉，多枚，较大的 9mm，舌苔薄，脉象细。拟方消散之。

柴胡 5g　三棱 15g　玄参 15g　大贝母 10g　昆布 12g　海藻 15g　莪术 15g　赤芍 10g　川郁金 6g　牡蛎 30g（先

煎） 7 剂

某 2 月 31 日

泥沙型胆结石，疼痛剧烈，苔薄黄。拟方止痛排石。

金钱草 30g　飞滑石 12g（包煎）　车前子 12g（包煎）
广木香 6g　威灵仙 12g　泽泻 6g　赤芍 6g　炒芩 5g　忍冬
藤 12g　生军 8g　粉草 6g　4 剂

3 月 4 日　痛定，苔薄黄，拟清胆排石。

金钱草 30g　川郁金 6g　柴胡 6g　枳壳 5g　炒芩 5g
车前子 12g（包煎）　生军 8g　广木香 5g　赤芍 6g　飞滑石
12g（包煎）　4 剂

某女　50 岁　1999 年 1 月 13 日

九年前胆囊切除，经 B 超复查，肝管又生结石，劳累时，
右胁不适，经来时感气痹，欲嗳气，舌苔薄粘，脉弦。拟方利
胆排石、通阳宣痹。

金钱草 30g　川郁金 6g　枳壳 5g　柴胡 6g　广木香 5g
赤芍 6g　法夏 6g　瓜蒌仁 12g　干薤白 10g　延胡索
12g　4 剂

黄疸（附萎黄）

某男　26 岁　2007 年 11 月 9 日

口干，溺黄，眠食正常，苔泛黄，脉细，肝经湿热。拟方
继续清湿热。

茵陈 15g　黄柏 10g　山栀 6g　苍术 5g　白术 10g　车

前子 12g（包煎）　虎杖 30g　垂盆草 30g　茯苓 10g　川草薢 15g　晚蚕沙 12g（包煎）　7 剂

2007 年 11 月 16 日　夜睡口舌干燥，频频饮水，苔色粘黄，脉象细滑，湿热蕴中。拟方泄热、清化湿热。

藿香 6g　苍术 5g　白术 10g　车前子 12g（包煎）　茵陈 15g　山栀 6g　川连 4g　川朴 5g　六一散 10g（包煎）炒芩 6g　7 剂

2007 年 12 月 7 日　纳食二便正常，精神也佳，唯口舌发麻，苔薄，脉象细弦。拟方继续调治。

茵陈 15g　山栀 6g　车前子 12g（包煎）　炒黄芩 6g茯苓 10g　赤芍 6g　白芍 6g　虎杖 30g　板蓝根 30g　马鞭草 30g　粉草 5g　7 剂

某女　40 岁　2007 年 6 月 29 日
身热，纳食不香，精神疲乏，目溺皆黄，面色发黯，苔垢粘，脉弦。黄疸，湿热蕴脾、肝旺。

茵陈 20g　连翘 6g　山栀 6g　板蓝根 15g　六一散 12g（包煎）　车前子 15g（包煎）　茯苓 12g　猪苓 10g　泽泻10g　白蔻仁 5g（次下）　炒芩 6g　10 剂

某女　40 岁　2007 年 6 月 22 日
病情好转，身热递降，午后温温而热，纳食正常，小便黄少，舌苔粘浊根泛黄，脉略数。肝炎，湿热酿胆。

青蒿 10g　茵陈 15g　藿香 6g　炒芩 6g　白蔻仁 5g（次下）　杏仁 6g　苡仁 15g　车前子 15g（包煎）　六一散 12g（包煎）　板蓝根 15g　山栀 6g　7 剂

2007 年 11 月 9 日　纳谷正常，精神颇佳，面色微黄，舌苔根部粘，脉细。拟方继续调治。

茵陈 15g　苍术 5g　白术 10g　板蓝根 20g　马鞭草 30g　垂盆草 30g　车前子 12g（包煎）　泽泻 10g　薏苡仁 15g　山栀 6g　粉草 5g　10 剂

2007 年 11 月 19 日　一切正常，舌苔根微粘，脉象细弦。拟方继续调治。

苍术 10g　白术 10g　薏苡仁 12g　车前子 12g（包煎）马鞭草 30g　板蓝根 20g　虎杖 30g　垂盆草 30g　连翘 10g　山栀 6g　粉草 5g　10 剂

某女　33 岁　2007 年 11 月 12 日

脾主四肢，属中央土，其色黄，脾湿重则色外溢，故可使皮肤发黄。苔粘浊，脉象细。拟方补脾逐湿退黄。

苍术 15g　白术 10g　粗桂木 10g　川朴 6g　苡仁 15g　车前子 12g（包煎）　茵陈 15g　泽泻 10g　当归 10g　赤、白芍各 6g　7 剂

2007 年 12 月 3 日　病情略同于前，原有胆囊结石病史，苔粘微黄，脉象细弦。拟方继续调治。

苍术 10g　白术 10g　薏苡仁 12g　车前子 12g（包煎）黄柏 10g　茯苓 10g　金钱草 30g　广木香 6g　泽泻 10g　蚕砂 12g（包煎）　粉草 5g　7 剂

2007 年 12 月 10 日　手掌皮肤依然发黄，短期内不易改观，苔粘泛黄，步原法继续进治。

苍术 10g　白术 10g　茵陈 15g　山栀 6g　茯苓 10g　车前子 12g（包煎）　薏苡仁 15g　神曲 10g　粉草 5g　赤芍

6g　7 剂

某女　77 岁　2018 年 9 月 13 日

胰腺炎，发现二月余，目前目黄、全身皆黄，有贫血貌。腹痛膨胀，纳不多，苔粘白，有时寒热。

茵陈 15g　柴胡 6g　炒芩 6g　茯、猪苓各 10g　神曲 10g　法夏 6g　山栀 6g　车前子 12g（包煎）　泽泻 10g　大腹皮 15g　六一散 10g（包煎）　7 剂

鼓胀（附变证）

某男　65 岁　2018 年 9 月 13 日

年轻时曾患过肝炎，腹中有水，溺亦不多，腹胀满，纳不甘，舌上无苔。拟方进治。

苍、白术各 10g　川朴 6g　茯苓、神各 10g　猪苓 10g　泽泻 10g　大腹皮 15g　五加皮 15g　车前子 12g（包煎）　二丑末各 5g　槟榔 15g　广木香 6g　5 剂

某男　27 岁　1995 年 10 月 25 日

肝硬化腹水，虽经中西两法治疗，恙情非但未能控制，且转加剧。病延一年，下肢浮肿，住院数月，用去两万五。双目黄如涂金，小溺黄赤，面色晦滞，舌苔粘黄，脉象细弦。病情重险，始拟一方，以观进退再商。

金钱草 30g　茵陈 15g　山栀 10g　川朴 5g　茯、猪苓各 10g　泽泻 10g　车前子 15g（包煎）　苍、白术各 10g　神曲 10g　连翘 6g　赤芍 10g　生军 8g（次下）　5 剂

1995 年 10 月 31 日　迭服上方五帖，下肢浮肿尽消，大便一日三次，小溺仍少，舌苔粘黄，仍步前法进治。

茵陈 15g　苍、白术各 15g　川朴 5g　山栀 10g　车前子 15g（包煎）　桃仁 6g　茯、猪苓各 10g　泽泻 10g　槟榔 10g　砂仁 5g（次下）　生军 10g（次下）　5 剂

1995 年 11 月 8 日　腹水尽消，目、肤之黄渐淡，苔色粘黄。病有转机，仍需谨慎！湿热之邪尚重，尤当节制酒、色，不尔仍虑反复，宗前法步进。

山栀 10g　炒芩 6g　茵陈 12g　车前子 12g（包煎）　连翘 6g　茯、猪苓各 10g　泽泻 10g　赤芍 10g　金钱草 30g　生军 6g（次下）　5 剂

1995 年 11 月 13 日　药后二便增多，大便每日三次，小溺一日十余次，色黄，有时少量鼻衄。纳谷正常，精神渐振，目、肤仍黄，宗前法进治。

山栀 10g　茵陈 12g　桃仁 6g　赤芍 10g　连翘 10g　生军 10g（次下）　车前子 15g（包煎）　泽泻 10g　神曲 10g　茯、猪苓各 10g　金钱草 30g　5 剂

1995 年 11 月 18 日　黄已渐淡，饮食正常，精神日振，病已进入坦途，守方调治。

山栀 8g　连翘 6g　茵陈 12g　车前子 12g（包煎）　茯苓 10g　猪苓 6g　桃仁 6g　泽泻、兰各 10g　赤芍 10g　鳖甲 15g（先煎）　10 剂

1995 年 11 月 28 日　目、肤之黄尽退，腹水尽消，病入坦途，更方调治巩固。

潞党参 12g　焦白术 10g　茯苓 10g　苡仁 15g　大腹皮 12g　泽泻 6g　车前子 10g（包煎）　神曲 10g　茵陈 6g

桃仁5g　5剂

某男　32岁　12月24日

初面浮足肿，牙龈出血，入院检查肝功能异常，白、球蛋白接近，转氨酶高，黄疸高，诊为肝硬化。治疗已三月，面部晦滞，眼白混滞，饮食正常，小溺发黄，大便正常，舌正红苔泛黄，脉象弦。拟方徐徐图之。

茵陈12g　山栀6g　马鞭草12g　虎杖30g　车前子12g（包煎）　苡仁15g　板蓝根12g　泽泻10g　云苓12g　5剂

12月29日　牙龈仍然出血，小溺或黄或清，舌苔薄黄，脉弦。拟方续治。

银、翘各6g　茵陈12g　山栀6g　板蓝根12g　虎杖30g　山药15g　云苓12g　车前子12g（包煎）　白茅根30g　马鞭草15g　茜草根12g　5剂

1月4日　牙龈出血已止，面浮肿已退，舌正红，苔薄黄，脉细弦。拟方续治。

银、翘各6g　山栀5g　茵陈10g　山药15g　云苓10g　泽泻6g　虎杖30g　马鞭草12g　板蓝根12g　车前子12g（包煎）　5剂

某男　50岁　1月8日

肝硬化病史三年，有腹水，曾门静脉高压，吐血。肝脾肿大，易大出血，目前腹部不胀，大便每日一次，小溺偏少，服"武都力"，尿量增加。顷察舌苔薄，脉象细弦。拟方徐徐调之。

潞党参15g　焦白术10g　云苓10g　桃仁泥6g　大腹

皮 12g　砂仁 5g（次下）　　泽泻 6g　五加皮 12g　鸡内金 5g
车前子 12g（包煎）　　4 剂

1 月 23 日　尿量已近正常，至暮腿尚轻肿，腹部微有胀意，计划停"武都力"，舌苔薄粘，脉象细滑。拟方健脾调肝继续进治。

潞党参 15g　焦白术 10g　云苓 10g　青、陈皮各 5g
大腹皮 12g　砂仁 5g（次下）　广木香 5g　泽泻 6g　车前子
12g（包煎）　　6 剂

某男　48 岁　2006 年 12 月 15 日

肝硬化，餐后腹部作胀，尿液发黄，舌苔粘浊泛黄，脉弦。

苍术 15g　白术 15g　川朴 5g　青、陈皮各 5g　楂、曲
各 10g　大腹皮 10g　砂仁 5g（次下）　茯、猪苓各 10g　车
前子 10g（包煎）　山栀 6g　泽泻 10g　7 剂

2006 年 12 月 25 日　药后腹胀已消，症悉好转，舌苔粘浊泛黄，小便发黄，脉弦。

苍术 15g　白术 10g　川朴 5g　青、陈皮各 5g　楂、曲
各 10g　大腹皮 10g　砂仁 5g（次下）　茯、猪苓各 10g　车
前子 10g（包煎）　山栀 6g　泽泻 10g　7 剂

2007 年 3 月 21 日　病情稳定，肝功检查逐渐好转。

潞党参 15g　苍术 5g　白术 10g　茵陈 12g　黄芪 30g
板蓝根 30g　金钱草 30g　车前草 10g　泽泻 6g　桃仁 6g
茯苓 10g　粉草 5g　7 剂

眩晕、头痛、脑鸣

某男 57 岁 2007 年 3 月 12 日

BP：156/104mmHg，头昏眩耳鸣，风阳上扰。

桑叶 10g 白菊花 6g 钩藤 12g（次下） 炒芩 6g 石决明 30g（先煎） 赤、白芍各 10g 灵磁石 30g（先煎） 生地 12g 白蒺藜 12g 7 剂

某女 66 岁 2006 年 10 月 9 日

有时头部牵痛或晕，脉细弦，阴虚阳亢。拟方养血柔肝、潜熄肝风。

当归 10g 白芍 10g 葛根 10g 钩藤 12g（次下） 天麻 10g 川芎 10g 石决明 24g（先煎） 白蒺藜 12g 煅龙、牡各 24g（先煎） 7 剂

2006 年 10 月 25 日 诸症悉减，下肢时瘙痒，舌苔根黄粘而泛黄，脉象细弦，肝经湿热。拟方兼治。

桑叶 10g 钩藤 12g（次下） 石决明 24g（先煎） 白菊花 6g 山栀 8g 地肤子 12g 车前子 12g（包煎） 薏苡仁 5g 天麻 10g 葛根 10g 7 剂

某女 55 岁 2018 年 10 月 4 日

头晕有时影响行走，已半年之久，苔粘浊，脉弦。

葛根 10g 法夏 10g 焦白术 10g 明天麻 10g 钩藤 12g（次下） 神曲 10g 白蒺藜 15g 杭白芍 10g 石决明 24g（先煎） 煅龙、牡各 20g（先煎） 7 剂

2018 年 10 月 16 日 恙情暂无进退，守方续进。

潞党参 15g　黄芪 30g　当归 13g　法半夏 10g　焦白术 10g　明天麻 10g　钩藤 12g（次下）　白蒺藜 15g　神曲 10g 白芍 10g　煅龙、牡各 20g（先煎）　10 剂

2018 年 10 月 25 日　头昏稍定，舌苔粘白，脉细滑。拟方继续调治。

法夏 10g　焦白术 10g　天麻 12g　钩藤 12g（次下） 白蒺藜 15g　六神曲 10g　泽泻 10g　葛根 10g　黄芪 30g 潞党参 15g　石决明 30g（先煎）　7 剂

某女　31 岁　2018 年 11 月 2 日

双侧耳鸣，已有三四年之久，在深圳看西医不见好转，越发严重，左耳已失聪。头晕、头昏、头痛，心烦，舌苔薄黄，脉细弦，此属阴虚肝热。拟方滋阴清平肝热。

生、熟地各 12g　丹皮 6g　冬桑叶 10g　菊花 6g　钩藤 12g（次下）　明天麻 10g　炒芩 6g　龙胆草 6g　山栀 6g 石决明 24g（先煎）　7 剂

2018 年 11 月 11 日　药后诸症大有改观，头痛头晕已除，左耳亦有听力，舌上苔薄黄，脉细弦，仍步原法损益进治。

冬桑叶 10g　菊花 6g　生、熟地各 12g　磁石 30g（先煎）　石菖蒲 10g　龙胆草 10g　沙参 6g　石决明 24g（先煎）　杭白芍 10g　山栀 6g　粉草 6g　7 剂

某女　29 岁　2018 年 11 月 10 日

近半月以来头疼，舌上黄苔，脉细弦。拟方清肝熄风调治。

冬桑叶 10g　菊花 6g　钩藤 12g（次下）　杭白芍 10g

沙参5g　石决明24g（先煎）　　川芎6g　山栀6g　全蝎6g　7剂

2018年11月24日　服药后头痛大减，周二头又轻微疼痛，舌质红苔薄，脉细弦。拟方继续清平肝热、熄风止痛。

冬桑叶10g　菊花6g　龙胆草10g　炒芩6g　山栀6g　杭白芍10g　钩藤12g（次下）　石决明24g（先煎）　全蝎6g　7剂

2018年12月1日　近旬日以来，头疼未发，顷察舌边尖红，苔薄，脉细，内热未清。拟方继续清肝熄风。

桑叶10g　炒芩6g　菊花6g　杭白芍10g　钩藤12g（次下）　石决明24g（先煎）　山栀6g　全蝎6g　僵蚕10g　7剂

2018年12月15日　此次月经第二天头疼发作一次，近肤出荨麻疹，皮肤瘙痒，舌质红苔薄黄，脉沉细弦。拟方从滋阴平肝入手，继续调治。

生地12g　杭白芍10g　石斛15g（先煎）　钩藤12g（次下）　石决明24g（先煎）　炒芩6g　山栀6g　全蝎6g　菊花6g　粉草6g　7剂

2018年12月22日　工作忙，压力大，星期三头痛发作一次，并感心慌，舌质红苔黄，脉弦。拟方兼治之。

桑叶10g　菊花6g　炒芩5g　柏、枣仁各15g　茯神10g　远志肉5g　五味子6g　石决明24g（先煎）　全蝎6g　杭白芍10g　煅龙、牡各20g（先煎）　7剂

2018年12月29日　近旬以来头疼未发作，心慌亦宁，舌苔黄，脉转细。拟方仍从平肝熄风入手。

冬桑叶10g　钩藤12g（次下）　炒芩5g　杭白芍10g

菊花 6g　　抚芎 6g　　白蒺藜 15g　　全蝎 5g　　山栀 6g　　决明子 15g（包煎）　　7 剂

2019 年 5 月 11 日　　服药数月，头疼未发，上次月经推迟六七日来潮，量正常，脉细畅。拟方继续调之，准备怀孕。

熟地 12g　　当归 15g　　炒白芍 15g　　菟丝子 15g　　甘杞子 12g　　沙苑子 15g　　香附 10g　　益母草 12g　　菊花 5g　　全蝎 6g　　冬桑叶 10g　　艾叶 6g　　10 剂

某男　　48 岁　　2018 年 10 月 4 日

头时痛，目干目胀，咽干，胸闷，苔粘，脉细。拟方通阳宣痹、滋阴平肝。

玄参 12g　　麦冬 15g　　生地 12g　　冬桑叶 10g　　菊花 6g　　决明子 15g　　钩藤 12g（次下）　　石斛 15g（先煎）　　青葙子 15g　　瓜蒌仁 12g　　10 剂

2018 年 11 月 22 日　　头昏目胀除，眼痒，痰多夜尿频，一夜有四次，苔白，脉缓。拟方益气补肾、祛风化痰。

熟地 12g　　山药 15g　　桑螵蛸 12g　　远志肉 6g　　覆盆子 15g　　五味子 5g　　潞党参 15g　　黄芪 30g　　法夏 6g　　橘红 5g　　蝉衣 6g　　煅龙、牡各 20g（先煎）　　10 剂

2018 年 12 月 15 日　　目羞明流泪，夜寐多梦，苔白，脉结代。拟方兼治。

冬桑叶 10g　　菊花 6g　　蝉衣 5g　　木贼草 12g　　密蒙花 10g　　法夏 6g　　瓜蒌仁 12g　　檀香 6g　　丹参 15g　　干薤白 10g　　黄芪 30g　　10 剂

2019 年 1 月 29 日　　迭进温阳益气之剂，头昏乏力之症皆好，现觉眼痒，咽部若有痰，口苦，舌苔薄滑，脉细缓。拟方

继续调治。

潞党参 15g　黄芪 30g　桂枝 10g　蝉衣 5g　防风 6g
紫苏梗 10g　法夏 10g　云苓 10g　川朴 5g　炒芩 5g　橘红
6g　丹参 12g　10 剂

某女　70 岁　2019 年 1 月 14 日

原发高血压，已服西药治疗，目前血压稳定。目前睡眠不
好，头痛眩晕，夜间时出虚汗，时感胸闷、心绞痛，舌淡苔
白，脉缓。拟方兼治之。

潞党参 15g　黄芪 30g　当归 15g　柏、枣仁各 15g　茯
苓、神各 10g　夜交藤 15g　法夏 6g　钩藤 12g（次下）　明
天麻 10g　瓜蒌仁 12g　干薤白 10g　浮小麦 15g　煅龙、牡
各 20g（先煎）　7 剂

2019 年 1 月 21 日　药后睡眠改善，头晕出汗均好转，仍
感头疼，时仍胸闷，夜醒口干，苔粘，脉细无力。拟方继续
调治。

冬桑叶 10g　菊花 6g　炒芩 5g　柏、枣仁各 15g　远志
肉 6g　五味子 6g　川郁金 10g　佛手片 10g　法夏 6g　瓜蒌
仁 12g　干薤白 10g　檀香 6g　7 剂

某男　40 岁　2019 年 3 月 7 日

昨天作吐，头疼复发，今日又吐，头胀。平时大便成形，
一日三四次，苔粘白，脉细弦。拟方缓治。

藿香 6g　楂、曲各 10g　炒莱菔子 10g　法夏 10g　枳
壳 6g　钩藤 12g（次下）　石决明 30g（先煎）　砂仁 6g
（次下）　广木香 6g　全蝎 6g　菊花 6g　7 剂

2019 年 3 月 13 日　药后头疼大减，苔粘泛黄，脉象细弦。拟方继续进治。

冬桑叶 10g　白蒺藜 15g　川芎 6g　钩藤 12g（次下）菊花 6g　石决明 24g（先煎）　杭白芍 10g　云苓 5g　全蝎 6g　10 剂

某女　78 岁　2006 年 12 月 8 日

头目昏花，耳鸣，间或头晕，腿时无力，舌苔薄白，脉象细弦，肾虚、肝阳上亢。

生、熟地各 12g　山萸肉 10g　丹皮 6g　钩藤 12g（次下）枸杞子 15g　白芍 12g　石决明 24g（先煎）　明天麻 10g　灵磁石 20g（先煎）　白菊花 6g　7 剂

2006 年 12 月 15 日　头昏稍轻，耳鸣如故，脉象细弦。

生、熟地各 12g　山萸肉 10g　丹皮 6g　甘杞子 15g钩藤 12g（次下）　天麻 10g　石决明 24g（先煎）　磁石 30g（先煎）　白菊花 6g　炒芩 6g　7 剂

某女　65 岁　2006 年 10 月 9 日

头晕，昏糊不清，舌苔薄粘，脉象细弦。拟方从风阳夹痰治。

桑叶 10g　钩藤 12g（次下）　白菊花 6g　天麻 10g　半夏 6g　葛根 10g　白术 10g　石决明 24g（先煎）　茯苓 10g　5 剂

按：无风不眩，无痰不晕。

2006 年 11 月 1 日　头晕心悸，苔薄，脉细弦，风阳上扰。拟方熄风止晕、宁心定悸。

钩藤 12g（次下）　天麻 10g　石决明 30g（先煎）　柏、枣仁各 15g　远志肉 6g　茯苓 10g　茯神 10g　枸杞子 15g　女贞子 12g　旱莲草 12g　龙骨 20g（先煎）　牡蛎 20g（先煎）　7 剂

某女　35 岁　2007 年 11 月 2 日

头晕沉重，脑鸣不休，睡眠欠佳，苔微黄，脉弦，肾水不足。拟方调治。

生、熟地各 12g　丹皮 6g　山药 15g　柏、枣仁各 15g　石决明 24g（先煎）　灵磁石 30g（先煎）　山萸肉 10g　龙胆草 10g　五味子 6g　珍珠母 30g（先煎）　煅龙、牡各 24g（先煎）　7 剂

2007 年 11 月 9 日　夜能安睡，脑鸣减轻，睡卧多汗，苔薄，脉细弦，仍守原法步进。

生、熟地各 12g　山萸肉 10g　丹皮 6g　柏、枣仁各 15g　石决明 24g（先煎）　灵磁石 30g（先煎）　夜交藤 15g　五味子 6g　珍珠母 30g（先煎）　煅龙、牡各 24g（先煎）　7 剂

2007 年 11 月 16 日　诸症进一步好转，脑鸣已轻，口舌作干，苔薄微黄，脉象细弦，阴虚肝热。宗前法进治。

生、熟地各 12g　丹皮 6g　钩藤 12g（次下）　石决明 24g（先煎）　炒芩 6g　龙胆草 10g　柏、枣仁各 15g　全蝎 5g　白芍 10g　珍珠母 30g（先煎）　煅龙、牡各 24g（先煎）　7 剂

2007 年 12 月 12 日　睡眠正常，早晨耳鸣偏重，气痹不畅，苔薄，脉细弦。拟方继续调治。

熟地 12g　　山萸肉 10g　　丹皮 6g　　石决明 24g（先煎）
瓜蒌仁 12g　　法半夏 6g　　干薤白 10g　　檀香 6g　　煅龙、牡各
24g（先煎）　　7 剂

2007 年 12 月 24 日　　耳鸣音声已小，目胀，时数嗳气，
苔薄脉细，守方继续调治。

熟地 12g　　山药 15g　　萸肉 10g　　丹皮 6g　　钩藤 12g（次
下）　　石决明 24g（先煎）　　灵磁石 30g（先煎）　　苏梗 6g
佛手片 6g　　泽泻 10g　　7 剂

某女　61 岁　2007 年 11 月 14 日
脑鸣，苔粘泛黄，脉象细弦。拟方滋肾水、清肝热。
生、熟地各 12g　　山萸肉 10g　　丹皮 10g　　玄参 12g　　炒
芩 6g　　龙胆草 10g　　灵磁石 30g（先煎）　　泽泻 10g　　石决明
4g（先煎）　　煅龙、牡各 24g（先煎）　　7 剂

某女　42 岁　2018 年 4 月 24 日
有时头昏晕，便秘。
焦白术 10g　　法夏 6g　　钩藤 12g（次下）　　明天麻 10g
白蒺藜 12g　　石决明 24g（先煎）　　当归 15g　　杭白芍 10g
火麻仁 15g　　柏、枣仁各 15g　　生军 8g（次下）　　煅龙、牡
各 20g（先煎）　　7 剂

某女　41 岁　12 月 18 日
耳鸣，头昏头晕欲吐，苔薄，脉细，此肾阴不足，肝热生
风，上扰清窍所致。拟方滋阴清肝、熄风止晕。
生地 12g　　甘杞子 12g　　女贞子 12g　　墨旱莲 12g　　钩藤

12g（次下）　明天麻 10g　石决明 30g（先煎）　白芍 10g
菊花 5g

某男　60 岁　1993 年 6 月 12 日

头昏欲扑，行走脚战，战不能迈步。曾双腿淋肿，苔薄，脉结，歇止频频。病延年余，诸医治之皆罔效。据症参脉，显系阳虚挟饮之症，拟真武汤温阳化饮，以散水气。

制附片 12g　焦白术 12g　云苓 15g　白芍 10g　黄芪 15g　生姜二片

先后服上方十帖，已能迈步行走

某　1998 年 8 月 7 日

头疼，脘痞，气短，纳食不甘，泛泛欲吐，舌光苔少，脉象弦，左手细郁，两手脉异。此肝气怫郁，犯胃则吐，逆上则头目皆痛。拟方理气疏肝，降逆和胃，熄风止痛。

钩藤 12g（次下）　石决明 24g（先煎）　代赭石 30g（先煎）　苏梗 10g　青、陈皮各 6g　瓜蒌仁 12g　川郁金 8g　神曲 10g　石斛 12g　菊花 5g　4 剂

某女　37 岁　11 月 18 日

左右两侧交替发作，痛史廿余年，疼痛则吐，目胀耳鸣，舌苔粘黄，脉象细弦。

柴胡　炒芩　冬桑叶　菊花　钩藤　明天麻　石决明（先煎）　白芍　川芎　4 剂

11 月 26 日　痛未止，苔粘黄，步前法。

钩藤　天麻　石决明　冬桑叶　菊花　炒芩　山栀　白芍

龙胆草　粉草　4剂

12月7日　昨天偏左头疼不止，至今日午始渐定。苔粘，脉细弦。拟方续治。

桑叶　僵蚕　菊花　石决明　白芍　生地　炒芩　山栀钩藤

按：应用全蝎治疗，因价贵，则缓用。

12月12日　头痛未止，舌苔粘黄，步前法损益进治。

柴胡5g　抚芎5g　炒芩5g　僵蚕10g　全蝎5g　白附子10g　钩藤12g（次下）　石决明24g（先煎）　杭白芍10g　山栀5g　菊花6g　4剂

12月18日　头痛未止，苔薄，脉弦细。拟方续治。

生地12g　白芍10g　桑叶10g　菊花6g　钩藤15g（次下）　炒芩5g　石决明24g（先煎）　刺蒺藜12g　川芎6g　4剂

某女　成年

每至立冬之后，眉棱疼痛，立春后自止，延已数年，今冬宿恙又发，察舌质红苔薄黄，脉偏数。拟方清散平镇。

羌活　防风　细辛　钩藤　天麻　白芍　炒芩　辛夷　山栀　石决明　荷蒂

连服三帖，头痛遂定，守原方出入调理，遂不再作。安。

某女　35岁　2018年7月

偏头痛在右一侧，延今已有七八年之久，苔薄黄，脉细弦。

桑叶10g　钩藤12g（次下）　白芍10g　僵蚕、全蝎各

6g　炒芩6g　川芎6g　菊花6g　石决明30g（先煎）　7剂

8月21日　头痛三次，有一次较重。原方加山栀、川连。

8月28日　头痛不作，睡眠不佳，苔白舌边尖红，脉弦。

桑叶10g　钩藤10g（次下）　柏、枣仁各15g　川连3g　炒芩6g　白芍10g　僵蚕10g　全蝎6g　夜交藤20g　天麻10g　煅龙、牡各20g（先煎）　7剂

9月4日　头痛至今未再作，夜寐不佳，苔薄黄，脉细弦。

桑叶　川芎　炒芩　白芍　钩藤　柏、枣仁　五味子　全蝎　决明子　煅龙、牡　7剂

某女　55岁　2018年12月1日

头晕口干，有时脸部麻，头偶尔出汗，舌苔薄，脉细，滋阴养血益气、平肝熄风。

生、熟地各12g　白芍10g　当归15g　钩藤12g（次下）　明天麻10g　黄芪30g　白蒺藜15g　麦冬15g　鸡血藤30g　煅龙、牡各20g（先煎）　7剂

某男　28岁　2006年10月25日

三日前外伤，头部着地，头痛、项痛连肩，纳食不甘，苔白，脉细弦。

羌活6g　葛根10g　当归10g　生姜黄12g　乳香10g　没药10g　桑寄生15g　延胡索12g　神曲10g　石决明20g（先煎）　7剂

某女　38 岁　2007 年 6 月 29 日

头痛，夜寐多梦，心悸，记忆力减退，舌苔薄粘，脉细兼数，心脾两虚。

潞党参 15g　当归 10g　柏、枣仁各 15g　远志 6g　茯神 10g　苦参 15g　钩藤 12g（后下）　石决明 24g（先煎）珍珠母 30g（先煎）　白芍 10g　7 剂

某女　39 岁　2007 年 10 月 31 日

头晕病史两年之久，经多方治疗效果不著，经核磁共振检查，右脑颞侧占位 1.3cm×1.5cm，诊为脑胶质瘤，今年 6 月手术治疗，但头晕依然发作，有时一日多达 20 次之多，伴有恶心，舌淡苔白粘浊，脉之两手皆细，症脉相参，显系虚风夹杂痰湿上扰清窍。拟方缓图。

法半夏 6g　焦白术 10g　钩藤 12g（次下）　天麻 10g黄芪 30g　石决明 24g（先煎）　代赭石 24g（先煎）　泽泻10g　神曲 10g　煅龙、牡 24g（先煎）　7 剂

2007 年 12 月 3 日　脑瘤术后依然头昏，伴有右半侧发麻，舌苔粘浊脉细，仍步原法进治。

桑叶 10g　钩藤 12g（次下）　石决明 24g（先煎）　天麻 10g　白僵蚕 10g　泽泻 10g　法半夏 6g　苍术 10g　白术10g　黄芪 30g　神曲 10g　煅龙、牡各 24g（先煎）　7 剂

2007 年 12 月 10 日　自觉头昏晕次数减少，余症同前，头部术处轻微胀痛，有时胸痞欲吐，舌苔粘浊，脉细，时有歇止。心阳不足，浊气干中，心阳失展，虚风上扰。拟方继续调治。

钩藤 12g（次下）　天麻 30g　法半夏 16g　瓜蒌仁 12g

干薤白 10g　　檀香 6g　　黄芪 30g　　代赭石 30g（先煎）　　神曲
10g　　石决明 24g（先煎）　　柏子仁 5g　　酸枣仁 5g　　7 剂

某女　57 岁　2019 年 6 月 18 日

头晕耳鸣，泛泛欲吐，经西医治疗，血塞通输液后稍好
些，拍片示颈椎增生，压迫神经造成供血不足，舌苔粘白，脉
弦。拟方缓缓图之。

羌活 5g　　葛根 10g　　钩藤 12g（次下）　　法夏 10g　　明天
麻 10g　　冬桑叶 10g　　焦白术 10g　　石决明 30g（先煎）　　菊
花 6g　　磁石 30g（先煎）　　7 剂

2019 年 6 月 25 日　头晕减，呕吐止，耳鸣轻，后脑勺有
沉重感，舌苔白根部粘，脉弦。拟方继续进治。

法夏 10g　　焦白术 10g　　明天麻 10g　　钩藤 12g（次下）
杭白芍 10g　　石决明 30g（先煎）　　葛根 10g　　磁石 30g（先
煎）　　神曲 10g　　煅龙、牡各 20g（先煎）　　7 剂

某女　18 岁　2019 年 6 月 22 日

有时头晕，精神差，抑郁，苔粘泛黄，脉仍弦滑。拟方
进治。

柴胡 5g　　川郁金 6g　　法夏 10g　　橘红 5g　　明天麻 10g
焦白术 10g　　香附 10g　　竹茹 10g　　川连 3g　　枳壳 5g　　神曲
10g　　煅龙、牡各 20g（先煎）　　7 剂

某女　77 岁　2019 年 6 月 21 日

头痛，晨起口干苦，口有异味，出汗，舌苔粘黄，脉弦。
拟方进治。

佩兰 6g　苍术 6g　白术 10g　川朴 6g　楂、曲各 10g　炒芩 6g　川连 4g　枳壳 6g　炒莱菔子 10g　菊花 6g　白芷 10g　桑叶 10g　煅龙、牡各 20g（先煎）　7 剂

2019 年 6 月 12 日　头昏眉棱痛，喉有痰，吐不出，晨起冷汗多，口干喜饮，舌苔粘黄，脉弦滑。拟方兼调之。

冬桑叶 10g　菊花 6g　白芷 10g　法夏 10g　瓜蒌仁 12g　大贝母 10g　橘红 5g　浮小麦 15g　桔梗 6g　糯稻根 15g　煅龙、牡各 20g（先煎）　炒芩 5g　7 剂

某女　52 岁　2019 年 6 月 7 日

近二月感觉全身不适，头昏晕，右耳鸣，目胀羞明，手麻，查示：多发性腔隙性脑梗死，前额小骨瘤，舌唇淡苔粘白，脉弦。拟方兼治缓图之。

冬桑叶 10g　菊花 8g　钩藤 12g（次下）　桃红各 6g　当归 15g　赤、白芍各 8g　黄芪 30g　明天麻 10g　广地龙 12g　鸡血藤 18g　乳、没各 6g　煅龙、牡各 20g（先煎）　10 剂

2019 年 6 月 17 日　药后头昏头晕减轻，腿肿渐消，眼视物不清，舌上苔薄，脉象细。拟方继续进治。

桂枝 10g　紫丹参 15g　黄芪 30g　汉防己 12g　苡仁 15g　桃仁泥 6g　京三棱 20g　车前子 12g（包煎）　广地龙 12g　明天麻 10g　地鳖虫 12g　猪苓 6g　茯苓 12g　鸡血藤 15g　15 剂

某女　86 岁　2019 年 6 月 10 日

头疼头晕，右耳蝉鸣，眼视物模糊不清，夜不安寐，咳嗽

无痰，苔粘，脉弦。拟方兼治缓图之。

冬桑叶 10g　菊花 6g　明天麻 10g　甘杞子 12g　木贼草 12g　钩藤 12g（次下）　柏、枣仁各 15g　茯苓、神各 10g　五味子 6g　夜交藤 15g　石决明 24g（先煎）　7 剂

2019 年 6 月 19 日　药后头疼大减，还有一些晕，耳塞耳鸣已轻，夜寐渐好，视物不清，干咳，口有异味，苔粘白，脉弦。拟方继续进治。

藿香 5g　楂、曲各 10g　枳壳 5g　法夏 6g　明天麻 10g　菊花 6g　炒芩 5g　谷精草 12g　柏、枣仁各 15g　远志肉 5g　桑叶 10g　杏仁 6g　煅龙、牡各 20g（先煎）　7 剂

某女　34 岁　2007 年 5 月 28 日

偏头痛，面色无华，经来更为明显，苔薄，脉细，血虚肝热。

川芎 6g　当归 10g　熟地 12g　白芍 10g　桑叶 10g　钩藤 12g（次下）　白菊花 6g　山栀 6g　石决明 24g（先煎）　5 剂

2007 年 6 月 1 日　临床暂无变化，心脾不足，仍循原法继续调治。

党参 15g　当归 10g　焦白术 10g　黄芪 30g　柏、枣仁各 15g　白芍 10g　钩藤 12g（次下）　川芎 6g　石决明 24g（先煎）　珍珠母 30g（先煎）　7 剂

2007 年 6 月 8 日　夜寐不佳，头痛未作。

潞党参 15g　焦白术 10g　当归 10g　黄芪 30g　柏、枣仁各 15g　阿胶 15g（烊化）　白芍 10g　石决明 24g（先煎）　白蒺藜 12g　夜交藤 15g　珍珠母 30g（先煎）　7 剂

某女　55 岁　2007 年 6 月 1 日

脑鸣，失眠，腹胀，肝阳上亢。

藿香 6g　楂、曲各 10g　青、陈皮各 5g　柏、枣仁各
15g　远志肉 6g　夜交藤 15g　钩藤 12g（次下）　石决明
24g（先煎）　灵磁石 30g（先煎）　煅龙、牡各 24g（先煎）
天麻 10g　7 剂

2007 年 6 月 15 日　近 5 日，头鸣，自头角转至颈部，苔
薄粘微黄，脉细弦。拟方养阴、平肝、熄风。

生地 12g　白芍 10g　龙胆草 10g　山栀 6g　炒芩 6g
钩藤 12g（次下）　石决明 24g（先煎）　白菊花 6g　桑叶
10g　煅龙、牡各 24g（先煎）　7 剂

中风（其它脑神经疾病）

某男　82 岁　2018 年 6 月 30 日

右侧脑梗一月，现行走乏力，右手发麻，舌苔粘浊，脉
弦代。

桂枝 10g　黄芪 30g　桃、红各 6g　水蛭 12g　红藤 12g
当归 15g　怀牛膝 12g　宣木瓜 15g　鸡内金 20g　陈胆星
10g　广地龙 10g　15 剂

2019 年 2 月 8 日　药后手已不麻，行走尚好，饮食略有
增加。拟方继续调治。

桂枝 10g　黄芪 30g　红花 6g　法夏 10g　瓜蒌仁 12g
干薤白 10g　丹参 12g　陈胆星 6g　石菖蒲 10g　六神曲 10g
白附子 10g　檀香 5g　谷、麦芽各 10g　鸡血藤 20g　15 剂

某男　66 岁　2006 年 11 月 6 日

脑梗塞，语言塞涩，右半身不和，前列腺增生。

熟地 12g　山萸肉 10g　桑螵蛸 15g　黄芪 30g　炙远志 6g　陈胆星 10g　法夏 6g　橘红 5g　石菖蒲 10g　地龙 10g　桂枝 10g　鸡血藤 30g　火麻仁 20g　7 剂

某女　51 岁　1999 年 1 月 21 日

帕金森氏综合征病史三年多，手足震摇，行走乏力，腿肢散硬，曾服安坦片，多巴片等，近日恚情逐渐加重，舌苔薄粘，脉象细弦，口中泛苦。拟方平补肝肾、熄风止战入手。

熟地 12g　山萸肉 8g　陈胆星 6g　丹皮 5g　钩藤 15g（次下）　僵蚕 10g　全蝎 5g　天麻 10g　石决明 24g（先煎）　怀牛膝 10g　7 剂

某女　63 岁　2018 年 10 月 23 日

中风（脑梗）后遗语言吐词不清，不能行走，右侧半身不遂，大便难解，舌苔粘浊，脉象弦滑。拟方徐徐调治。

紫丹参 12g　远志肉 6g　白附子 10g　陈胆星 10g　当归 15g　黄芪 30g　法半夏 10g　橘红 6g　竹茹 10g　枳壳 6g　怀牛膝 12g　鸡血藤 20g　14 剂

2018 年 11 月 10 日　药后精神好转，吐词渐清楚，舌苔渐褪，脉象弦滑，仍步前法进治。

丹参 12g　远志肉 6g　法夏 10g　橘红 6g　白附子 10g　陈胆星 10g　竹茹 12g　火麻仁 15g　槟榔 15g　当归 15g　鸡血藤 30g　木瓜 15g　枳实 5g　7 剂

2019 年 1 月 18 日　脑梗，说话渐清，下肢行走亦趋好转，唯右上肢不能活动，舌苔粘白，脉象弦滑。拟方继续调治。

桂枝 10g　桃、红各 6g　水蛭 15g　当归 15g　黄芪 30g　陈胆星 10g　白附子 10g　怀牛膝 12g　桑寄生 15g　秦艽 12g　伸筋草 15g　鸡血藤 20g　乳、没各 6g　9 剂

2019 年 2 月 21 日　走路好多了，但说话吐词不清，舌苔粘白，脉象弦滑。拟方继续调治。

熟地 15g　远志肉 6g　白附子 10g　川郁金 10g　陈胆星 10g　石菖蒲 15g　桂枝 10g　桃、红各 6g　黄芪 30g　水蛭 15g　伸筋草 15g　丹参 12g　桑寄生 15g　10 剂

某男　64 岁　2007 年 11 月 16 日

语言不清，行走不稳，苔粘，痰湿阻络，仿地黄饮子出入。

熟地 12g　山萸肉 10g　怀牛膝 15g　法半夏 6g　橘红 5g　陈胆星 10g　远志肉 6g　五味子 6g　白附子 10g　黄芪 30g　桃、红各 6g　7 剂

2007 年 11 月 25 日　语言吐词渐清，行走尚欠平衡，舌苔薄粘，脉弦，步原法进治。

熟地 10g　山萸肉 10g　怀牛膝 10g　紫丹参 12g　炙远志 6g　陈胆星 6g　法夏 6g　橘红 5g　鸡血藤 20g　伸筋草 15g　7 剂

某女　68 岁　2007 年 11 月 14 日

脑梗塞，语言吐词不清，足麻，头昏不适，口舌干燥，并不多饮，大便燥结难解，苔薄微黄，脉象细弦。拟方兼治

缓图。

知母10g　天、麦冬各12g　南、北沙参各12g　石斛20g　当归10g　鸡血藤15g　火麻仁15g　瓜蒌仁12g　大贝母10g　生军6g（次下）　木瓜10g　7剂

2007年12月21日　足麻已微，有时头昏，脘部不和，苔白微粘，脉象细弦。拟方继续调治。

羌活6g　葛根10g　当归10g　黄芪30g　赤、白芍各6g　钩藤12g（次下）　天麻10g　石决明24g（先煎）　宣木瓜10g　鸡血藤15g　7剂

某男　70岁　12月9日

月前忽语言蹇涩，身乏力，诊为脑血栓，苔薄粘，脉细。

法夏　云苓　陈胆星　丹参　远志肉　橘红　枳壳　川郁金　红花　怀牛膝　4剂

12月15日　语言吐词渐清，依前法步进。

紫丹参12g　远志肉6g　茯苓10g　法夏10g　陈胆星6g　枳壳5g　旋覆花5g　红花5g　橘红5g　白附子10g　5剂

12月23日　吐词已清，行走较前有力，苔粘泛黄，脉细，六君子加减。

1月20日　语言吐词已清，行走仍感乏力，食道中段均为坏死组织，疑为食道癌，目前进食尚可，舌苔根部粘，脉象细。拟方。

黄药子12g　石见穿15g　半枝莲30g　当归10g　黄芪20g　陈胆星6g　秦艽12g　木瓜12g　远志肉6g　法夏10g　6剂

某女　78 岁　12 月 23 日

中风失语半月，右半身不遂，口角左㖞，苔粘白，脉弦滑。拟方速图。

熟地 12g　远志肉 6g　陈胆星 6g　白附子 10g　僵蚕 10g　全蝎 5g　法夏 10g　丹参 12g　橘红 5g　石菖蒲 5g钩藤 12g（次下）　4 剂

12 月 28 日　吐词不清，此痰涌舌根也。拟方涤痰起语。

紫丹参 12g　陈胆星 5g　僵蚕 10g　法夏 10g　橘红 5g枳壳 5g　桑寄生 12g　桃仁 6g　远志肉 6g　秦艽 12g　络石藤 15g　石菖蒲 6g　5 剂

1 月 6 日　挟拐已能移步，语言吐词不清，脉滑且数，苔粘白。拟方续治。

丹参 12g　远志肉 6g　白附子 10g　陈胆星 6g　法夏 10g　橘红 6g　竹茹 10g　枳壳 6g　桑寄生 12g　伸筋草 15g石菖蒲 5g　4 剂

1 月 13 日　痰浊尚重，语言吐词不清，舌苔粘白厚浊。拟方续治。

紫丹参 12g　法夏 10g　橘红 6g　白附子 15g　石菖蒲 6g　川朴 4g　石决明 20g（先煎）　远志肉 6g　陈胆星 6g枳壳 5g　炒莱菔子 10g　茯苓、神各 10g　4 剂

某男　72 岁　1989 年 12 月 19 日

三年前患脑梗死，左半身活动受限，能步行，上肢亦能活动，但不如健侧，自一年前跌扑后行走不便，上肢手指能动但不自如，语言蹇涩，吐词不清，苔粘，脉弦略数。拟方徐徐图之。

紫丹参 12g　远志肉 6g　陈胆星 6g　白附子 10g　法夏 10g　橘红 5g　石菖蒲 6g　桑寄生 12g　云苓 10g　海浮石 15g　6 剂

12 月 26 日　小溺转清，欲语而吐词不清，暂依前法损益进治。

紫丹参 12g　远志肉 6g　法半夏 10g　橘红 6g　桑寄生 12g　石菖蒲 6g　片姜黄 12g　秦艽 12g　鸡血藤 18g　伸筋草 15g　6 剂

按：保留涤痰起语药物。

1 月 7 日　病情暂无进展。

3 月 5 日　症状有所改善，语言有时较清晰，有时较糊。

熟地 12g　陈胆星 5g　远志肉 6g　红花 6g　丹参 12g　全蝎 5g　山萸肉 8g　桑寄生 15g　法夏 10g　怀牛膝 10g　石菖蒲 6g　10 剂

某男　81 岁　12 月 24 日

上月十二日，忽然语言塞涩，脑梗死，左上下肢活动不便，经用西医治疗个月，目前语言吐词仍不清，上肢手臂可上抬，手指可屈伸，但无力，足履步不便，易跌扑，舌苔粘，脉弦，微微止歇。拟方暂先涤痰起语。

紫丹参　远志肉　陈胆星　法夏　橘红　桑寄生　怀牛膝　石菖蒲　山萸肉　熟地　瓜蒌仁　4 剂

12 月 29 日　吐词渐清，行走较稳。

紫丹参　远志肉　法夏　陈胆星　橘红　秦艽　桑寄生　伸筋草　木瓜　鸡血藤　络石藤　5 剂

某男　68 岁　1999 年 1 月 5 日

去年十月下旬某日，忽然语言蹇涩，进而神志忽明忽昧，口眼左㖞，有时尿失禁，先后治疗月余，目前神志未清，思维反应迟钝，吐词尚清，舌红多裂纹，上薄苔，脉弦。此肾水不足，木失滋涵，肝热化火生风，至蒙清窍所致。拟方进治。

生、熟地　山萸肉　远志肉　陈胆星　石菖蒲　丹参　法夏　云苓、神　橘红　麦冬　五味子　5 剂

1 月 17 日　思维反应明显好转，已能认人。拟方续治。

熟地 12g　山萸肉 6g　远志肉 6g　石菖蒲 6g　陈胆星 6g　白附子 10g　丹参 12g　川郁金 6g　法夏 10g　橘红 5g　枳壳 5g　5 剂

某男　41 岁　2007 年 4 月 27 日

中风后遗症，血不养筋，关节屈伸不能自如，苔薄，脉细。

桂枝 10g　当归 10g　白芍 10g　桑寄生 15g　秦艽 15g　黄芪 50g　木瓜 10g　伸筋草 15g　水蛭 12g　广地龙 15g　鸡血藤 20g　桃、红各 6g　10 剂

2007 年 6 月 1 日　左手指能屈不能伸，此筋病也，苔白，脉象细弦偏浮。拟方养血舒筋。

川芎 6g　当归 10g　赤、白芍各 6g　木瓜 10g　伸筋草 15g　鸡血藤 15g　桃、红各 6g　黄芪 30g　桑寄生 15g　秦艽 15g　水蛭 12g　全蝎 5g　10 剂

某女　67 岁　1999 年 2 月 3 日

头颅 CT 轴向平扫，西医诊断为双侧基底核区腔隙性梗

死，服复方丹参脉络宁，挂水十余日无效。头身频频震动，面部有时烘热，苔粘泛黄，脉象细弦。此真阴不足，木失滋养，化火生风，故而抽擎震动之象出现。拟方滋肾养肝、息风止痉。

生地　白芍　钩藤　陈胆星　僵蚕　石决明　全蝎　煅龙牡　山栀　4剂

2月8日　内风已息，震颤已止，头仍发昏，项部不和，神不宁静，多虑善恐，苔粘，脉细。拟方续治。

葛根10g　天麻10g　钩藤12g（次下）　生、熟地各12g　柏、枣仁各10g　全蝎5g　煅龙、牡各15g（先煎）珍珠母30g（先煎）　山栀6g　炒芩6g　4剂

2月12日　诸症大好，近来项微不和，心不宁，头皮微痛。拟方继续进治。

干葛根10g　柏、枣仁各12g　明天麻10g　僵蚕10g钩藤12g（次下）　丹参12g　菊花5g　赤、白芍各6g　石斛12g　珍珠母30g（先煎）　6剂

某男　64岁　2019年5月20日

原发左下肺腺癌，已经化疗，今年三月又患脑梗伴出血，右半身不遂，顷察舌淡苔粘白，脉象弦滑且数。拟方缓缓图之。

桂枝10g　黄芪30g　当归15g　桑寄生12g　秦艽12g伸筋草15g　片姜黄12g　白附子10g　全蝎6g　广地龙10g怀牛膝12g　鸡血藤20g　7剂

2019年5月28日　恙情暂无变化，舌淡苔白，脉弦，仍循前法继续调治。

桂枝 10g　当归 15g　桑寄生 12g　黄芪 30g　桃、红各 6g　伸筋草 15g　怀牛膝 12g　广地龙 12g　陈胆星 10g　鸡血藤 15g　乳、没各 6g　15 剂

瘿病（附甲状腺疾病）

某女　76 岁　1998 年 8 月 17 日

甲亢两年余，目胀，手抖。

玄参 12g　大贝母 10g　煅龙、牡各 15g（先煎）　知母 6g　柏、枣仁各 10g　夏枯草 12g　生石膏 15g　黄药子 12g　5 剂

8 月 24 日　服药五帖，目胀减轻，手抖已轻渐好转，唯仍感心悸，颈粗，苔粘泛黄。拟方续之。

知母 10g　生地 12g　生石膏 20g　柏、枣仁各 10g　麦冬 10g　大贝母 10g　煅龙、牡各 15g（先煎）　石决明 24g（先煎）　夏枯草 12g　黄药子 12g　玄参 12g　6 剂

某　21 岁　1998 年 7 月 6 日

项粗目突，渴饮，善饥，心悸，甲亢，舌红苔粘微黄，脉细略弱。拟方缓图。

知母　川连　大贝母　玄参　煅牡蛎　柏枣仁　生石膏　黄药子　4 剂

7 月 1 日　诸症悉减，脉渐静。加夏枯草、芦根，减柏枣仁。

7 月 16 日　诸症皆平，唯出汗多，舌苔粘，脉已渐静。拟方续治。

石斛　五味子　茯苓、神　连翘　知母　芦根　牡蛎　大贝母　柏、枣仁

7月21日　右目微突，手时摇，余皆平，舌红苔粘，脉已平。拟方续治。

煅龙牡　大贝母　夏枯草　决明子　黄药子　茯苓、神　知母　远志肉　五味子　5剂

7月29日　诸症渐平，右目微突。拟方依法续治。

云苓　大贝母　煅龙、牡　川连　决明子　夏枯草　菊花

某女　61岁　2018年10月16日

检有甲减，夜寐不实，性情急躁，面色少华，舌苔粘白，脉弦。拟方从理气疏肝、宁心安神入手。

桑枝5g　小青皮6g　川郁金10g　川芎6g　柏、枣仁各5g　法半夏10g　茯苓、神各10g　夜交藤20g　山栀6g　香附10g　煅龙、牡各20g（先煎）　7剂

2018年10月23日　夜难入寐，咽痛作干，苔粘黄，脉弦兼滑。

知母10g　柏、枣仁各15g　天、麦冬各10g　法夏6g　橘红5g　竹茹10g　川连4g　夜交藤20g　五味子6g　枳壳6g　珍珠母30g（先煎）　7剂

2018年11月27日　诸症悉除。拟方调理巩固。

丹参12g　柏、枣仁各15g　远志肉5g　麦冬12g　五味子5g　石斛15g　夜交藤20g　知母6g　茯神12g　北沙参15g　7剂

2018年12月11日　夜能安寐，夜里经常烘然出汗，舌苔满布粘黄，脉细弦。拟方继续调治。

知母 10g　生、熟地各 12g　黄柏 8g　柏、枣仁各 15g
远志肉 6g　五味子 6g　黄芪 30g　川连 4g　浮小麦 15g　糯
稻根 15g　煅龙、牡各 20g（先煎）　7 剂

2018 年 12 月 18 日　烘热出汗减轻，苔垢渐退。拟方继
续调治。

知母 10g　川柏 8g　生、熟地各 12g　川连 3g　炒芩 5g
山栀 6g　柏、枣仁各 15g　五味子 5g　黄芪 30g　浮小麦
15g　煅龙、牡各 20g（先煎）　7 剂

某女　41 岁　2019 年 1 月 17 日
甲状腺瘤已于 1 月 8 日手术切除，目前临床无不适，舌苔
粘浊，脉弦滑。拟方调理。

柴胡 5g　川郁金 10g　大贝母 10g　玄参 12g　夏枯草
12g　三棱 15g　赤、白芍各 8g　香附 10g　小青皮 5g　牡
蛎 30g（先煎）　7 剂

2019 年 1 月 28 日　恙情已如前述，舌苔粘而泛黄，脉
弦。拟方继续调治。

玄参 15g　大贝母 10g　三棱 15g　川郁金 10g　昆布
12g　海藻 12g　小青皮 6g　夏枯草 12g　瓜蒌仁 12g　牡蛎
30g（先煎）　10 剂

某女　1998 年 8 月 25 日
单纯性甲状腺肿，项粗，无任何甲亢临床症状，苔白，脉
细。拟方缓图。

玄参　大贝母　黄药子　昆布　海藻　煅龙牡　小青皮
柴胡　4 剂

8月31日　病已年余。拟方续治。

玄参12g　昆布12g　海藻12g　山慈菇12g　猫爪草30g　牡蛎15g（先煎）　小青皮5g　大贝母12g　三棱12g　5剂

按：对于非缺碘性甲状腺肿，不能用海藻、昆布，方用消瘰丸。

水肿

某女　65岁　2019年6月3日

右下肺结节切除已二年，血脂高，手脚浮肿，口有异味，舌苔粘白，脉弦滑。拟方从健脾逐湿入手。

苍术5g　白术10g　肉桂6g　泽泻10g　茯苓6g　猪苓12g　车前子12g（包煎）　苡仁15g　汉防己12g　藿香6g　楂、曲各10g　5剂

某女　65岁　2019年5月6日

腿肿右侧较甚，小溺偏少，延已数年之久，舌苔根部粘，脉缓。拟方缓缓图之。

苍术5g　白术10g　云苓12g　泽泻10g　汉防己12g　苡仁15g　黄芪30g　车前子12g（包煎）　肉桂6g（次下）猪苓6g　7剂

2019年5月20日　服药后，腿肿暂无改变，盖病史年久，非一时即能消除，宜缓缓图之，仍循前法出入，继续进治。

焦白术10g　茯、猪苓各10g　泽泻10g　山药15g　肉

桂 6g（次下）　五加皮 12g　大腹皮 12g　车前子 12g（包煎）　晚蚕沙 15g（包煎）　10 剂

某男　73 岁　2018 年 7 月 17 日

下肢淋肿，尿少，腹胀。拟方进治。

焦白术 10g　肉桂 6g　茯神 10g　茯苓 15g　泽泻 10g 黄柏 6g　车前子 12g（包煎）　五加皮 15g　大腹皮 15g　砂仁 6g（次下）　神曲 10g　10 剂

2018 年 11 月 13 日　近半月溺偏少，腹较胀，舌苔根部稍粘，脉弦滑。拟方调气、利水、消胀。

藿、苏梗各 10g　神曲 10g　青、陈皮各 5g　大腹皮 12g 五加皮 12g　肉桂 6g　茯、猪苓各 10g　泽泻 10g　川朴 6g 砂仁 5g（次下）　广木香 6g　10 剂

2018 年 11 月 23 日　尿仍少，腹胀，苔白，脉弦滑。拟方继续调治。

苍术 5g　白术 10g　川朴 6g　青、陈皮各 5g　桃仁泥 6g　茯苓 12g　猪苓 10g　大腹皮 15g　五加皮 15g　二丑末各 5g（另包）　槟榔 18g　广木香 6g　泽泻 10g　砂仁 6g（次下）　车前子 12g（包煎）

某男　57 岁　12 月 18 日

近二月以来，饮食日减，稍多纳即胀，上噯下泄则松。近旬以来，忽然周身漫肿，气下不平，腹部扣之声实，按之如泥，不随手起，尿少，舌苔白，脉细弦，徐疾不常。参合脉症，当责之脾气虚弱，运化无权，水湿停蓄，加之肺气失宣，膀胱气化失常，水气浸淫，溢于肌肤而为水肿。拟方宣肺利

气、运脾涤湿。

紫苏叶二钱　紫菀二钱　杏仁三钱　苍、白术各二钱　川朴八分　大腹皮三钱　茯苓三钱　猪苓二钱　泽泻钱半　广木香八分　二丑末各钱半

12月20日　病情无明显变化，守原方去二丑，加砂仁钱半（次下），神曲三钱，煨草果仁八分，木香加七分。

12月21日　药后溺仍不多，肿略消，肺气雍窒，水之上源不通，更方以泻肺气之雍。

杏仁三钱　苏子、叶各二钱　香附三钱　甜葶苈子钱半桑皮三钱　炒莱菔子三钱　生白术二钱　茯苓三钱　陈皮钱半砂仁八分（次下）

12月23日　守原方加五加皮三钱，大腹皮三钱。

12月24日　小便畅通，肿势渐消，病久宜少佐血分药，加栀仁三钱，川郁金二钱。

12月25日　服药后，一夜行小便九次，水肿大消，心中或觉错杂。此缘肺气宣畅，膀胱气化正常，佳兆也，脉转弦，水去之故也。

杏仁三钱　桔梗二钱　桑皮三钱　大腹皮三钱　五加皮三钱　苏子二钱　黄郁金二钱　茯苓三钱　桃仁二钱　砂仁一钱（次下）

12月28日　肿尽消。拟方善后。

杏仁钱半　桔梗钱半　黄郁金钱半　香橼皮钱半　炒冬瓜仁四钱　茯苓三钱　砂、蔻仁各六分

连服三帖，症平，安。

某女　50 岁　2019 年 4 月 4 日

双下肢浮肿。

焦白术 10g　云苓 12g　杏仁 5g　苡仁 15g　泽泻 10g 车前子 15g（包煎）　汉防己 12g　六一散 10g（包煎）　黄 芪 20g　陈皮 6g　肉桂 6g　7 剂

2019 年 5 月 10 日　腿肿基本已消，但立久足踝会肿，睡 多眠后会肿，舌质淡苔薄，脉细。拟方仍步原法继续进治。

苍术 5g　白术 10g　云苓 12g　苡仁 15g　苏叶 6g　泽 泻 10g　车前子 12g（包煎）　肉桂 6g　黄芪 30g　汉防己 12g　山药 15g　10 剂

2019 年 5 月 22 日　原来右腿肿厉害，现在渐消，左腿反 肿甚，舌淡苔白，脉象细滑。拟方继续温脾、利水、消肿。

苍术 6g　白术 10g　云苓 12g　肉桂 6g　干姜 10g　汉 防己 12g　苡仁 15g　泽泻 10g　黄芪 30g　车前子 12g（包 煎）　10 剂

2019 年 6 月 3 日　现足踝关节至晚仍淋肿，脚肿渐消， 舌上苔少，脉细。拟方继续进治。

焦白术 10g　肉桂 5g（次下）　泽泻、兰各 10g　茯、 猪苓各 10g　焦苡仁 15g　山药 15g　车前子 15g（包煎） 芡实 15g　玉米须 20g　黄芪 30g　晚蚕沙 15g（包煎） 10 剂

2019 年 6 月 17 日　脚肿亦渐消退，药症合，宗原法 续进。

苍术 5g　白术 10g　茯、猪苓各 10g　泽泻 6g　肉桂 6g （次下）　苡仁 15g　汉防己 12g　黄芪 30g　车前子 12g （包煎）　五加皮 12g　粉甘草 8g　10 剂

淋证（附尿浊）

某女　29 岁　2007 年 4 月 2 日

小便将至之时作痛，迁延两月有余，经抗生素治疗，症状未见好转，舌红苔黄，下焦湿热。

生地 12g　大、小蓟各 10g　飞滑石 10g（包煎）　山栀 6g　川柏 10g　茯苓 10g　车前子 12g（包煎）　生甘草 5g　乳、没各 6g　7 剂

某男　53 岁　2007 年 3 月 9 日

小便不畅，溺时阻痛，偶有刺痛，小便余溺不尽，舌苔薄粘，脉细，下焦湿热。

地萹蓄 12g　土茯苓 15g　黄柏 10g　山栀 6g　飞滑石 10g（包煎）　车前子 12g（包煎）　生地 12g　龙胆草 10g　海金沙 30g（包煎）　生甘草 5g　7 剂

某男　29 岁　2019 年 1 月 20 日

尿频尿急，坐久肛门胀，舌苔粘黄，脉偏数。拟方缓缓图之。

知母 6g　地萹蓄 15g　生、熟地各 12g　川柏 8g　飞滑石 10g（包煎）　瞿麦 15g　山栀 6g　天台乌 6g　黄芪 30g　车前子 12g（包煎）　7 剂

2019 年 1 月 25 日　迭服上方七帖，诸症悉有减轻，苔粘微黄，脉仍偏数，步前法出入继续进治。

生、熟地各 12g　川柏 5g　山药 15g　大、小蓟各 10g　地萹蓄 12g　天台乌 5g　桑螵蛸 10g　覆盆子 15g　黄芪 30g

潞党参 15g　六一散 10g（包煎）　　7 剂

某女　50 岁　2017 年 1 月 15 日

尿路结石，经尿路手术取出后，腹部始终不适，尿道口有针刺样热灼疼痛感，已有 2 月之久，舌苔薄粘，脉数不静。

生地 12g　红藤 30g　乳、没各 6g　山栀 6g　飞滑石 10g（包煎）　车前子 10g（包煎）　川柏 10g　大、小蓟各 10g　延胡索 12g　生甘草 10g

某女　成年　4 月 15 日

病延七日，尿频刺痛带血，头昏，口觉欲吐，舌苔粘黄，脉象弦数，下焦湿热，热入血室。拟方权先清利下焦湿热。

大、小蓟　飞滑石　川柏　山栀　车前子（包煎）　海金沙　甘草梢　木通　生蒲黄（包煎）

4 月 16 日　尿频刺痛均减，寒热不清，口苦头疼，苔黄，脉弦数，更方和解、清热、透邪。

柴胡　炒芩　法夏　桑叶　菊花　山栀　竹茹　大小蓟　甘草梢　干杷叶

4 月 17 日　体温 39.5℃，寒热往来，口苦胸闷，渴欲饮，不思食，汗多，苔厚腻，脉弦数。湿热之邪内阻少阳。拟方清化湿热、和解透邪。

柴胡　炒芩　山栀　茵陈　清水豆卷　白蔻仁　杏、苡仁　法夏　木通　荷叶

4 月 18 日　体温 39.6℃，寒热不清，今日月经又来潮，舌红苔粘，脉弦滑数，原方去蔻仁、木通、荷叶，加麦冬、赤芍。

4月20日 寒热不清，至夜热甚，神智昏蒙，白天神清，渴欲凉饮，舌苔粘黄，湿热尚重。拟方继续清化。

藿香二钱 青蒿三钱（次下） 薄荷一钱（次下） 清水豆卷 法夏三钱 白蔻仁一钱 川朴八分 沙参钱半 川连三分 六一散 丹皮钱半 红花八分 通草八分

4月21日 体温38.2℃，经净，神清，身热递降，苔布粘黄，口苦，渴欲饮，午后仍有寒热，脉弦略数，守前法去丹皮、蔻仁，加柴胡、神曲、晚蚕沙、川连加二分。

4月23日 体温37.5℃，寒热渐退，仍不思食，舌苔粘黄，余邪未净。拟方续进。

藿梗二钱 茵陈二钱 清水豆卷三钱 神曲三钱 白蔻仁八分（次下） 炒芩钱半 六一散三钱（包煎） 通草八分 荷叶一角。连服三帖，热清苔化。安。

某男 35岁 2006年10月27日
少腹隐痛且胀，小便发热，舌苔粘黄，肝胆湿热未清。

生地12g 龙胆12g 山栀6g 车前子12g（包煎） 台乌片6g 黄柏8g 板蓝根15g 垂盆草30g 茵陈蒿12g 飞滑石12g（包煎） 甘草5g 7剂

某女 63岁 2019年6月12日
小腹隐痛，尿频，每小时一次，已挂水八天，无效，反而加重，舌苔白，脉象弦缓。拟方从益气补肾入手。

熟地15g 怀山药15g 潞党参15g 黄芪30g 桑螵蛸12g 覆盆子15g 红藤30g 延胡索12g 五味子5g 乳、没各6g 粉草8g 7剂

某女　51 岁　2019 年 3 月 10 日

左肾结石，于去年五月行微创去除。现在左肾有积液，隐隐作痛，头部发胀，舌苔白根部粘，脉弦滑，左手细弦。拟方徐徐图之。

熟地 12g　怀牛膝 12g　云苓 10g　乳、没各 6g　川断 15g　延胡索 12g　川郁金 6g　青、陈皮各 5g　桑枝 6g　车前子 12g（包煎）　7 剂

某女　35 岁　6 月 8 日

肾结石，尿红，右腰掣痛，腰不能直。

飞滑石 12g（包煎）　冬葵子 12g　车前子 12g（包煎）海金沙 12g（包煎）　萹蓄 12g　生甘草 6g　石苇 15g　延胡索 12g　4 剂

6 月 21 日　二日后下午未时排石，大小如黄豆略大，腰痛遂止。

某男　20 余岁　1998 年 7 月 2 日

输尿管结石 0.1cm×0.6cm，尿频疼痛，舌苔粘黄，脉弦。拟方利尿排石。

飞滑石　冬葵子　车前子　金钱草　木通　海金沙　萹蓄台乌片　石苇　5 剂

服药后第六日排石。

某女　45 岁　2007 年 3 月 2 日

左肾结石 1 枚，右肾结石多枚，右肾积水中至重度，腹连右腰疼痛。

飞滑石 10g（包煎）　　冬葵子 10g　　地萹蓄 12g　金钱草 50g　台乌片 6g　　延胡索 12g　　海金沙 12g（包煎）　　石韦 10g　车前子 12g（包煎）　　乳、没各 5g　　7 剂

癃闭、关格（肾炎）

某女　28 岁　2006 年 9 月 22 日

外感，尿痛，尿蛋白（＋＋），咽痛，肾炎，苔薄，脉细。拟方兼治之。

射干 6g　马勃 6g　大青叶 12g　生地 12g　萹蓄 12g 飞滑石 12g（包煎）　　车前子 12g（包煎）　　山栀 6g　川柏 8g　小蓟 10g　瞿麦 10g　生甘草 10g　　8 剂

2006 年 10 月 20 日　咳止，咽痛，腰部酸痛，尿道有时痒痛，尿频不畅，舌苔薄白，根部稍粘，脉细。

生、熟地各 12g　丹皮 6g　川断 15g　补骨脂 12g　川柏 8g　山栀 6g　车前子 12g（包煎）　射干 6g　飞滑石 12g（包煎）　　龙胆草 10g　生草 8g　　5 剂

2007 年 3 月 23 日　尿检：蛋白（＋＋），隐血（＋）。咽痛，小便不畅，热灼且痛，舌苔薄粘黄，脉细。守方继续调治。

马勃 10g　大青叶 12g　山栀 6g　车前子 12g（包煎）飞滑石 10g（包煎）　　山药 15g　玉米须 15g　青蒿 12g　生甘草 5g　小蓟 10g　　7 剂

某男　32 岁　2018 年 11 月 17 日

小溺频急，舌上苔薄，脉细。拟方益气补肾。

熟地 15g　怀山药 15g　远志肉 6g　升麻 10g　柴胡 6g
桑螵蛸 12g　覆盆子 15g　五味子 6g　潞党参 15g　黄芪 30g
煅龙、牡各 20g（先煎）　7 剂

某男　52 岁　2019 年 2 月 26 日
有慢性肾炎十年之久，目前消化不良，胃脘发胀，二便正常，舌淡苔粘白，脉弦。拟方权先温脾助运、行气消胀。
粗桂木 10g　苍术 5g　白术 10g　川朴 6g　干姜 8g
楂、曲各 10g　鸡内金 6g　广木香 6g　砂、蔻仁各 5g（次下）　青、陈皮各 5g　5 剂
2019 年 3 月 2 日　药后脘胀已消，转手仍治肾炎，尿蛋白（＋），隐血（＋＋＋），舌苔白根粘，脉弦。
生、熟地各 12g　丹皮 5g　怀山药 15g　黄芪 30g　粉
芡实 15g　血见愁 30g　大、小蓟各 10g　仙鹤草 15g　茜草
根 15g　瞿麦 15g　白茅根 30g　7 剂
2019 年 3 月 16 日　复查尿蛋白（＋），尿隐血（＋＋＋），细菌计数 1622（0—200），舌苔粘而泛黄，脉细弦。拟方继续调治。
生、熟地各 12g　紫地丁 30g　银、翘各 6g　炒山药 15g
大、小蓟各 10g　牡丹皮 6g　瞿麦 15g　茜草根 15g　仙鹤
草 15g　墨旱莲 15g　芡实 15g　白茅根 30g　生甘草
10g　10 剂

某女　53 岁　2019 年 2 月 27 日
慢性肾炎已有五年之久，管型 2.95，尿蛋白（＋＋），尿素 13.6mmol/L，肌酐 211.0mmol/L，甘油三酯 3.2mmol/L，

苔粘脉细。拟方缓缓图之。

熟地 12g 丹皮 5g 怀山药 15g 粉芡实 15g 覆盆子 15g 泽泻 10g 黄芪 30g 潞党参 15g 云苓 12g 车前子 12g（包煎） 焦山楂 15g 10 剂

2019 年 4 月 2 日

熟地 12g 山药 15g 云苓 12g 潞党参 15g 玉米须 15g 黄芪 30g 粉芡实 15g 金樱子 15g 泽泻 10g 车前子 12g（包煎） 决明子 15g（包煎） 焦楂 15g 枳壳 6g 晚蚕沙 15g（包煎） 10 剂

2019 年 5 月 13 日 自己无不适，舌苔薄粘泛黄，脉细弦。拟方继续调治。

生、熟地各 12g 丹皮 5g 山药 15g 黄芪 30g 覆盆子 15g 五味子 5g 金樱子 15g 芡实 15g 玉米须 15g 小蓟 10g 仙鹤草 15g 白茅根 30g 10 剂

2019 年 6 月 3 日 有时腰微疼，腿部疮恙，药擦已愈，舌苔薄黄，脉象弦滑。拟方继续调治。

生、熟地各 12g 紫地丁 30g 粉丹皮 6g 怀山药 15g 云苓 12g 泽泻 10g 粉芡实 15g 黄芪 30g 仙鹤草 15g 白茅根 30g 玉米须 15g 车前子 12g（包煎） 10 剂

2019 年 6 月 13 日 慢性肾炎，近日皮肤出现细疹作痒，下肢有疮恙，大块红肿。拟方兼治之。

生、熟地各 12g 丹皮 10g 川柏 10g 苦参 15g 山药 15g 芡实 15g 金樱子 15g 云苓 12g 地肤子 12g 车前子 12g（包煎） 黄芪 30g 白鲜皮 15g 川连 4g 粉草 8g 10 剂

2019 年 6 月 24 日 下肢疮恙，红肿痛痒，流水，湿毒为

患。拟方凉血解毒，清化湿热，止痒。

紫地丁 30g　野菊花 10g　丹皮 10g　川柏 10g　苦参 15g　川连 5g　地肤子 12g　车前子 12g（包煎）　白鲜皮 15g　土茯苓 15g　生甘草 8g　10 剂

某女　45 岁　2018 年 4 月 29 日

肾小球肾炎，隐血（＋＋＋），蛋白（＋＋），夜不安寐，病史三个多月。

生、熟地各 12g　丹皮 5g　大、小蓟各 10g　瞿麦 15g　茜草根 15g　仙鹤草 15g　血见愁 30g　柏、枣仁各 15g　夜交藤 20g　黄芪 30g　五味子 6g　茯苓、神各 10g　煅龙、牡各 20g（先煎）　白茅根 30g　7 剂

某男　24 岁　2018 年 4 月 24 日

尿毒症住院治疗个月，刚出院。肾病六年，未引起重视，导致病情加重。现面色无华，纳谷尚可，二便尚调。

熟地 12g　当归 15g　怀山药 15g　芡实 15g　金樱子 15g　黄芪 30g　潞党参 15g　茯苓、神各 10g　玉米须 15g　泽泻 10g　覆盆子 15g　10 剂

某　22 岁　7 月 20 日

慢性肾炎，住院月余，症好转后出院，尿蛋白（＋＋）。现复查尿蛋白（＋），小溺较频，腹部以下觉痛，舌尖红苔白根粘，脉细。拟方补肾、健脾、摄津入手处治。

熟地 12g　怀山药 15g　覆盆子 12g　五味子 6g　金樱子 12g　云苓 10g　粉芡实 12g　桑螵蛸 12g　黄芪 15g　六

月雪10g　5剂

7月25日　病已初好，尿蛋白（＋），纳谷不甘，舌苔根粘泛黄，脉细。拟方续治。

熟地　怀山药　云苓　黄芪　丹皮　金樱子　粉芡实　车前子　六月雪　六神曲　泽泻　5剂

8月1日　强力松每天2粒，病情当属稳定，苔根粘，脉细。

熟地　怀山药　制附片　肉桂　车前子　泽泻　云苓　黄芪　金樱子　芡实　神曲　5剂

8月8日　尿检蛋白（＋），服强力松2粒，纳食不甘，苔粘浊泛黄。拟方续治。

熟地12g　丹皮5g　怀山药15g　制附片8g　覆盆子12g　泽泻10g　车前子12g　芡实15g　金樱子12g　神曲10g　黄芪15g　鸡内金6g　5剂

按：六味地黄丸加黄芪，舌淡苔白加桂附，金匮肾气丸、桂附八味丸减牛膝，加金樱子、芡实。

某女　62岁　8月14日

慢性肾病，迁延两年之久，尿蛋白（＋＋＋），经常浮肿，舌苔粘白，脉细。拟方缓图。

熟地　怀山药　肉桂　制附片　云苓　芡实　金樱子　车前子　黄芪　泽泻　山萸肉

8月19日　肿大消，舌淡苔白，脉细缓，缓图。

熟地　怀山药　黄芪　云苓　车前子　肉桂　泽泻　芡实　7剂

8月26日　至暮下肢当轻肿，纳谷正常，苔粘，脉细。

拟方续治。

熟地 12g　怀山药 15g　云苓 10g　车前子 12g（包煎）
芡实 12g　黄芪 15g　制附片 10g　泽泻 10g　金樱子 12g
肉桂 5g

按：金匮肾气丸合桂附八味加金樱子、芡实（固摄蛋白）、黄芪，减牛膝。

某女　25 岁　1998 年 8 月 7 日

慢性肾炎，住院月余，症状好转后出院，尿蛋白（++）。现复查尿蛋白（+），小溺较频，腹以下觉痛，舌尖红苔白根甚粘，脉细。拟方补肾、扶脾、摄精入手处治。

熟地　怀山药　覆盆子　五味子　金樱子　云苓　粉芡实
桑螵蛸　黄芪　六月雪　5 剂

8 月 14 日　尿蛋白检测在（++）与（+）之间波动，尿频，舌苔薄粘舌尖红，脉细。拟方续治。

生、熟地　丹皮　怀山药　六月雪　芡实　金樱子　黄芪
山栀　泽泻　银花　云苓　粉草　5 剂

8 月 21 日　临床见尿次偏多，余无特殊，尿常规检测蛋白（+），余（-），舌正红苔白，脉细。拟方益气、补肾、摄精入手缓图。

熟地　怀山药　云苓　党参　黄芪　覆盆子　五味子　金樱子　桑螵蛸　芡实　泽泻　5 剂

8 月 28 日　尿次渐正常，腹痛也渐无，尿检蛋白（+），余（-），苔粘白，脉细。拟方续治。

熟地 12g　山萸肉 6g　六月雪 10g　芡实 12g　云苓 10g
金樱子 15g　车前子 12g（包煎）　怀山药 15g　黄芪 15g

丹皮 5g　银花 6g　5 剂

9 月 4 日　月经适至，色量均正常，腹部微痛，舌红苔白，脉细。拟方续治。

生、熟地各 12g　怀山药 15g　丹皮 5g　泽泻 6g　黄芪 15g　芡实 12g　萹蓄 12g　金樱子 15g　六月雪 10g　生甘草 6g　4 剂

某女　17 岁　2006 年 11 月 15 日

肾炎，咽炎咽痛，尿检：隐血（+++），红细胞 5—7。

射干 6g　银、翘各 10g　马勃 10g　大青叶 12g　生地 12g　大、小蓟各 10g　山栀 6g　茜草根 12g　仙鹤草 15g　白茅根 30g　血见愁 30g　7 剂

某女　54 岁　2007 年 11 月 9 日

农忙季节，过分劳累，以致病情小有反复，尿检隐血（+），舌上苔薄，脉平。拟方调治。

生地 12g　山药 15g　川断 15g　杜仲 15g　大、小蓟各 10g　仙鹤草 15g　瞿麦 15g　茜草根 12g　白茅根 30g　生甘草 5g　7 剂

2007 年 12 月 21 日　病情当属稳定，尿检隐血（+），临床无明显不适，舌苔薄白，脉细。拟方继续调治。

生地 12g　旱莲草 12g　茜草根 12g　小蓟 10g　瞿麦 12g　蒲黄炭 10g（包煎）　当归 10g　血见愁 30g　生甘草 5g　白茅根 30g　7 剂

某女 56 岁 2006 年 9 月 22 日

尿检隐血（++），红细胞 3—5，口干，尿热，苔薄，脉滑略数。

知母 10g　生石膏 20g（先煎）　芦根 20g　山栀 10g　飞滑石 10g（包煎）　大、小蓟各 10g　茜草根 12g　仙鹤草 15g　生地 12g　白茅根 30g　7 剂

2006 年 10 月 20 日　症状好转，但小便依然频短，有时发热，苔薄黄，脉滑小数。拟方继续调治。

生、熟地各 12g　山药 15g　山栀 6g　大、小蓟各 10g　桑螵蛸 12g　黄芪 15g　茜草根 12g　车前子 12g（包煎）蒲公英 12g　7 剂

2007 年 2 月 2 日　尿频，有时作热，口干喜冷，有时心悬，苔粘微黄，脉细兼数。

龙胆草 10g　知母 10g　川柏 10g　生地 12g　萹蓄 10g大、小蓟各 10g　山栀 6g　车前子 12g（包煎）　茜草根 12g白茅根 30g　淡竹叶 5g　7 剂

某女 50 岁 2007 年 4 月 2 日

腰酸觉累，不耐疲劳，狼疮肾炎，舌苔薄粘，脉细弦。拟方补肾摄精。

熟地 12g　山药 15g　川断 15g　杜仲 15g　狗脊 15g血见愁 30g　芡实 15g　党参 15g　黄芪 30g　玉米须 15g泽泻 6g　7 剂

2007 年 11 月 7 日　疲乏劳累，腰仍觉酸，舌苔薄，脉细。拟方继续调治。

生地 12g　熟地 12g　山药 15g　杜仲 15g　狗脊 15g

大蓟 10g　小蓟 10g　仙鹤草 15g　茜草根 12g　川断 15g
白茅根 30g　7 剂

2007 年 11 月 21 日　胃脘时有饱胀之感，尿检隐血（＋＋），舌苔薄净，脉象细弦。拟方继续调治。

藿香 6g　白蔻仁 5g（次下）　神曲 10g　大、小蓟各 10g　血见愁 30g　茜草根 30g　仙鹤草 15g　瞿麦 15g　白茅根 30g　佛手片 6g　7 剂

2007 年 12 月 5 日　有时腰酸觉累，舌苔薄粘，咽痛，脉弦。拟方继续调治。

射干 6g　马勃 6g　大青叶 12g　银花 10g　连翘 10g
生地 12g　丹皮 6g　仙鹤草 15g　大蓟 10g　小蓟 10g　白茅根 30g　7 剂

某女　43 岁　1998 年 8 月 29 日

红斑狼疮年余，状如冻疮，布于面部，不疼不痒，不能日照。近来面部散见小疮，面部疮已消，仍服强力松 3 片／日，遍身免疫力低下引起，察舌正红苔黄，脉细，治宜保肝肾兼解毒。拟方缓图。

生、熟地各 12g　丹皮 5g　山萸肉 6g　墨旱莲 12g　山药 15g　紫地丁 30g　泽泻 6g　野菊花 6g　云苓 10g　5 剂

9 月 4 日　病情尚稳定，疮恙好转，舌尖红苔薄黄，脉象细。拟方续治。

生、熟地各 12g　山药 12g　山萸肉 6g　甘杞子 12g
女贞子 10g　丹皮 5g　紫地丁 20g　墨旱莲 12g　紫草 10g
野菊花 5g　生甘草 6g　5 剂

9 月 10 日　临床无任何不适，唯出汗较多，面疮已淡，

舌苔薄黄，脉细，步前法出入，缓缓图之。

生、熟地　丹皮　紫地丁　墨旱莲　怀山药　女贞子　首乌　赤白芍　云苓　六月雪　5剂

9月16日　面疮已极淡，夜来多汗，苔薄，脉细。拟方续治。

生、熟地各12g　山萸肉6g　丹皮5g　川柏5g　煅龙、牡各15g（先煎）　首乌12g　紫地丁30g　黄芪15g　墨旱莲12g　女贞子12g　5剂

10月14日　面疮极淡，汗出亦止，舌红苔薄黄，脉细。步原法。

生、熟地各12g　丹皮6g　山药15g　紫地丁30g　山萸肉8g　野菊花10g　银花10g　赤芍6g　生甘草6g　山栀5g　5剂

某男　58岁　2019年6月20日

慢性肾病综合症，症初，因全身浮肿乏力，到医院检查，查尿蛋白（++++），隐血（+++），透明管型（+），目前已服西药治疗，舌质淡边有印痕，苔粘白，脉象弦滑。拟方缓缓图之。

熟地12g　怀山药15g　云苓10g　泽泻10g　玉米须15g　粉芡实15g　潞党参15g　黄芪30g　汉防己12g　车前子15g（包煎）　肉桂6g　紫背浮萍15g　7剂

2019年6月27日　药后尿增，浮肿渐消，舌苔粘白，脉滑，步前法出入续进。

生、熟地各12g　怀山药15g　猪、茯苓各10g　黄芪30g　金樱子15g　苏叶6g　泽泻10g　紫背浮萍15g　芡实

15g　地萹蓄 12g　飞滑石 10g（包煎）　车前子 12g（包煎）
生甘草 10g

某女　44 岁　2006 年 11 月 29 日

肾炎，尿检：蛋白（＋），白细胞（＋＋＋），隐血（＋＋＋）。失眠腰痠，苔薄微黄，脉细。

生、熟地各 12g　丹皮 6g　山栀 6g　大、小蓟各 12g
山药 15g　黄芪 30g　蒲公英 30g　血见愁 15g　茜草根 12g
柏、枣仁各 15g　车前子 12g（包煎）　7 剂

2007 年 3 月 23 日　睡眠不佳，精神不振，四肢无力，苔粘质黄，脉细，心肾不足，肾虚失眠。

潞党参 15g　焦白术 10g　当归 10g　黄芪 30g　柏、枣仁各 15g　五味子 6g　夜交藤 15g　芡实 15g　知母 10g　玉米须 15g　珍珠母 30g（先煎）　7 剂

2007 年 4 月 6 日　睡眠不实，多梦易醒，面浮，脉软无力，苔白，脉细。

潞党参 15g　焦白术 10g　当归 10g　黄芪 30g　柏、枣仁各 15g　芡实 15g　山药 15g　茯苓、神各 10g　血见愁 30g　白茅根 30g　珍珠母 30g（先煎）　7 剂

2007 年 11 月 2 日　外感已解，咽痛已差，仍流清涕，腰左疼痛，带多，苔粘，脉细。拟方兼治。

生、熟地各 12g　山药 15g　芡实 15g　怀牛膝 10g　川断 15g　补骨脂 15g　车前子 12g（包煎）　红藤 30g　丹皮 6g　乌贼骨 15g（先煎）　7 剂

2007 年 11 月 16 日　腰痛，嗜睡，带黄，肾虚并杂湿热。拟方继续调治。

熟地 12g　　山药 15g　　川断 15g　　芡实 15g　　红藤 40g　黄柏 10g　　大、小蓟各 10g　　车前子 12g（包煎）　　茜草根 12g　　狗脊 15g　　7 剂

某女　27 岁　2006 年 10 月 20 日

肾炎，咽部微痛，口有秽味，心悸，蛋白（-），隐血（±），舌边尖红，脉细略数。

马勃 10g　　大青叶 12g　　银、翘各 10g　　山栀 6g　　生地 12g　　茜草根 12g　　白茅根 30g　　珍珠母 30g（先煎）　　7 剂

2007 年 2 月 9 日　　咽部微痛，有时心悸，口舌作干，舌粘泛黄，脉数不静。

生地 12g　　柏、枣仁各 15g　　马勃 10g　　大青叶 12g　　山栀 6g　　血见愁 30g　　茜草根 12g　　仙鹤草 15g　　炒芩 6g　　白茅根 30g　　7 剂

2007 年 12 月 7 日　　诸症有减，精神好转，舌苔滑白，脉细。拟方继续调治。

熟地 12g　　川断 15g　　杜仲 15g　　怀山药 15g　　柏子仁 15g　　酸枣仁 15g　　茜草根 12g　　仙鹤草 15g　　茯苓 10g　　茯神 10g　　白茅根 30g　　狗脊 15g　　7 剂

尿不禁

某女　55 岁　2007 年 4 月 4 日

小便失控，脾肾不足。

潞党参 15g　　黄芪 30g　　升麻 6g　　柴胡 6g　　熟地 12g　山萸肉 10g　　桑螵蛸 15g　　覆盆子 12g　　五味子 6g　　火麻仁

20g　7 剂

某女　51 岁　3 月 29 日

素体阳盛阴虚，头常昏晕，白天小便正常，每至傍晚则小便失约，延已年余，近来加重，遂医。据此诊为膀胱失约，肾气阴虚，投参、芪等药无效。形窍虚盛，舌质红，脉细。拟从滋阴固肾入手。

生、熟地　山药　甘杞子　山萸肉　五味子　覆盆子　桑螵蛸　知母　益智仁　女贞子　丹皮　牡蛎

4 月 7 日　连服五帖，肾气已固，小便失控现象已消失，有时仍头昏。原方去女贞、牡蛎、益智仁，加菊花、决明子、沙苑子。连服数帖，诸症皆平。

某女　62 岁　2019 年 5 月 11 日

小腹坠胀，小便有时控制不住，舌苔粘白厚浊，脉弦。拟方调治。

潞党参 15g　苍术 5g　白术 10g　川朴 5g　桑螵蛸 12g　覆盆子 15g　黄芪 30g　升麻 10g　大腹皮 12g　柴胡 6g　五加皮 15g　砂仁 5g（次下）　广木香 6g　粉甘草 6g　10 剂

2019 年 5 月 28 日　腹部坠胀减轻，尿仍失控，舌苔渐褪，脉细，以往有慢性盆腔炎、宫颈炎。拟方继续进治。

潞党参 15g　焦白术 10g　黄芪 30g　升麻 10g　柴胡 6g　红藤 30g　桑螵蛸 12g　覆盆子 15g　广木香 5g　远志肉 6g　天台乌 5g　粉草 5g　10 剂

2019 年 6 月 21 日　尿失控明显好转，偶尔还有，腹部坠胀逐步减轻，舌苔粘白，脉细，药症已合，仍循原法出入，继

续调治。

潞党参 15g　黄芪 30g　熟地 15g　怀山药 15g　桑螵蛸 12g　五味子 6g　覆盆子 15g　远志肉 6g　升麻 10g　柴胡 6g　石菖蒲 10g　五加皮 15g　广木香 6g　10 剂

某女　50 岁　2018 年 10 月 23 日

腰疼，溺易失控。

熟地 15g　淮山药 15g　桑螵蛸 12g　覆盆子 15g　杜仲 12g　川续断 15g　潞党参 15g　炙黄芪 30g　五味子 6g　石菖蒲 10g　狗脊 20g　7 剂

2018 年 11 月 7 日　腰疼，小溺失控，舌苔满白，脉弦，按肺肾气虚治疗，病情皆好转。拟方继续调治。

熟地 12g　淮山药 15g　桑螵蛸 12g　远志肉 6g　潞党参 15g　黄芪 30g　覆盆子 15g　杜仲 12g　川续断 15g　五味子 6g　金毛狗脊 15g　7 剂

2018 年 11 月 28 日　腰酸便秘，舌苔粘白，脉弦滑。拟方兼治之。

熟地 12g　山萸肉 10g　怀山药 15g　补骨脂 15g　怀牛膝 12g　杜仲 15g　川断 15g　火麻仁 20g　槟榔 15g　枳壳 6g　延胡索 12g　7 剂

2019 年 5 月 10 日　坐久腰疲，劳累后会疼，舌苔薄，脉象弦。拟方调之。

熟地 12g　山萸肉 10g　补骨脂 15g　怀牛膝 12g　川续断 15g　乳、没各 5g　杜仲 12g　狗脊 15g　延胡索 12g　肉桂 5g　10 剂

血证

某男 35 岁 1999 年 1 月 19 日

临床诊断：败血症

病延八九月之久，初发热，手足指散见细红点，疼痛，局部发热，经用抗生素治疗，发热控制，停用药物则手指又出血点，先疼痛，再发烫，继出红点，午后又发热，西医诊断：亚急性感染性心内膜炎。近日又现脓血便，头项痛。顷察苔薄，脉象弦数，姑拟一方，观其进退再商。

葛根 10g 川连 5g 银花 10g 丹皮 6g 白头翁 15g 赤芍 10g 紫地丁 30g 生甘草 6g 人中白 6g 4 剂

2000 年 1 月 23 日 头项痛定，脓血便止，舌苔薄黄，脉弦不数，药证尚合。拟方续治。

葛根 川连 白头翁 丹皮 紫地丁 赤、白芍 七叶一枝花 银花 4 剂

2000 年 1 月 26 日 近来临床无明显不适反应，饮食二便正常，精神尚可，B 超检示主动脉内径增厚扩大。舌苔薄黄，脉弦。拟方续治。

干葛根 10g 白头翁 15g 川连 4g 丹参 12g 紫地丁 30g 七叶一枝花 15g 银花 10g 广木香 5g 生甘草 5g 4 剂

某女 38 岁 2006 年 10 月 23 日

贫血，腿肢乏力，夜尿频多，月经七日始净，苔白，脉细，气血不足。拟方继续补益。

潞党参 15g 黄芪 20g 当归 10g 白术 10g 熟地 12g

炒白芍 10g　　柏、枣仁各 15g　　山药 15g　　桑螵蛸 12g　　远志肉 6g　　7 剂

2006 年 11 月 15 日　月经提前 4 日来潮，色量正常，苔薄，脉细。

潞党参 15g　　白术 10g　　当归 12g　　黄芪 30g　　阿胶 10g（烊化）　　柏子仁 15g　　酸枣仁 15g　　茜草根 12g　　血余炭 10g　　仙鹤草 15g　　艾叶炭 6g　　7 剂

某女　2006 年 10 月 27 日

先后 3 次手术，迩来精神不振，多疲劳，面色萎黄，眠食俱可，血检轻度贫血，大便隐血（＋）。

潞党参 15g　　焦白术 10g　　当归 12g　　生黄芪 20g　　阿胶 15g（烊化）　　地榆炭 15g　　炒白芍 10g　　熟地 12g　　柏、枣仁各 15g　　广木香 6g　　7 剂

某女　84 岁　2006 年 9 月 22 日

黑便，腰痛，舌苔薄粘微黄，脉滑。拟方调理。

焦白术 10g　　地榆炭 12g　　茜草根 12g　　炒芩 5g　　补骨脂 15g　　川连 12g　　狗脊 15g　　制川、草乌各 10g　　地鳖虫 12g　　羌、独活各 5g　　7 剂

2007 年 3 月 14 日　服药后便渐成形，腹气畅通，出血渐止，舌苔薄粘，脉滑。

麦冬 12g　　生地 12g　　当归 10g　　炒地榆 12g　　火麻仁 15g　　红藤 30g　　茜草根 12g　　郁李仁 12g　　瓜蒌仁 12g　　柏子仁 10g　　7 剂

某女　44 岁　2007 年 12 月 10 日

大便先硬后溏，每日 1—2 次，偶尔带血，诊为结肠炎，苔薄，脉弦。拟方调治。

白头翁 20g　银花 6g　茯苓 10g　广木香 6g　山药 15g 炒地榆 20g　炒黄芩 6g　生军 6g（次下）　槟榔 15g　粉草 5g　7 剂

2007 年 12 月 17 日　大便通畅，每日一次，舌苔薄粘，脉弦，守方进治。

白头翁 20g　山药 15g　茯苓 10g　炒芩 6g　银花 6g 广木香 6g　生军 6g（次下）　地榆炭 15g　秦皮 12g　粉草 5g　7 剂

2007 年 12 月 24 日　近日来肠鸣腹痛，大便夹有粘液，一日两次，腹胀，纳食不甘，舌苔薄粘微黄，脉象细弦。

藿香 6g　楂、曲各 10g　广木香 6g　白头翁 20g　川连 5g　川柏 10g　秦皮 15g　地榆炭 12g　炒银花 6g　炮姜 5g　7 剂

消渴

某女　57 岁　2018 年 11 月 10 日

有糖尿病史十年之久，服西药治疗，目前空腹血糖 13mmol/L 左右，临床无消渴不适症状，舌苔粘浊泛黄，脉象沉弦。拟方徐徐图之。

知母 10g　麦冬 15g　五味子 6g　川连 4g　石斛 15g 山栀 6g　北沙参 15g　芦根 30g　玉竹 15g　7 剂

2018 年 11 月 20 日　糖尿病。拟方继续调治。

知母 10g　麦冬 15g　五味子 6g　石斛 15g　川连 4g　山栀 6g　玉竹 15g　天花粉 30g　炒芩 5g　芦根 30g　7 剂

某男　57 岁　2019 年 2 月 16 日

睡醒口苦，血糖 7.23mmol/L，耳鸣，舌苔粘而泛黄，脉细弦。拟方继续调治。

法夏 10g　橘红 5g　竹茹 10g　川连 4g　茯苓、神各 10g　五味子 5g　山栀 6g　枳壳 5g　麦冬 15g　知母 10g　7 剂

某男　44 岁　1998 年 5 月 14 日

糖尿病，口渴饮，多尿，消瘦，苔粘黄，脉细。

知母　生石膏　天花粉　天、麦冬　石斛　覆盆子　五味子　益智仁　芦根　4 剂

5 月 18 日　糖尿病二月余，尿酮（＋），尿糖（＋＋＋＋），渴饮多尿症已控制，舌根粘，脉弦细。

熟地　山萸肉　丹皮　石斛　车前子　天、麦冬　天花粉　云苓　4 剂

5 月 22 日　病情已控制，守原法续治。

生地　五味子　天花粉　麦冬　怀山药　云苓　知母　丹皮　泽泻　5 剂

5 月 27 日　空腹尿糖（－），临床症状全消失，精神日增，舌苔粘，脉细。拟方继续调治。

知母　生熟地　丹皮　天、麦冬　天花粉　覆盆子　白沙参　怀山药　云苓　5 剂

6 月 6 日　血糖已正常。拟方巩固。

知母 15g　生地 12g　麦冬 10g　天花粉 30g　山药 15g
山萸肉 6g　五味子 6g　云苓 10g　芦根 24g　5 剂

某男　30 岁　1 月 11 日

糖尿病，渴饮多尿，消谷善饥，延已月余，形容消瘦，体重从 180 斤降到 130 斤，舌红苔黄，脉细。拟方缓图。

知母 10g　生石膏 20g　天花粉 30g　芦根 30g　川连 4g
天、麦冬各 10g　覆盆子 12g　五味子 6g　石斛 12g　4 剂

1 月 18 日　渴饮多尿症状控制，仍然善饥，舌红苔黄腻，脉象细。拟方继续进治。

天花粉 30g　知母 10g　生石膏 30g　川连 5g　芦根 30g
山栀 6g　炒芩 6g　天、麦冬各 10g　生地 12g　石斛
15g　5 剂

1 月 26 日　饥感稍控制，血糖 11.2mmol/L，舌苔仍然粘黄，舌质红，脉细。步前法进治。

知母　生石膏　天花粉　川连　炒芩　山栀　天、麦冬
芦根　生地　5 剂

某女　44 岁　2018 年 11 月 26 日

血糖 8.3—9.3mmol/L，舌苔粘黄，脉弦滑。拟方兼治之。

知母 10g　麦冬 15g　五味子 6g　川连 4g　柏、枣仁各
15g　山栀 5g　当归 15g　鸡血藤 20g　芦根 30g　生黄芪
30g　宣木瓜 15g　7 剂

某女　49 岁　2019 年 5 月 14 日

患糖尿病有四五年之久，人渐消瘦，现用胰岛素治疗，小

便急，右足踝关节处肿，舌苔白，脉象弦。拟方缓缓图之。

知母 6g　　麦冬 10g　　五味子 5g　　云苓 12g　　生黄芪 30g
潞党参 15g　　怀山药 15g　　熟地 12g　　车前子 12g（包煎）
覆盆子 15g　　7 剂

某女　64 岁　2019 年 5 月 10 日

血糖略高，血压上升，心功能差。小便失控现象改善，口舌干燥，舌上苔少，脉细。拟方进治。

知母 10g　　天、麦冬各 10g　　石斛 15g　　玄参 15g　　大贝
母 10g　　三棱 15g　　生、熟地各 15g　　桑螵蛸 12g　　五味子 6g
覆盆子 15g　　生黄芪 30g　　牡蛎 30g（先煎）　　10 剂

某男　58 岁　2019 年 5 月 8 日

有糖尿病史廿余年，用胰岛素控制，今年一月患脑梗，现在恢复尚可，尿检蛋白（++），隐血（±），平时睡眠不好，大便秘，多五六日始一更衣，现已用药治疗，全身乏力，舌苔少有裂纹，脉弦滑。拟方兼治缓图之。

肥知母 8g　　柏、枣仁各 15g　　远志肉 6g　　潞党参 15g
生黄芪 30g　　粉芡实 15g　　怀山药 15g　　茯苓、神各 10g　　五
味子 5g　　大、小蓟各 10g　　夜交藤 20g　　玉米须 15g　　7 剂

汗症

某女　40 岁　2018 年 10 月 3 日

出汗多，嗜睡而不实，夜尿。

知母 6g　　柏、枣仁各 15g　　黄柏 6g　　五味子 6g　　生、

熟地各 12g　糯稻根 20g　浮小麦 15g　夜交藤 20g　川连 3g　黄芪 30g　牡蛎 30g（先煎）　5 剂

2018 年 12 月 24 日　夜能安寐，仍然出汗多，苔薄黄，脉细。拟方继续调治。

生、熟地各 12g　当归 15g　黄芪 30g　川连 3g　黄柏 8g　炒芩 6g　麻黄根 10g　浮小麦 15g　五味子 6g　糯稻根 20g　柏、枣仁各 15g　煅龙、牡各 20g（先煎）　7 剂

2019 年 1 月 4 日　夜能安寐，出汗亦止，黄苔亦褪。拟方调理巩固。

丹参 12g　柏、枣仁各 15g　生、熟地各 12g　当归 15g　黄芪 30g　五味子 5g　浮小麦 15g　川连 3g　炒白芍 10g　煅龙、牡各 20g（先煎）　夜交藤 20g　7 剂

某女　73 岁　2018 年 11 月 12 日

夜间出汗，舌苔粘黄，脉弦有力间有歇止。拟方权先滋阴清热、固表止汗。

生、熟地各 12g　当归 15g　黄芪 30g　柏、枣仁各 10g　黄柏 8g　川连 3g　浮小麦 15g　五味子 6g　糯稻根 15g　煅龙、牡各 20g（先煎）　5 剂

某男　40 岁　2018 年 10 月 18 日

盗汗延已数年之久，经常腹泻，一日数次，有时亦正常，舌质不红，苔薄白，形丰脉细。拟方兼治之。

生、熟地各 12g　山药 15g　焦白术 15g　广木香 6g　砂仁 3g（次下）　浮小麦 15g　麻黄根 15g　五味子 6g　糯稻根 30g　黄芪 30g　牡蛎 30g（先煎）　7 剂

某女　40 岁　2019 年 1 月 21 日

盗汗。拟方调治。

生、熟地各 12g　川连 3g　川柏 8g　五味子 6g　白芍 10g　黄芪 30g　柏、枣仁各 15g　浮小麦 15g　糯稻根 15g　煅龙、牡各 20g（先煎）　7 剂

某男　40 岁　2019 年 3 月 10 日

天寒气冷，夜间出汗，衣衫未湿，舌淡苔白，脉沉细按之弦急。拟方益气温阳、固表止汗。

桂枝 10g　焦白术 10g　黄芪 30g　鹿角霜 15g（先煎）糯稻根 15g　浮小麦 15g　麻黄根 10g　干姜 8g　潞党参 15g　煅牡蛎 30g（先煎）　7 剂

某女　71 岁　2019 年 3 月 7 日

夜间盗汗，衣衫尽湿已有一月，夜间咳将二月，大便干，二三日始一更衣，苔粘泛黄，脉缓。拟方缓图。

生、熟地各 2g　当归 10g　黄芪 30g　川连 3g　黄柏 8g火麻仁 13g　浮小麦 15g　冬花 10g　紫菀 10g　生军 8g（次下）　煅牡蛎 20g（先煎）　7 剂

某男　33 岁　2007 年 11 月 14 日

夜卧汗多，咽舌作干，饮不解渴，舌边尖红，苔粘泛黄，脉弦，阴虚胃热。拟泄热保津。

玄参 12g　知母 10g　天、麦冬各 12g　川连 5g　生石膏 30g（先煎）　生地 12g　芦根 30g　石斛 20g　山栀 6g　7 剂

某女 30 岁 2018 年 9 月 13 日

营卫不和，易汗，畏风，乏力神昏，嗜睡。

潞党参 15g 黄芪 30g 焦白术 10g 云苓 10g 粉草 5g 当归 15g 炒白芍 10g 浮小麦 15g 黄精 15g 红枣 7 个

7 剂

2018 年 10 月 16 日 营卫和，汗止，不畏风，精神渐振，药症颇合。拟方继续调治。

潞党参 15g 焦白术 10g 黄芪 30g 当归 15g 炒白芍 10g 柏、枣仁各 15g 茯苓、神各 10g 五味子 5g 川芎 6g 益母草 12g 煅龙、牡各 20g（先煎） 7 剂

某女 54 岁 1997 年 7 月 17 日

今夏以来，汗出多则面部独冷，以棉裹之或以火热之皆不能减其晨冷之势，甚时彻夜冷得不能入睡，面部热而晨寒，今夏以来已发多次。苔白，脉缓，据症参脉知属阳虚，但又不同于一般阳虚见症。经云：头为诸阳之首，诸阳经皆上头面，诸阴经至头面而还，今汗多则面部发冷，盖汗为心之液，汗多则伤阳，知为阳虚也，投以温阳救阳之方药为妥。

桂枝 10g 制附片 10g 干姜 10g 鹿角片 10g 粉草 5g 连服三帖，大好，又加细辛 7g，先后服药十贴病霍然。

三高症、肥胖、痛风

某男 37 岁 2019 年 6 月 10 日

患高血压，顷测 172/118mmHg，但目前临床暂无明显不适，舌苔粘而泛黄，脉弦。拟方清平之。

冬桑叶 10g　　菊花 6g　　钩藤 12g（次下）　　石决明 30g（先煎）　　杭白芍 10g　　山栀 6g　　炒芩 6g　　夏枯草 12g　　车前子 12g（包煎）　　7 剂

某男　42 岁　2019 年 2 月 8 日

有三高病史，体重 280 斤，原来血压 270/220mmHg，服药后血压 150/110mmHg，有时头疼，感觉四肢乏力，舌苔粘浊，舌质不红，脉弦。拟方缓缓图之。

冬桑叶 15g　　钩藤 15g（次下）　　石决明 30g（先煎）菊花 10g　　山楂 15g　　神曲 12g　　枳壳 10g　　车前子 15g（包煎）　　炒莱菔子 15g　　杭白芍 15g　　槟榔 20g　　怀牛膝 15g苡仁 18g　　15 剂

某男　55 岁　2007 年 4 月 4 日

痛风病史二三年之久，多在右足发作疼痛。

苍术 5g　　川柏 6g　　苡仁 15g　　萹蓄 10g　　海金沙 30g（包煎）　　晚蚕砂 12g（包煎）　　车前子 12g（包煎）　　土茯苓 15g　　槟榔 15g　　7 剂

某男　67 岁　2006 年 10 月 9 日

右足痛风，双膝关节骨质增生，有积液。

熟地 12g　　怀牛膝 12g　　补骨脂 15g　　乳、没各 6g　　晚蚕砂 12g（包煎）　　川柏 6g　　鹿角片 12g　　白芥子 10g　　延胡索 12g　　车前子 12g（包煎）　　7 剂

某男　55 岁　2018 年 4 月 10 日

痛风六七年。

苍术5g　川柏10g　忍冬藤20g　苡仁18g　怀牛膝12g
乳、没各6g　车前子12g（包煎）　土茯苓15g　萹蓄15g
银花15g　粉草6g　7剂

某男　44岁　1998年11月25日

九月廿日左足拇趾忽肿痛，碍于步履，住院按痛风治疗，症状平复，顷察舌苔薄黄，脉象细弦，拟为缓图。

苍、白术　川柏　怀牛膝　苡仁　车前子　云苓　川草薢
萹蓄　泽泻　6剂

12月2日　痛风目前未止，血尿酸大大高于正常值，西药常用：秋水仙碱片，忌食豆类制品、大荤等。

苍术5g　白术10g　苡仁15g　晚蚕沙15g　车前子12g
（包煎）　云苓10g　怀牛膝10g　追地风12g　土茯苓15g
海金沙12g（包煎）　6剂

12月17日　恙情尚稳定，苔薄白，脉弦，守原法。

某男　64岁　2019年5月16日

患痛风三个多月，现在左内踝关节红肿疼痛，舌苔粘白，脉来结代。拟方调之。

苍术5g　苡仁15g　黄柏8g　车前子12g（包煎）　乳、没各6g　延胡索12g　川牛膝12g　紫地丁30g　丹皮5g
粉草8g　7剂

2019年5月23日　药后足肿痛均减，仍循原法损益，继续调治。

川柏8g　怀牛膝12g　紫地丁30g　粉丹皮6g　赤、白

芍各 8g 乳、没各 6g 车前子 12g（包煎） 土茯苓 15g 延胡索 12g 晚蚕沙 15g（包煎） 7 剂

2019 年 5 月 31 日 足踝肿痛显减，舌苔根心粘浊泛黄，脉细弦。拟方继续进治。

怀牛膝 12g 苡仁 15g 车前子 12g（包煎） 川柏 8g 乳、没各 6g 土茯苓 15g 丹皮 6g 赤、白芍各 8g 泽兰 12g 泽泻 10g 晚蚕沙 15g（包煎） 延胡索 12g 7 剂

某女 69 岁 2019 年 5 月 23 日

痛风才二三日，大小关节腰都痛，舌苔粘白，脉滑数。拟方缓图之。

羌活、防风各 5g 苍术 6g 苡仁 15g 怀牛膝 12g 川柏 8g 乳、没各 6g 威灵仙 15g 延胡索 12g 车前子 12g（包煎） 7 剂

2019 年 5 月 31 日 药后疼减轻，小腿肚足面肿，睡眠差。拟方继续进治。

独活 5g 怀牛膝 12g 追地风 15g 威灵仙 12g 乳、没各 6g 制川、草乌各 6g 延胡索 12g 神曲 10g 土茯苓 15g 川断 15g 细辛 3g 狗脊 15g 10 剂

2019 年 6 月 16 日 药后痛风引起关节疼痛明显好转，惟服药感觉胃部不适，小腿轻肿，夜寐欠佳。拟方继续进治。

苍术 5g 白术 10g 丹皮 6g 川柏 8g 车前子 12g（包煎） 土茯苓 15g 威灵仙 15g 延胡索 12g 苡仁 15g 追地风 15g 制川、草乌各 6g 10 剂

某男 49 岁 2019 年 6 月 2 日

有痛风病史七年之久，发病部位在足跟，以足大拇指，红肿疼痛，血压高，血脂高，吃西药治疗，但未能控制，舌苔粘浊泛黄，脉弦。拟方调之。

川柏 10g　苡仁 15g　怀牛膝 12g　红藤 30g　乳、没各 6g　紫地丁 30g　车前子 12g（包煎）　丹皮 6g　银花 15g　土茯苓 15g　7 剂

2019 年 6 月 20 日　药后好转，仍步原法出入，继续进治。

苍术 6g　川柏 10g　怀牛膝 12g　生苡仁 15g　车前子 12g（包煎）　乳、没各 6g　紫地丁 30g　丹皮 10g　晚蚕沙 15g（包煎）　延胡索 12g　生甘草 8g　7 剂

癌病

某男　62 岁　2018 年 10 月 8 日

膀胱癌于 2014 年做过手术未化疗，去年又做手术，目前临床无明显不适，舌苔粘白，脉弦代。

半枝莲 30g　玄参 12g　大贝母 10g　山慈菇 15g　三棱 15g　守宫 12g　蜈蚣 2 条　山药 15g　黄芪 30g　牡蛎 30g（先煎）　10 剂

2018 年 10 月 18 日　脉结代，歇止频，但临床无不适，建议查心电图。

玄参 12g　大贝母 10g　半枝莲 30g　半边莲 30g　三棱 15g　山慈菇 15g　丹参 12g　法半夏 6g　瓜蒌仁 12g　干薤白 10g　桂枝 10g　黄芪 30g　粉草 6g　10 剂

2018 年 10 月 28 日　心电图：窦性心律不齐。

桂枝 10g　丹参 12g　麦冬 10g　生地 12g　黄芪 30g　瓜蒌仁 12g　干薤白 12g　檀香 6g　半枝莲 30g　半边莲 30g　三棱 15g　玄参 12g　大贝母 10g　粉草 6g　10 剂

2018 年 11 月 7 日　脉结代，二三动一止，间或四动一止，临床无不适反应，溺道痒，舌苔粘白。拟方继续调治。

半枝莲 30g　守宫 12g　蜈蚣 2 条　萹蓄 15g　苦参 15g　车前子 12g（包煎）　地肤子 12g　白鲜皮 15g　飞滑石 10g（包煎）　生甘草 8g　10 剂

2018 年 11 月 19 日　尿道痒减轻，脉结代。拟方继续清下焦湿热以止痒。

地萹蓄 12g　川柏 10g　地肤子 15g　苦参 15g　车前子 12g（包煎）　飞滑石 10g（包煎）　苡仁 15g　蝉衣 5g　生甘草 8g　通草 5g　7 剂

2018 年 11 月 27 日　尿道有热痛感，舌苔粘黄，脉弦有力，亦未见歇止。拟方继续清湿热。

生地 12g　知母 6g　黄柏 8g　山栀 6g　云苓 12g　六一散 10g（包煎）　车前子 12g（包煎）　淡竹叶 12g　通草 5g　7 剂

2019 年 1 月 1 日　溺时尿道疼已轻微，原有糖尿病史，一直服西药治疗，舌苔粘黄，脉略数。拟方继续调治。

知母 10g　生地 15g　麦冬 15g　川柏 8g　山栀 6g　大、小蓟各 10g　飞滑石 10g（包煎）　萹蓄 15g　车前子 12g（包煎）　半枝莲 30g　白花蛇舌草 30g　7 剂

某女　67 岁　2007 年 3 月 14 日

鼻咽癌化疗后，气阴大伤，舌光红无津。

知母10g 玄参12g 天、麦冬各12g 石斛15g（先煎）
芦根20g（先煎） 天花粉30g 神曲10g 鸡内金6g 谷、
麦芽各10g 生石膏20g（先煎） 7剂

2007年3月21日 阴伤来复，口干已减，纳谷渐增，头
昏耳鸣，舌光，脉细按之弦。拟方滋阴养胃、佐以平肝。

知母10g 天、麦冬各12g 石斛15g（先煎） 北沙参
12g 生石膏20g（先煎） 石决明24g（先煎） 谷、麦芽
各10g 神曲10g 鸡内金6g 芦根30g（先煎） 7剂

某男 66岁 2018年10月25日

胃癌已于八月中旬手术切除，目前饮食尚可，有时觉上
阻，苔薄白，脉细。拟方权从益气和胃入手，兼以控癌药物
治疗。

藿香5g 焦白术10g 法夏6g 潞党参15g 神曲10g
石见穿15g 半枝莲30g 守宫12g 枳壳5g 7剂

某男 47岁 2019年1月18日

左肺上叶癌术后至今二年，临床无明显不适症状，眠食二
便均正常，舌上苔薄，脉弦偏数。拟方调治。

知母6g 麦冬12g 五味子6g 半枝莲30g 守宫12g
蜈蚣二条 百合12g 牡蛎30g（先煎） 白花蛇舌草30g
半边莲30g 三棱15g 10剂

2019年5月10日 调治以来，一切均好，无不适，昨去
南京复查，各项指标均正常，苔薄，脉平。拟方继续调治。

半枝莲30g 守宫12g 蜈蚣二条 蚤休15g 潞党参
15g 黄芪30g 柏、枣仁各15g 半边莲30g 茯苓、神各

10g　白花蛇舌草 30g　三棱 15g　10 剂

某男　51 岁　2019 年 3 月 15 日

患垂体瘤，压迫视神经，右眼视物不清，于三年前手术切除瘤体。目前全身感觉不适，神疲乏力，时流清涕，偶有恶心，舌苔白根心稍粘，脉弦。拟方徐徐调之。

潞党参 15g　焦白术 10g　黄芪 30g　云苓 10g　炒山药 15g　广木香 5g　六神曲 10g　法夏 6g　橘红 5g　防风 5g　粉草 5g　7 剂

某男　53 岁　2019 年 3 月 14 日

胃全切除术后，眠食尚好，舌苔粘白，脉象细弦，形体偏瘦。拟方调理。

潞党参 15g　焦白术 10g　云苓、神各 10g　六神曲 10g　藿香 6g　黄芪 30g　半枝莲 30g　鸡内金 6g　陈皮 5g　粉甘草 6g　7 剂

某男　76 岁　2019 年 3 月 6 日

胰腺癌，肝、腹膜转移，2 型糖尿病，高血压，小细胞肺癌，化疗后。现在有腹水，腹胀，小溺少，大便一日二三次，或泻或成形，舌苔不多，口干思饮，又不敢喝，脉弦数。拟方权先健脾理气、排尿消胀。

苍术 5g　白术 10g　川朴 5g　大腹皮 12g　知母 10g　茯苓 10g　猪苓 15g　车前子 12g（包煎）　泽泻 10g　广木香 5g　砂仁 5g（次下）　五加皮 12g　神曲 10g　7 剂

某女　1998 年 12 月 14 日

食道癌，不能进稀粥。

石见穿 15g　黄药子 15g　青、陈皮各 5g　半枝莲 30g
白花蛇舌草 30g　延胡索 12g　代赭石 30g（先煎）　六神曲
10g　乳、没各 6g　枳壳 5g　天仙藤 15g　5 剂

1998 年 12 月 24 日　服药以来，已喉畅能进粥、汤泡饭，
脘部亦不作痛，连日来至暮左肋下隐痛，舌苔薄，脉细。拟方
续治。

石见穿 15g　黄药子 15g　青、陈皮各 5g　半枝莲 30g
白花蛇舌草 30g　延胡索 12g　代赭石 30g（先煎）　六神曲
10g　乳、没各 6g　枳壳 5g　天仙藤 15g　5 剂

1999 年 1 月 6 日　能进烂饭及精肉，唯进食后略有胀感，
此脾胃尚未能恢复也。

石见穿 15g　黄药子 15g　三棱 15g　半枝莲 30g　法夏
10g　白花蛇舌草 30g　楂、曲各 10g　代赭石 30g（先煎）
鸡内金 6g　枳壳 5g　守宫 10g　5 剂

某男　57 岁　2019 年 5 月 28 日

药后睡眠有改善，但早晨仍发困，大便稀，一日两三次，
舌苔薄，脉象细弦。拟方继续进治。

红藤 30g　半枝莲 30g　守宫 12g　潞党参 15g　焦白术
10g　柏、枣仁各 15g　黄芪 30g　蜈蚣二条　砂仁 5g（次
下）　广木香 6g　白花蛇舌草 30g　炮姜 6g　茯苓、神各
10g　三棱 20g　10 剂

某男　61 岁　2019 年 5 月 29 日

临床无明显不适，形体日渐消瘦，纳谷正常，睡眠亦好，检查结果肝右位癌，已有转移，舌淡暗滞苔白，脉三动一止。拟方调之。

潞党参15g　焦白术10g　黄芪30g　半枝莲30g　桃仁泥6g　守宫12g　三棱15g　玄参12g　大贝母10g　半边莲30g　白花蛇舌草30g　7剂

2019年6月25日　临床无不适，眠食二便均正常，舌苔薄，脉滑。拟方继续进治。

柴胡5g　川郁金6g　三棱15g　玄参15g　大贝母10g　守宫12g　半枝莲30g　蜈蚣二条　半边莲30g　蚤休15g　白花蛇舌草30g　10剂

某男　54岁　2019年5月25日

检盆腔发现巨大肿块，大小便解时困难，至今已有二月余，纳食不甘，乏力伴低烧，舌苔满布厚浊，口有异味，脉象弦滑偏数，目前有服西药治疗。拟方从软坚、散积、化痰入手。

黑玄参15g　大贝母10g　京三棱30g　莪术30g　水蛭15g　地鳖虫15g　桃、红各6g　川朴6g　枳壳10g　海藻15g　昆布12g　生军10g（次下）　车前子15g（包煎）

某男　58岁　2018年12月1日

咳嗽排白色痰，胸闷气短，语言无力，性情急躁，舌苔白，脉大（肺癌，胆癌转移）。拟方宣肺化痰止咳，益气宣痹。

冬花10g　紫菀10g　桔梗6g　法夏10g　瓜蒌仁12g

大贝母10g　杏仁6g　干薤白10g　川郁金10g　白、前胡各6g　半枝莲30g　守宫12g　7剂

2018年12月24日　咳嗽略减，痰多色白，夜寐不佳，气痹渐展，舌苔薄白，脉大。拟方继续调治。

苏子6g　苏叶5g　法夏10g　橘红6g　干姜8g　白、前胡各6g　杏仁6g　柏、枣仁12g　干薤白10g　白花蛇舌草30g　7剂

某女　49岁　8月19日

病史为肝肿瘤。右侧背痛，夜不得眠，纳食不香，大便每日一次，舌布黑苔，脉象细。拟方调治。

柴胡6g　乳、没各8g　守宫12g　白花蛇舌草30g　山慈菇15g　延胡索12g　制川、草乌各10g　蜈蚣3条　大贝母10g　生军8g（次下）　紫地丁30g　4剂

8月24日　药进腑通，痛减，连日午后发热，舌苔粘浊，发黑，脉细弦。拟方善治。

柴胡　法夏　炒芩　川朴　制川、草乌　炮甲片　蜈蚣　乳没　半枝莲　白花蛇舌草　守宫　延胡索　4剂

8月28日　热退，背痛已轻，夜能安眠，舌苔根部粘，脉象细。拟方依法进治。

柴胡6g　半枝莲30g　川郁金6g　炮甲片10g　白花蛇舌草30g　山慈菇12g　乳、没各6g　制川、草乌各10g　延胡索12g　蜈蚣三条　露蜂房15g　4剂

9月1日　病情好转，过分劳累，加之受饥，以致病情反复，右肋疼痛又作，痰难排，气不平，舌苔根部粘浊，脉象细滑略数。拟方继续进治。

柴胡 6g　延胡索 12g　代赭石 30g（先煎）　蜈蚣三条　白花蛇舌草 30g　守宫 12g　制川、草乌各 10g　4 剂

9 月 5 日　痛势缓，气痹喘急，苔白舌淡，脉弦。拟方续治。

桂枝 10g　法夏 10g　瓜蒌仁 15g　干薤白 12g　檀香 6g　白花蛇舌草 50g　乳、没各 8g　延胡索 15g　守宫 12g　蜈蚣 3 条　露蜂房 15g　5 剂

痹证、痉证、痿证、瘈疭

某女　51 岁　2007 年 6 月 25 日

血络失和，右上肢发麻，右侧面部也麻，已有 20 年之久，近来加重，脑 CT 考虑脑血管畸形。

桂枝 10g　当归 10g　黄芪 30g　川芎 6g　地龙 10g　桃、红各 6g　赤芍 6g　生姜 12g　木瓜 10g　鸡血藤 15g　7 剂

某女　65 岁　2018 年 11 月 20 日

左腿疼痛，碍于行走，左手发麻，僵硬，屈伸不利，延始十余日，苔白，脉弦数。拟方从温经、益气、活血入手。

桂枝 10g　黄芪 30g　制川、草乌各 8g　当归 15g　红花 6g　威灵仙 15g　追地风 15g　乳、没各 6g　怀牛膝 12g　伸筋草 15g　延胡索 12g　鸡血藤 20g　7 剂

2007 年 12 月 10 日　风寒袭于太阳经，形寒，项背疼痛，苔薄，脉浮。拟方调治。

羌活 6g　防风 6g　桂枝 10g　葛根 10g　赤芍 6g　白芍

6g　粉草5g　薄荷5g（次下）　桑寄生15g　秦艽5g　7剂

某女　54岁　2018年10月2日

双足紧、麻、僵，得于结核性脑膜炎后遗症，加之夜寐欠佳，饮食二便尚正常，苔粘白，脉象细弦。

怀牛膝12g　宣木瓜15g　赤、白芍各8g　当归15g　红花6g　黄芪30g　广地龙12g　乳、没各7g　制川、草乌各6g　陈胆星6g　川芎6g　10剂

2018年12月8日　脚麻，并有紧束感且痛，舌苔白，脉细弦。拟方继续调治。

熟地12g　当归15g　鸡血藤20g　宣木瓜15g　红花6g　怀牛膝12g　乳、没各6g　威灵仙15g　延胡索12g　黄芪30g　赤、白芍各8g　10剂

某女　36岁　2018年10月9日

产后感凉，患大小关节疼痛延已五年之久，舌淡苔白。

桂枝10g　羌活5g　制川、草乌各8g　当归15g　寻骨风15g　威灵仙15g　海风藤15g　怀牛膝12g　追地风15g　乳、没各6g　松节12g　延胡索12g　10剂

某女　32岁　2019年1月28日

关节痛，右足拇趾红肿疼痛，身怕冷，苔薄粘，脉滑。拟方调治。

桂枝10g　独活6g　怀牛膝12g　苡仁15g　川柏6g　乳、没各6g　威灵仙15g　车前子12g（包煎）　延胡索12g　松节15g　豨莶草15g　防己12g　10剂

某女　57岁　2007年11月7日

类风湿关节炎，手指关节、膝关节疼痛，舌苔根粘浊，脉细弦。拟原方调治。

羌活6g　独活6g　制川楝子10g　怀牛膝12g　鹿角片10g（先煎）　细辛5g　寻骨风15g　青风藤15g　乳香6g　没药6g　黄芪30g　追地风15g　延胡索12g　7剂

2007年11月16日　关节疼痛大减，苔白根部稍粘，脉象细弦。仍宗前法进治。

羌、独活各6g　制川、草乌各10g　怀牛膝10g　鹿角霜10g（先煎）　炙麻黄5g　干姜6g　青风藤15g　寻骨风15g　乳、没各6g　桂枝10g　松节10g　7剂

2007年12月3日　关节疼痛已轻，近来头晕头痛，舌苔根心粘，脉象弦。拟方兼治。

羌活6g　独活6g　葛根6g　钩藤12g（次下）　天麻10g　石决明24g（先煎）　制川乌10g　制草乌10g　青风藤15g　寻骨风15g　威灵仙12g　乳香6g　没药6g　7剂

2007年12月12日　大病已愈，头晕轻微，连日阴雨，全身关节轻痛，苔白，脉象细弦，步原法进治。

羌活6g　独活6g　豨莶草15g　威灵仙12g　青风藤15g　寻骨风15g　天麻10g　钩藤12g（次下）　石决明24g（先煎）　法半夏6g　焦白术10g　7剂

某女　60岁　2019年2月17日

膝关节似有蚁爬，右腿有根筋发木，舌苔粘白，脉细弦。拟方从温经、活血、和络入手。

熟地12g　怀牛膝12g　干姜8g　当归15g　赤、白芍

各 8g　红花 6g　宣木瓜 15g　鸡血藤 15g　乳、没各 6g　鹿角片 15g（先煎）　7 剂

某女　51 岁　2018 年 11 月 12 日

全身关节疼痛，阴雨天加重，舌苔白，脉缓，此属风寒湿。拟方祛风散寒、活血逐湿。

桂枝 10g　制川、草乌各 8g　威灵仙 15g　细辛 3g　桑寄生 12g　秦艽 12g　当归 15g　乳、没各 6g　苡仁 15g　车前子 12g（包煎）　延胡索 12g　7 剂

某女　39 岁　2018 年 7 月 24 日

类风湿关节炎，四肢小关节肿痛，渐波及大关节，延已三四月。

桂枝 10g　羌活 5g　桑寄生 12g　秦艽 12g　威灵仙 15g　制川、草乌各 8g　寻骨风 15g　苡仁 15g　乳、没各 6g　松节 15g　延胡索 12g　7 剂

某女　44 岁　2018 年 10 月 25 日

头、身、舌发麻，延已年余，头部畏冷，口甜，舌苔白根颇粘，脉象弦。此属阳虚，血气运行不畅。拟方升阳散寒、益气活血和络。

桂枝 10g　当归 15g　黄芪 30g　赤、白芍各 8g　川芎 6g　红花 6g　宣木瓜 15g　鸡血藤 20g　鹿角片 15g（先煎）葛根 10g　7 剂

某女　59 岁　1999 年 1 月 1 日

鹤膝风，左膝肿痛，屈伸不利，延已月余，苔粘，脉细。拟方温经散寒、活血和络入手。

麻黄　制川、草乌　乳、没　干姜　威灵仙　延胡索　熟地　白芥子　鹿角霜　松节　4剂

1月6日　肿势渐消，渐能屈伸，尚疼痛，药症已合，依法步进。

熟地15g　干姜10g　鹿角霜10g（先煎）　白芥子10g　制川、草乌各10g　麻黄5g　乳、没各6g　松节10g　威灵仙12g　延胡索12g　5剂

按：阳和汤出入加减。

1月24日　病已愈。

某女　60岁　2007年12月5日

类风湿性关节炎，双膝下肢关节冷痛，舌苔薄白，脉细弦。拟方温经散寒、通痹止痛。

桂枝10g　羌活6g　独活6g　制川乌10g　制草乌10g　青风藤15g　寻骨风15g　细辛5g　乳香6g　没药6g　威灵仙12g　延胡索12g　松节10g　7剂

某女　48岁　2019年5月14日

类风湿关节炎三年，手指关节肿痛，足趾关节痛微变形，舌上苔薄，脉弦滑。拟方缓缓图之。

羌、独活各5g　桂枝10g　制川、草乌各8g　威灵仙15g　细辛3g　乳、没各6g　寻骨风15g　桑寄生12g　豨莶草15g　延胡索12g　松节12g　10剂

2019年6月13日　药后关节疼痛大减，近又加咳，苔

滑，脉细弦。拟方继续调治。

独活 6g　桑寄生 12g　秦艽 12g　威灵仙 15g　制川、草乌各 8g　乳、没各 6g　延胡索 12g　冬桑叶 10g　鱼腥草 30g　蝉衣 6g　杏仁 6g　白、前胡各 6g　松节 15g　10 剂

某女　38 岁　2019 年 5 月 14 日

腰、肘、膝关节痠疼 1 年。原来有胃疼，作堵。舌上苔薄，脉弦。拟方徐徐调治。

羌、独活各 5g　制川、草乌各 8g　威灵仙 15g　片姜黄 12g　海桐皮 10g　桑寄生 12g　川断 15g　延胡索 12g　高良姜 6g　香附 10g　15 剂

2019 年 6 月 22 日　胃堵胃疼已愈，腰疼，左少腹疼，头晕伴吐，舌质淡苔白，脉弦。拟方继续进治。

法夏 6g　焦白术 10g　明天麻 10g　钩藤 12g（次下）红藤 30g　赤、白芍各 8g　延胡索 12g　乳、没各 6g　杜仲 12g　川断 15g　狗脊 15g　黄芪 30g　20 剂

某女　73 岁　2019 年 5 月 7 日

半身发麻，偶尔咳嗽，舌苔粘白，脉象弦。拟方调治。

桂枝 10g　丹参 12g　黄芪 30g　当归 15g　桑寄生 12g　秦艽 12g　红花 6g　赤、白芍各 8g　冬花 10g　紫菀 10g　鸡血藤 20g　干杷叶（包煎）10g　10 剂

某女　38 岁　2019 年 6 月 3 日

肘、膝、腰痠疼，天气越热越觉得冷，舌苔薄，脉弦。拟方进治。

熟地 12g　怀牛膝 12g　杜仲 12g　川断 15g　狗脊 15g　制附片 10g　肉桂 10g（次下）　淡干姜 10g　追地风 15g　千年健 15g　细辛 4g　15 剂

某男　49 岁　2019 年 6 月 4 日

关节、肌肉僵硬，活动不利，延已年久，眠食正常，但容易疲劳，舌边有齿痕苔粘，脉缓。拟方从益气、活血、和络入手调治。

桂枝 10g　潞党参 15g　黄芪 30g　当归 15g　桑寄生 12g　秦艽 12g　鸡血藤 20g　宣木瓜 15g　制川、草乌各 8g　乳、没各 6g　15 剂

某女　60 岁　1998 年 5 月 8 日

津血不足，筋失润养，足时麻，腿时渐拘挛，舌光无苔，脉虚大。拟方滋阴、养血、和络。

生地 12g　当归 10g　白芍 12g　粉草 6g　麦冬 10g　石斛 12g　甘杞子 12g　木瓜 10g　鸡血藤 12g　4 剂

1999 年 2 月 11 日　双腿转筋，舌上无苔，夜醒口干，但不欲饮，脉象虚大按之无力，津血衰少，筋失濡养。拟方滋阴养血入手调治。

生地 12g　麦冬 10g　石斛 12g　炒白芍 12g　木瓜 10g　粉草 5g　甘杞子 12g　伸筋草 12g　4 剂

某女　56 岁　2006 年 11 月 15 日

寒湿痿证，右下肢酸麻胀痛，延已数月，肌肉痿痛，影响步履，舌淡苔白，脉弦。拟方温经散寒、益气通血络。

独活 6g　制川、草乌各 10g　威灵仙 12g　当归 12g
黄芪 30g　鹿角片 10g　焦白术 10g　青风藤 15g　细辛 5g
鸡血藤 15g　7 剂

某女　71 岁　2018 年 4 月 15 日
风中经络，左半面瘫，延数月之久，舌边尖红苔根薄，脉弦。
冬桑叶 10g　钩藤 12g（次下）　全蝎 6g　僵蚕 10g　熟地 12g　麦冬 15g　当归 15g　白附子 10g　炒芩 6g　元参15g　石决明 30g（先煎）　7 剂
2018 年 4 月 29 日　舌红转淡，苔布薄黄，脉弦，仍循前法损益进治。
生地 12g　白芍 10g　双钩藤 12g（次下）　僵蚕 10g
地肤子 6g　石决明 24g（先煎）　全蝎 6g　鸡血藤 20g　宣木瓜 15g　炒芩 6g　10 剂

某男　36 岁　1999 年 2 月 6 日
右侧面瘫，口微向左㖞斜，舌上苔薄，脉象细弦，此属内风，风中于络。拟方熄风牵正。
当归 10g　炒白芍 10g　僵蚕 10g　全蝎 5g　白附子 10g
桑叶 10g　钩藤 15g（次下）　石决明 24g（先煎）　川芎6g　4 剂

某女　71 岁　9 月 26 日
猝然口眼向右㖞斜，少腹时而有气上冲，舌苔薄白，脉象弦，风中经络，此足厥阴与冲脉并病。拟方并治。

桑叶三钱　菊花一钱　决明子五钱　钩藤四钱（次下）白芍三钱　僵蚕三钱　全蝎二条　台乌一钱二分　上沉香一钱二分

9月30日　连服二帖，气已不上冲，脸部已较松软，原方加石决明八钱（先煎），全蝎加一条，去沉香、台乌。

10月3日　症状进一步好转，原方加白附子五分，生地三钱，鸡血藤三钱。

10月7日　口眼渐正，肝脉尚强，原方加龙胆草五分，川芎八分。

10月10日　口眼已正，原法出入调理数日而安。

某女　成年　6月26日

口眼㖞斜数月，面部时而麻痛，舌苔白，脉象弦缓，风中经络。拟方平肝熄风，佐以疏散。

桑叶三钱　菊花　决明子　钩藤三钱（次下）　络石藤三钱　鸡血藤三钱　白蒺藜三钱　僵蚕三钱　全蝎二条

6月29日　口眼渐正，目糊不清，原方步进。

桑枝、络各三钱　蝉衣八分　白蒺藜三钱　防风钱半　鸡血藤三钱　白芍二钱　僵蚕三钱　全蝎四条

7月2日　口歪已正，颊肿亦消，自感头重而痛，入暮腿肢无力。

法夏二钱　胆星五分　僵蚕三钱　白蒺藜三钱　桑络、枝各三钱　丝瓜络三钱　防风钱半　全蝎三条　苡仁三钱　荷叶蒂三个。连服三帖，一切正常，安。

某女　44岁　2006年11月1日

面部左侧麻且痛，舌上干，脉细，气阴双亏，拟滋阴泄热保津之法进治。

知母 10g　玄参 15g　天、麦冬各 10g　石斛 15g　天花粉 30g　生石膏 24g（先煎）　芦根 30g　北沙参 12g　五味子 6g　乌梅肉 5g　7 剂

颈、肩、腰痛

某女　29 岁　2019 年 5 月 6 日

产后已二年，全身瘦疼，怕风，舌苔薄，脉象细。拟方缓缓图之。

桂枝 10g　羌活、防风各 5g　黄芪 30g　当归 15g　威灵仙 15g　制川、草乌各 6g　豨莶草 15g　桑寄生 12g　秦艽 12g　延胡索 12g　7 剂

某女　53 岁　2006 年 11 月 20 日

腰胀痛，有时尿频，舌苔薄粘，脉细。拟方益气固肾，缓缓治之。

熟地 12g　山萸肉 10g　补骨脂 12g　川断 15g　狗脊 10g　地鳖虫 10g　桑螵蛸 15g　覆盆子 10g　黄芪 15g

2007 年 3 月 14 日　腰酸痛，苔薄，脉细弦。

熟地 12g　怀牛膝 10g　川断 15g　补骨脂 12g　乳、没各 6g　红藤 30g　延胡索 12g　狗脊 15g　失笑散 10g（包煎）　7 剂

某女　28 岁　2018 年 4 月 19 日

近感腰痛，疲倦乏力，苔粘泛黄。

熟地 12g　当归 15g　川续断 15g　炒白芍 10g　杜仲 12g　狗脊 15g　潞党参 15g　黄芪 30g　粉丹皮 6g　益母草 12g　芜芎[①] 6g　艾叶 6g　10 剂

某男　35 岁　2007 年 4 月 4 日

强直性脊柱炎，腰部感痛，苔粘脉弦。拟方进治。

熟地 12g　山萸肉 10g　补骨脂 12g　川断 15g　怀牛膝 12g　狗脊 15g　乳、没各 6g　地鳖虫 12g　肉桂 6g　延胡索 12g　7 剂

某女　46 岁　2019 年 3 月 3 日

停经后腰疼复发，同时手脚麻，苔粘，脉细弦。拟方继续调治。

熟地 12g　当归 15g　补骨脂 15g　怀牛膝 12g　桃、红各 6g　黄芪 30g　川断 15g　乳、没各 6g　宣木瓜 15g　鸡血藤 18g　延胡索 12g　桂枝 10g　10 剂

2019 年 3 月 13 日　服药后，左手不麻，右手还有点麻，左腿还麻，这二天腿有些抽筋，有腰突症病史，舌淡苔白，脉细。拟方继续调治。

熟地 12g　当归 15g　怀牛膝 12g　补骨脂 15g　川断 15g　乳、没各 6g　地鳖虫 12g　炒白芍 12g　黄芪 30g　木瓜 15g　鸡血藤 20g　生粉草 8g　10 剂

---

① 芜芎　《本草纲目拾遗》中记载："按芎劳数种，蜀产曰川芎，秦产曰西芎，江西为芜芎。"

某男　39 岁　2018 年 10 月 25 日

身困，腰酸腿胀，足掌痛，苔薄，脉弦，脾肾不足，湿浊困脾。拟方补脾肾、化湿浊。

熟地 12g　淮山药 15g　云苓 10g　怀牛膝 12g　补骨脂 15g　泽泻 10g　杜仲 12g　续断 15g　车前子 12g（包煎）山萸肉 10g　乳、没各 6g　7 剂

某男　40 岁　2018 年 10 月 25 日

后背疼痛延已二年之久，二便正常，舌苔薄白，脉象细弦。此属寒湿客于太阳经络，书云：初病在经，久病入络，经病易解，络病难瘥，治宜温经通络、散寒止痛，缓缓图之。

桂枝 10g　羌活 5g　制川、草乌各 8g　威灵仙 15g　桑寄生 12g　乳、没各 6g　地鳖虫 12g　延胡索 12g　狗脊 15g肉桂 6g　7 剂

某女　42 岁　2018 年 10 月 11 日

腰痛足痛，夜溺明显，一夜数次。

熟地 15g　山药 15g　桑螵蛸 15g　柏、枣仁各 15g　五味子 6g　覆盆子 15g　潞党参 15g　黄芪 30g　远志肉 6g石菖蒲 10g　7 剂

2018 年 10 月 23 日　腰足跟痛止，耳鸣亦蠲，夜溺二次。

熟地 15g　山萸肉 10g　远志肉 6g　柏、枣仁各 15g桑螵蛸 12g　怀山药 15g　覆盆子 15g　黄芪 30g　潞党参 15g　五味子 6g　煅龙、牡各 20g（先煎）　7 剂

某女　64 岁　2018 年 10 月 16 日

颈椎增生，头晕，左上肢稍感不适，苔薄，脉细，病延数年之久。拟方缓缓调之。

桂枝 10g　葛根 10g　当归 15g　片姜黄 12g　黄芪 30g　钩藤 12g（次下）　明天麻 10g　白蒺藜 15g　桑寄生 12g　秦艽 12g　鸡血藤 20g　10 剂

某女　65 岁　2018 年 10 月 11 日

腰痛，拟温肾驱寒、活血散瘀之剂。

熟地 12g　怀牛膝 10g　补骨脂 15g　鹿角胶 15g（烊入）　干姜 10g　追地风 15g　乳、没各 6g　延胡索 12g　骨碎补 15g　松节 15g　10 剂

2018 年 10 月 25 日　腰痛显减，左膝关节退行性增生改变，行走时觉痛。

熟地 15g　怀牛膝 12g　补骨脂 15g　乳、没各 6g　鹿角胶 15g（烊入）　延胡索 12g　威灵仙 15g　补骨脂 15g　松节 12g　7 剂

某女　64 岁　2019 年 1 月 14 日

右膝肿痛，迁延二年之久，已抽过四次积液，服西药至今不见好，苔粘，脉细。拟方缓图。

熟地 12g　鹿角片 15g（先煎）　白芥子 10g　制川、草乌各 8g　威灵仙 15g　干姜 8g　乳、没各 6g　怀牛膝 12g　延胡索 12g　炙麻黄 5g　松节 15g　7 剂

某女　72 岁　2019 年 3 月 9 日

肩背、手臂疼得厉害，舌光苔少，口干，脉弦。拟方

调之。

羌活 5g　桑寄生 12g　秦艽 10g　知母 10g　生地 15g
威灵仙 15g　制川、草乌各 8g　片姜黄 12g　乳、没各 6g
炒白芍 10g　粉草 6g　延胡索 12g　10 剂

2019 年 6 月 4 日　阴伤之体，关节疼痛，舌光无苔，口唇干红，脉象细弦。拟方兼调之。

知母 10g　麦冬 15g　玄参 15g　秦艽 12g　葛根 10g
片姜黄 12g　桑寄生 12g　乳、没各 6g　石斛 15g（先煎）
威灵仙 15g　追地风 15g　寻骨风 15g　10 剂

某男　38 岁　2007 年 11 月 14 日

颈酸，腰部觉冷，舌苔薄白，脉细，命火不足，寒客太阳经脉。拟方补命门之火以祛寒邪。

桂枝 10g　羌活 6g　葛根 10g　肉桂 6g　炙附片 10g
片姜黄 15g　当归 10g　熟地 12g　仙茅 15g　补骨脂 15g　5 剂

某女　30 岁　2007 年 11 月 14 日

颈椎病、卵巢囊肿，全身发麻，苔白，脉弦。拟方调治。

葛根 10g　羌活 6g　当归 10g　片姜黄 15g　黄芪 30g
鸡血藤 15g　三棱 15g　茯苓 10g　桃、红各 6g　木瓜 10g　7 剂

某男　31 岁　2019 年 2 月 17 日

左膝酸疼，以前抽过积水，舌质淡苔白，脉弦滑。拟方从温经、活血、和络入手。

熟地 12g　鹿角片 15g（先煎）　肉桂 6g　淡干姜 10g 制川、草乌各 8g　乳、没各 6g　威灵仙 15g　松节 15g　延胡索 12g　追地风 15g　7 剂

2019 年 2 月 24 日　膝痛，诊为滑膜炎，服药七日，现已不痛。舌淡苔白，脉细弦。拟方继续温经散寒、活血和络。

独活 5g　制川、草乌各 6g　鹿角片 15g（先煎）　干姜 8g　威灵仙 15g　乳、没各 6g　松节 15g　怀牛膝 12g　追地风 15g　白芥子 10g　10 剂

某女　21 岁　2018 年 8 月 21 日

颈椎部位疼痛，前倾时感觉不适，延有半年之久，此与长时间低头工作有关系。

羌活 5g　葛根 10g　当归 15g　片姜黄 12g　赤、白芍各 8g　威灵仙 15g　乳、没各 6g　桑寄生 12g　秦艽 12g 延胡索 12g　7 剂

某女　78 岁　2006 年 12 月 20 日

右侧颈肩疼痛，迁及头部，延已五六日，舌淡苔白，脉细弦。拟方温经通络止痛。

桂枝 10g　羌活 6g　葛根 10g　片姜黄 10g　乳、没各 6g　制川、草乌各 10g　当归 10g　白僵蚕 10g　细辛 5g 延胡索 12g　7 剂

某女　51 岁　2007 年 11 月 2 日

近年以来，左半身酸胀发麻，舌苔粘白，脉细，寒湿侵络。拟方缓图。

桑寄生 15g　秦艽 15g　当归 10g　红花 6g　茯苓 30g
鸡血藤 15g　宣木瓜 10g　怀牛膝 12g　羌、独活各 6g　7 剂

某女　55 岁　2007 年 12 月 3 日

左膝酸痛，屈伸行走加重，舌苔薄白，脉细弦兼滑，寒湿凝于关节。拟方温经、散寒、逐湿。

炙麻黄 5g　干姜 6g　熟地 12g　怀牛膝 15g　制川乌 10g　制草乌 10g　鹿角片 10g（先煎）　寻骨风 15g　乳香 6g　没药 6g　威灵仙 12g　松节 10g　7 剂

2007 年 12 月 10 日　药后关节疼痛已愈，昨日阴雨，关节有反应，舌苔薄白，脉象细弦，痰湿凝络。循原法步进。

熟地 12g　炙麻黄 5g　干姜 6g　制川乌 10g　制草乌 10g　怀牛膝 15g　威灵仙 12g　鹿角片 10g　细辛 5g　寻骨风 15g　松节 10g　7 剂

某女　52 岁　2007 年 12 月 12 日

腰椎骨质增生症。三日前突然左侧腰部疼痛，有时体位改变则疼痛加剧，苔薄粘，脉细弦。拟方速图。

熟地黄 12g　怀牛膝 15g　川断 15g　台乌片 6g　乳香 6g　没药 6g　延胡索 12g　狗脊 15g　三棱 15g　7 剂

某女　61 岁　2019 年 5 月 13 日

腰疼、颈椎不舒服，始于今年。睡眠不佳，尿频，尿急，已服中成药，效果不明显，舌苔薄白，脉象细弦。拟方兼调之。

熟地 15g　川断 15g　杜仲 12g　独活 5g　葛根 10g　川

牛膝 12g　桑螵蛸 12g　覆盆子 15g　黄芪 30g　柏、枣仁各 15g　五味子 6g　狗脊 15g　煅龙、牡各 20g（先煎）　7 剂

某女　53 岁　2019 年 6 月 18 日

两腿蹲不下，站不起，多走膝痛，肩膀亦疼，延已数月，舌苔粘白，脉细弦，寒湿客于经络。拟方缓缓调之。

羌活 5g　桑寄生 12g　秦艽 12g　制川、草乌各 8g　威灵仙 15g　鹿角片 15g（先煎）　怀牛膝 12g　淡干姜 10g　乳、没各 6g　肉桂 6g　延胡索 12g　10 剂

某女　51 岁　2019 年 6 月 8 日

腰瘳痛，腿肢乏力，晨起浮肿，舌苔粘白，脉象弦滑。拟方进治。

熟地 12g　怀牛膝 12g　制川、草乌各 8g　苍术 6g　白术 10g　威灵仙 15g　川断 15g　车前子 12g（包煎）　细辛 3g　杜仲 12g　地鳖虫 12g　乳、没各 6g　延胡索 12g　7 剂

2019 年 6 月 21 日　药后腰瘳痛减轻，浮肿亦消，腿乏力亦好，舌苔粘白，脉弦。拟方继续调治。

熟地 12g　怀牛膝 12g　补骨脂 15g　云苓 12g　杜仲 12g　川续断 15g　狗脊 15g　威灵仙 12g　乳、没各 6g　延胡索 12g　山药 15g　黄芪 30g　7 剂

某女　58 岁　2019 年 6 月 14 日

双膝疼，左膝重，延已年余，近二日疼痛加重，舌淡苔白，脉细缓。拟方从温经散寒入手，兼以活血和络。

独活 6g　制川、草乌各 8g　威灵仙 15g　怀牛膝 12g

补骨脂 15g　鹿角片 15g（先煎）　乳、没各 6g　追地风 15g
桂枝 10g　淡干姜 10g　7 剂

某女　49 岁　2019 年 6 月 8 日
腰背疼痛，头部不适，有僵硬感觉，口和不渴，舌苔粘浊
泛黄。脉细。拟方进治。

羌活 5g　葛根 10g　片姜黄 12g　熟地 12g　怀牛膝 12g
当归 15g　杜仲 12g　川断 15g　狗脊 15g　海桐皮 12g　乳、
没各 6g　延胡索 12g　10 剂

某男　76 岁　2019 年 6 月 8 日
腿疼麻木，舌苔粘浊，脉代，二动一止，建议检查心脏。
拟方调治。

熟地 12g　肉桂 6g　怀牛膝 12g　制川、草乌各 8g　威
灵仙 15g　地鳖虫 12g　桃仁 6g　乳、没各 6g　宣木瓜 15g
黄芪 30g　当归 15g　延胡索 12g　10 剂

男性疾病

某男　27 岁　2019 年 5 月 20 日
结婚四年未育，检正常精子只有二个，极差，舌苔粘浊，
苔质不红，脉象细弦。拟方缓图。

熟地 15g　仙茅 15g　沙苑子 15g　甘杞子 12g　菟丝子
15g　山萸肉 10g　韭菜子 15g　肉苁蓉 15g　金樱子
12g　7 剂

某男　43 岁　2019 年 3 月 14 日

盗汗，耳闭气，房事差，口舌干，苔粘泛黄，脉弦，按之乏力，肝肾皆虚亏。拟方缓缓图之。

生、熟地各 12g　丹皮 6g　知母 10g　川柏 8g　川连 4g　黄芪 30g　五味子 6g　阳起石 15g　浮小麦 15g　沙苑子 15g　肉苁蓉 15g　煅牡蛎 20g（先煎）　7 剂

某男　30 岁　2019 年 3 月 9 日

阳痿早泄，病史数年，以往有手淫。目前四肢怕冷，容易疲劳，夜寐不佳，下半身有坠泄，苔粘泛黄，脉弦按之乏力。拟方缓图。

熟地 15g　山萸肉 10g　怀牛膝 12g　川断 15g　杜仲 12g　柏、枣仁各 15g　远志肉 6g　五味子 6g　黄芪 30g　升麻 10g　芡实 15g　金樱子 15g　煅龙、牡各 20g（先煎）10 剂

2019 年 5 月 6 日　腰疼明显好转，但性生活后会加重，仍有早泄，睡眠欠佳，舌苔粘白，脉细弦。拟方继续调治。

熟地 15g　怀牛膝 12g　金毛狗脊 15g　金樱子 15g　芡实 15g　川断 15g　杜仲 12g　柏、枣仁各 15g　黄芪 30g　五味子 6g　肉苁蓉 15g　煅龙、牡各 20g（先煎）　10 剂

2019 年 6 月 6 日　坐久仍感腰痠疼，舌边有紫气，苔白，脉弦。拟方继续进治。

熟地 15g　怀牛膝 12g　川断 15g　乳、没各 6g　杜仲 12g　肉桂 6g　狗脊 18g　延胡索 12g　补骨脂 15g　芡实 15g　覆盆子 15g　10 剂

2019 年 6 月 24 日　药后腰疼已愈，有时小便有轻微痛，

苔薄，脉细。拟方继续调治。

生、熟地各 12g　杜仲 12g　川续断 15g　大、小蓟各 10g　瞿麦 15g　乳、没各 6g　延胡索 12g　六一散 10g（包煎）　山栀 6g　7 剂

某男　34 岁　2006 年 10 月 6 日

眼赤、热痢、小便热痛，下焦湿热。

萹蓄 15g　车前子 12g（包煎）　黄柏 8g　飞滑石 12g（包煎）　知母 10g　瞿麦 12g　山栀 10g　白头翁 15g　土茯苓 15g　生甘草 10g

2006 年 11 月 3 日　睾丸部位有时隐痛，尿仍有不尽之意，舌苔薄粘泛黄，脉弦，肝气不舒，胆经湿热。

金铃子 12g　延胡索 12g　车前子 12g（包煎）　川柏 6g　龙胆草 10g　土茯苓 15g　广木香 6g　小青皮 5g　萹蓄 12g　蚕沙 12g（包煎）　7 剂

2006 年 12 月 15 日　睾丸精索有时疼痛，余无特殊，肝功能检查，谷草、谷丙仍高，苔薄，脉弦。

金铃子 12g　延胡索 12g　小青皮 5g　广木香 6g　马鞭草 30g　板蓝根 30g　垂盆草 30g　车前子 12g（包煎）　山栀 6g　7 剂

调理

某男　55 岁　2019 年 1 月 12 日

有高血压、痛风病史，一直服药控制。天寒，手凉冷，怕寒，舌苔粘，脉弦。拟方益气温阳。

桂枝 10g　黄芪 30g　当归 15g　细辛 3g　鹿角片 15g
（先煎）　炒白芍 10g　仙茅 10g　粉草 6g　7 剂

某女　43 岁　2006 年 10 月 9 日

三年前因子宫肌瘤行子宫切除术，自觉精神不如往昔，夜
寐多梦，舌苔薄粘，脉象细弦。气血不足，心神失养，权先益
气、养心、宁神。

潞党参 10g　焦白术 10g　黄芪 15g　当归 10g　柏、枣
仁各 15g　五味子 6g　茯苓、神各 10g　远志肉 10g　天、
麦冬各 10g　黄精 15g　5 剂

某女　39 岁　2019 年 1 月 16 日

胸乳胀，全身怕冷，腰股尤甚，苔粘，脉细弦。拟方
缓图。

柴胡 5g　小青皮 6g　川郁金 10g　当归 15g　赤、白芍
各 8g　鹿角片 15g（先煎）　制附片 15g　肉桂 6g　补骨脂
15g　怀牛膝 10g　15 剂

2019 年 2 月 26 日　胸胀减，全身怕冷，腰腹尤甚，苔粘
白，脉细。拟方续进。

潞党参 15g　黄芪 30g　桂枝 10g　干姜 8g　肉桂 10g
焦白术 10g　制附片 12g　小茴香 5g　鹿角片 15g（先煎）
粉草 8g　15 剂

2019 年 3 月 14 日　全身关节怕冷，气机不畅，平时胸胀
不舒，苔白，脉细缓。拟方继续调治。

桂枝 10g　独活 5g　制川、草乌各 8g　潞党参 15g　黄
芪 30g　香附 10g　干姜 10g　鹿角片 15g（先煎）　肉桂 6g

细辛 3g 15 剂

2019 年 5 月 14 日 唯腰冷，症状均有改善，舌淡苔粘白，脉弦。拟方温阳散寒。

熟地 12g 肉桂 10g 制附片 12g 川续断 15g 杜仲 12g 赤、白芍各 8g 怀牛膝 12g 补骨脂 15g 干姜 10g 鹿角片 15g（先煎） 细辛 5g 15 剂

2019 年 6 月 3 日 迭进温阳散寒重剂，依然感觉腰股膝怕冷，舌苔白，脉细弦。拟方继续进治。

川断 15g 怀牛膝 12g 威灵仙 15g 制川、草乌各 10g 肉桂 10g（次下） 细辛 5g 淡干姜 10g 鹿角片 15g（先煎） 追地风 15g 补骨脂 15g 15 剂

2019 年 6 月 22 日 腰膝冷，较以往有所减轻，但仍然冷，舌淡苔白，脉细。拟方续进。

桂枝 10g 制附片 12g 干姜 10g 怀牛膝 12g 鹿角片 15g（先煎） 肉桂 10g 细辛 4g 追地风 15g 肉苁蓉 15g 仙茅 15g 20 剂

某女 62 岁 2007 年 7 月 2 日

外感初愈，乏力，舌苔粘浊偏黄，脉象细缓，脾虚湿困。

潞党参 15g 茯苓 10g 苍术 5g 白术 10g 苡仁 12g 粗桂木 10g 车前子 12g（包煎） 泽泻 6g 陈皮 6g 砂仁 5g（次下） 7 剂

2007 年 11 月 2 日 咳嗽新感，咽部渐红，鼻塞不利，咳嗽夜甚，苔色微黄。拟方清宣止咳。

桑叶 10g 射干 6g 大青叶 12g 薄荷 5g（次下） 桔梗 6g 杏仁 6g 白、前胡各 6g 大、小蓟各 10g 荆芥、

防风各 6g　粉草 5g　7 剂

某女　48 岁　2019 年 6 月 26 日

口眼干涩，苔黄，脉细弦。拟方进治。

冬桑叶 10g　菊花 6g　甘杞子 12g　石斛 15g（先煎）
生、熟地各 12g　川柏 8g　粉丹皮 6g　浮小麦 15g　五味子
5g　糯稻根 20g　杭白芍 10g　煅龙、牡各 20g（先煎）
10 剂

某女　46 岁　2006 年 11 月 10 日

足心热，苔薄，脉细。两地汤。

生地 12g　白芍 10g　当归 10g　地骨皮 10g　知母 10g
丹皮 6g　白薇 10g　麦冬 10g　五味子 6g　北沙参
12g　7 剂

某女　38 岁　2007 年 11 月 20 日

形寒，背部觉冷，腹胀多矢气，舌淡苔白，脉细弦。中焦
尚寒。拟方祛寒温中。

肉桂 6g　淡干姜 8g　淡吴萸 8g　广木香 6g　砂仁 5g
（次下）　台乌片 6g　鹿角片 12g（先煎）　制川、草乌各
10g　小茴香 10g　7 剂

2007 年 12 月 27 日　形寒已解，头尚畏风，腹部畏凉，
肠鸣多矢气，大便不实，表里之寒未解，原方继续调治。

桂枝 10g　羌、独活各 6g　焦白术 10g　干姜 8g　川椒
10g　广木香 6g　肉桂 6g　砂仁 5g（次下）　粉草 5g　7 剂

某女　86 岁　2019 年 5 月 25 日

精神疲乏，脚软，健忘，不说话，吃饭欠顺畅，头昏，小便易失控，舌上苔少，脉细。拟方调治。

潞党参 15g　焦白术 10g　黄芪 20g　远志肉 6g　石菖蒲 10g　桑螵蛸 12g　五味子 5g　覆盆子 15g　神曲 10g　当归 10g　柏、枣仁各 15g　白附子 5g　10 剂

某女　41 岁　2018 年 10 月 4 日

肝气不舒，性情急躁，口气重，苔粘。

柴胡 6g　川郁金 10g　青皮 6g　佩兰 10g　楂、曲各 10g　炒莱菔子 10g　沙参 6g　川连 4g　山栀 6g　枳壳 6g　10 剂

某女　15 岁　2018 年 11 月 10 日

情绪不稳定，容易急躁，头时晕，纳谷欠甘，大便间日一次，舌质红苔黄，脉细弦滑。拟方治疗。

川郁金 6g　小青皮 5g　香附 10g　法夏 10g　橘红 5g　茯苓、神各 10g　竹茹 10g　川连 3g　枳壳 5g　瓜蒌仁 12g　大贝母 10g　天麻 10g　煅龙、牡 20g（先煎）　7 剂

2018 年 11 月 24 日　情绪尚稳定，有时嗜睡，平时喜荤菜，大便一二日一次，苔粘，脉细滑。拟方继续疏肝理气、化痰清热、宁心安神。

川郁金 10g　小青皮 6g　香附 10g　法夏 10g　橘红 5g　柏、枣仁各 15g　竹茹 10g　枳壳 6g　火麻仁 18g　川连 3g　煅龙、牡各 20g（先煎）　7 剂

2018 年 12 月 1 日　夜能安寐，纳谷今香，唯情绪低落，

不太开心，舌质红苔根部粘，脉细弦。拟方疏肝理气、化痰散结。

柴胡 5g　川郁金 10g　香附 10g　法夏 10g　橘红 5g
竹茹 10g　川连 3g　茯苓、神各 10g　枳壳 5g　佛手片
10g　7 剂

2019 年 1 月 5 日　服药数月，夜能安睡，纳谷尚好，心情渐平稳，舌苔粘白，脉象细弦。拟方疏肝理气、涤痰宁心。

香附 10g　川郁金 6g　川芎 5g　法夏 6g　橘红 5g　茯苓、神各 10g　柏、枣仁各 15g　六神曲 10g　枳壳 5g　竹茹 10g　煅龙、牡各 20g（先煎）　7 剂

某男　27 岁　2019 年 1 月 19 日
眠食不佳，二便不调，但感觉精力不济容易疲劳，嗜睡，平时工作压力大，舌苔粘白，脉细。拟方缓缓调治。

潞党参 15g　黄芪 30g　熟地 12g　当归 15g　茯苓 10g
黄精 15g　山萸肉 10g　山药 15g　粉草 5g　10 剂

某女　50 岁　2019 年 3 月 16 日
容易感冒，间或出汗，间一二月会出现一次便秘，三四日一更衣，苔薄，脉细。拟方调之。

焦白术 6g　黄芪 15g　太子参 10g　云苓 10g　防风 5g
浮小麦 15g　火麻仁 15g　槟榔 15g　糯稻根 15g　煅牡蛎
15g（先煎）　7 剂

某男　66 岁　2019 年 2 月 20 日
平时嗜酒，临床暂无明显不适之症，舌上满布瘀斑，苔

白，脉弦滑。拟方从理气、活血、化瘀入手调治。

抚芎 6g　当归 15g　桃、红各 6g　丹参 12g　赤、白芍各 8g　川郁金 10g　香附 10g　丹皮 5g　桂枝 10g　粉草 6g　10 剂

某女　40 岁　12 月 11 日

形神怯寒，口干，纳谷不香，苔薄粘黄，脉细。拟方权先养阴和胃，并清湿热。

北沙参　石斛　藿香　谷麦芽　鸡内金　六神曲　车前子　蛇床子　苦参　地肤子　4 剂

12 月 17 日　诸症皆减，形仍怯寒，苔薄粘，脉细。拟方桂枝甘草汤主之。

桂枝　炒白芍　粉草　神曲　鸡内金　藿香　知母　车前子　蛇床子　4 剂

12 月 23 日　诸症咸安。

藿香 5g　六神曲 10g　焦白术 10g　云苓 10g　枳壳 5g　鸡内金 5g　太子参 12g　陈皮 5g　炒冬瓜仁 12g　射干 6g　4 剂

按：形体畏寒，阳虚，口不干；营卫不和，口干。

某男　33 岁　2018 年 11 月 12 日

形寒怕冷，舌淡苔白，脉弦缓。拟方温中散寒。

潞党参 15g　焦白术 10g　云苓 10g　肉桂 6g　制附片 10g　干姜 8g　陈皮 5g　粉草 5g　7 剂

某女　38 岁　2008 年 1 月 2 日

情绪波动，易怒，舌苔根部粘而泛黄，脉弦郁不畅。肝气不畅，郁而化火。拟方畅肝散结、清泄肝热。

柴胡 6g　川郁金 10g　香附 10g　山栀 6g　丹皮 6g　赤、白芍各 6g　龙胆草 10g　瓜蒌仁 12g　佛手 6g

某女　55 岁　2007 年 12 月 10 日

阴虚阳亢，虽天气寒冷，手足仍热，置于被外，面色时泛烘热，苔黄薄粘，脉弦兼滑。拟方滋阴降火。

生地 12g　熟地 12g　丹皮 6g　黄柏 10g　炒黄芩 6g　川连 5g　地骨皮 12g　煅龙、牡各 24g（先煎）　天冬 12g　麦冬 12g　山栀 6g　7 剂

2007 年 12 月 24 日　诸症悉有而微，连日来左侧头角觉痛，苔白稍粘，脉弦。拟方继续调治。

生、熟地各 12g　丹皮 6g　葛根 6g　钩藤 12g（次下）　石决明 24g（先煎）　地骨皮 12g　黄柏 10g　白芍 10g　煅龙、牡各 24g（先煎）　7 剂

某女　60 岁　2007 年 12 月 7 日

面部烘热，舌苔满布粘黄，口喜热饮，脉弦，阳热之奋。拟方苦寒直折。

桑叶 10g　山栀 6g　炒黄芩 6g　龙胆草 10g　川连 5g　生石膏 20g（先煎）　地骨皮 12g　丹皮 6g　淡竹叶 6g　知母 10g　7 剂

某女　39 岁　2007 年 12 月 21 日

胸部胀痛，舌苔薄粘微黄，脉象细弦，肝气不舒郁结。拟

方畅肝散结。

柴胡 6g　当归 10g　赤、白芍各 6g　香附 10g　青皮 5g
川郁金 10g　瓜蒌仁 12g　大贝母 10g　川芎 6g　7 剂

2007 年 12 月 31 日　诸症皆平，舌苔薄粘，脉细。拟方
补气血调治。

潞党参 15g　当归 10g　黄芪 30g　焦白术 10g　阿胶
12g（烊化）　柏子仁 15g　酸枣仁 15g　香附 10g　川郁金
10g　炒白芍 10g　粉草 5g　7 剂

某女　61 岁　2019 年 5 月 6 日

食后轻胀，舌痛，舌面有裂纹苔少，脉细。拟方兼治之。

生地 12g　麦冬 12g　石斛 15g（先煎）　藿香 5g　楂、
曲各 10g　鸡内金 6g　六月雪 10g　淡竹叶 10g　川连 5g
生甘草 8g　7 剂

2019 年 5 月 15 日　舌痛止，仍干涩，夜虽入睡，易醒，
小溺亦多，舌上苔花，脉象细弦。拟方继续调治。

潞党参 15g　黄芪 30g　柏、枣仁各 15g　远志肉 6g
麦冬 12g　五味子 6g　川连 3g　覆盆子 15g　桑螵蛸 12g
夜交藤 15g　茯神 10g　当归 15g　煅龙、牡各 20g（先煎）
7 剂

2019 年 5 月 24 日　夜寐改善，夜尿亦少，偶尔泛酸，舌
光有裂纹，苔花少，脉细弦。拟方续进。

潞党参 15g　黄芪 30g　柏、枣仁各 15g　夜交藤 15g
麦冬 15g　五味子 6g　石斛 15g（先煎）　山药 15g　桑螵蛸
12g　覆盆子 15g　远志肉 5g　10 剂

2019 年 6 月 5 日　诸症进一步改善，舌光少苔，阴气已

伤，一时不易恢复，脉细弦。拟方继续调治。

肥知母 6g　　柏、枣仁各 15g　　茯神 10g　　麦冬 15g　　五味子 6g　　合欢花 10g　　夜交藤 15g　　当归 15g　　黄芪 30g　　远志肉 5g　　桑螵蛸 10g　　10 剂

某女　56 岁　2019 年 5 月 9 日

面色黄，饮食正常，大便虽每日一次，但是不成形，舌苔白。拟方从调脾胃入手。

潞党参 15g　　焦白术 10g　　云苓 12g　　怀山药 15g　　淡干姜 8g　　广木香 6g　　砂仁 5g（次下）　　粉甘草 6g　　苡仁 15g　　炮姜 5g　　10 剂

某女　36 岁　2019 年 4 月 6 日

平时容易疲劳腿疲，形神怕冷，面色无华，月经四十天一潮，量不多，苔白，脉缓。拟方调之。

潞党参 15g　　焦白术 10g　　黄芪 30g　　当归 15g　　柏、枣仁各 15g　　茯苓、神各 10g　　怀牛膝 12g　　川续断 15g　　肉桂 6g　　炒白芍 10g　　7 剂

某男　62 岁　2019 年 5 月 31 日

两肺有钙化结节较大，约 4mm，右肺中叶左肺尖各有少许慢性炎症，但临床无任何不适，口有异味，舌苔根心粘浊，脉细滑。拟方调治。

玄参 15g　　大贝母 10g　　京三棱 15g　　莪术 15g　　昆布 12g　　海藻 15g　　藿香 6g　　楂、曲各 10g　　炒莱菔子 10g　　银、翘各 6g　　牡蛎 30g（先煎）　　7 剂

2019 年 6 月 8 日　症情已减于前，舌苔根部尚粘浊，脉象细弦。拟方继续进治。

佩兰 6g　楂、曲各 10g　枳壳 6g　川朴 6g　炒芩 6g　三棱 20g　莪术 15g　大贝母 10g　昆布 12g　黑玄参 15g　牡蛎 30g（先煎）　7 剂

某男　32 岁　2019 年 6 月 12 日

正常上下班，感觉工作比较累，眠、食、二便正常，临床亦无明显不适，舌淡苔白滑，脉细缓无力。拟方调之。

潞党参 15g　焦白术 10g　黄芪 30g　云苓 10g　当归 15g　柏、枣仁各 10g　黄精 15g　肉桂 6g　广木香 6g　粉草 5g　7 剂

2019 年 6 月 20 日　药后精神感觉好些了，性功能差，舌淡苔粘白，脉细缓。拟方继续调治。

潞党参 15g　苍术 5g　白术 10g　黄芪 30g　当归 15g　焦苡仁 15g　仙茅 15g　熟地 12g　淫羊藿 15g　韭菜子 15g　沙苑子 15g　鹿角片 15g（先煎）　甘杞子 12g　7 剂

某女　35 岁　2006 年 10 月 18 日

清晨多嚏，咽部不适，难以名状，面色无华，舌苔薄粘，脉细。此气血不足，易招外证。

桂枝 10g　当归 10g　党参 15g　黄芪 15g　葛根 10g　神曲 10g　辛夷 10g　薄荷 5g　法夏 6g　6 剂

2006 年 11 月 3 日夜寐多梦，平时多嚏，面色夭然不泽，苔薄，脉细。

潞党参 15g　黄芪 20g　白术 10g　当归 12g　柏、枣仁

各 15g　　远志肉 6g　　辛夷 10g　　川芎 6g　　薄荷 5g（次下）
防风 6g　　7 剂

其他疑难杂症

某男　79 岁　2006 年 10 月 23 日

每至清晨 6 时，自觉肌肤发热，即暮九时觉热渐退，舌苔粘偏黄，脉象细弦不数。拟方按虚热处置。

炒银花 5g　　地骨皮 12g　　生地 12g　　丹皮 6g　　白薇 10g
炒芩 5g　　甘草 5g　　青蒿 10g（次下）　　5 剂

某女　63 岁　2007 年 11 月 16 日

半年前因情绪不好，大声喊叫，导致咽部隐痛，至今半年之久，续进中西两法治疗均未好转，现咽部干燥灼痛，鼻腔喷热，口唇燥痛，舌边尖红，望之若有干意，舌面有裂纹，脉象细数。此阴虚火热上冲，心胃有热所致。拟方滋阴泄火。

麦冬 12g　　生地 12g　　石斛 20g　　玄参 12g　　山栀 6g　　川连 5g　　生石膏 20g　　芦根 20g　　粉草 5g　　7 剂

按：五志化火，心火上炎

2007 年 12 月 12 日　药后诸症已平，近日前症又发，口腔灼热疼痛，苔薄黄，舌面多碎裂，脉象滑数，阴虚火热上冲。拟方滋阴降火。

玄参 10g　　麦冬 10g　　生地 12g　　知母 10g　　川连 5g　　山栀 6g　　芦根 20g（次下）　　淡竹叶 5g　　生甘草 5g　　7 剂

某女　27 岁　2006 年 12 月 18 日

厥阴腹痛，右胁痛，右少腹痛，按之痛剧。拟方速图。

金铃皮 10g　　延胡索 12g　　青、陈皮各 5g　　赤、白芍各 6g　　红藤 30g　　失笑散 10g（包煎）　　乳、没各 5g　　忍冬藤 12g　　枳壳 6g　　5 剂

某男　成年

面之左半时发热冲火，至夜身不能覆被，盖则气难展，如此数月，舌左侧有青斑一块，大小为豆，脉象弦滑。拟方从肝热挟痰治。

冬桑叶　钩藤　天麻　丹皮　山栀　橘皮　法夏　竹茹 茯神　旋覆花

连服三帖，热减，身能覆被，守原方加赤芍、海浮石。又续服三帖，诸症皆平。

某女　69 岁

临床诊断：冲任不和，虚火上冲

有觉腰部作热上冲，冲至巅顶，难受而痒，已经半年余，近来时有抖战，有异常态，平素背觉畏凉，此阴碍于阳而心战，冲任不和、虚火上浮之象。

金铃子三钱　绿梅瓣一钱　山栀一钱　龟板三钱（先煎） 龙骨三钱（先煎）　牡蛎三钱（先煎）

连服三帖，气已不上冲。守原方去绿梅瓣，加白芍。又服三帖，症平。安

某　62 岁　1998 年 8 月 6 日

病史二年，经多方检查，均未获结果。症状：语言无力，

口多粘涎，腿肢无力，坐立皆不稳。站立则人向后欲跌，稍不慎则易跌倒。胃纳正常，二便正常，舌苔粘白，脉象细弦。拟方权从气虚挟痰入手。

潞党参 15g　焦白术 10g　升麻 6g　柴胡 6g　黄芪 15g 法夏 10g　云苓 10g　远志肉 6g　橘红 6g　陈胆星 5g　5 剂

8 月 11 日　连服 5 帖，恙情暂无进退，舌苔粘白，脉象细滑。拟方续治。

参　术　苓　芪　升　夏　白附子　陈胆星　远志肉 6 剂

8 月 17 日　连服补气涤痰之法，恙情暂无明显好转，唯粘涎已减少，舌苔粘白，脉细略滑。拟方续治。

潞党参　白术　远志　云苓　黄芪　法夏　橘红　肉桂 陈胆星　怀山药　升麻　泽泻　7 剂

8 月 24 日　唯口中痰涎已少，语言仍无力，站立不稳，宜益气、健脾、补肾法治。

参　术　芪　熟地　萸　远志　五味子　苓　夏　牛膝 石菖蒲　7 剂

8 月 31 日　痰浊渐祛，语言无力，仍不能久立，苔薄，脉细。拟方继续调补。

参　术　芪　苓　熟地　五味子　萸　山药　牛膝　胆星 远志　5 剂

9 月 5 日　语言声音渐扬，余症同前，苔根白粘，脉细。拟方续治。

潞党参 15g　焦白术 10g　黄芪 15g　远志肉 6g　陈胆星 5g　熟地 12g　怀牛膝 10g　补骨脂 12g　川断 12g　狗脊 12g　山萸肉 6g　五味子 6g　7 剂

某女　47 岁　7 月 7 日

头为诸阳之首，独面部怕冷，或阳虚也，苔白，脉象细弦。拟方扶阳驱寒。

桂枝　粉草　制附片　鹿角片　干姜　3 剂

7 月 13 日　数日以来，面部怕冷现象未发作，舌苔薄，脉象细缓时有止歇。拟方续治。

桂枝 10g　制附片 10g　鹿角片 10g（先煎）　干姜 10g　粉草 5g　细辛 3~5g　4 剂

7 月 16 日　阳气来复，面冷不作。仍步前法续治，原方加防风。

7 月 21 日　汗出后，面部觉微冷，舌苔薄白，脉细弦。拟方继续调治。

桂枝　黄芪　制附片　白芍　粉草　焦白术　生、熟地　柏、枣仁　煅龙牡　4 剂

7 月 29 日　前症已平。

某男　22 岁　2019 年 2 月 12 日

梦游，一年四次，苔薄，脉细滑。

紫丹参 12g　远志肉 6g　茯苓、神各 10g　法夏 10g　橘红 5g　竹茹 10g（代水）　柏、枣仁各 15g　川连 3g　枳壳 5g　五味子 6g　煅龙、牡各 20g（先煎）　7 剂

2019 年 2 月 24 日　睡眠改善，平时容易感冒，手足冰凉，舌苔粘白，舌质不红，脉弦。易方继续治疗。

潞党参 15g　焦白术 10g　黄芪 30g　当归 15g　远志肉 6g　柏、枣仁各 15g　肉桂 6g　鹿角片 15g（先煎）　干姜 8g　五味子 5g　茯苓、神各 10g　珍珠母 30g（先煎）

10 剂

某男　73 岁　2018 年 10 月 2 日

脘部不适，经常反酸，偶尔作痛，发痒，苔根泛黄，脉浮。此肝胃不和。拟方萸连三圣加减。

藿香 6g　焦白术 10g　云苓 10g　炒白芍 10g　川连 2g　淡吴萸 8g　广木香 6g　焦神曲 10g　荜茇 6g　乌贼骨 15g（先煎）　10 剂

2018 年 11 月 5 日　连服十贴，以上诸症皆退，小便颇多，夜间更多，苔粘，脉弦。拟方益气、补肾、固脬。

潞党参 15g　焦白术 10g　黄芪 30g　山药 15g　桑螵蛸 12g　远志肉 6g　五味子 5g　石菖蒲 10g　覆盆子 6g　熟地 15g　10 剂

2018 年 11 月 29 日　夜游 1 至 2 次。拟方巩固。

熟地 12g　山萸肉 8g　山药 15g　覆盆子 12g　五味子 5g　黄芪 30g　潞党参 15g　升麻 8g　桑螵蛸 10g　粉草 6g　7 剂

2019 年 2 月 26 日　最近每到晚上面红、眼红，大便初硬后溏，舌苔稍粘，脉弦。拟方继续调治。

焦白术 10g　云苓 10g　怀山药 15g　丹皮 6g　赤、白芍各 8g　木贼草 12g　密蒙花 10g　广木香 5g　砂仁 5g（次下）　粉草 5g　10 剂

2019 年 5 月 7 日　药后大便已成形，入暮两目微红，原有早期肝硬化病史，苔薄粘泛黄，脉弦。拟方继续调治。

冬桑叶 10g　木贼草 10g　菊花 6g　密蒙花 10g　焦白术 10g　云苓 10g　砂仁 5g（次下）　泽泻 10g　广木香 6g

赤、白芍各 8g　麦冬 12g　石斛 15g（先煎）　10 剂

某女　53 岁　2019 年 2 月 21 日

三个月前先感冒，喉咙疼，然后脸肿，检左侧淋巴结肿大约 15mm×3mm，身觉重重的，舌质红苔白，脉弦。拟方缓缓图之。

柴胡 5g　炒芩 5g　玄参 15g　大贝母 10g　夏枯草 12g
三棱 18g　昆布 12g　海藻 15g　瓜蒌仁 12g　蚤休 15g　牡蛎 30g（先煎）　7 剂

中医妇科

月经失调

某女　37岁　2018年10月7日

经来量少，白带多，检有宫颈囊肿大小约10mm×8mm。

潞党参15g　焦白术10g　黄芪30g　当归15g　熟地12g　赤、白芍各8g　益母草12g　芡实15g　贯众炭12g　京三棱15g　鸡冠花12g　煅龙、牡各20g（先煎）　7剂

2018年11月10日　经来量少，白带已减，苔薄白，脉象细弦。拟方继续调治。

潞党参15g　焦白术10g　黄芪30g　熟地12g　当归15g　炒白芍10g　益母草12g　川芎6g　阿胶15g（烊化）泽兰10g　艾叶6g　7剂

2018年11月17日　经来量少，检有宫颈多发性囊肿，近来矢气多，舌苔根厚，脉细弦。拟方兼治之。

川芎6g　当归15g　赤、白芍各8g　京三棱15g　莪术15g　云苓12g　桂枝10g　楂、曲各10g　炒莱菔子10g　海藻15g　牡蛎30g（先煎）　黄芪30g　7剂

2018年11月24日　消化情况已明显好转。拟方继续调治宫颈囊肿。

桂枝10g　当归15g　赤、白芍各8g　京三棱20g　莪术15g　昆布12g　大贝母10g　玄参15g　楂、曲各10g

海藻 15g　枳壳 6g　牡蛎 30g（先煎）　　7 剂

2019 年 1 月 5 日　本次月经来潮，初一日量可，次后即少，带多，兼有宫颈囊肿，苔黄，脉细。拟方兼治之。

熟地 12g　当归 15g　炒白芍 10g　三棱 15g　大贝母 10g　苍术 15g　贯众炭 10g　山药 15g　芡实 15g　潞党参 15g　黄芪 30g　鸡冠花 12g　乌贼骨 15g（先煎）　　10 剂

某女　35 岁　2018 年 10 月 30 日

经来过多，调治三月，经量正常。但是仍淋漓旬日始净，色泽暗，苔粘黄，脉偏数。拟方从凉血散瘀，补益心脾入手，继续调治。

生地 12g　丹皮 6g　赤、白芍各 8g　益母草 12g　潞党参 15g　黄芪 30g　焦白术 20g　柏、枣仁各 12g　仙鹤草 15g　血见愁 30g　山栀 5g　艾叶 6g　10 剂

某女　32 岁　2018 年 9 月 27 日

月经于 9 月 25 日来潮，腹痛，经量少。

柴胡 5g　当归 15g　赤、白芍各 8g　益母草 12g　红花 6g　川芎 6g　泽兰 12g　黄芪 30g　潞党参 15g　艾叶 6g　7 剂

2018 年 11 月 9 日　10 月 25 日月经来潮，量仍少，腹痛已大减，苔薄白，脉象细。拟方继续调治，以培补气血为主。

潞党参 15g　焦白术 10g　黄芪 30g　熟地 12g　当归 15g　炒白芍 10g　益母草 12g　红花 6g　芜芎 6g　香附 10g　肉桂 6g　艾叶 10g　7 剂

某女 19 岁 2018 年 10 月 25 日

以往月经会推迟 3～5 日，本次已逾期廿余天，尚未来潮，舌苔粘浊，脉细。拟方温下元以通经。

淡吴萸 8g 肉桂 6g 蒲黄 5g（包煎） 当归 15g 赤、白芍各 8g 桃、红各 6g 益母草 12g 泽兰 12g 香附 10g 川芎 5g 艾叶 8g 7 剂

某女 36 岁 2018 年 10 月 16 日

月经多先期，量亦偏少，自感气痹不调，时欲太息，脉来结代。拟方兼治之。

柴胡 5g 当归 15g 赤、白芍各 8g 川芎 6g 法半夏 6g 瓜蒌仁 12g 干薤白 10g 丹参 12g 黄芪 30g 潞党参 15g 7 剂

某女 31 岁 2018 年 10 月 24 日

月经逾期旬余日未至。

潞党参 15g 焦白术 10g 黄芪 30g 熟地 12g 当归 15g 赤、白芍各 10g 香附 10g 益母草 12g 红花 6g 沙苑子 15g 肉苁蓉 15g 肉桂 6g 艾叶 8g 7 剂

某女 32 岁 2019 年 1 月 28 日

月经不调已有三四月，月经八九天一次，或数天一次，每次七天，量亦正常，舌苔粘而泛黄，舌边尖红，脉弦。此缘血分有热，心脾不足。拟方缓缓图之。

潞党参 15g 焦白术 10g 黄芪 30g 当归 15g 炒白芍 10g 柏、枣仁各 12g 丹皮 6g 山栀 6g 生地 12g 血见

愁 30g 　仙鹤草 15g 　艾叶 6g 　7 剂

某女 　32 岁 　2019 年 1 月 18 日
月经应期未至，苔白，脉缓。拟方调治。
淡吴萸 8g 　肉桂 6g 　京三棱 15g 　当归 15g 　赤、白芍
各 8g 　桃、红各 6g 　益母草 12g 　芜芎 5g 　香附 10g 　菟丝
子 15g 　肉苁蓉 15g 　艾叶 8g 　7 剂

某女 　34 岁 　2019 年 2 月 26 日
月经多先期，9 日来潮伴有腹痛，经前胸乳胀，小叶增
生，舌苔薄，脉象弦。拟方畅肝调经、温下元止痛。
桑枝 5g 　香附 10g 　川郁金 10g 　瓜蒌仁 12g 　大贝母
10g 　三棱 18g 　当归 15g 　炒白芍 10g 　肉桂 6g 　淡吴萸
10g 　牡蛎 30g（先煎）　艾叶 6g 　乳、没各 6g 　10 剂

某女 　26 岁 　2007 年 11 月 2 日
月经应期未至，但脉已流畅，月经将至之兆。拟方调治。
柴胡 6g 　当归 10g 　赤、白芍各 6g 　益母草 15g 　香附
10g 　川芎 6g 　焦白术 10g 　茯苓 10g 　沙苑子 15g 　艾叶 6g
7 剂
2007 年 11 月 16 日 　经来三日，色量正常，伴腰腹痛，
苔白稍粘，脉弦。拟方继续调治。
柴胡 6g 　当归 10g 　赤、白芍各 6g 　失笑散 10g（包煎）
红藤 30g 　乳、没各 6g 　益母草 15g 　川断 15g 　延胡索 12g
艾叶 6g 　7 剂
2007 年 12 月 3 日 　一切正常，舌苔薄白，脉细弦。拟方

继续调治。

柴胡6g　　当归10g　　白芍10g　　红藤30g　　神曲10g　　广木香6g　　益母草15g　　肉桂10g　　忍冬藤15g　　艾叶6g　　7剂

某女　35岁　2019年2月25日

月经不调，每先期旬日左右来潮，已有七八年之久，经少，两日即净，未婚，睡眠极差，饮食二便正常，苔粘白，脉细弦。拟方缓缓调之。

潞党参15g　　焦白术10g　　柏、枣仁各15g　　当归15g　　炒白芍10g　　远志肉6g　　川芎5g　　五味子6g　　夜交藤20g　　熟地12g　　丹皮6g　　山栀6g　　煅龙、牡各20g（先煎）　　艾叶6g　　7剂

某女　46岁　2018年5月11日

月经不调，有时经来淋漓个月不净，有时间二三月始来潮，量亦较多，脉细。

潞党参15g　　焦白术10g　　黄芪30g　　当归15g　　柏、枣仁各15g　　沙苑子15g　　肉苁蓉15g　　仙鹤草15g　　血见愁30g　　茜草根15g　　艾叶8g　　15剂

某女　40岁　2018年4月21日

月经不调，依靠服雌激素始来月经，已有四五年之久，经来量亦少，末次月经三月上旬，舌质淡苔薄滑，脉细。

淡吴萸8g　　肉桂6g　　熟地12g　　当归15g　　赤、白芍各8g　　肉苁蓉15g　　香附10g　　沙苑子15g　　芜荑6g　　益母草

12g 桑叶 8g 红花 6g 7 剂

某女 46 岁 2018 年 4 月 26 日

月经并月来潮，脉细。

熟地 12g 当归 15g 赤、白芍各 8g 益母草 12g 香附 10g 红花 6g 沙苑子 15g 肉苁蓉 15g 黄芪 30g 芜荑 6g 艾叶 8g 7 剂

某女 41 岁 2018 年 4 月 28 日

月经多先期四五日，经少，挟有血块，平时夜寐欠佳，面色暗滞，腿腰怕冷，舌质淡苔薄白，脉细缓。拟方兼治缓图。

潞党参 15g 焦白术 10g 黄芪 30g 当归 15g 柏、枣仁各 15g 益母草 12g 红花 6g 肉桂 6g 沙苑子 15g 肉苁蓉 15g 艾叶 6g 7 剂

某女 24 岁 2018 年 10 月 10 日

月经不调，往往四十天、两月、三月一潮，量正常，末次月经 9 月 26 日—10 月 2 日。

淡吴萸 8g 肉桂 6g 香附 10g 当归 15g 赤、白芍各 8g 益母草 12g 川芎 6g 泽兰 12g 肉苁蓉 15g 沙苑子 15g 艾叶 6g 7 剂

2018 年 11 月 5 日 月经逾期旬日未至，脉沉细弦。拟方继续调治。

柴胡 5g 当归 15g 赤、白芍各 8g 沙苑子 15g 菟丝子 15g 肉苁蓉 15g 益母草 12g 红花 6g 香附 10g 川芎 6g 肉桂 6g 艾叶 10g 7 剂

2018年11月20日　　月经多推迟，现已停经五十多天，尚未来潮，苔白，脉细。拟方补益气血。

潞党参15g　焦白术10g　黄芪30g　当归15g　炒白芍10g　熟地12g　益母草12g　红花6g　芜芎6g　肉桂6g　艾叶6g　　7剂

某女　34岁　2018年9月13日

月经不调，有时并月，量亦少，脉细。

潞党参15g　焦白术10g　黄芪30g　当归15g　熟地12g　炒白芍10g　益母草12g　泽兰12g　肉桂6g　沙苑子15g　艾叶8g　肉苁蓉15g　　7剂

2018年11月29日　　月经应期未至，脉细。拟方温通。

淡吴萸8g　肉桂6g　当归15g　赤、白芍各8g　川芎6g　菟丝子15g　红花6g　肉苁蓉15g　香附10g　泽兰12g　艾叶8g　　7剂

某女　45岁　2018年10月30日

月经不调，多推迟，经前胸乳发胀，行经腹痛，挟有血块，半日痛定，舌苔浊白，脉弦。拟方舒肝散结温经、化痰止痛。

柴胡5g　小青皮6g　川郁金10g　香附10g　当归15g　赤、白芍各8g　肉桂6g　小茴香5g　桃仁泥6g　失笑散12g（包煎）　延胡索12g　艾叶8g　　15剂

某女　29岁　2006年10月9日

月经不调，经前胸乳微痛，经来六日，尚淋漓不尽，有子宫肌瘤病史。

柴胡6g　当归10g　赤、白芍各6g　川芎5g　香附10g　小青皮5g　瓜蒌仁12g　大贝母10g　益母草10g　茜草根15g　5剂

2006年10月27日　迭进畅肝之剂，胸乳胀消，迩来带多色黄，少腹隐痛，舌苔稍粘，脉细。

红藤30g　淮山药15g　贯众炭15g　黄柏10g　车前子12g（包煎）　香附10g　小青皮5g　乳、没各6g　延胡索12g　乌贼骨15g（先煎）　7剂

某女　29岁　2017年1月15日

月经不调，月经推迟二十天来潮，经行六七天，间二三日月经又至，血量多，又三日，经抗炎止血治疗，经量减少，舌苔根部稍粘，脉细。

潞党参15g　焦白术10g　当归10g　黄芪20g　丹皮6g　生地12g　红藤30g　仙鹤草15g　茜草根12g　艾叶6g　7剂

某女　25岁　2018年11月27日

月经多四五十日一潮，饮食不多，形体反日渐发胖，舌苔少，脉象弦滑。拟方徐徐调之。

柴胡5g　当归15g　赤、白芍各8g　川芎6g　益母草12g　红花6g　小青皮6g　泽兰12g　桃仁泥6g　决明子15g　苏叶6g　7剂

某女 23岁 2018年11月21日

月经不调，女性六项激素有四项高，睾酮0.66nmol/L，本月服西药始来潮，苔白，脉细。拟方缓缓图之。

柴胡5g 当归15g 赤、白芍各8g 香附10g 益母草12g 红花6g 芫荽6g 沙苑子15g 肉苁蓉15g 肉桂6g 艾叶8g 7剂

2018年11月28日 月经多推后四十天，量正常，苔粘，脉沉细。拟方继续调治。

淡吴萸8g 肉桂6g 香附10g 当归15g 赤、白芍各8g 红花6g 益母草12g 肉苁蓉15g 菟丝子15g 艾叶6g 10剂

某女 28岁 2019年5月19日

去年月经不调，服中药治疗连续正常三个月，因春节而停药。目前月经又两个多月不来潮，舌苔粘，脉细。拟方调之。

熟地12g 当归15g 赤、白芍各8g 香附10g 红花6g 益母草12g 川芎6g 泽兰12g 肉苁蓉15g 菟丝子15g 艾叶8g 7剂

2019年5月28日 服药后月经5月21日来潮，第一二天多，六七天后干净，苔薄，脉细。拟方调治。

川芎6g 当归15g 炒白芍10g 熟地12g 香附10g 益母草12g 阿胶15g（烊化） 沙苑子15g 肉苁蓉15g 艾叶6g 7剂

2019年6月27日 月经逾期六日，苔粘白，脉细。拟方继续调之。

川芎5g 当归15g 赤、白芍各8g 香附10g 益母草

12g　红花6g　泽兰12g　沙苑子15g　黄芪30g　肉苁蓉15g　艾叶8g　7剂

　　某女　43岁　2018年11月30日

　　月经不调，现已八十日未来潮，舌苔粘白，脉细。拟方疏肝理气、活血通经。

　　柴胡5g　香附10g　川郁金10g　当归15g　赤、白芍各8g　红花6g　三棱15g　川芎6g　肉桂6g　淡吴萸8g　艾叶10g　7剂

　　某女　43岁　2007年11月16日

　　月经不调，一月两潮，经前左侧少腹痛，苔色泛黄，脉细。血海有热。拟方凉血安营，缓缓图之。

　　生地12g　当归10g　白芍10g　丹皮6g　山栀6g　益母草15g　柴胡6g　川芎6g　茯苓10g　粉草5g　7剂

　　2007年12月10日　月经提前15日来潮，色量正常，左侧少腹尚酸胀，苔色泛黄微粘，脉象细弦。拟方继续调治。

　　柴胡6g　当归10g　红藤30g　益母草15g　丹皮6g　失笑散10g（包煎）　艾叶6g　7剂

　　某女　50岁　2019年5月18日

　　末次月经2月22日，3月8日经净，腹部有硬块感觉，停经至今，至5月10日小腹有硬块感觉，按压有轻微痛感，舌根心稍粘，脉弦滑。拟方继续调经。

　　柴胡5g　当归15g　赤、白芍各8g　香附10g　益母草12g　桃、红各5g　京三棱15g　菟丝子15g　肉苁蓉15g

泽兰 6g　艾叶 8g　7 剂

2019 年 6 月 1 日　5 月 24 日有极少咖啡色，26 日是鲜红色月经，但是量极少，小腹不胀不痛，腹部可摸到硬块，舌苔粘白，脉象细弦。拟方继续调治。

潞党参 15g　焦白术 10g　黄芪 30g　熟地 12g　当归 15g　柏、枣仁各 15g　炒白芍 10g　三棱 15g　益母草 12g　沙苑子 15g　肉苁蓉 15g　艾叶 6g　10 剂

某女　36 岁　2019 年 5 月 10 日

末次月经 4 月 25 日，周期不准。拟方调治。

熟地 12g　当归 15g　赤、白芍各 8g　香附 10g　益母草 12g　红花 6g　沙苑子 15g　肉苁蓉 15g　菟丝子 15g　川芎 6g　黄芪 30g　艾叶 8g　7 剂

2019 年 5 月 17 日　病述于前，舌淡苔白，脉细。拟方继续调治。

熟地 12g　当归 15g　赤、白芍各 8g　益母草 12g　红花 6g　香附 10g　川芎 5g　泽兰 12g　黄芪 30g　焦白术 10g　菟丝子 15g　艾叶 8g　7 剂

2019 年 6 月 1 日　至今未潮，舌苔薄白，脉象细。拟方继续调治。

淡吴萸 8g　肉桂 5g　当归 15g　赤、白芍各 8g　川芎 6g　益母草 12g　黄芪 30g　熟地 12g　泽兰 12g　香附 10g　沙苑子 15g　肉苁蓉 15g　艾叶 8g　10 剂

2019 年 6 月 12 日　月经尚未来潮，脉细较前有力。拟方继续调治。

柴胡 6g　当归 15g　赤、白芍各 8g　香附 10g　益母草

12g　红花 6g　沙苑子 15g　肉苁蓉 15g　黄芪 30g　潞党参 15g　艾叶 10g　7 剂

某女　42 岁　2019 年 5 月 14 日

月经提前一周来潮，量少，已有三个月，夜醒盗汗，舌苔薄白，脉象细弦。拟方调之。

柴胡 5g　当归 15g　赤、白芍各 8g　生地 12g　丹皮 6g 山栀 5g　益母草 12g　黄芪 30g　糯稻根 15g　浮小麦 15g 艾叶 5g　7 剂

2019 年 6 月 1 日　药后盗汗止，末次月经 5 月 5 日，量少，舌苔粘白，脉细。拟方继续调治。

潞党参 15g　焦白术 10g　黄芪 30g　当归 15g　炒白芍 10g　川芎 6g　益母草 12g　沙苑子 15g　肉苁蓉 15g　熟地 12g　艾叶 6g　7 剂

2019 年 6 月 27 日　盗汗止，近四五个月月经提前，多廿日来潮，量正常，苔粘白，舌尖偏红，脉两手皆细。此缘心脾不足，血海有热。拟方继续调治。

潞党参 15g　焦白术 10g　黄芪 30g　当归 15g　粉丹皮 6g　山栀 5g　生地 12g　赤、白芍各 8g　益母草 12g　川芎 5g　艾叶 6g　7 剂

某女　27 岁　2019 年 5 月 10 日

月经逾期十一天未来潮，舌苔粘，脉象流畅。拟方调之。

柴胡 5g　当归 15g　赤、白芍各 8g　香附 10g　益母草 12g　红花 5g　川芎 6g　菟丝子 15g　肉苁蓉 15g　泽兰 10g 艾叶 8g　7 剂

2019 年 6 月 6 日　服药五天，月经于 5 月 15 日来，量偏少，七天干净，于 6 月 4 日月经又来潮，舌苔白，脉象细弦。拟方继续调治。

柴胡 5g　香附 10g　益母草 12g　川芎 5g　当归 15g　炒白芍 10g　焦白术 10g　云苓 10g　沙苑子 15g　肉苁蓉 15g　艾叶 6g　7 剂

某女　19 岁　2019 年 4 月 6 日

月经情况是 30 - 50 - 90 天一潮，经期会出现呕吐，间歇性发生，虽经中西医法治疗，但改善不明显，病延今已三年之久，舌淡苔粘白，脉象细。拟方缓缓图之。

淡吴萸 8g　肉桂 6g　当归 15g　赤、白芍各 8g　益母草 12g　香附 10g　法夏 6g　川芎 6g　公丁香 1g　艾叶 8g　7 剂

某女　33 岁　2019 年 6 月 25 日

月经 6 月 20 日来潮，腿乏力，至今尚未净，夜寐差，舌苔薄净，脉细。拟方调治。

潞党参 15g　焦白术 10g　黄芪 30g　当归 15g　柏、枣仁各 15g　炒白芍 10g　血见愁 30g　仙鹤草 15g　茜草根 15g　艾炭 6g　15 剂

2019 年 7 月 4 日　夜寐有改善，经来往往迁延旬余日始净，舌上苔薄，脉细。拟方继续进治。

潞党参 15g　焦白术 10g　血见愁 30g　黄芪 30g　仙鹤草 15g　当归 15g　柏、枣仁各 15g　远志肉 5g　茜草根 12g　红藤 30g　车前子 12g（包煎）　煅龙、牡各 20g（先煎）

10 剂

某女　24 岁　2018 年 10 月 25 日

经期尚准，行经量少，已有半年之久，少腹痛，腰疼，妇检盆腔有积液，大便难，三日一次，苔粘淡黄，脉象弦滑。

潞党参 15g　焦白术 10g　黄芪 30g　当归 15g　熟地 15g　炒白芍 10g　红藤 30g　失笑散 12g（包煎）　川断 15g　杜仲 12g　火麻仁 20g　槟榔 15g　艾叶 6g　延胡索 12g　7 剂

某女　34 岁　2018 年 9 月 13 日

末次月经八月中旬，量少，病史约一年左右。

潞党参 15g　焦白术 10g　黄芪 30g　当归 15g　熟地 12g　赤、白芍各 8g　肉桂 6g　淡吴萸 8g　桃、红各 6g　川芎 6g　益母草 12g　艾叶 10g　7 剂

2018 年 10 月 9 日　月经逾期二旬未潮。

柴胡 5g　当归 15g　赤、白芍各 8g　益母草 12g　红花 6g　肉桂 6g　淡吴萸 8g　川芎 6g　香附 10g　泽兰 12g　艾叶 8g　7 剂

2018 年 10 月 16 日　月经并月未潮。

熟地 12g　当归 15g　赤、白芍各 8g　香附 10g　红花 6g　益母草 12g　三棱 15g　川芎 6g　沙苑子 15g　肉苁蓉 15g　艾叶 10g　7 剂

2018 年 10 月 30 日　昨日似月经来潮，量少，色红，脉象细滑。拟方通调之。

柴胡 5g　当归 15g　赤、白芍各 8g　川芎 6g　红花 6g

益母草 12g　泽兰 12g　黄芪 30g　香附 10g　艾叶 6g　7 剂

某女　19 岁　2018 年 11 月 24 日

月经 11 月 7—14 日，此次经来，经量、时间均属正常，舌苔薄白，舌质不红，脉象弦细。拟方调治。

柴胡 5g　当归 15g　赤、白芍各 8g　香附 10g　焦白术 10g　云苓 10g　肉桂 6g　益母草 12g　沙苑子 15g　肉苁蓉 15g　艾叶 8g　7 剂

2019 年 1 月 30 日　1 月 15 日月经来潮，量少，六七日净，苔白，脉细。拟方继续调治。

潞党参 15g　焦白术 10g　黄芪 20g　当归 15g　炒白芍 10g　熟地 12g　益母草 12g　泽兰 12g　川芎 6g　柏、枣仁各 10g　红花 6g　艾叶 8g　10 剂

2019 年 2 月 18 日　月经逾期三日，脉弦有流畅之象。拟方疏肝调经。

柴胡 5g　香附 10g　芜芎 6g　益母草 12g　当归 15g　赤、白芍各 8g　红花 6g　沙苑子 15g　肉苁蓉 15g　肉桂 6g　艾叶 8g　7 剂

某女　33 岁　2007 年 11 月 16 日

2 日月经来潮，色红量偏少，伴有腰痛，次日即断，舌苔薄白，脉细。气血虚亏，肝肾不足，冲任失调，拟脾肾同调。

潞党参 15g　焦白术 10g　当归 10g　黄芪 30g　肉桂 6g　沙苑子 12g　菟丝子 15g　仙茅 15g　肉苁蓉 15g　益母草 15g　艾叶 6g　7 剂

2007 年 12 月 7 日　经期前一周胸乳胀痛，平时经来量

少，舌苔粘，脉象细。拟方继续调治。

柴胡 6g　香附 10g　三棱 15g　莪术 15g　沙苑子 15g　肉苁蓉 15g　菟丝子 15g　益母草 15g　仙茅 15g　艾叶 6g　　7 剂

某女　15 岁　2018 年 11 月 22 日

月经不调，往往旬日、半月或按月来潮，量今不多，乳腺结节术后一周。昨夜不慎受凉，餐后作吐，舌苔粘白，脉数。拟方调经兼以和胃。

柴胡 5g　当归 15g　赤、白芍各 8g　益母草 12g　藿香 5g　六神曲 10g　焦白术 10g　法夏 6g　枳壳 5g　云苓 10g　艾叶 6g　　5 剂

2018 年 12 月 1 日　胃家已和，月经干净五日，现又来潮，此次量多，以往少，舌尖红，苔可。拟方继续调经。

生地 15g　当归 15g　丹皮 6g　赤、白芍各 8g　益母草 12g　山栀 6g　芜荑 5g　川郁金 10g　香附 10g　艾叶 6g　　7 剂

2019 年 2 月 25 日　经来量少，近感心慌，舌质红苔薄，脉细。拟方补益心脾、养心安神。

潞党参 15g　焦白术 10g　黄芪 20g　当归 15g　柏、枣仁各 15g　远志肉 5g　炒白芍 10g　茯苓、神各 10g　五味子 5g　川芎 5g　益母草 12g　煅龙、牡各 20g（先煎）7 剂

某女　23 岁　2019 年 2 月 12 日

月经 30～35 天来潮，行经挟有血块，腹部轻痛，末次月

经 2 月 5 日，量少。苔粘白，脉弦。拟方缓缓图之。

淡吴萸 8g 　肉桂 6g 　香附 10g 　当归 15g 　赤、白芍各 8g 　失笑散 12g（包煎）　益母草 12g 　延胡索 12g 　川芎 6g 红花 6g 　艾叶 8g 　10 剂

2019 年 2 月 24 日 　月经 35 天一潮，量正常，但近二月经来量少，挟有小血块，腹轻痛，苔粘白，脉细。拟方补益心脾、温经活血。

潞党参 15g 　焦白术 10g 　黄芪 30g 　当归 15g 　炒白芍 10g 　肉桂 6g 　柏、枣仁各 12g 　益母草 12g 　沙苑子 15g 肉苁蓉 15g 　艾叶 10g 　7 剂

某女 　38 岁 　2019 年 2 月 13 日

经来量少，两三天净，面部生斑，舌苔白，脉沉细。拟方兼治之。

羌活、防风各 5g 　当归 15g 　红花 6g 　白蔹 15g 　白芷 10g 　白鲜皮 15g 　黄芪 30g 　赤、白芍各 8g 　川芎 6g 　白附子 10g 　菟丝子 15g 　肉苁蓉 15g 　艾叶 6g 　10 剂

某女 　30 岁 　2006 年 12 月 18 日

月经不调，经来量少，今年来潮逐渐减少。

熟地 12g 　当归 10g 　女贞子 12g 　枸杞子 15g 　菟丝子 15g 　益母草 15g 　肉苁蓉 15g 　丹皮 6g 　火麻仁 20g 　生军 8g（次下）　7 剂

某女 　37 岁 　2018 年 11 月 23 日

经来五六日，量少，现月经将净，面斑。拟方调治。

柴胡 5g　当归 15g　赤、白芍各 8g　川芎 5g　白芷 10g
地肤子 12g　白蔹 15g　白鲜皮 15g　益母草 12g　红藤 20g
艾叶 6g　7 剂

2019 年 5 月 8 日　此次经来量少，色泽暗滞，面斑渐褪淡，舌苔粘白，脉象细弦。拟方继续调治。

潞党参 15g　焦白术 10g　黄芪 30g　熟地 12g　当归
15g　红花 6g　益母草 12g　赤、白芍各 8g　川芎 6g　白蔹
15g　香白芷 10g　白鲜皮 15g　艾叶 6g　10 剂

某女　39 岁　2019 年 5 月 13 日
末次月经 4 月 17 日，现脉象已流畅。拟方调治。
柴胡 5g　当归 15g　赤、白芍各 8g　益母草 12g　川芎
6g　红花 6g　泽兰 12g　沙苑子 15g　肉苁蓉 15g　黄芪 30g
香附 10g　艾叶 6g　7 剂

2019 年 5 月 20 日　5 月 15 日月经来潮，量少，腹部有坠感，舌苔粘白，脉弦。拟方继续调治。

潞党参 15g　焦白术 10g　黄芪 30g　当归 15g　炒白芍
15g　升麻 10g　柴胡 6g　益母草 12g　红花 6g　沙苑子 15g
肉苁蓉 15g　艾叶 8g　7 剂

2019 年 6 月 5 日　病情已述于前，仍从前法步进。
柴胡 5g　当归 15g　赤、白芍各 8g　焦白术 10g　云苓
10g　潞党参 15g　黄芪 30g　红花 6g　益母草 12g　川芎 6g
艾叶 8g　7 剂

2019 年 6 月 12 日　脉象弦滑流畅，月经将至之象。拟方继续调治。

柴胡 5g　当归 15g　赤、白芍各 8g　香附 10g　红花 6g

益母草 12g　川芎 6g　黄芪 30g　潞党参 15g　泽兰 12g　艾叶 8g　7 剂

某女　40 岁　2019 年 5 月 10 日

经来量少，色暗，挟有血块，四五天经净，检有子宫小肌瘤 3cm，乳腺增生，舌苔根部粘白，脉象细弦。拟方徐徐调之。

柴胡 5g　当归 15g　炒白芍 10g　桃、红各 6g　京三棱 15g　莪芎 5g　莪术 15g　潞党参 15g　黄芪 30g　焦白术 10g　益母草 12g　艾叶 6g　7 剂

2019 年 5 月 18 日　4 月 27 日—5 月 1 日经来，量不多，舌苔粘白，脉细。拟方继续调经。

柴胡 5g　香附 10g　川芎 6g　益母草 12g　红花 6g　当归 15g　赤、白芍各 8g　三棱 20g　沙苑子 15g　肉苁蓉 15g　艾叶 6g　7 剂

2019 年 5 月 28 日　此次月经初净，量较以前增多，舌苔粘泛黄，脉细。拟方继续进治。

潞党参 15g　焦白术 10g　黄芪 30g　当归 15g　炒白芍 10g　阿胶 15g（烊化）　三棱 20g　玄参 15g　大贝母 10g　川芎 6g　莪术 15g　昆布 12g　牡蛎 30g（先煎）　10 剂

2019 年 6 月 7 日　末次月经 5 月 25 日，五天经净，量正常，腹亦不痛，原有乳腺增生结节、子宫肌瘤、肺结节，夜寐不佳，易醒，舌苔根心粘白，脉细弦。拟方兼治缓图之。

柴胡 5g　川郁金 10g　玄参 12g　大贝母 10g　瓜蒌仁 15g　京三棱 15g　柏、枣仁各 15g　当归 15g　赤、白芍各 8g　红花 6g　艾叶 6g　10 剂

某女　40 岁　2019 年 5 月 17 日

月经 5 月 13—17 日，量少，腰不适，感觉有点累，月经来前胀痛，大便多年皆不成型，带下色黄，入暮脚肿，舌淡苔粘白，脉细。拟方兼治缓图。

潞党参 15g　焦白术 10g　黄芪 30g　当归 15g　炒白芍 10g　川断 15g　杜仲 12g　贯众炭 10g　砂仁 5g（次下）广木香 6g　炮姜 6g　鸡冠花 12g　艾叶 6g　10 剂

2019 年 6 月 14 日　药后各症略有好转，病已久，非一时就好，仍步原方出入，继续调治。

潞党参 15g　焦白术 10g　黄芪 30g　熟地 12g　川断 15g　山药 15g　红藤 30g　贯众炭 12g　杜仲 12g　狗脊 15g　砂仁 5g（次下）　车前子 12g（包煎）　广木香 6g　10 剂

某女　43 岁　2019 年 5 月 13 日

5 月 8 日月经来潮，量很少，一日即断，以往正常，精神差，嗜睡，苔薄白，脉细。拟方调之。

潞党参 15g　焦白术 10g　黄芪 30g　当归 15g　炒白芍 10g　川芎 6g　益母草 12g　熟地 12g　红花 6g　泽兰 12g　艾叶 8g　7 剂

2019 年 5 月 25 日　月经 5 月 15 日月经来潮，量比以往多，五天净，苔薄泛黄，脉弦滑。拟方继续调治。

生、熟地各 12g　当归 15g　炒白芍 10g　益母草 12g　香附 10g　川芎 5g　丹皮 6g　焦白术 10g　云苓 10g　黄芪 30g　艾叶 6g　7 剂

某女　36 岁　2019 年 5 月 29 日

虽然以前月经一直不多，四五天净，但这次行经只有两天，量特别少，舌淡苔白，脉细。拟方调之。

淡吴萸 8g　肉桂 5g　香附 10g　当归 15g　赤、白芍各 8g　益母草 12g　潞党参 15g　焦白术 10g　黄芪 30g　川芎 6g　沙苑子 15g　肉苁蓉 15g　艾叶 8g　7 剂

2019 年 6 月 25 日　这次月经 6 月 21 日来潮，量中等，二日净，舌苔滑白，脉细。拟方继续调治。

潞党参 15g　焦白术 10g　黄芪 30g　当归 15g　炒白芍 10g　熟地 12g　肉桂 6g　香附 10g　小茴香 5g　沙苑子 15g　肉苁蓉 15g　艾叶 8g　7 剂

某女　43 岁　2019 年 6 月 6 日

月经初来，量少，腰痠痛，带多色黄，有异味，检有宫糜 II 度，平时手脚心热。拟方进治。

川芎 6g　当归 15g　赤、白芍各 8g　红花 6g　益母草 12g　川续断 15g　杜仲 12g　红藤 30g　山药 15g　川柏 8g　芡实 15g　车前子 12g（包煎）　鸡冠花 15g　7 剂

2019 年 6 月 13 日　手心热减，苔粘，脉弦。拟方从清三焦湿热入手处治。

红藤 30g　川柏 10g　贯众炭 12g　生地 12g　粉芡实 15g　山药 15g　车前子 12g（包煎）　鸡冠花 12g　地骨皮 12g　7 剂

2019 年 6 月 22 日　末次月经 6 月 11 日—18 日，量增加，色发黑，腰疼减，带少无异味，舌苔泛黄，脉细。拟方续进。

熟地 12g　当归 15g　赤、白芍各 8g　益母草 12g　红

花 6g　　川柏 8g　　山药 15g　　贯众炭 12g　　红藤 30g　　车前子 12g（包煎）　　川断 15g　　狗脊 15g　　7 剂

某女　27 岁　2018 年 11 月 14 日

经来量少，初一日腹痛坠胀，11 月 13 日来潮，舌苔粘白，脉象弦。拟方从益气补血、温中理气、消胀入手。

潞党参 15g　　焦白术 10g　　黄芪 30g　　当归 15g　　炒白芍 10g　　天台乌 5g　　香附 10g　　升麻 10g　　延胡索 12g　　肉桂 6g　　艾叶 12g　　7 剂

2018 年 11 月 21 日　近二月经来量少，腰以及少腹坠痛，苔粘，脉弦缓。拟方从益气补血、温中散寒入手。

潞党参 15g　　焦白术 10g　　黄芪 30g　　当归 15g　　赤、白芍各 8g　　升麻 10g　　柴胡 5g　　广木香 6g　　肉桂 6g　　益母草 12g　　延胡索 12g　　川断 15g　　杜仲 12g　　艾叶 10g　　7 剂

2018 年 11 月 29 日　坠胀之感已减，B 超示乳腺结节 16mm×6mm，舌苔薄白，脉象弦缓。拟方兼治之。

潞党参 15g　　黄芪 30g　　川断 15g　　三棱 20g　　玄参 15g　　大贝母 10g　　升麻 10g　　柴胡 6g　　天仙藤 15g　　昆布 12g　　牡蛎 30g（先煎）　　10 剂

某女　27 岁　2018 年 11 月 17 日

相间二月余，月经于 11 月 12 日来潮，量多，17 日经净，舌苔白，脉弦。拟方续进。

熟地 12g　　当归 15g　　炒白芍 10g　　杜仲 12g　　川断 15g　　益母草 12g　　菟丝子 15g　　沙苑子 15g　　肉苁蓉 15g　　芜荑 5g　　香附 10g　　粉草 8g　　7 剂

2018 年 12 月 15 日　近数月下肢小腿处出现了结节性红斑，触之痛，局部硬，舌苔少，脉细。拟方疏通之。

淡吴萸 8g　肉桂 6g　菟丝子 15g　沙苑子 15g　肉苁蓉 15g　益母草 12g　当归 15g　赤、白芍 8g　泽兰 12g　川芎 6g　艾叶 10g　7 剂

2019 年 1 月 12 日　现在两个月未来月经，苔薄，脉细。拟方温下元以通经。

淡吴萸 8g　肉桂 6g　香附 10g　当归 15g　赤、白芍各 8g　益母草 12g　泽兰 12g　沙苑子 15g　肉苁蓉 15g　川芎 6g　艾叶 8g　7 剂

某女　34 岁　2007 年 11 月 7 日

平时经来量多，近年来加重，经来如涌，夹有血块，六七日始解，B 超提示：子宫小肌瘤数粒，附件囊肿，舌苔薄粘，脉象细弦，月经又将届期。拟方权先补养心脾。

党参 15g　焦白术 10g　当归 10g　黄芪 30g　柏、枣仁各 15g　旱莲草 12g　鬼见愁 20g　广木香 6g　丹皮 6g　粉草 5g　7 剂

2007 年 12 月 7 日　月经又将届期，腰痛，形寒手冷，苔薄白，脉弦。拟方继续调治。

潞党参 15g　黄芪 30g　当归 10g　焦白术 10g　柏子仁 15g　酸枣仁 15g　川断 15g　补骨脂 15g　肉桂 6g　鹿角片 10g（先煎）　艾叶 6g　7 剂

崩漏

某女　43岁　2007年11月5日

经净数日后又余沥不尽，头昏心慌，舌苔白，脉细弦，心脾不足。

潞党参15g　焦白术10g　柏子仁15g　酸枣仁15g　熟地12g　补骨脂15g　阿胶15g（烊化）　仙茅15g　当归10g　水牛角30g（先煎）　肉苁蓉15g　10剂

某女　32岁　2007年11月14日

两月前上环，至今经少淋漓不断，B超示右侧附件囊肿（右侧附件为大小约43mm×34mm之回声暗区），舌苔薄白，脉象细滑。拟方兼治。

潞党参15g　当归10g　黄芪30g　红藤30g　阿胶15g（烊化）　仙鹤草15g　广木香6g　昆布15g　海藻15g　煅龙、牡各20g（先煎）　5剂

某女　14岁　2018年10月3日

月经13岁初潮，现月经不调，经来两月仍淋漓不尽，脉偏数。心脾不足，血分发热。拟方从补益心脾、凉血安营入手。

潞党参12g　焦白术10g　黄芪20g　当归15g　丹皮6g　柏、枣仁各12g　血见愁30g　仙鹤草15g　陈棕炭10g　炒白芍10g　艾炭6g　5剂

某女　16 岁　2018 年 10 月 8 日

月经不调，末次月经 9 月 16 日来潮，30 日始净。未及数日，月经 10 月 6 日又来潮，量多，苔薄，脉细。

柴胡 5g　当归 15g　炒白芍 10g　焦白术 10g　黄芪 20g　粉丹皮 5g　潞党参 15g　仙鹤草 15g　柏、枣仁各 15g　血见愁 20g　艾炭 6g　7 剂

某女　46 岁　2018 年 4 月 13 日

经来量少，淋漓不尽，一般六七日，多则旬日始净，且经来伴有偏头痛。

潞党参 15g　焦白术 10g　黄芪 30g　当归 15g　杭白芍 10g　益母草 12g　血见愁 30g　仙鹤草 15g　茜草根 15g　全蝎 6g　钩藤 12g（次下）　炒芩 5g　艾叶 6g　7 剂

某女　38 岁　2019 年 2 月 13 日

末次月经 2 月 5 日，舌苔粘白，脉细。拟方缓缓图之。

潞党参 15g　焦白术 10g　黄芪 30g　当归 15g　柏、枣仁各 10g　仙鹤草 15g　茜草根 15g　丹皮 5g　广木香 5g　艾炭 6g　7 剂

2019 年 3 月 13 日　年前巴氏腺囊肿已手术切除，末次月经 3 月 4 日，经来淋漓，至今尚未干净，苔薄黄，脉细。拟方补益心脾、凉血安营、引血归经。

潞党参 15g　焦白术 10g　黄芪 30g　丹皮 6g　当归 15g　炒白芍 10g　柏、枣仁各 15g　血见愁 30g　仙鹤草 15g　棕榈炭 10g　广木香 6g　艾炭 5g　10 剂

某女　35 岁　2019 年 2 月 11 日

人流二周，至今淋漓未净，腰疼，夜间出汗，苔粘泛黄，脉细。拟方速图。

潞党参 15g　焦白术 10g　黄芪 30g　当归 15g　益母草 12g　仙鹤草 15g　丹皮 5g　赤、白芍各 8g　血余炭 10g　杜仲 12g　川断 15g　浮小麦 15g　糯稻根 18g　煅龙、牡 20g（先煎）　5 剂

某女　14 岁　2018 年 4 月 21 日

经来淋漓个月不净，舌质偏红，苔粘泛黄。

潞党参 15g　焦白术 10g　黄芪 30g　当归 15g　仙鹤草 15g　丹皮 6g　血见愁 30g　茜草根 15g　山栀 5g　艾炭 6g　15 剂

某女　27 岁　1998 年 8 月 21 日

月经提前来潮，每迁延旬日始净，病史五年，久之头昏，精神困乏，性冷淡，末次月经 7 月 25 日，舌苔薄，脉象细。拟方缓图。

潞党参 10g　焦白术 10g　黄芪 15g　熟地 12g　柏、枣仁各 10g　广木香 5g　当归 10g　茜草根 12g　远志肉 5g　仙茅 12g　4 剂

某女　46 岁　2018 年 11 月 19 日

经水淋漓十一月之久，投补益心脾，合止血之药，五帖，月经干净，脉象亦较前有力。拟方继续调治。

潞党参 15g　焦白术 10g　黄芪 30g　当归 15g　柏、枣

仁各 15g　炒白芍 10g　熟地 12g　广木香 6g　茜草根 15g
艾叶 6g　　7 剂

某女　15 岁　2018 年 11 月 24 日

月经十三岁初潮，平时月经八九天干净，此次行经已半月，仍淋漓不净，舌质红苔薄黄，脉细，此属血海有热、心脾不足。拟方补益心脾、凉血安营。

潞党参 15g　焦白术 10g　黄芪 30g　当归 15g　柏、枣仁各 10g　丹皮 6g　山栀 5g　血见愁 30g　阿胶 15g（烊化）仙鹤草 15g　艾炭 6g　　5 剂

某女　33 岁　2019 年 6 月 11 日

5 月 13 日月经来潮，量少，淋漓不净至今将一月，腹胀，药服归脾加凉血消炎止血之方七帖，但经水仍未净，现察舌质不红，苔白稍粘，脉象弦。拟方调治。

柴胡 5g　当归 15g　炒白芍 10g　香附 10g　血见愁 30g
陈棕炭 10g　血余炭 10g　阿胶 15g（烊化）　茜草根 15g
广木香 6g　艾炭 6g　　7 剂

2019 年 6 月 19 日　经来淋漓，病近一月未尽。从 6 月 14 日月经转多，是第二次月经来潮，至今未净，舌淡苔白，脉细。拟方继续进治。

潞党参 15g　焦白术 10g　黄芪 30g　当归 15g　柏、枣仁各 15g　炒白芍 8g　血余炭 10g　陈棕炭 12g　阿胶 15g（烊化）　仙鹤草 15g　艾叶 6g　　7 剂

闭经

某女　31 岁　2019 年 4 月 6 日

停经两个多月，至今未来潮，舌苔粘白，脉细涩。拟方调治。

淡吴萸 8g　肉桂 6g　当归 15g　赤、白芍各 8g　红花 6g　益母草 12g　香附 10g　沙苑子 15g　肉苁蓉 15g　川芎 6g　艾叶 8g　10 剂

2019 年 5 月 11 日　月经尚未来潮，脉细。拟方继续调治。

熟地 12g　当归 15g　赤、白芍各 8g　益母草 12g　泽兰 12g　红花 6g　香附 10g　菟丝子 15g　甘杞子 12g　川芎 6g　艾叶 8g　10 剂

某女　25 岁　2019 年 6 月 4 日

末次月经 11 月 30 日，至今已停经半年多，形体日丰，苔白，脉细弦。拟方调之。

柴胡 5g　当归 15g　赤、白芍各 8g　香附 10g　三棱 15g　红花 6g　川芎 6g　沙苑子 15g　肉苁蓉 15g　泽兰 12g　艾叶 8g　7 剂

2019 年 6 月 12 日　经未通，舌淡苔白，脉细。拟方调之。

川芎 6g　当归 15g　炒白芍 10g　香附 10g　益母草 12g　红花 6g　沙苑子 15g　肉苁蓉 15g　泽兰 12g　黄芪 30g　天台乌 6g　艾叶 6g　7 剂

2019 年 6 月 19 日　女性六项激素基本正常，脉细弦。拟

方畅肝调经。

柴胡5g　当归15g　赤、白芍各8g　益母草12g　红花6g　泽兰12g　香附10g　沙苑子15g　肉苁蓉15g　川芎6g　艾叶8g　7剂

2019年6月27日　月经尚未通，脉细弦，稍有流畅之象。拟方温通之。

川芎6g　香附10g　益母草12g　当归15g　赤、白芍各8g　红花6g　泽兰12g　淡吴萸8g　肉桂6g　沙苑子15g　肉苁蓉15g　艾叶8g　7剂

某女　23岁　2018年11月27日

月经不调，已有三个月未来潮，体重增加十余斤，已育一子。顷察舌苔白，舌唇不红，脉细弦。拟方从疏肝理气、温下元以通经。

柴胡5g　香附10g　川郁金10g　当归15g　赤、白芍各8g　益母草12g　川芎6g　红花6g　肉桂6g　淡吴萸8g　艾叶10g　7剂

某女　36岁　2019年5月25日

末次月经2月15日，量中等，6天净，至今未来潮，舌苔薄，脉弦。拟方调之。

柴胡5g　当归15g　赤、白芍各8g　香附10g　泽兰12g　益母草12g　红花5g　沙苑子15g　肉苁蓉15g　川芎6g　艾叶6g　7剂

2019年6月1日　脉象弦滑，流畅，月经将至之象，舌质淡苔白。拟方温通之。

淡吴萸 8g　　肉桂 6g　　芜荑 5g　　当归 15g　　赤、白芍各
8g　红花 6g　　益母草 12g　　沙苑子 15g　　香附 10g　　肉苁蓉
15g　　艾叶 8g　　7 剂

某女　18 岁　2019 年 4 月 5 日

月经 13 岁初潮，之后二年未来潮，曾服中药半年无效果，
后服西药达英－35 半年，每月来潮，停药后经又不来。末次
月经 2 月 12 日，至今月经尚未来潮，苔粘，脉细。拟方温
通之。

淡吴萸 8g　　肉桂 6g　　香附 10g　　当归 15g　　赤、白芍各
8g　红花 6g　　益母草 12g　　沙苑子 15g　　肉苁蓉 15g　　艾叶
6g　　10 剂

2019 年 5 月 18 日　脉两手皆细，气血皆显不足。拟方补
益气血以调经。

熟地 12g　　当归 15g　　赤、白芍各 8g　　潞党参 15g　　焦
白术 10g　　云苓 10g　　黄芪 30g　　红花 6g　　川芎 6g　　沙苑子
15g　　肉苁蓉 15g　　艾叶 8g　　10 剂

2019 年 6 月 1 日　月经仍未来潮已有三月余，脉细。拟
方调之。

潞党参 15g　　焦白术 10g　　黄芪 30g　　当归 15g　　炒白芍
10g　熟地 12g　　益母草 12g　　红花 5g　　香附 10g　　川芎 5g
肉苁蓉 15g　　菟丝子 15g　　艾叶 8g　　10 剂

某女　43 岁　2007 年 3 月 9 日

月经至今数月未来潮，脉细无力，右手稍流畅。

潞党参 15g　　当归 10g　　白术 10g　　黄芪 30g　　熟地 12g

仙茅 12g　菟丝子 15g　肉苁蓉 12g　枸杞子 15g　益母草
15g　艾叶 6g　7 剂

某女　42 岁　2018 年 10 月 28 日

现闭经四五月不来潮，少腹胀，苔白，脉细。拟方从益气
养血入手调治，兼以理气消胀。

潞党参 15g　焦白术 10g　黄芪 30g　当归 15g　炒白芍
10g　香附 10g　天台乌 6g　川芎 5g　泽兰 12g　艾叶
8g　7 剂

某女　24 岁　2018 年 11 月 10 日

此次停经八十天，尚未来潮，舌苔根心粘白，脉弦。拟方
温通。

淡吴萸 8g　肉桂 6g　桃、红各 6g　当归 15g　赤、白
芍各 8g　益母草 12g　川芎 6g　沙苑子 15g　肉苁蓉 15g
艾叶 10g　10 剂

2018 年 11 月 24 日　停经已三月，温通依然未来潮，舌
苔根心粘，脉细弦略有滑意。拟方继续调治。

柴胡 5g　香附 10g　川芎 6g　当归 15g　赤、白芍各 8g
红花 6g　益母草 12g　沙苑子 15g　肉苁蓉 15g　泽兰 12g
艾叶 8g　肉桂 6g　15 剂

2019 年 1 月 12 日　1 月 10 日来潮，行经初一日腹痛，挟
有小血块，苔粘白，脉细。拟方继续调治。

芜芎 5g　当归 15g　赤、白芍各 8g　香附 10g　失笑散
12g（包煎）　益母草 12g　泽兰 12g　乳、没各 6g　延胡索
12g　沙苑子 15g　肉苁蓉 15g　艾叶 6g　7 剂

某女　25 岁　2019 年 1 月 19 日

停经三月。拟方温通。

淡吴萸 8g　香附 10g　肉桂 6g　当归 15g　赤、白芍各 8g　红花 6g　川芎 6g　泽兰 12g　三棱 15g　熟地 12g　艾叶 8g　7 剂

2019 年 1 月 24 日　迭进温通之法，月经尚未至，今切脉已有流畅意。拟方畅肝调经。

柴胡 5g　当归 15g　赤、白芍各 8g　香附 10g　益母草 12g　红花 6g　沙苑子 15g　肉苁蓉 15g　菟丝子 15g　小茴香 5g　艾叶 10g　10 剂

2019 年 4 月 17 日　4 月 4 日月经来潮，量少，连续三个月，周期已准，量少，苔白，脉细弦。拟方继续调治。

熟地 12g　当归 15g　炒白芍 10g　益母草 12g　红花 6g　川芎 5g　潞党参 15g　黄芪 30g　泽兰 12g　肉苁蓉 15g　菟丝子 15g　艾叶 6g　10 剂

2019 年 5 月 13 日　5 月 5 日月经来潮，量少，五天干净，苔白，脉弦滑。拟方继续调经。

川芎 6g　当归 15g　赤、白芍各 8g　益母草 12g　熟地 12g　红花 6g　黄芪 30g　潞党参 15g　焦白术 10g　肉苁蓉 15g　沙苑子 15g　艾叶 6g　10 剂

某女　44 岁　2019 年 3 月 14 日

停经半年未来潮，检孕酮高，雌激素低，用西药黄体酮来潮一次，吃中药半月，苔白，脉细。拟方缓图。

熟地 12g　当归 15g　炒白芍 10g　益母草 12g　香附 10g　沙苑子 15g　川芎 12g　肉苁蓉 15g　黄芪 30g　潞党

参 15g 焦白术 10g 泽兰 12g 艾叶 8g 7 剂

某女 31 岁 2019 年 3 月 9 日

月经一年未来潮,期间服西药激素则来,停药就止。苔粘,脉弦兼数。拟方缓缓调之。

熟地 12g 当归 15g 赤、白芍各 8g 香附 10g 益母草 12g 红花 6g 泽泻 12g 菟丝子 15g 肉苁蓉 15g 川芎 6g 艾叶 8g 10 剂

某女 21 岁 2007 年 11 月 12 日

月经 15 岁初潮,一直不调,至今六七年之久,大多二三月一潮,色量正常,经西医断续治疗三年之久,仍不调。现闭经四月未潮,妇科诊断为多囊卵巢综合征。苔薄粘,脉细。拟方缓图。

熟地 12g 当归 10g 沙苑子 15g 菟丝子 15g 三棱 18g 桃仁 6g 益母草 15g 肉苁蓉 15g 桂枝 10g 艾叶 6g 7 剂

2007 年 12 月 7 日 月经尚未至,左手脉象细滑。拟方继续调治。

桂枝 10g 三棱 15g 莪术 15g 川芎 6g 当归 10g 桃仁 6g 赤芍 6g 白芍 6g 益母草 4g 沙苑子 15g 肉苁蓉 15g 7 剂

某女 22 岁 2019 年 2 月 12 日

检女性六项激素,雌激素↓,卵泡生长素↑,目前月经已五个月未来潮,子宫内膜 7mm,舌苔薄,脉偏数。拟方调经。

熟地 12g　当归 15g　赤、白芍各 8g　香附 10g　益母草 12g　泽兰 12g　菟丝子 15g　沙苑子 15g　红花 6g　肉苁蓉 15g　肉桂 6g　川芎 5g　艾叶 8g　10 剂

某女　36 岁　2019 年 4 月 6 日

经来往往淋漓十数日始净，末次 1 月 28 日，至 2 月中旬结束，至今又两月未来潮，脉来渐流畅。拟方调之。

熟地 12g　当归 15g　炒白芍 10g　川芎 6g　香附 10g　泽兰 12g　益母草 12g　肉苁蓉 15g　沙苑子 15g　艾叶 8g　10 剂

2018 年 5 月 1 日　闭经三月不潮。

熟地 12g　当归 15g　赤、白芍各 8g　益母草 12g　红花 6g　菟丝子 15g　沙苑子 15g　肉苁蓉 15g　仙茅 15g　泽兰 12g　艾叶 6g　10 剂

2019 年 5 月 13 日　月经已近四个月未来潮，舌淡苔白，脉象细弦。拟方继续调治。

熟地 12g　当归 15g　炒白芍 10g　沙苑子 15g　肉苁蓉 15g　益母草 12g　菟丝子 15g　肉桂 6g　红花 6g　香附 10g　泽兰 12g　艾叶 8g　10 剂

2019 年 6 月 2 日　月经 5 月 25 日—6 月 2 日，量多色黑，后转红，目前尚有一些，胸乳有压痛，苔薄白，脉细弦。拟方继续调经。

柴胡 5g　当归 15g　赤、白芍各 8g　瓜蒌仁 12g　大贝母 10g　川郁金 10g　小青皮 6g　益母草 12g　菟丝子 15g　肉苁蓉 15g　艾叶 8g　10 剂

某女　33 岁　2018 年 4 月 21 日

月经三月不潮，脉之应手皆细。

潞党参 15g　焦白术 10g　黄芪 30g　当归 15g　熟地 12g　炒白芍 10g　川芎 6g　益母草 12g　泽兰 12g　沙苑子 15g　肉苁蓉 15g　艾叶 8g　7 剂

某女　35 岁　1998 年 8 月 22 日

闭经七年，形体变胖，其间用黄体酮月经则来潮。舌苔薄少。拟方补肝肾、调冲任、涤痰湿入手，缓调。

熟地 12g　山萸肉 8g　当归 10g　陈胆星 6g　苍、白术各 10g　菟丝子 12g　肉苁蓉 12g　巴戟天 12g　泽兰 12g　益母草 12g　4 剂

某女　34 岁　1998 年 10 月 5 日

闭经四月未来潮，腹痛头昏，脉细。

熟地　川断　山萸肉　苍白术　苁蓉　菟丝子　泽兰　益母草　红花　当归　艾叶　4 剂

1998 年 10 月 9 日　经未通。

熟地　萸肉　鹿角霜　菟丝子　当归　泽兰　淫羊藿　益母草　香附　川朴　苍术　陈皮　5 剂

1998 年 10 月 15 日　昨日月经来潮，色量正常，腹部隐痛，苔薄白，脉细。

川芎 5g　当归 10g　红花 5g　香附 10g　肉桂 5g　炒白芍 10g　益母草 12g　艾叶 6g　延胡索 12g　3 剂

某女 28岁 12月25日

二年前自行流产，导致大出血，经清宫后出血止，此后行经两次后，经闭不行。用人工周期治疗，月经始来潮。脉之两手极细。此属冲任两经受损，故月经不潮也。拟方滋补肝肾，调冲任入手，缓缓图之。

熟地12g 山萸肉8g 菟丝子12g 淫羊藿12g 肉苁蓉12g 当归10g 仙茅12g 沙苑子12g 鹿角霜10g（先煎） 益母草10g 4剂

某女 22岁 1999年1月9日

闭经四年，体重由105斤涨到130斤。曾经中医治疗年余，皆无效。后改用西药，用人工周期法治疗，月经始来，量少色紫，三日即净，现又闭经二月未潮。舌上苔薄，脉细。拟方滋补肝肾、调冲任、通月经。

熟地12g 山萸肉8g 甘杞子12g 沙苑子12g 仙茅12g 丹皮5g 淫羊藿12g 泽兰10g 益母草12g 当归10g 4剂

1999年1月13日 经水来潮。暂依原法出入调治。

熟地12g 山萸肉6g 肉苁蓉12g 仙茅12g 川芎6g 鹿角霜10g 泽兰10g 菟丝子12g 淫羊藿12g 益母草12g 当归10g 艾叶5g 4剂

某女 18岁 2006年11月15日

闭经三月，脉来极细，气血不足，冲任失调。治闭经独走阳明。

潞党参15g 白术10g 当归12g 芡实20g 柏、枣仁

各 15g　熟地 12g　炒白芍 6g　菟丝子 12g　肉苁蓉 10g　益母草 15g　艾叶 6g　7 剂

某女　25 岁　2017 年 1 月 17 日

切脉两手皆细，肝肾心营不足，冲任失调。拟方补气血、养肝肾、调冲任。

潞党参 15g　焦白术 10g　当归 10g　黄芪 20g　熟地 12g　柏、枣仁各 15g　菟丝子 15g　肉苁蓉 15g　益母草 15g　艾叶 6g　7 剂

某女　20 岁　6 月 22 日

闭经六月未来潮，气机不畅，时欲太息。脉象细弦，舌苔薄。此缘肝郁不达，疏泄失常，故经闭不行也。

柴胡　香附　金铃皮　丹参　红花　当归　赤芍　益母草泽兰　炒枣仁　3 剂

7 月 5 日　连服三帖，至六月二十六日，月经来潮。但觉经量不多，原方出入继续调治。

丹参　炒枣仁　柴胡　当归　赤芍　香附　金铃皮　泽兰益母草

某女　21 岁　6 月 5 日

月经十八岁初潮，此后即闭经，至今已三年。手心觉热，少腹时痛，夜寐多梦，脉象滑利。经云：二阳之病发心脾，女子不月，此之谓也。拟方补益心脾、畅肝调经。

丹参　茯苓神　生地　白芍　益母草　川郁金　柴胡　香附　生白术

连服三帖，经来夹黄水，半日即止。后按原法调理，次月月经来已正常。

某女　成年

闭经年余，胸腹膨满，时觉窜动、疼痛，胃中若有激水声，腹部时觉有物贲起。舌苔粘浊，脉弦。此属湿痰挟瘀闭经。

苍术钱半　川朴八分　陈皮二钱　法夏三钱　香附三钱归须三钱　赤芍二钱　桃仁二钱　生蒲黄钱半（包煎）　金铃皮三钱　延胡索三钱

另大黄末三钱，醋调冲服。

连服三帖，经通胀消，后以平胃散合逍遥丸二方化裁调理而安。

某女　26岁　2007年6月29日

闭经超三月，前两日少腹隐痛，苔薄，脉细，左手兼滑，月经将至之兆。

熟地12g　当归10g　川芎6g　沙苑子15g　菟丝子15g仙茅12g　肉苁蓉12g　益母草15g　泽兰10g　红花6g　艾叶6g　7剂

某女　42岁　2006年10月30日

闭经两年，形丰脉细，肝肾营血不足，冲任失调。

潞党参15g　焦白术10g　当归12g　熟地12g　黄芪15g　女贞子12g　旱莲草12g　肉苁蓉12g　菟丝子12g沙苑子15g　益母草12g　艾叶6g　7剂

某女 17 岁 2019 年 5 月 16 日

月经至今尚未来潮，脉细，气血不足，冲任失调。拟方补益气血，以调冲任。

潞党参 15g 焦白术 10g 黄芪 30g 当归 15g 赤、白芍各 8g 熟地 12g 川芎 5g 沙苑子 15g 肉苁蓉 15g 益母草 12g 鹿角片 15g（先煎） 艾叶 8g 7 剂

某女 17 岁 2019 年 6 月 9 日

停经约五月，脉细。拟方调治。

熟地 12g 当归 15g 赤、白芍各 12g 川芎 6g 香附 10g 益母草 12g 菟丝子 15g 红花 6g 肉苁蓉 12g 泽兰 12g 艾叶 8g 10 剂

某女 28 岁 2019 年 5 月 28 日

先后人流四次，末次人流后至今已有四个月未来潮，舌苔白根心粘，脉细。拟方缓缓图之。

熟地 12g 当归 15g 赤、白芍各 8g 益母草 12g 桃红各 6g 香附 10g 沙苑子 15g 肉苁蓉 15g 泽兰 12g 川芎 5g 艾叶 8g 7 剂

2019 年 6 月 6 日 服药期间有腹痛，月经尚未来潮，舌淡苔白，脉细。拟方继续调治。

淡吴萸 8g 肉桂 6g 当归 15g 赤、白芍各 8g 益母草 12g 红花 6g 川芎 5g 黄芪 30g 潞党参 15g 焦白术 10g 艾叶 8g 7 剂

经行前后诸证

某女　39 岁　2019 年 2 月 18 日

月经期头疼，经量不多，色泽深，睡眠不好，难入睡而易醒，舌苔粘而泛黄，脉象弦。拟方缓缓图之。

知母 6g　柏、枣仁各 15g　茯苓、神各 10g　夜交藤 15g　丹皮 6g　当归 15g　赤、白芍各 8g　川芎 5g　五味子 6g　菊花 6g　煅龙、牡各 20g（先煎）　7 剂

2019 年 2 月 26 日　睡眠好些，月经 2 月 18 日来潮，量不多，仍头晕，经后头还有些痛，苔粘黄，脉细兼弦。拟方继续调治。

冬桑叶 10g　菊花 6g　钩藤 12g（次下）　柏、枣仁各 15g　远志肉 6g　夜交藤 15g　当归 15g　赤、白芍各 8g　黄芪 30g　五味子 6g　川芎 5g　石决明 30g（先煎）　艾叶 6g　7 剂

2019 年 3 月 6 日　睡眠逐步改善，近日头痛未作，舌苔薄黄，脉弦。拟方继续调治。

潞党参 15g　焦白术 10g　黄芪 30g　当归 15g　杭白芍 10g　菊花 6g　柏、枣仁各 15g　五味子 6g　川连 3g　远志肉 6g　茯苓、神各 10g　夜交藤 5g　煅牡蛎 20g（先煎）　10 剂

2019 年 6 月 1 日　调治以来，睡眠明显改善，头疼亦未发，精神亦好，舌边尖红，苔薄，脉弦。拟方继续调理。

熟地 12g　当归 15g　赤、白芍各 8g　川芎 6g　菊花 5g　柏、枣仁各 15g　远志肉 5g　茯苓、神各 20g　夜交藤 15g　黄芪 30g　白蒺藜 15g　10 剂

某女 46岁 2019年1月16日

月经按期但挟有血块，行经时伴有腹痛，检有盆腔炎、附件炎以及乳腺增生，舌苔粘白，脉象细弦。拟方兼治缓图。

红藤30g 忍冬藤20g 失笑散12g（包煎） 乳、没各6g 川郁金10g 三棱15g 延胡索12g 小青皮6g 当归15g 赤、白芍各8g 艾叶8g 7剂

某女 32岁 2019年5月10日

4月29日月经来潮，量正常，腹部不痛，前胸乳痛，经后数日带多色黄，舌苔粘黄，脉象弦滑。拟方调治。

熟地12g 当归15g 赤、白芍各8g 红藤30g 川柏8g 贯众炭12g 益母草12g 川芎5g 车前子12g（包煎）香附10g 艾叶6g 10剂

某女 41岁 2019年5月7日

近月经来潮，少腹两侧隐痛，腹部胀，舌上苔薄，脉细。拟方调治。

柴胡5g 当归15g 赤、白芍各8g 失笑散12g（包煎）延胡索12g 香附10g 川芎5g 肉桂6g 广木香5g 黄芪30g 7剂

某女 23岁 2019年6月27日

月经尚准期，末次月经6月5日，行经初一日腹剧痛，挟有血块，平时大便秘结，二三日始一更衣，舌苔薄，脉象细。拟方兼治之。

淡吴萸8g 肉桂6g 当归15g 赤、白芍各8g 香附

10g　失笑散 12g（包煎）　　桃、红各 6g　　益母草 12g　乳、没各 5g　延胡索 12g　艾叶 8g　7 剂

某女　32 岁　2019 年 6 月 12 日

行经初一二日左腹痛，挟有血块，伴腰痛。这次月经初来，舌淡苔白，脉弦。拟方从温经活血、化瘀止痛入手。

淡吴萸 8g　肉桂 6g　小茴香 5g　当归 15g　炒白芍 10g　益母草 12g　失笑散 12g（包煎）　红花 6g　延胡索 12g　艾叶 8g　7 剂

某女　28 岁　2006 年 11 月 10 日

月经周期尚准，行经初一日腹痛，平时大便燥结难解，三四日一更衣，经期则腹泻，舌苔薄黄，脉象细弦。

柴胡 6g　当归 10g　炒白芍 10g　淡吴萸 8g　益母草 15g　肉桂 6g　丹皮 6g　火麻仁 15g　生军 8g（次下）　艾叶 6g　6 剂

某女　40 岁　2006 年 10 月 6 日

五年前顺产后出现痛经，日渐加重，月经均先期来潮，末次月经 9 月 17 日，色黯红，有血块，三日始定，苔薄，脉弦。

淡吴萸 8g　丹皮 6g　桃、红各 5g　失笑散 12g（包煎）　佛手片 6g　制乳、没各 6g　当归 10g　赤、白芍各 6g　延胡索 12g　红藤 30g　艾叶 6g　7 剂

某女　22 岁　2006 年 10 月 6 日

行经时腹痛已减，苔粘微黄，脉细弦，药证已合，仍崇

前法。

淡吴萸 8g　肉桂 5g　失笑散 12g（包煎）　当归 10g　赤、白芍各 6g　香附 10g　益母草 20g　泽兰 10g　艾叶 5g　7 剂

某女　28 岁　2018 年 5 月 1 日

经行腹痛，挟有血块。

淡吴萸 8g　肉桂 5g　当归 15g　赤、白芍各 8g　桃红各 6g　失笑散 12g（包煎）　香附 10g　乳、没各 6g　延胡索 12g　川芎 6g　艾叶 8g　10 剂

某女　23 岁　2018 年 4 月 13 日

有痛经病史六年，月经不调，或先或后，经行腹痛，挟有血块，三日始能正常，末次月经 3 月 31 日，舌上苔薄，脉弦。

淡吴萸 8g　肉桂 5g　香附 10g　当归 15g　赤、白芍各 8g　失笑散 12g（包煎）　桃、红各 6g　延胡索 12g　乳、没各 5g　川芎 6g　艾叶 6g　7 剂

某女　39 岁　2018 年 8 月 19 日

月经先期旬日，腹痛挟血块，苔黄。

芜芎 6g　当归 15g　丹皮 6g　赤、白芍各 8g　红藤 30g　乳、没各 6g　失笑散 12g（包煎）　延胡索 12g　三棱 20g　桃、红各 20g　牡蛎 30g（先煎）　艾叶 8g　10 剂

2018 年 11 月 12 日　行经右少腹痛，按之可缓解，行经时挟有血块，舌苔薄白，脉沉细。拟方从温经、化瘀、止痛入手。

淡吴萸 8g　肉桂 6g　小茴香 5g　当归 15g　炒白芍 10g　失笑散 12g（包煎）　乳、没各 6g　桃红各 6g　延胡索 12g　艾叶 10g　15 剂

2018 年 11 月 26 日　服药半月，腹痛减轻，仍步前法继续调治。

川芎 6g　当归 15g　桃、红各 6g　赤、白芍各 8g　小茴香 5g　肉桂 6g　红藤 30g　乳、没各 6g　延胡索 12g　炒五灵脂 12g（包煎）　艾叶 10g　15 剂

某女　35 岁　2018 年 11 月 20 日

月经来潮，腹痛，腰疼，苔粘黄，脉弦。拟方兼治之。

柴胡 5g　当归 15g　赤、白芍各 8g　香附 10g　川郁金 6g　杜仲 12g　川断 15g　玄参 15g　大贝母 10g　三棱 15g　牡蛎 30g（先煎）　艾叶 5g　10 剂

某女　20 岁　2018 年 5 月 4 日

末次月经 4 月 15 日，行经腹痛，挟有血块，三日始定，苔白，舌质不红，脉象细弦。

淡吴萸 8g　肉桂 5g　当归 15g　赤、白芍各 8g　香附 10g　桃、红各 6g　失笑散 12g（包煎）　乳、没各 6g　延胡索 12g　川芎 5g　艾叶 8g　7 剂

2018 年 7 月 23 日　月经 7 月 16—23 日来潮，腹痛轻，血块减少。

熟地 12g　当归 15g　赤、白芍各 8g　益母草 12g　川芎 6g　香附 10g　泽兰 12g　红花 6g　肉桂 6g　小茴香 5g　艾叶 8g　10 剂

某女　17 岁　2019 年 3 月 3 日

行经腹痛，挟有小血块，舌质淡舌苔白，手凉常冷，形体偏胖，脉细弦。拟方缓图之。

淡吴萸 8g　肉桂 6g　香附 10g　川芎 6g　当归 15g　赤、白芍各 8g　菟丝子 15g　肉苁蓉 15g　小茴香 5g　益母草 12g　乳、没各 6g　艾叶 10g　7 剂

某女　27 岁　2018 年 12 月 2 日

11 月 29 日来月经，腹痛，有血块，舌苔粘，脉缓。拟方调治。

柴胡 5g　当归 15g　炒白芍 10g　香附 10g　肉桂 6g　益母草 12g　红花 6g　延胡索 12g　川芎 5g　艾叶 10g　7 剂

2019 年 1 月 25 日　月经逾期二旬多尚未来潮，苔粘白，脉弦。拟方继续调治。

川芎 6g　当归 15g　赤、白芍各 8g　香附 10g　红花 6g　失笑散 12g（包煎）　乳、没各 6g　肉桂 6g　淡吴萸 10g　小茴香 5g　延胡索 12g　艾叶 10g　7 剂

2019 年 6 月 4 日　行经腹痛显减，但仍挟有血块，苔粘，脉弦。拟方继续调治。

淡吴萸 8g　肉桂 6g　香附 10g　当归 15g　赤、白芍各 8g　桃、红各 6g　失笑散 12g（包煎）　乳、没各 6g　延胡索 12g　川芎 6g　艾叶 8g　7 剂

某女　18 岁　2019 年 6 月 6 日

每月 7 日来潮，来之前三日腹痛，本月尚未来潮，腹痛较

以往重，舌苔粘白，脉弦。拟方从温经入手。

淡吴萸 8g　肉桂 6g　当归 15g　赤、白芍各 8g　失笑散 12g（包煎）　香附 10g　乳、没各 6g　延胡索 12g　川芎 5g　艾叶 8g　5 剂

2019 年 6 月 19 日　月经 6 月 10 日来潮，量正常，腹痛未作，苔薄，脉细。拟方继续调治。

川芎 5g　当归 15g　炒白芍 10g　香附 10g　益母草 12g　红花 6g　沙苑子 15g　肉苁蓉 15g　肉桂 6g　小茴香 5g　艾叶 8g　7 剂

某女　41 岁　2018 年 12 月 17 日

月经 9 日来潮，当天心情不好，以致经量减少，四天经净，偶有早搏，苔粘白，脉细。拟方兼治之。

柴胡 5g　香附 10g　川郁金 10g　当归 15g　赤、白芍各 8g　丹参 12g　法夏 6g　瓜蒌仁 12g　干薤白 10g　佛手片 10g　艾叶 6g　7 剂

2018 年 12 月 25 日　末次月经 12 月 9 日，量少，17 日经净。拟方继续调治。

桑枝 5g　当归 15g　赤、白芍各 8g　川芎 6g　香附 10g　川郁金 10g　益母草 12g　红花 6g　沙苑子 15g　肉苁蓉 15g　艾叶 6g　7 剂

2019 年 1 月 2 日　经前胸乳胀痛，有乳腺增生，经来量少，舌苔薄根粘，脉细弦。拟方继续调理。

柴胡 5g　小青皮 6g　川郁金 10g　当归 15g　赤、白芍各 8g　益母草 12g　瓜蒌仁 12g　大贝母 10g　黄芪 30g　焦白术 10g　川芎 6g　艾叶 8g　7 剂

某女　26 岁　2018 年 4 月 10 日

今日月经初至，腹痛。

柴胡 5g　当归 15g　炒白芍 10g　川芎 6g　益母草 12g　楂、曲各 10g　炒莱菔子 10g　延胡索 12g　荜茇 6g　艾叶 6g　10 剂

某女　32 岁　2018 年 10 月 25 日

经前六七日，胸乳胀痛，少腹亦有胀痛，余同前。拟方兼治之。

柴胡 5g　川郁金 10g　青皮 6g　当归 15g　赤、白芍各 8g　乳、没各 6g　天台乌 6g　香附 10g　蛇床子 15g　苦参 15g　延胡索 12g　艾叶 6g　15 剂

某女　33 岁　2018 年 10 月 25 日

经前五天胸乳胀痛，舌苔薄，舌边有青瘀斑，脉细兼弦。拟方疏肝散积、理气消胀。

柴胡 5g　川郁金 10g　小青皮 5g　三棱 15g　当归 15g　赤、白芍各 8g　瓜蒌仁 12g　大贝母 10g　乳、没各 5g　延胡索 12g　艾叶 6g　10 剂

某女　32 岁　2018 年 4 月 21 日

末次月经 3 月 29 日，色暗滞，经前胸乳发胀，检有乳腺增生，舌苔薄白，脉象细弦。拟方缓缓图之。

柴胡 5g　香附 10g　小青皮 6g　当归 15g　赤、白芍各 8g　红花 6g　京三棱 15g　大贝母 10g　瓜蒌仁 12g　艾叶 6g　10 剂

某女　32 岁　2018 年 4 月 16 日

末次月经 4 月 1 日，经期尚准，唯经前胸乳作胀，腹痛，经量少。

柴胡 5g　当归 15g　赤、白芍各 8g　香附 10g　川郁金 6g　桃、红各 6g　益母草 12g　肉桂 6g　失笑散 12g（包煎）　延胡索 12g　艾叶 8g　7 剂

某女　31 岁　2018 年 11 月 18 日

末次月经 11 月 13 日，乳胀，检有乳腺增生，脉细弦。拟方畅肝调经。

柴胡 5g　当归 15g　赤、白芍各 8g　香附 10g　益母草 12g　川郁金 6g　小青皮 5g　沙苑子 15g　肉苁蓉 10g　艾叶 8g　芜芎 6g　10 剂

某女　38 岁　2019 年 5 月 17 日

经前胸乳胀痛，心烦易怒，晨起偶尔脘胀，头昏晕，苔薄白，脉象弦，此属肝强脾弱，肝气不舒，肝火偏旺，脾运失常。拟方缓缓调之。

柴胡 5g　当归 15g　炒白芍 10g　川郁金 6g　小青皮 5g　焦白术 10g　广木香 6g　丹皮 6g　砂仁 5g（次下）　佛手片 10g　艾叶 5g　7 剂

某女　36 岁　2019 年 5 月 9 日

近二月，经来前一周，左耳鸣，胸乳胀痛，舌苔根心粘白，脉象弦。拟方疏肝理气、消胀止痛。

柴胡 5g　小青皮 6g　川郁金 10g　当归 15g　赤、白芍

各 8g　香附 10g　川芎 6g　天仙藤 15g　瓜蒌仁 12g　大贝母 10g　艾叶 6g　7 剂

2019 年 5 月 16 日　经前胸乳胀痛，经偏多，挟有血块，偶尔有腹痛，夜寐多梦，偶尔耳鸣，面生褐斑，舌上苔粘泛黄，脉象细弦。拟方兼治缓图。

柴胡 5g　当归 15g　赤、白芍各 8g　小青皮 6g　川郁金 10g　三棱 15g　柏、枣仁各 15g　远志肉 6g　失笑散 12g（包煎）　延胡索 12g　艾叶 6g　煅龙、牡各 20g（先煎）7 剂

某女　29 岁　2018 年 10 月 25 日

这次月经前六七日忽然掉落一大血块，次日感腰疼，腹部有下坠感，B 超示子宫附件均正常。舌苔薄，脉细弦。拟方权从补肾壮腰、益气举陷入手。

熟地 12g　杜仲 12g　菟丝子 15g　潞党参 15g　黄芪 30g　淮山药 15g　升麻 10g　当归 15g　炒白芍 10g　柴胡 6g　粉草 6g　7 剂

某女　30 岁　2018 年 10 月 4 日

9 月 30 日来潮，前几天量很少，今天量渐多，腹痛腰疲。

芜芎 6g　当归 15g　赤、白芍各 8g　益母草 12g　红花 6g　失笑散 12g（包煎）　川断 15g　杜仲 12g　延胡索 12g　乳、没各 6g　肉桂 6g　艾叶 10g　7 剂

某女　34 岁　2019 年 3 月 6 日

月经正常，经前腰酸腹胀，胃痛，大便秘，二三日始一更

衣，苔薄，脉弦。拟方缓图。

熟地 12g　当归 15g　川断 15g　杜仲 12g　香附 10g
台乌片 6g　怀牛膝 12g　银、翘各 6g　火麻仁 15g　槟榔
15g　生军 10g（次下）　5 剂

某女　32 岁　8 月 21 日

月经提前来潮，7~8 日始净，经后腰疼背痛，精神不振，
上环 6 年，病 2 年。舌苔粘白，脉细。是心脾肝肾不足。拟方
缓图。

潞党参 12g　焦白术 10g　黄芪 15g　当归 10g　熟地
12g　杜仲 12g　柏、枣仁各 10g　川断 15g　补骨脂 12g
狗脊 12g　4 剂

按：归脾汤合六味地黄丸。

8 月 24 日　药后腰背痛定，夜寐安实，精神明显好转。
拟方续治。

人参 12g　白术 10g　当归 10g　黄芪 15g　柏、枣仁各
10g　熟地 12g　仙鹤草 12g　茜草根 12g　广木香 3g　丹皮
5g　4 剂

某女　32 岁　2018 年 9 月 13 日

左少腹胀，重按有时痛，舌苔白根部粘，脉象细弦，下焦
湿热瘀互结。

红藤 30g　香附 10g　天台乌 6g　大腹皮 15g　小青皮
6g　川朴 5g　广木香 6g　延胡索 12g　槟榔 15g　粉草
6g　7 剂

2018 年 10 月 18 日　左少腹稍有感凉，作痛非胀。

红藤 30g　赤、白芍各 8g　失笑散 12g（包煎）　广木香 6g　忍冬藤 20g　乳、没各 6g　云苓 12g　延胡索 12g　车前子 12g（包煎）　川柏 8g　贯众炭 12g　鸡冠花 12g　7 剂

2018 年 10 月 25 日　腹痛已消，但左侧少腹仍有隐痛。

红藤 30g　忍冬藤 20g　失笑散 12g（包煎）　赤、白芍各 8g　乳、没各 6g　延胡索 12g　广木香 6g　香附 10g　粉草 5g　7 剂

某女　42 岁　2019 年 3 月 12 日

腹痛减轻，昨天还少腹痛，今日已止，但腹胀，带下如水，面部生斑，皮肤萎黄，苔粘滑脉细。拟方继续调治。

熟地 12g　怀牛膝 12g　川续断 15g　杜仲 12g　红藤 30g　赤、白芍各 8g　乳、没各 6g　台乌 6g　延胡索 12g　山药 15g　芡实 15g　贯众炭 12g　山药 15g　7 剂

某女　36 岁　2007 年 12 月 3 日

临床诊断：月经不调（下焦湿热瘀结）

经来，血块多，腹部轻微隐痛，左侧少腹明显，苔薄，脉细弦。拟方调治。

红藤 30g　当归 10g　赤芍 6g　白芍 6g　桃仁 6g　川断 15g　失笑散 10g（包煎）　乳香 6g　没药 6g　益母草 15g　车前子 12g（包煎）　艾叶 6g　7 剂

2007 年 12 月 12 日　经后带下赤白粘浊，舌红苔薄，脉象细弦。拟方继续调治。

红藤 30g　蒲公英 20g　山药 15g　芡实 15g　黄柏 10g

车前子 12g（包煎）　仙鹤草 15g　茯苓 10g　贯众炭 15g
乌贼骨 15g（先煎）　10 剂

某女　43 岁　2008 年 1 月 16 日

劳累同房后，少腹不适，苔白脉细弦。拟方调治。

红藤 30g　忍冬藤 12g　台乌药 6g　赤芍 6g　白芍 6g
蒲公英 30g　粉草 5g　延胡索 12g　柴胡 6g　小青皮
5g　7 剂

某女　29 岁　2006 年 10 月 27 日

经来量少，腰腹隐痛，形寒畏冷，苔薄脉细，气血不足，阳虚畏寒。

潞党参 15g　白术 10g　黄芪 15g　当归 12g　益母草
15g 桂枝 10g　赤、白芍各 6g　鹿角片 10g（先煎）　柏、
枣仁各 15g　艾叶 6g　7 剂

某女　22 岁　2018 年 10 月 25 日

经期腿疼，苔白，舌质不红，脉象弦。拟方温经入手。

淡吴萸 8g　肉桂 6g　怀牛膝 12g　当归 15g　炒白芍
10g 川芎 5g　益母草 12g　红花 6g　乳、没各 6g　艾叶 8g
7 剂

某女　33 岁　2019 年 5 月 24 日

月经正常，但经期腿足乏力，平时夜寐多梦，易醒，舌苔
薄白，脉象细。拟方调之。

潞党参 15g　焦白术 10g　黄芪 30g　当归 15g　柏、枣

仁各 15g　五味子 6g　远志肉 6g　茯苓、神各 10g　夜交藤 15g　广木香 5g　煅龙、牡各 20g（先煎）　7 剂

某女　32 岁　2018 年 4 月 10 日

经前头疼，甚则欲吐，末次月经 3 月 28 日，苔粘泛黄，脉弦。

柴胡 10g　菊花 6g　钩藤 12g（次下）　炒芩 5g　川芎 6g　杭白芍 10g　石决明 24g（先煎）　当归 15g　山栀 6g　7 剂

某女　41 岁　2018 年 11 月 15 日

经来时情绪不稳定，容易发火，吃东西时舌易破，舌上苔薄，脉沉细数。此肝郁化火所致。拟方畅肝解郁、兼清内火。

柴胡 6g　香附 10g　山栀 6g　川郁金 10g　小青皮 6g　川连 3g　丹皮 6g　川芎 6g　当归 15g　赤、白芍各 8g　7 剂

2018 年 11 月 22 日　心火渐泄，舌已不痛。拟方继续疏肝调经。

芜芎 5g　香附 10g　川郁金 10g　山栀 6g　佛手片 10g　当归 15g　赤、白芍各 8g　青、陈皮各 5g　益母草 12g　7 剂

2018 年 11 月 29 日　11 月 23 日来潮，经将净，面黄，苔粘白，脉细弦。拟方继续调理。

潞党参 15g　焦白术 10g　黄芪 30g　当归 15g　炒白芍 10g　柏、枣仁各 15g　远志肉 5g　五味子 6g　夜交藤 20g　广木香 5g　7 剂

2018年12月6日　肝气郁结,胸闷不舒,情绪急躁,舌苔薄少,脉弦。拟方疏肝散结、理气宣痹。

柴胡5g　香附10g　川郁金10g　小青皮6g　瓜蒌仁12g　川芎6g　佛手10g　大贝母10g　广木香5g　7剂

2018年12月15日　药后气机渐舒,但是有时仍感气虚不足用,苔白,脉细。拟方继续调治。

香附10g　抚芎5g　神曲10g　川郁金10g　佛手片10g　潞党参15g　黄芪20g　柏、枣仁各12g　广木香6g　7剂

2018年12月24日　经前情绪易波动,经量较以前少,平时易出汗,经前做恶梦,舌苔泛黄,脉弦。拟方理气疏肝、宁心安神。

桑枝5g　川郁金10g　小青皮6g　香附10g　丹皮6g　山栀6g　当归15g　赤、白芍各8g　柏、枣仁各15g　茯神15g　煅龙、牡各20g(先煎)　7剂

2019年1月26日　月经来前情绪还有小波动,睡眠好转,出汗亦止,舌苔粘白,脉细。拟方继续调治。

柴胡5g　香附10g　川郁金10g　青、陈皮各5g　川芎6g　当归15g　赤、白芍各8g　益母草12g　佛手片10g　艾叶6g　7剂

2019年2月25日　经前情绪仍有波动,劳累后带多,如水一样,舌苔白,脉象细郁。拟方兼调之。

柴胡5g　小青皮6g　川郁金10g　当归15g　炒白芍10g　山药15g　芡实15g　贯众炭12g　车前子12g(包煎)　潞党参15g　乌贼骨15g(先煎)　7剂

某女　34 岁　2006 年 12 月 18 日

两胁不适，非胀非痛，胸部按之疼痛，肝气不舒。

天仙藤 12g　川郁金 10g　柴胡 6g　瓜蒌仁 12g　乳、没各 6g　延胡索 12g　赤、白芍各 6g　粉草 5g　川芎 6g　7 剂

某女　39 岁　2007 年 11 月 19 日

月经不调，腰痠，面部有瘢，大便难，两三日一更衣，苔粘泛黄，脉细。拟方调治。

熟地 12g　全当归 10g　沙苑子 15g　肉苁蓉 15g　菟丝子 15g　桃仁 6g　红花 6g　益母草 15g　瓜蒌仁 12g　川芎 6g　生军 6g（次下）　7 剂

2007 年 12 月 5 日　诸症悉减，平时经常腰酸，苔粘泛黄，脉弦，肾虚。拟方继续调治。

生地 12g　熟地 12g　川断 15g　山药 15g　杜仲 15g　狗脊 15g　车前子 12g（包煎）　红藤 30g　黄柏 10g　贯众炭 12g　地鳖虫 12g　乌贼骨 15g（先煎）　7 剂

某女　36 岁　2019 年 3 月 6 日

经期前性生活容易出血，腹疼，右侧股疼，舌淡苔薄，脉细。拟方调之。

红藤 30g　乳、没各 6g　补骨脂 15g　失笑散 12g（包煎）　延胡索 12g　炒白芍 10g　蒲公英 30g　仙鹤草 15g　茜草根 15g　粉丹皮 6g　艾炭 6g　7 剂

某女 24 岁 2019 年 2 月 11 日

末次月经 1 月 25 日—28 日，量可，2 月 8 日又有少量下红（经间期），至今四日。苔粘泛黄，脉细。拟方调治。

熟地 12g 当归 15g 炒白芍 10g 益母草 12g 丹皮 6g 香附 10g 菟丝子 15g 沙苑子 15g 肉苁蓉 15g 川芎 4g 艾叶 6g 10 剂

2019 年 5 月 9 日 4 月 27 日月经来潮，6 天净，5 月 8 日又有点下红，苔薄，脉数，血分有热。拟方调之。

生地 12g 丹皮 5g 当归 15g 炒芩 5g 山栀 5g 杭白芍 10g 仙鹤草 15g 茜草根 15g 艾炭 5g 粉草 6g 7 剂

某女 25 岁 2019 年 6 月 6 日

5 月 4 日月经来潮，7 日经净，于 5 月 20 日又下红，量少，四日净，舌苔粘白泛黄，脉象弦滑。拟方调经。

柴胡 5g 当归 15g 赤、白芍各 8g 丹皮 6g 益母草 12g 川芎 5g 泽兰 12g 潞党参 15g 焦白术 10g 黄芪 30g 艾叶 5g 7 剂

某女 45 岁 2019 年 6 月 1 日

末次月经 5 月 4 日—10 日，21 日又来少许下红，二三日净，舌上苔薄，脉象细。拟方调经。

柴胡 5g 当归 15g 赤、白芍各 8g 红藤 30g 丹皮 6g 益母草 12g 川芎 5g 焦白术 10g 云苓 10g 茜草根 12g 艾叶 8g 10 剂

某女　41 岁　2019 年 5 月 24 日

月经正常，经净五六日后，带中挟有少量血丝，舌苔薄黄，脉细。拟方调治。

红藤 30g　山药 15g　云苓 12g　当归 15g　炒白芍 10g　丹皮 6g　仙鹤草 15g　贯众炭 10g　川芎 5g　艾叶6g　10 剂

某女　45 岁　5 月 9 日

昨日经水适至，今日继发寒热，头昏而晕，口苦饮入即吐，纳谷不香，苔黄，脉弦，慎防热入血室。拟方和解透邪。

炒柴胡　炒芩　法夏　钩藤　菊花　薄荷（次下）　丹参　红花　益母草

5 月 12 日　寒热已清，但觉头昏，有时耳鸣气闭。拟方清平之。

桑叶络　菊花　炒芩　白芍　决明子　丹参　空沙参　甘杞子。三帖，安。

带下病（附盆腔炎、附件炎）

某女　31 岁　2018 年 12 月 8 日

腰胯疼痛服药后已明显好转，停药一月，现感腰有沉坠感，白带多且痒，苔粘泛黄。拟方兼治之。

熟地 12g　补骨脂 15g　怀山药 15g　贯众炭 12g　川柏8g　粉芡实 15g　黄芪 30g　车前子 12g（包煎）　地鳖虫12g　蛇床子 15g　延胡索 12g　升麻 10g　鸡冠花12g　10 剂

某女　29 岁　2018 年 8 月 20 日

药后已行经一次，仍有轻腹痛，有血块。

川芎 6g　当归 15g　赤、白芍各 8g　红藤 30g　失笑散 12g（包煎）　乳、没各 6g　香附 10g　延胡索 12g　黄芪 30g　粉草 6g　艾叶 8g　7 剂

2018 年 10 月 26 日　腹痛时有反复，苔粘黄，脉细。拟方继续调治。

红藤 30g　忍冬藤 20g　失笑散 12g（包煎）　赤、白芍各 10g　乳、没各 6g　延胡索 12g　黄柏 8g　丹皮 6g　粉草 8g　10 剂

2018 年 11 月 7 日　腹痛时有反复，时轻时重，苔黄，脉弦。拟方继续调治。

红藤 30g　忍冬藤 20g　赤、白芍各 8g　广木香 6g　蒲公英 20g　乳、没各 6g　延胡索 12g　丹皮 5g　炒五灵脂 12g（包煎）　粉草 8g　10 剂

2018 年 11 月 19 日　经前少腹痛，经后痛减，舌苔粘白，脉象细弦。拟方继续调治。

川芎 5g　当归 15g　炒白芍 10g　桃仁泥 6g　失笑散 12g（包煎）　延胡索 12g　红藤 30g　香附 10g　广木香 6g　粉甘草 5g　7 剂

2018 年 12 月 1 日　少腹仍有轻痛，平时足、手凉，苔白，脉沉细。拟方兼治之。

淡吴萸 8g　肉桂 6g　广木香 5g　当归 15g　赤、白芍各 8g　红藤 30g　失笑散 12g（包煎）　延胡索 12g　粉草 5g　艾叶 6g　10 剂

某女　39 岁　2019 年 1 月 4 日

腰腹酸胀，舌苔根粘白，脉弦。拟方调治。

熟地 12g　怀牛膝 12g　川断 15g　补骨脂 15g　大腹皮 12g　狗脊 15g　乳、没各 6g　红藤 30g　赤、白芍各 8g　广木香 6g　艾叶 6g　延胡索 12g　7 剂

2019 年 1 月 12 日　腹部坠胀减轻，腰仍酸胀，舌苔粘白，脉弦，B 超示子宫增大。拟方继续调治。

红藤 30g　蒲公英 30g　忍冬藤 20g　赤、白芍各 8g　怀牛膝 12g　川断 15g　天台乌 5g　狗脊 18g　补骨脂 15g　延胡索 12g　乳、没各 6g　粉草 5g　7 剂

2019 年 1 月 26 日　有慢性盆腔炎，近期多次性生活后腹胀，自服千金片后改善，腰酸，苔白，脉细。拟方继续调治。

红藤 30g　蒲公英 30g　赤、白芍各 8g　杜仲 12g　川断 15g　乳、没各 6g　失笑散 12g（包煎）　延胡索 12g　台乌 12g　广木香 6g　粉草 8g　10 剂

某女　36 岁　2007 年 3 月 5 日

有时口苦口干，有盆腔炎病史，劳累后少腹痛，苔薄粘脉弦。

藿香 6g　楂、曲各 10g　川连 3g　红藤 30g　蒲公英 30g　赤、白芍各 6g　广木香 6g　乳、没各 5g　失笑散 10g（包煎）　延胡索 12g　7 剂

2007 年 3 月 23 日　少腹疼痛引腰，口舌作干，苔薄黄，脉弦。

蒲公英 30g　忍冬藤 12g　失笑散 10g（包煎）　赤、白芍各 6g　乳、没各 6g　红藤 30g　血见愁 30g　延胡索 12g

川断 15g　杜仲 12g　7 剂

某女　30 岁　2019 年 1 月 22 日

月经昨日来潮，阴部又痒，苔粘黄。拟方调治。

红藤 30g　黄柏 10g　贯众炭 12g　苦参 15g　蛇床子
15g　花槟榔 18g　紫地丁 30g　蒲公英 30g　白鲜皮 15g
百部 15g　车前子 12g（包煎）　地肤子 15g　生甘草
8g　7 剂

某女　29 岁　2019 年 1 月 19 日

经来量少，白带呈脓性，阴痒，肛门处亦痒，舌苔薄，脉
细。拟方兼治缓图。

潞党参 15g　焦白术 10g　黄芪 30g　当归 15g　炒白芍
10g　益母草 12g　芡实 15g　川柏 8g　贯众炭 15g　苦参
15g　蛇床子 15g　百部 12g　鸡冠花 12g　7 剂

2019 年 1 月 26 日　有宫颈炎病史，下部尚有轻微痒，带
不多，微黄。拟方继续调治。

红藤 30g　川柏 8g　蒲公英 30g　忍冬藤 20g　苦参 15g
山药 15g　地肤子 12g　蛇床子 15g　百部 15g　粉草
8g　10 剂

2019 年 3 月 3 日　检有宫糜，脓性白带伴痒，但无滴虫、
霉菌。近二年月经不调，经来量少，苔粘泛黄，脉弦。拟方续
治缓图。

红藤 30g　川柏 10g　苦参 10g　蒲公英 30g　百部 15g
蛇床子 12g　当归 15g　赤、白芍各 8g　黄芪 30g　益母草
12g　车前子 12g（包煎）　7 剂

某女　33 岁　2019 年 2 月 28 日

宫颈炎，宫糜Ⅲ，舌苔薄黄，脉细。拟方缓缓图之。

红藤 30g　川柏 8g　土茯苓 15g　蒲公英 30g　怀山药 15g　忍冬藤 12g　车前子 12g（包煎）　贯众炭 12g　地肤子 15g　粉甘草 8g　7 剂

某女　21 岁　2006 年 12 月 18 日

妇检：宫颈Ⅰ度糜烂，平时白带多，舌苔泛黄，脉滑。拟方清下焦湿热以止带下。

淮山药 15g　贯众炭 12g　芡实 15g　红藤 30g　蒲公英 30g　车前子 12g（包煎）　鸡冠花 15g　茯苓 10g　乌贼骨 15g（先煎）　7 剂

某女　30 岁　2019 年 1 月 14 日

带多色黄，有异味、痒，有接触性出血，检有宫颈糜烂，并检有 HPV 高危病毒，舌苔粘黄，脉细。拟方缓缓图之。

红藤 30g　黄柏 10g　苦参 15g　百部 15g　贯众炭 10g　蒲公英 30g　半枝莲 30g　蛇床子 15g　粉芡实 15g　车前子 12g（包煎）　槟榔 18g　7 剂

2019 年 2 月 11 日　经来下身又作痒，小腹感觉不适，苔薄黄，脉滑。拟方继续调治。

红藤 30g　蒲公英 30g　川柏 8g　苦参 15g　蛇床子 15g　车前子 12g（包煎）　百部 15g　广木香 6g　炒白芍 10g　粉草 8g　7 剂

某女 26 岁 1998 年 8 月 13 日

腹痛二十多天，舌苔粘浊，带下色青，脉象细数。拟方缓图。

忍冬藤 12g 红藤 30g 桃仁 5g 失笑散 12g（包煎）乳、没各 6g 赤、白芍各 6g 延胡索 12g 粉草 4g 银花 10g 4 剂

8 月 17 日 腹痛已定，青带见少，前日经来极少，今日又止。

红藤 30g 赤、白芍各 10g 乳、没各 6g 天台乌 6g 延胡索 12g 蒲公英 30g 川朴 5g 车前子 12g（包煎）炒芩 5g 粉草 6g 4 剂

8 月 24 日 经将尽，少腹轻痛，舌苔粘，脉细。拟方续治。

当归 10g 炒白芍 10g 粉草 5g 红藤 30g 乳、没各 5g 茜草根 12g 延胡索 12g 蒲公英 20g 血余炭 10g 4 剂

8 月 28 日 服上方经来，色红，量正常，三日尽净。右少腹仍轻痛，舌红苔薄黄。拟方续治。

红藤 30g 赤、白芍各 10g 生甘草 6g 乳、没各 6g 忍冬藤 12g 延胡索 12g 银花 10g 蒲公英 30g 4 剂

9 月 1 日 少腹两侧交替疼痛，喜温喜按，舌苔薄白，脉象细弦，属虚寒。拟方理气、温中、止痛。

淡吴萸 5g 肉桂 4g 公丁香 10g 广木香 5g 失笑散 12g（包煎）台乌片 5g 延胡索 12g 炒白芍 10g 粉草 5g 3 剂

按：炎症疼痛不会在两侧交替疼痛。

9 月 4 日 腹痛已定，带色变为浅绿色，量已不多，苔粘白。拟方续治。

怀山药 12g 云苓 10g 芡实 12g 车前子 10g（包煎）肉桂 5g 炒白芍 10g 粉草 5g 广木香 5g 乌贼骨 12g（先煎） 4 剂

某女 45 岁 2018 年 5 月 14 日

腰痛，少腹酸胀，左侧附件炎。

熟地 12g 怀牛膝 12g 川续断 15g 杜仲 12g 天台乌 6g 红藤 30g 失笑散 12g（包煎） 五加皮 12g 忍冬藤 20g 金毛狗脊 15g 7 剂

某女 44 岁 2018 年 11 月 15 日

少腹痛近三月加重，B 超示盆腔积液 34mm，子宫已切除，舌苔粘白，脉弦。拟方缓缓图之。

红藤 30g 蒲公英 30g 忍冬藤 20g 赤、白芍各 8g 延胡索 12g 乳、没各 6g 失笑散 12g（包煎） 广木香 6g 甘草 5g 车前子 12g（包煎） 7 剂

某女 29 岁 2006 年 12 月 20 日

腹胀，右侧少腹痛，拒按，右侧附件炎，苔白，脉弦。拟方缓图。

红藤 30g 赤、白芍各 6g 失笑散 12g（包煎） 乳、没各 6g 首乌藤 6g 延胡索 12g 忍冬藤 12g 广木香 6g 粉草 5g 7 剂

某女　42岁　2018年11月27日

外感服消炎药太多，以致引起霉菌性阴道炎，同时饮食不香，平时睡眠迟，清晨难起，感觉头重腿轻，舌苔粘白，脉细。拟方兼治之。

藿香5g　苍术5g　白术10g　川朴5g　楂、曲各10g　鸡内金6g　百部15g　蛇床子15g　槟榔15g　车前子12g（包煎）　火麻仁15g　7剂

某女　26岁　2019年6月11日

去年患盆腔炎，服中药数月治愈，今年又感腰疼少腹两侧疼，舌苔粘白泛黄，脉细数。拟方调之。

红藤30g　忍冬藤20g　蒲公英30g　当归15g　赤、白芍各8g　川断15g　杜仲12g　乳、没各6g　失笑散12g（包煎）　益母草12g　延胡索12g　7剂

某女　47岁　2006年12月1日

平时带下色黄，味秽，宫颈糜烂（下焦湿热）。苔薄粘微黄，脉弦。

红藤30g　黄柏10g　山药15g　芡实15g　蒲公英30g　贯众炭15g　忍冬藤12g　车前子12g（包煎）　龙胆草10g　生甘草5g　7剂

2007年3月14日带色转白，时多时少，下焦湿热。

山药15g　黄芪30g　升麻10g　车前子12g（包煎）　芡实15g　红藤30g　黄柏10g　蒲公英30g　贯众炭12g　乌贼骨15g（先煎）　7剂

某女 26 岁 2018 年 10 月 25 日

少腹有时轻痛，带下挟血丝，腰感酸胀且痛，苔白，脉弦滑。拟方调治。

红藤 30g 当归 15g 赤、白芍各 8g 台乌片 5g 川续断 15g 杜仲 12g 乳、没各 6g 沙苑子 15g 菟丝子 15g 肉苁蓉 15g 贯众炭 12g 芡实 15g 艾叶 6g 30 剂

某女 38 岁 2019 年 1 月 29 日

带多色黄，检有宫糜中度，舌苔粘黄。拟方缓图。

红藤 30g 川柏 10g 山药 15g 贯众炭 12g 芡实 45g 鸡冠花 12g 蒲公英 30g 车前子 12g（包煎） 土茯苓 15g 乌贼骨 15g（先煎） 10 剂

某女 32 岁 2018 年 11 月 13 日

带多色黄且痒，背部亦痒，胸乳胀痛，舌苔粘黄，脉弦滑。拟方清下焦湿热。

黄柏 10g 山药 15g 贯众炭 10g 粉芡实 15g 蛇床子 12g 苦参 15g 丹皮 6g 车前子 12g（包煎） 地肤子 12g 白鲜皮 15g 粉草 6g 10 剂

2019 年 3 月 16 日 带多浅黄有异味且痒，舌苔粘黄，脉细。拟方继续调治。

熟地 12g 当归 15g 赤、白芍各 8g 益母草 12g 山药 15g 黄柏 8g 贯众炭 12g 蛇床子 15g 苦参 15g 百部 15g 车前子 12g（包煎） 芡实 15g 艾叶 6g 乌贼骨 15g（先煎） 10 剂

某女 58岁 2006年12月11日

带多泛黄，历经数月，症状未见好转，带如清水，阵阵下淌，苔薄，脉滑。拟方健脾清湿热。

山药15g 贯众炭12g 茯苓10g 黄芪30g 升麻8g 川柏8g 车前子12g（包煎） 芡实15g 鸡冠花12g 乌贼骨15g（先煎） 7剂

2006年12月18日 带下减少，脉滑。拟方继续调治。

红藤30g 山药15g 贯众炭12g 潞党参15g 黄芪30g 升麻10g 黄柏6g 蒲公英30g 车前子12g（包煎） 乌贼骨15g（先煎） 7剂

某女 35岁 1999年1月22日

形寒脉细，带脉虚陷，湿热下注，带下如水，其势如注，其色黄，量多，苔薄白，脉细。拟方益气固带、清利湿热。

升麻6g 柴胡6g 潞党参15g 黄芪15g 怀山药15g 贯众炭10g 车前子12g（包煎） 川柏5g 粉芡实15g 云苓10g 乌贼骨12g（先煎） 4剂

1999年1月26日 药后带下量减，守前方出入，4剂。

某女 1999年1月8日

带多色黄，苔薄脉滑，此湿热下注也，易黄汤出入主之。

怀山药12g 贯众炭10g 黄柏6g 芡实10g 云苓10g 鸡冠花10g 红藤30g 车前子10g（包煎） 黄芪10g 乌贼骨15g（先煎）

四帖后，黄带明显减少。

某女　39 岁　2018 年 4 月 19 日

阴痒且有异味。

生地 12g　川柏 10g　苦参 15g　蛇床子 15g　车前子 12g（包煎）　地肤子 15g　白鲜皮 15g　百部 15g　槟榔 15g 粉草 6g　7 剂

某女　34 岁　2007 年 11 月 9 日

带下稠厚，有时阴部痒，下焦湿热。拟方调治。

龙胆草 10g　红藤 30g　山药 15g　芡实 15g　贯众 10g 车前子 12g（包煎）　蛇床子 15g　黄柏 10g　川椒 6g　槟榔 15g　7 剂

2007 年 12 月 3 日　量已减少，但仍稠黄，近日腹胀，苔薄，脉象细弦。拟方清肝胆湿热。

龙胆草 10g　炒黄芩 6g　桑叶 10g　青葙子 10g　石决明 20g（先煎）　红藤 30g　车前子 10g（包煎）　芡实 15g 鸡冠花 15g　白菊花 6g　7 剂

2007 年 12 月 12 日　近又尿色黄伴痛，苔薄脉滑。拟方清下焦湿热。

龙胆草 10g　苦参 15g　黄柏 10g　槟榔 15g　苦楝根皮 15g　蛇床子 15g　红藤 30g　芡实 15g　车前子 12g（包煎）粉草 5g　7 剂

某女　36 岁　2007 年 11 月 19 日

经来如涌，七日不断，迭进补益心脾，凉血清营之剂经净，带多有异味，舌苔根心粘泛黄，脉弦，脾虚带下。拟方调治。

怀山药 15g　贯众炭 15g　车前子 12g（包煎）　红藤 30g　黄柏 10g　黄芪 30g　党参 15g　芡实 15g　鸡冠花 15g 乌贼骨 15g（先煎）　7 剂

某女　35 岁　2007 年 7 月 2 日

带下如水，其色发黄，时夹有血丝，脘胀，纳食不甘。脾胃不好，如黄柏者暂时不用，甚苦寒，伤脾胃。苔粘微黄，脉象细弦。

藿香 6g　楂、曲各 10g　青、陈皮各 5g　广木香 6g 黄芪 15g　车前子 12g（包煎）　茜草根 12g　鸡冠花 15g 仙鹤草 15g　乌贼骨 15g（先煎）　5 剂

某女　31 岁　2007 年 6 月 25 日

偶有赤带，量不多，苔薄粘。

黄柏 10g　车前子 12g（包煎）　红藤 30g　苦参 15g 茯苓 10g　山药 15g　芡实 15g　茜草根 12g　乌贼骨 15g （先煎）　粉草 5g　7 剂

某女　47 岁　2007 年 3 月 21 日

近日白带较多，其色微黄，舌苔薄粘，脉弦。

怀山药 15g　贯众炭 12g　车前子 12g（包煎）　红藤 30g　蒲公英 30g　鸡冠花 10g　黄芪 30g　芡实 15g　黄柏 10g　升麻 10g　7 剂

某女　成年　2019 年 2 月 1 日

下身痒，并有少量褐色分泌物，至今已十余日，舌苔白，

脉滑。拟方缓缓图之。

红藤 30g　川柏 8g　蛇床子 15g　芡实 15g　贯众炭 10g
苦参 15g　地肤子 12g　仙鹤草 15g　血见愁 20g　车前子
12g（包煎）　7 剂

某女　36 岁　2019 年 4 月 3 日

阴痒带多数月，渣样，行经三四日，经前胸乳胀痛，肛门
偏右有坠痛，舌上苔薄，脉滑。拟方缓缓图之。

川柏 10g　苦参 15g　白鲜皮 15g　贯众炭 12g　百部
15g　红藤 30g　蛇床子 15g　芡实 15g　槟榔 20g　升麻 10g
黄芪 30g　乌贼骨 15g（先煎）　7 剂

妊娠病

某女　31 岁　2018 年 10 月 23 日

末次月经 9 月 20 日，现检查已有孕，脉左手滑，以往曾
流产两次，遂求保胎。

熟地 15g　当归 15g　炒白芍 10g　山药 15g　潞党参
15g　黄芪 30g　杜仲 12g　苎麻根 15g　川断 15g　艾叶
8g　7 剂

2018 年 11 月 10 日　脉两手皆滑，孕已七八周，舌质不
红，苔白。拟方继续保胎。

熟地 15g　当归 15g　炒白芍 10g　山药 15g　黄芪 30g
潞党参 15g　川断 15g　杜仲 12g　苎麻根 15g　狗脊 15g
艾叶 8g　7 剂

某女　32岁　2018年4月17日

检查示早孕，脉象尚未出现流畅，予保胎方。

熟地12g　当归10g　炒白芍10g　山药10g　川断15g
杜仲12g　焦白术10g　炒芩5g　黄芪30g　艾叶5g　7剂

某女　成年　8月18日

停经个半月，股疲腹痛，下淡红水，脉来滑大。此先兆流
产之象。拟方养血安胎，宜卧床休息，配合治疗。

熟地三钱　归身三钱　炒白芍三钱　炒阿胶三钱（烊入）
焦白术三钱　炒芩钱半　潞党参三钱　杜仲三钱　川断三钱
艾叶八分。连服数帖，安。

某女　25岁　2019年6月13日

重身五月，咳嗽旬日，现黄色痰，已服西药未好转，舌苔
黄，脉滑紧。拟方清金止咳。

冬桑叶10g　射干5g　鱼腥草30g　杏仁5g　白、前胡
各6g　炒芩5g　桔梗6g　大贝母10g　粉草5g　4剂

2019年6月19日　重身五月，咳嗽服中药四天，咳嗽已
减轻，痰少色黄，舌苔薄黄，脉滑。拟方继续进治。

冬桑叶10g　炒芩5g　杏仁5g　白、前胡各6g　桔梗
5g　当归10g　炒白芍10g　粉草6g　鱼腥草20g　干杷叶
10g（包煎）　4剂

某女　32岁　2019年6月15日

咳嗽四五日，昨日有少量黄痰，咳呛致腹痛，有孕，苔薄
黄，脉滑。拟方清宣止咳。

冬桑叶 10g　　鱼腥草 20g　　炒芩 5g　　杏仁 5g　　白、前胡
各 6g　　焦白术 10g　　桔梗 5g　　玄参 12g　　粉草 5g　　3 剂

某女　31 岁　9 月 29 日

重身近二月，反应严重，全不思食，苔薄偏暗，脉滑。拟
方调之。

熟地三钱　　炒白芍三钱　　归身三钱　　神曲三钱　　陈皮钱半
焦白术三钱　　杜仲三钱　　川断三钱　　云苓三钱

10 月 2 日　诸症好转，纳不香，乏力。拟方继续调治。

熟地三钱　　炒白芍三钱　　归身三钱　　生白术三钱　　山药三
钱　　炒芩钱半　　川断三钱　　陈皮钱半。连服三帖，诸症皆平。

某女　26 岁

重身六月，尾闾疼痛，夜间不能安寐，迄今个月，便结溺
赤，舌红，苔泛黄，脉细。拟从阴虚湿热治。

生地黄五钱　　甘草一钱　　川柏二钱　　萆薢二钱　　泽泻一钱

次日痛减，原方加熟地、当归。连服四帖，安。

某女　25 岁　2018 年 8 月 30 日

重身五月，咳嗽已三四天，昨始恶寒，舌苔粘黄，脉象浮
而滑数。拟方清散解表、肃肺止咳。

荆芥 5g　　冬桑叶 10g　　杏仁 5g　　薄荷 4g（次下）　　前胡
6g　　香豆豉 10g　　炒芩 5g　　鱼腥草 20g　　橘红 5g　　粉甘草
6g　　2 剂

某女　28岁　2019年5月17日

重身近六月，便秘，二三天始一更衣，同时感觉胸闷心慌。脉滑，左手举按有神。拟方继续调治。

潞党参15g　黄芪30g　当归15g　柏、枣仁各15g　郁金6g　远志肉5g　火麻仁15g　郁李仁15g　瓜蒌仁12g　大贝母10g　枳壳5g　7剂

产后病

某女　成年　8月29日

产后数十日，恶露淋漓不尽，纳食不甘，神疲乏力。此乃气血空虚、胃家不和。拟方缓图。

熟地三钱　炒白芍三钱　炒阿胶四钱（烊入）　陈棕炭潞党参三钱　神曲　白蔻仁八分（次下）　鸡内金钱半　陈皮钱半

8月31日　病情暂无进退，守原方去党参，加白人参三钱，炙黄芪四钱，酸枣仁三钱，侧柏叶三钱，另十灰丸三钱。

9月2日　红断，饮食加增，精神好转，步原方进治。

白人参三钱　炙芪四钱　熟地三钱　炒白芍三钱　炒阿胶三钱（烊化）　炒侧柏叶三钱　炒枣仁三钱　柏子仁三钱　炙甘草八分。另十灰丸三钱

9月5日　诸症皆平，精神日振，归脾丸出入善后。

某女　成年　6月18日

咽喉、口鼻、诸窍喷热，口干欲饮，大便燥结，得于产后，脉象濡细。阴伤之体，多伤天气之热邪。拟方滋阴清泻

热邪。

玄参三钱　生地三钱　石斛四钱（先煎）　连翘钱半
桑叶三钱　山栀钱半　桔梗钱半　甘草八分　赤芍钱半

6月21日　诸症皆减，原方加知母二钱。

某女　35岁　2月22日

产后二十余日，血虚受风，背如负物，怯寒有汗，苔薄，脉象浮弦，左手细弦。

熟地三钱　阿胶三钱（烊入）　独活五分　粉草五分

12月25日　连服二帖，背重若失，原方加桂枝、白芍、浮小麦，服三帖，症平。

12月30日　瘥后，另求调理，重在温肾固表。

熟地三钱　肉苁蓉三钱　菟丝子三钱　炒白芍三钱　白蒺藜三钱　浮小麦三钱　牡蛎四钱（先煎）。三帖，安。

某女　30岁　4月7日

产后二月余，恶露淋漓，经五十余日始净，遂发头晕，目胀，苔黄，脉弦。拟方从滋阴平肝入手。

生、熟地各三钱　白芍三钱　甘杞子三钱　空沙参三钱
桑叶三钱　菊花一钱　钩藤三钱（次下）　决明子四钱　桂圆肉三钱

4月9日　病情暂无进退，原方加石决明六钱（先煎），女贞子三钱，旱莲草三钱。

4月11日　目胀减，头仍晕，午后身发热，面色红，带多，有秽味，舌红苔黄，脉弦，拟从阴虚肝热治。

知母　川柏　生地　山药　地骨皮　钩藤　牡蛎　决明子

4月16日　诸症渐平，守原方出入调治而愈。安。

某女　成年　6月23日

产后二月余，恶露淋漓至今不绝，大便燥结，小溲赤热，舌质红苔粘黄，脉滑数，血分有热，肠燥便秘。拟方速图之。

当归　炒白芍　生地　丹皮　阿胶　炒侧柏叶　陈棕炭　郁李仁　火麻仁三帖。

6月26日　恶露净，大便不畅，带多，更方调治。

当归　炒白芍　生地　山药　芡实　川柏　侧柏叶　车前子　乌贼骨　生白果

连服三帖，带下已少，原方出入又三帖，安。

某女　37岁　9月5日

临床诊断：产后下利

产后四五日即患水泻，饮食入胃，稍顷即肠鸣不已，随即下利，一日七八次，尿少，面色㿠白，病延月余，苔薄质淡，脉细滑。拟方从补气升阳、固涩下焦入手。

高丽参　焦白术　炙甘草　升麻　荆芥　煨诃子肉　赤石脂　白芍　炮姜

9月7日　连服二帖，泻止。原方加黄芪、阿胶。三帖，安。

某女　29岁　2006年10月6日

产后数月，疲倦乏力，头晕，畏寒，腰痛，舌苔滑白，脉细。拟方补益。

党参12g　黄芪15g　当归10g　熟地12g　杜仲12g

补骨脂 15g　　山药 15g　　川断 12g　　狗脊 10g　　肉桂 5g　　7 剂

不孕症（附备孕）

某女　29 岁　2019 年 5 月 6 日

婚后五月未孕，月经不调，二月一潮，腹痛半日，时下血块，舌苔薄，脉细弦。拟方调之。

淡吴萸 8g　　肉桂 6g　　桃、红各 6g　　当归 15g　　赤、白芍各 8g　　失笑散 12g（包煎）　　香附 10g　　益母草 12g　　川芎 6g　　延胡索 12g　　艾叶 8g　　7 剂

2019 年 5 月 24 日　末次月经 4 月 28 日—5 月 3 日，近几年月经多二月一潮，舌淡苔薄白，脉细弦。拟方继续调治。

柴胡 5g　　当归 15g　　赤、白芍各 8g　　桃、红各 6g　　益母草 12g　　香附 10g　　肉桂 6g　　沙苑子 15g　　肉苁蓉 15g　　川芎 5g　　艾叶 8g　　7 剂

某女　30 岁　2019 年 5 月 6 日

婚后四年未孕，曾行巧克力囊肿、子宫肌瘤手术，有子宫内膜异位，经治痛减，现月经准，行经腹轻痛，量亦正常，舌红苔薄，脉象细弦。拟方调之。

芜芎 5g　　当归 15g　　赤、白芍各 8g　　香附 10g　　益母草 12g　　红藤 30g　　失笑散 12g（包煎）　　沙苑子 15g　　肉苁蓉 15g　　延胡索 12g　　艾叶 6g　　7 剂

某女　28 岁　2019 年 1 月 4 日

婚后五年未孕，检有右侧输卵管通而不畅，并有少量积

液，月经调，量亦正常，舌苔粘而泛黄，脉沉细。拟方缓缓图之。

红藤 30g　蒲公英 30g　忍冬藤 20g　当归 15g　赤、白芍各 8g　沙苑子 15g　菟丝子 12g　肉苁蓉 15g　川郁金 6g　川芎 6g　香附 10g　艾叶 6g　10 剂

2019 年 2 月 22 日　末次月经 2 月 8 日，上月 1 月 6 日，腹部隐痛，行经时腰疼，右侧附件有积水，舌苔粘而泛黄，脉象沉弦。拟方继续调治。

红藤 30g　当归 15g　赤、白芍各 8g　失笑散 12g（包煎）　乳、没各 6g　川断 15g　杜仲 12g　延胡索 12g　广木香 6g　粉草 6g　艾叶 8g　10 剂

2019 年 5 月 15 日　末次 4 月 17 日，量正常，婚后六年未孕，舌苔粘白，边有齿痕，脉细。拟方继续调治。

熟地 12g　当归 15g　炒白芍 10g　香附 10g　菟丝子 15g　肉苁蓉 15g　益母草 12g　沙苑子 15g　川芎 6g　艾叶 6g　10 剂

某女　32 岁　2018 年 8 月 24 日

末次月经 8 月 17 日，量较前多些，腹轻痛。婚后三年，至今未孕。

熟地 12g　当归 15g　赤、白芍各 8g　失笑散 12g（包煎）　菟丝子 15g　肉苁蓉 15g　益母草 12g　红花 6g　延胡索 12g　香附 10g　丹皮 5g　艾叶 6g　7 剂

2018 年 11 月 16 日　末次月经 11 月 13 日来潮，量少色红，舌苔黄，脉象细弦。拟方继续调经。

柴胡 5g　当归 15g　赤、白芍各 8g　香附 10g　益母草

12g　红花 6g　川芎 6g　黄芪 30g　熟地 12g　艾叶 8g　7 剂

2018 年 12 月 1 日　月经按期来潮，量亦可，舌苔薄黄，脉细弦。拟方继续调治。

熟地 12g　当归 15g　炒白芍 10g　菟丝子 15g　香附 10g　肉苁蓉 15g　芜芎 6g　益母草 12g　沙苑子 15g　川断 15g　艾叶 8g

2019 年 2 月 21 日　前次月经 1 月 7 日—20 日，经量多。2 月 4 日又来，月经量稍少，七八天干净，舌苔粘白泛黄，脉弦。拟方继续调治。

川芎 5g　当归 15g　赤、白芍各 8g　熟地 12g　益母草 12g　黄芪 30g　丹皮 6g　菟丝子 15g　肉苁蓉 15g　沙苑子 15g　焦白术 10g　潞党参 15g　艾叶 8g　10 剂

某女　27 岁　2018 年 4 月 17 日
月经量时多时少，备孕中。

熟地 12g　当归 15g　炒白芍 10g　香附 10g　肉桂 5g　益母草 12g　沙苑子 15g　肉苁蓉 15g　黄芪 30g　潞党参 15g　焦白术 10g　艾叶 6g　7 剂

某女　29 岁　2018 年 10 月 2 日
经准、量正常，末次月经 9 月 25 日，备生二胎。

熟地 12g　当归 15g　炒白芍 10g　菟丝子 15g　肉苁蓉 15g　香附 10g　芜芎 5g　沙苑子 15g　益母草 12g　甘杞子 12g　小茴香 5g　艾叶 10g　7 剂

某女　35岁　2018年11月14日

胚停于10月10日，人流至今个半月，尚未来月经，脉细。拟方益气、补血、通经。

潞党参15g　焦白术10g　黄芪30g　当归15g　炒白芍10g　熟地12g　柏、枣仁各12g　益母草15g　川芎6g　红花6g　艾叶8g　7剂

2018年11月22日　经尚未通，脉细，已较前流利。拟方继续调理。

潞党参15g　焦白术10g　黄芪30g　熟地12g　当归15g　赤、白芍各8g　红花6g　益母草12g　川芎6g　泽兰12g　艾叶10g　7剂

2018年11月29日　月经尚未来潮，继续调经。

柴胡5g　当归15g　赤、白芍各8g　益母草12g　香附10g　芜芎6g　熟地12g　潞党参15g　黄芪30g　肉苁蓉15g　沙苑子15g　艾叶10g　7剂

某女　30岁　2018年11月28日

婚后五月未孕，现月经不调，常五十天或八十天一潮，量今较前少，同时少腹有坠胀感，末次月经11月21日，舌苔白根部粘，脉沉细弦。拟方缓缓图之。

淡吴萸8g　肉桂6g　当归15g　赤、白芍各8g　香附10g　益母草12g　沙苑子15g　菟丝子15g　泽兰12g　肉苁蓉15g　黄芪30g　升麻10g　艾叶10g　7剂

2019年2月16日　月经不调，一般40天一潮，量正常，检雌激素↓，排卵期后七天腹部胀，备孕，苔白，脉象细弦。拟方调之。

淡吴萸 8g　肉桂 6g　香附 10g　当归 15g　炒白芍 10g
沙苑子 15g　肉苁蓉 15g　菟丝子 15g　甘杞子 15g　川芎 6g
艾叶 8g　7 剂

某女　27 岁　2019 年 2 月 13 日

去年九月结婚，至今未孕，激素检查 T↑，末次月经 1 月 31 日，量正常，顷察舌苔根心稍粘，脉沉细弦。拟方调之。

熟地 12g　当归 15g　炒白芍 10g　香附 10g　益母草 12g　菟丝子 15g　芜芎 6g　沙苑子 15g　肉苁蓉 15g　仙茅 15g　艾叶 8g　7 剂

2019 年 3 月 2 日　少腹两侧隐隐作痛，并有少许褐色分泌物，自检测已孕，舌苔薄，脉细弦。拟方保胎。

熟地 15g　当归 15g　炒白芍 10g　仙鹤草 15g　延胡索 10g　血见愁 30g　广木香 5g　杜仲 12g　川断 15g　黄芪 30g　艾炭 5g　5 剂

某女　30 岁　2018 年 4 月 17 日

因宫外孕，左侧输卵管已切除，右侧输卵管 B 超示通而不畅。末次月经 4 月 1—5 日，量正常，行经腹痛。

红藤 30g　忍冬藤 20g　当归 15g　炒白芍 10g　香附 10g　王不留行 18g　川芎 6g　失笑散 12g（包煎）　桃、红各 6g　艾叶 6g　7 剂

2018 年 5 月 2 日　月经 5 月 1 日，经量正常，腹部较痛。

熟地 12g　当归 15g　炒白芍 10g　香附 10g　益母草 12g　川续断 15g　杜仲 12g　沙苑子 15g　肉苁蓉 15g　红藤 30g　王不留行 15g　忍冬藤 20g　艾叶 8g　10 剂

某女　33 岁　2018 年 4 月 12 日

双侧输卵管通而不畅，行经初一日腹痛，挟有血块，12 年前曾流产一次，并清宫。

淡吴萸 8g　肉桂 5g　当归 15g　赤、白芍各 8g　失笑散 12g（包煎）　桃、红各 6g　红藤 30g　香附 10g　王不留行 15g　芜芎 6g　艾叶 10g　7 剂

某女　26 岁　2018 年 11 月 5 日

婚后年余，至今未孕，月经尚调，一般提前二三天，唯本月推后旬日始来潮，末次月经 10 月 31 日，舌苔薄黄，舌质不红，脉弦。拟方徐徐图之。

熟地 12g　当归 15g　赤、白芍各 8g　益母草 12g　香附 10g　沙苑子 15g　肉苁蓉 15g　菟丝子 15g　川芎 6g　艾叶 6g　7 剂

某女　30 岁　2007 年 6 月 20 日

2003 年至 2005 年连续三年，每年流产一次，第一次在妊娠三个多月，以后两次均在妊娠 40 多天，胚胎停止发育。近 2 年避孕。每次孕后，经常鼻衄，苔粘偏黄，脉象细弦。

生、熟地各 12g　山药 15g　山萸肉 10g　丹皮 6g　沙苑子 12g　枸杞子 15g　川断 15g　杜仲 10g　补骨脂 12g　炒芩 6g

某女　33 岁　2018 年 4 月 19 日

末次月经 4 月 11 日，至今尚未干净，备孕。

潞党参 15g　焦白术 10g　黄芪 30g　当归 15g　炒白芍

10g　茜草根 15g　柏、枣仁各 12g　红藤 30g　忍冬藤 20g
广木香 6g　艾炭 5g　7 剂

某女　34 岁　2018 年 4 月 19 日

现月经一切正常，但平时饮食不慎易作泻，备生二胎，调理。

潞党参 15g　焦白术 10g　云苓 10g　砂仁 5g（次下）
广木香 6g　楂、曲各 10g　炮姜 5g　粉甘草 6g　葛根
10g　7 剂

某女　26 岁　2018 年 4 月 24 日

婚后二年，有孕二次，均因胚停而流产，3 月 9 日流产，现月经尚未来潮，脉细。

熟地 12g　当归 15g　炒白芍 10g　益母草 12g　香附
10g　沙苑子 15g　肉苁蓉 15g　潞党参 15g　黄芪 30g　焦
白术 10g　艾叶 6g　10 剂

某女　27 岁　2018 年 8 月 11 日

结婚一年，备孕，经准，行经时有血块，腹胀。

柴胡 5g　香附 10g　红花 6g　当归 15g　赤、白芍各 8g
天台乌 6g　益母草 12g　川芎 6g　泽兰 12g　沙苑子 15g
肉苁蓉 15g　艾草 8g　7 剂

某女　29 岁　2019 年 5 月 10 日

想生二胎，现月经正常，行经腰痛二三日，挟有血块，末次月经 4 月 24 日，舌苔粘白，脉细弦。拟方调之。

淡吴萸 8g　　肉桂 6g　　桃红各 6g　　失笑散 12g（包煎）
当归 15g　　赤、白芍各 8g　　沙苑子 15g　　肉苁蓉 15g　　延胡索 12g　　艾叶 8g　　7 剂

2019 年 5 月 27 日　　5 月 20 日月经来潮，血块少，腹痛亦轻，苔薄，脉细。拟方继续调治。

熟地 12g　　当归 15g　　炒白芍 10g　　香附 10g　　益母草 12g　　肉桂 6g　　菟丝子 15g　　沙苑子 15g　　川芎 5g　　肉苁蓉 15g　　艾叶 8g　　10 剂

某女　　25 岁　　2019 年 6 月 17 日
月经多推后，经期七天，量亦正常。婚前孕 2 月，自然流产，现结婚三月未孕，舌正红，苔薄粘泛黄，脉细。拟方调之。

柴胡 5g　　当归 15g　　炒白芍 10g　　香附 10g　　川芎 5g　　益母草 12g　　菟丝子 15g　　沙苑子 15g　　肉苁蓉 15g　　焦白术 10g　　云苓 10g　　艾叶 6g　　7 剂

某女　　35 岁　　2019 年 6 月 13 日
药流清宫导致宫腔粘连，做过宫腔分离手术，生过一个孩子，七个月大夭折。末次月经 5 月 22 日，量少。现感腰痠，大便溏，每日一二次，舌苔粘白，脉细。拟方调之。

柴胡 5g　　香附 10g　　川芎 6g　　当归 15g　　赤、白芍各 8g　　川郁金 10g　　益母草 12g　　菟丝子 15g　　肉苁蓉 15g　　艾叶 8g　　7 剂

某女 32岁 2018年10月4日

婚后三年未孕，月经不调，多依赖西药激素始来月经，妇检有多囊卵巢，苔薄粘，脉细。拟方缓图。

熟地12g 当归15g 赤、白芍各8g 香附10g 益母草12g 红花6g 菟丝子15g 沙苑子15g 肉苁蓉15g 芜芎6g 艾叶6g 7剂

2018年10月25日 药后见少量下红，苔白，脉细滑，循前法步进。

川芎6g 当归15g 赤、白芍各8g 红花6g 益母草12g 肉桂6g 熟地12g 泽兰12g 沙苑子15g 肉苁蓉15g 艾叶10g 7剂

2018年11月8日 此次月经量多，至今淋漓半月未净，苔薄脉细，更方调治。

潞党参15g 焦白术10g 黄芪30g 当归15g 熟地12g 炒白芍10g 血见愁30g 仙鹤草15g 茜草根15g 柏、枣仁各10g 艾炭6g 7剂

2018年11月15日 经来淋漓廿余日未净。舌苔薄黄，舌边尖红，脉细略数。拟方继续调治。

潞党参15g 焦白术10g 黄芪30g 当归15g 粉丹皮6g 山栀5g 柏、枣仁各12g 血余炭10g 陈棕炭10g 广木香5g 艾炭6g 7剂

2018年11月22日 药后经净，但今晨又有一点点咖啡色分泌物，舌苔薄，脉细数。拟方继续调治。

柴胡5g 当归15g 赤、白芍各8g 丹皮6g 山栀6g 益母草12g 血见愁20g 黄芪30g 仙鹤草15g 潞党参15g 艾炭5g 7剂

2018 年 11 月 29 日　月经将至。拟方调治。

柴胡 5g　当归 15g　炒白芍 10g　焦白术 10g　云苓 10g 益母草 12g　丹皮 5g　川芎 5g　粉草 5g　艾叶 6g　7 剂

2019 年 1 月 3 日　月经淋漓，时多时少，迄今二月，舌苔薄黄，脉细兼数。拟方补益心脾、凉血安营。

潞党参 15g　焦白术 10g　黄芪 30g　当归 15g　柏、枣仁各 15g　炒白芍 10g　粉丹皮 6g　仙鹤草 15g　益母草 12g 血见愁 30g　艾炭 5g　7 剂

2019 年 1 月 10 日　月经 12 月 30 日—1 月 6 日，月经净，早上有极少咖啡色分泌物，苔薄黄，脉细。拟方继续调治。

潞党参 15g　焦白术 10g　黄芪 30g　生地 12g　丹皮 6g 山栀 6g　当归 15g　炒白芍 10g　仙鹤草 15g　血余炭 10g 艾叶炭 5g　乌贼骨 15g（先煎）　7 剂

某女　35 岁　2007 年 11 月 16 日

月经中期（排卵期）少腹不适，难以名状，舌苔薄净。拟方调治。

熟地 12g　当归 10g　川芎 6g　益母草 15g　王不留行 15g　沙苑子 15g　菟丝子 15g　肉苁蓉 15g　肉桂 6g　红花 6g　艾叶 6g　7 剂

某女　45 岁　2019 年 2 月 26 日

前年宫外孕，右侧输卵管已切除，左侧输卵管正常，但至今未受孕。前年到现在做过三次试管婴儿，均未着床，舌苔粘白，脉弦。拟方调治。

熟地 15g　当归 15g　沙苑子 15g　肉桂 6g　炒白芍 10g

菟丝子 15g　黄芪 30g　肉苁蓉 15g　小茴香 5g　山萸肉 10g
山药 15g　艾叶 10g　10 剂

某女　24 岁　2019 年 2 月 18 日

结婚两年未孕，妇检卵巢功能不足。月经调，量亦正常，
行经挟有血块，舌苔粘白，脉细。拟方缓缓图之。

熟地 12g　当归 15g　赤、白芍各 8g　菟丝子 15g　沙
苑子 15g　肉苁蓉 15g　香附 10g　甘杞子 15g　益母草 12g
芜荑 6g　艾叶 8g　7 剂

某女　31 岁　2006 年 10 月 25 日

结婚三年，两年前曾流产 1 次，近年未再孕，妇检：右侧
输卵管迂曲，尚通畅，左侧不通，月经调，左少腹时痛，舌上
苔薄，脉细弦。建议先通输卵管，同时调经助孕。

红藤 30g　蒲公英 30g　当归 12g　赤、白芍各 6g　乳、
没各 6g　炮甲片 10g　王不留行 15g　细辛 5g　延胡索 12g
路路通 15g　5 剂

某女　29 岁　2018 年 11 月 24 日

婚后三年未孕，妇检：双角子宫，子宫内膜异位，输卵管
通而不畅，内膜薄。现月经来潮，量已正常，舌质淡苔薄白，
脉细弦。拟方缓缓图之。

熟地 12g　当归 5g　炒白芍 10g　肉桂 6g　小茴香 5g
菟丝子 15g　沙苑子 5g　香附 10g　肉苁蓉 15g　益母草 12g
芜荑 5g　艾叶 10g　10 剂

2018 年 12 月 4 日　末次月经 11 月 23 日，经量正常。

柴胡 5g　香附 10g　芫荽 5g　当归 15g　炒白芍 10g　红藤 30g　益母草 12g　沙苑子 15g　菟丝子 15g　肉苁蓉 15g　艾叶 8g　7 剂

2018 年 12 月 15 日　带呈黄绿色，伴痒，苔薄脉细。拟方急治之。

红藤 30g　当归 15g　赤、白芍各 8g　益母草 12g　川柏 8g　百部 15g　蛇床子 12g　贯众炭 12g　沙苑子 15g　肉苁蓉 15g　槟榔 18g　艾叶 10g　7 剂

某女　26 岁　2006 年 11 月 13 日

婚后流产 1 次，至今四年未孕，月经尚调，但月经前后腹胀呕吐剧，得矢气则安，经间期腹痛，妇检：左侧输卵管不通，右侧迂曲尚畅，平时左少腹部痛，舌红苔薄，脉弦。拟方徐图。

红藤 30g　当归 10g　赤、白芍各 6g　香附 10g　首乌藤 6g　肉桂 6g　细辛 3g　王不留行 10g　失笑散 12g（包煎）　延胡索 12g　艾叶 6g　7 剂

2006 年 12 月 25 日　月经延期四日来潮，色量正常，腰微酸，舌苔薄，脉细弦。

川芎 6g　当归 12g　熟地 12g　仙茅 15g　淫羊藿 15g　菟丝子 15g　细辛 5g　王不留行 15g　红藤 30g　赤、白芍各 6g　路路通 10g　艾叶 5g　7 剂

某女　30 岁　2019 年 5 月 15 日

结婚九年，育有一子，现在 7 岁。现月经不调，五六十天一潮，量少，三日即净，形体微胖，末次月经 3 月中旬，苔

粘，脉细弦。拟方徐徐调之。

柴胡 5g　香附 10g　红花 6g　当归 15g　赤、白芍各 8g　泽兰 12g　益母草 12g　小青皮 6g　川郁金 10g　芫荽 6g　艾叶 8g　7 剂

某女　26 岁　2019 年 6 月 7 日

婚后年余未孕，检有右侧卵巢多囊，左侧显示不清。末次月经 5 月 15 日，舌淡苔白，脉象细弦。拟方缓缓图之。

熟地 12g　当归 15g　炒白芍 10g　香附 10g　益母草 12g　三棱 15g　沙苑子 15g　菟丝子 15g　肉苁蓉 15g　甘杞子 12g　艾叶 8g　7 剂

2019 年 6 月 26 日　末次月经 6 月 11 日，苔白，脉弦滑。拟方继续调治。

芫荽 5g　当归 15g　炒白芍 10g　香附 10g　益母草 12g　菟丝子 15g　熟地 12g　肉苁蓉 15g　肉桂 5g　沙苑子 15g　艾叶 8g　10 剂

某女　34 岁　2019 年 6 月 17 日

月经多逾期五六天且量少，排卵期小腹胀痛，平时工作压力大，夜难入睡且多梦，舌上苔薄，脉细弦。拟方兼治缓图。

潞党参 15g　焦白术 10g　黄芪 30g　熟地 12g　当归 15g　赤、白芍各 8g　柏、枣仁各 15g　夜交藤 18g　远志肉 6g　台乌药 6g　失笑散 12g（包煎）　延胡索 12g　煅龙、牡各 20g（先煎）　7 剂

某女　33 岁　2019 年 6 月 20 日

曾多次人流，以致宫腔、盆腔粘连，腹腔镜行盆腔粘连松解术，输卵管通而不畅，至今三四年未再有孕，舌苔薄白，脉象细弦。拟方调之。

红藤 30g　忍冬藤 20g　蒲公英 30g　当归 15g　赤、白芍各 8g　香附 10g　益母草 12g　川芎 6g　沙苑子 15g　肉苁蓉 15g　艾叶 8g　7 剂

癥瘕（附子宫肌瘤、子宫囊肿、乳腺增生、结节）

某女　39 岁　2018 年 8 月 30 日

附件囊肿，8 月 20 日月经来潮，量少，伴少腹痛，月经三天干净。

桂枝 10g　丹参 12g　当归 15g　赤、白芍各 8g　三棱 20g　莪术 20g　水蛭 10g　昆布 12g　大贝母 10g　艾叶 8g　牡蛎 30g（先煎）　7 剂

2018 年 11 月 9 日　囊肿渐缩小，右侧少腹有时隐痛，昨始牙痛，舌苔薄，脉细偏数。拟方进治之。

生地 12g　丹皮 6g　川连 3g　玄参 15g　大贝母 10g　乳、没各 6g　三棱 20g　莪术 15g　延胡索 12g　芦根 30g（先煎）　牡蛎 30g（先煎）　7 剂

2018 年 11 月 16 日　左少腹隐痛，经来量少，囊肿渐缩小。拟方继续调治。

红藤 30g　当归 15g　赤、白芍各 8g　三棱 15g　莪术 15g　失笑散 12g（包煎）　延胡索 12g　黄芪 30g　益母草 12g　乳、没各 8g　艾叶 6g　牡蛎 30g（先煎）　10 剂

2018 年 12 月 8 日　月经推迟六七日未来潮，腹已不痛。拟方继续调治。

淡吴萸 8g　肉桂 6g　益母草 12g　当归 15g　赤、白芍各 8g　三棱 15g　红花 6g　香附 10g　莪术 15g　川芎 6g　艾叶 10g　10 剂

某女　45 岁　2006 年 10 月 9 日

经来 4 日，经量不多，夜半腰微痛，子宫肌瘤，苔粘，脉弦兼滑。

桂枝 10g　桃仁 6g　三棱 12g　大贝母 10g　地鳖虫 10g　猫爪草 15g　海藻 10g　茯苓 12g　乳、没各 5g　生牡蛎 15g（先煎）　7 剂

某女　33 岁　2018 年 11 月 17 日

乳腺增生，右侧乳腺肿块稍大，舌苔黄，脉象弦。拟方疏肝理气、软坚散结。

柴胡 5g　川郁金 12g　三棱 15g　玄参 15g　瓜蒌仁 12g　大贝母 10g　乳、没各 6g　昆布 12g　小青皮 5g　延胡索 12g　牡蛎 30g（先煎）　7 剂

2018 年 11 月 24 日　病况如前述。拟方继续疏肝调血、软坚散结、消胀止痛。

川郁金 10g　小青皮 5g　玄参 15g　大贝母 10g　瓜蒌仁 12g　当归 15g　赤、白芍各 8g　三棱 15g　乳、没各 5g　延胡索 12g　艾叶 6g　牡蛎 30g（先煎）　7 剂

2018 年 12 月 1 日　行经腹疼，经量尚好，偏少，检有乳房结节增生，舌苔粘，舌边有瘀斑，脉细。拟方兼治之。

柴胡 5g　当归 15g　赤、白芍各 8g　三棱 15g　小青皮 15g　川郁金 10g　淡吴萸 8g　失笑散 12g（包煎）　延胡索 12g　艾叶 6g　7 剂

某女　37 岁　2007 年 10 月 31 日

子宫内膜异位症，子宫后壁有结块，但临床并无疼痛，苔薄，脉弦滑。拟方调治。

柴胡 6g　当归 10g　赤芍 6g　白芍 6g　三棱 18g　桃仁 6g　川芎 6g　益母草 15g　山慈菇 15g　泽兰 10g　牡蛎 24g（先煎）　艾叶 6g　7 剂

2007 年 11 月 14 日　月经先期 5 日来潮，色黯不畅，腹部觉胀，次日转红，夹有血块，今日月经已近尾声，苔薄脉细弦。拟方继续疏肝调经。

柴胡 6g　当归 10g　赤芍 6g　白芍 6g　三棱 18g　桃仁 6g　川芎 6g　益母草 15g　泽兰 10g　香附 10g　艾叶 6g　7 剂

某女　35 岁　2018 年 11 月 9 日

双侧乳腺增生，乳腺结节，最大的 12mm × 6mm，脉弦。拟方疏肝理气、软坚散结。

柴胡 5g　香附 10g　川郁金 10g　瓜蒌仁 12g　大贝母 10g　小青皮 5g　玄参 15g　三棱 15g　当归 15g　炒白芍 10g　丹皮 5g　艾叶 5g　牡蛎 30g（先煎）　7 剂

2018 年 12 月 10 日　经前胸乳胀，苔粘，脉象细弦。拟方疏肝散结。

柴胡 5g　当归 15g　赤、白芍各 8g　川郁金 10g　小青

皮6g　香附10g　京三棱15g　玄参15g　大贝母10g　海藻15g　牡蛎30g（先煎）　10剂

2019年1月22日　乳腺结节最大的1.2cm×0.6cm，经前胸乳轻微胀痛，舌苔粘白，脉象细弦。拟方继续软坚散结。

柴胡5g　小青皮5g　川郁金10g　瓜蒌仁12g　大贝母10g　京三棱15g　黑玄参15g　香附10g　海藻15g　牡蛎30g（先煎）　10剂

某女　26岁　2019年1月8日

左侧胸肋疼痛，CT检查5、6肋间发现圆形软组织影，大小约24mm×12mm，舌上苔薄，脉象弦而兼滑。拟方从软坚散结、化瘀止痛入手调治。

柴胡5g　玄参15g　大贝母10g　三棱18g　乳、没各6g　延胡索12g　昆布12g　海藻15g　川郁金10g　桃仁6g　牡蛎30g（先煎）　7剂

2019年1月26日　胸肋疼痛已止，肿块缩小，药症颇合，仍步原法损益进治。

黑玄参15g　大贝母10g　小青皮5g　川郁金10g　京三棱20g　海藻15g　水蛭15g　昆布12g　桃仁泥6g　牡蛎30g（先煎）　10剂

某女　33岁　1998年8月21日

双侧乳房检查均有肿块，小叶增生，经常胸乳胀痛，舌苔薄，脉弦细。拟方舒肝、清散、软坚。

柴胡　青、陈皮　昆布　大贝母　猫爪草　海藻　瓜蒌仁　牡蛎　川郁金　4剂

8月25日　症状明显好转，依原法进治。

柴胡6g　青、陈皮各5g　大贝母10g　瓜蒌仁12g　川郁金6g　昆布12g　三棱12g　海藻12g　牡蛎12g（先煎）益母草12g　4剂

按：好发于女性中，个性强烈，情志不畅之人。

8月29日　月经将至，胸乳胀痛明显减轻，舌上苔薄，脉弦。拟方权先畅肝调经。

柴胡6g　当归10g　青、陈皮各5g　赤芍6g　香附10g芜芎6g　益母草12g　佛手片12g　泽兰12g　4剂

某女　37岁　2018年11月27日

乳腺增生，微胀有针刺样感觉，舌苔薄，脉象弦。拟方疏肝理气、软坚散结。

柴胡5g　郁金10g　小青皮6g　玄参15g　大贝母10g瓜蒌仁12g　三棱15g　乳、没各6g　海藻15g　牡蛎30g（先煎）　7剂

某女　29岁　2018年11月21日

平时胸乳轻微胀痛，经前则加重，B超示双侧乳腺增生，右侧考虑为纤维瘤，大小约14.6mm。苔粘白，脉细弦。拟方疏肝理气、软坚散结入手。

柴胡5g　香附10g　川郁金10g　玄参12g　大贝母10g京三棱15g　瓜蒌仁12g　乳、没各6g　海藻15g　牡蛎30g（先煎）　15剂

2019年5月28日　最近乳房刺痛，日轻夜重，舌苔白根粘，脉细弦。拟方疏肝理气、化瘀止痛。

柴胡 5g　川郁金 10g　赤、白芍各 8g　香附 10g　当归 15g　乳、没各 6g　延胡索 12g　川芎 6g　小青皮 6g　失笑散 12g（包煎）　15 剂

某女　30 岁　2019 年 5 月 23 日

检有乳腺小叶增生，肾囊肿，盆腔有积液 16mm，以及内膜异位，此次经来量多有血块，舌苔粘白，脉细。拟方兼治缓图之。

柴胡 5g　三棱 15g　玄参 12g　大贝母 10g　红藤 30g　莪术 15g　海藻 15g　小青皮 6g　云苓 12g　当归 15g　赤、白芍各 8g　牡蛎 30g（先煎）　7 剂

某女　27 岁　2018 年 4 月 17 日

子宫侧壁向外生长小肌瘤，1.8cm×1.7cm×1.4cm，月经推后，量正常。

桂枝 10g　三棱 15g　桃仁泥 5g　云苓 10g　大贝母 10g　昆布 12g　天台乌 5g　海藻 12g　元参 12g　牡蛎 30g（先煎）　10 剂

某女　54 岁　2018 年 4 月 13 日

子宫肌瘤 4.3cm×3.3cm。

桂枝 10g　当归 15g　赤、白芍各 8g　桃、红各 6g　香附 10g　莪术 15g　京三棱 20g　玄参 12g　大贝母 10g　海藻 15g　牡蛎 30g（先煎）　7 剂

某女　45 岁　2006 年 10 月 9 日

经来四日，经量不多，夜来腰微痛，子宫肌瘤，苔粘，脉弦兼滑。

桂枝 10g　桃仁 6g　三棱 12g　大贝母 10g　地鳖虫 10g　猫爪草 15g　海藻 12g　茯苓 10g　乳、没各 5g　牡蛎 15g（先煎）　7 剂

某女　38 岁　2007 年 11 月 7 日

子宫肌瘤，大便燥结，苔色粘黄，脉象细滑。拟方化瘀通便。

三棱 18g　莪术 18g　桃、红各 6g　玄参 12g　大贝母 10g　山慈菇 15g　昆布 15g　浮萍 15g　火麻仁 15g　生军 6g（次下）　7 剂

某女　47 岁　2007 年 12 月 7 日

原发性子宫肌瘤，乳腺增生，平时胸乳有轻微胀痛，苔白微粘，脉象细弦。

桂枝 10g　桃仁 6g　三棱 18g　青皮 5g　瓜蒌仁 12g　川郁金 10g　乳香 6g　没药 6g　昆布 15g　海藻 15g　牡蛎 24g（先煎）　7 剂

某女　41 岁　2019 年 4 月 7 日

去年底有孕 40 天，进行人流，平时经常头痛，头晕，乳房胀痛，现在月经周期正常，量多。检有子宫肌瘤，大的 2cm，两个小的。苔白，脉细弦。拟方兼调之。

柴胡 5g　当归 15g　赤、白芍各 8g　三棱 15g　玄参

12g　大贝母10g　莪术15g　双钩藤12g（次下）　明天麻10g　小青皮5g　潞党参15g　黄芪30g　牡蛎30g（先煎）7剂

2019年5月15日　末次月经5月10日，量正常，这次月经按时来潮，经前胸乳胀腹部疼，大便不成型，原有乳腺增生，腺肌瘤，舌淡苔白，脉细弦。拟方继续调治。

柴胡5g　当归15g　赤、白芍各8g　小青皮5g　川郁金6g　红藤30g　肉桂6g　失笑散12g（包煎）　延胡索12g　三棱15g　焦白术10g　炮姜6g　艾叶10g　7剂

某女　31岁　2018年10月12日

腰疼，左少腹觉痛，B超示：右附件囊肿。

红藤30g　赤、白芍各8g　三棱15g　失笑散12g（包煎）　川断15g　乳、没各6g　延胡索12g　杜仲12g　广木香6g　牡蛎30g（先煎）　10剂

2018年10月22日　B超检示囊肿已小一半，今月经初至。拟方继续调治。

川芎5g　当归15g　赤、白芍各8g　益母草12g　香附10g　三棱15g　杜仲12g　川断15g　莪术15g　艾叶8g　7剂

某女　23岁　2018年10月4日

检有多囊卵巢，月经依赖西药始来潮，末次月经7月31日，量正常，舌淡苔白，脉细。

淡吴萸8g　肉桂6g　当归15g　赤、白芍各8g　益母草12g　红花6g　沙苑子15g　肉苁蓉15g　芜芎6g　熟地

12g 艾叶 10g 7 剂

某女 25 岁 2018 年 9 月 13 日

附件囊肿，39mm×28mm。

桂枝 10g 三棱 18g 莪术 15g 怀牛膝 12g 云苓 15g 昆布 12g 天台乌 6g 海藻 15g 桃仁 6g 水蛭 12g 牡蛎 30g（先煎） 7 剂

2018 年 10 月 18 日 末次月经 10 月 8 日—15 日，量很少，挟血块。

潞党参 15g 焦白术 10g 黄芪 30g 当归 15g 炒白芍 10g 昆布 12g 海藻 15g 益母草 12g 三棱 15g 川芎 5g 丹皮 6g 艾叶 6g 牡蛎 30g（先煎） 7 剂

某女 30 岁 1998 年 8 月 18 日

结婚四年未孕，月经不调，皆提前来潮，色初紫淡红，行经期左右腰部胀痛，末次月经 8 月 10 日—15 日，舌苔薄黄，脉象细。拟方缓图。

柴胡 三棱 丹皮 莪术 桃仁 台乌 乳、没 赤、白芍 山栀 生地

8 月 22 日 B 超检查，左附件囊肿 3.8cm×3.8cm，今日左少腹痛定，腰觉累，舌苔黄，脉细右手滑。拟方治之。

柴胡 5g 三棱 12g 桃仁 6g 莪术 10g 大贝母 10g 台乌片 5g 海藻 12g 延胡索 12g 猫爪草 30g 牡蛎 15g（先煎） 5 剂

8 月 31 日 暂按后法，继续破散。

桂枝 10g 川牛膝 12g 车前子 12g（包煎） 云苓 12g

猫爪草 30g　海藻 12g　三棱 12g　莪术 12g　泽兰 15g　乳、没各 6g　5 剂

某女　48 岁　2019 年 6 月 5 日

服药数月，复查乳房结节已消，偶尔右胁气痛，舌苔粘白，脉象细弦。拟方兼治之。

柴胡 5g　川郁金 10g　炒芩 6g　忍冬藤 20g　蒲公英 30g　乳、没各 6g　怀牛膝 12g　川断 15g　补骨脂 15g　延胡索 12g　三棱 18g　车前子 12g（包煎）　7 剂

2019 年 6 月 17 日

半枝莲 30g　板兰根 15g　黑玄参 15g　三棱 20g　大贝母 10g　莪术 15g　昆布 12g　青皮 6g　桃仁泥 6g　煅龙、牡各 30g（先煎）　10 剂

脏躁（附更年期综合征）

某女　55 岁　2019 年 5 月 9 日

烘热出汗，心慌。拟方进治。

生、熟地各 12g　川柏 8g　柏、枣仁各 15g　五味子 6g　知母 10g　远志肉 6g　黄芪 30g　浮小麦 15g　牡蛎 30g（先煎）　7 剂

2019 年 5 月 17 日　诸症渐平，近日咽部作痒。拟方继续调治。

知母 6g　丹皮 6g　蝉衣 5g　生、熟地各 12g　五味子 5g　川柏 8g　黄芪 30g　当归 15g　浮小麦 15g　煅龙、牡各 20g（先煎）　7 剂

某女 47 岁 2019 年 5 月 6 日

现停经二个多月未潮，夜寐出汗，口干，舌质红苔薄，脉象细弦。拟方调之。

柴胡 5g 当归 15g 赤、白芍各 8g 益母草 12g 生、熟地各 12g 川柏 8g 知母 10g 五味子 6g 浮小麦 15g 糯稻根 15g 煅龙、牡各 20g（先煎） 麦冬 15g 7 剂

2019 年 5 月 27 日 夜寐汗多，口舌作干，浑身乏力，月经至今未来，舌苔薄黄，脉弦滑。拟方继续调治。

生、熟地各 12g 当归 15g 黄芪 30g 川柏 8g 知母 10g 麦冬 15g 五味子 6g 川连 4g 益母草 12g 浮小麦 15g 糯稻根 15g 柏、枣仁各 15g 煅龙、牡各 20g（先煎） 7 剂

2019 年 6 月 3 日 停经已有三个多月，口舌干苦，舌苔薄黄，脉细。拟方继续进治。

柴胡 5g 当归 15g 炒白芍 10g 丹皮 6g 炒芩 5g 益母草 12g 川芎 6g 山栀 5g 泽兰 12g 红花 6g 艾叶 5g 7 剂

某女 50 岁 2018 年 4 月 24 日

烘热出汗，一日有廿次之多，有时胸闷头晕，有时又怕凉，舌苔粘白，脉细缓。拟方兼治缓图。

桂枝 10g 黄芪 30g 炒白芍 10g 法夏 6g 瓜蒌仁 12g 干薤白 10g 檀香 6g 川柏 8g 浮小麦 15g 糯稻根 20g 煅龙、牡各 20g（先煎） 7 剂

某女　49 岁　2018 年 8 月 29 日

多汗，治疗后出汗次数减少，心口尚灼热，肝气旺，性情急躁，舌红苔黄。

生地 15g　丹皮 10g　地骨皮 15g　黄柏 10g　川连 5g　山栀 6g　炒芩 6g　川郁金 10g　知母 10g　白芍 10g　煅龙、牡各 20g（先煎）　7 剂

某女　50 岁　12 月 7 日

阴虚阳亢，时感热气上冲，面部炽热出汗，一日若干次，夏日尤甚，病史达十年之久。拟按大补阴丸加味。

知母　川柏　生、熟地　炒白芍　丹皮　龟板　煅龙、牡　五味子　地骨皮　4 剂

12 月 15 日　夜仍有烘热汗出，苔粘黄，脉细。

生、熟地各 12g　白芍 10g　川连 3g　炒芩 5g　川柏 5g　煅龙、牡各 15g（先煎）　知母 6g　粉草 5g　4 剂

1 月 9 日　背为阳，腹为阴，有时背部发热出汗，苔粘脉细，此属阴虚阳热偏亢。拟方滋阴抑阳，使之平衡，则热汗自止。

生、熟地各 12g　炒白芍 10g　麦冬 10g　知母 6g　丹皮 5g　川柏 5g　五味子 6g　煅龙、牡各 15g（先煎）　5 剂

某女　55 岁　2018 年 11 月 20 日

烘热出汗。拟方调治。

生、熟地各 12g　当归 15g　黄芪 30g　柏、枣仁各 15g　五味子 5g　川连 4g　黄柏 8g　浮小麦 15g　麻黄根 12g　糯稻根 20g　牡蛎 30g（先煎）　7 剂

某女　50岁　2007年11月7日

烘热出汗明显，少腹不适，舌苔稍粘，脉象细弦，阴虚内热。拟方调治。

知母10g　生、熟地各12g　黄柏10g　红藤30g　赤、白芍各6g　地骨皮12g　川连3g　黄芪30g　浮小麦15g　煅龙、牡各24g（先煎）　7剂

某女　49岁　2007年12月12日

数月以来，每当夜半、晚间发热，随之出汗，影响睡眠，苔薄黄，脉细。此阴虚内热，当归六黄汤出入。

生地12g　熟地12g　当归10g　黄柏10g　黄芩6g　黄连3g　黄芪30g　浮小麦10g　五味子6g　煅龙、牡各24g（先煎）　7剂

某女　48岁　2019年6月15日

难寐易醒，胸闷，潮热出汗，咽痛，舌亦疼，左眼跳，面生斑，舌上苔少，脉细弦。拟方缓图。

知母10g　柏、枣仁各15g　远志肉6g　茯苓、神各10g　川连3g　黄柏8g　生、熟地各12g　地骨皮12g　五味子6g　钩藤12g（次下）　石决明24g（先煎）　煅龙、牡各20g（先煎）　7剂

2019年6月22日　药后诸症悉有改善，时仍心烦易怒，有时胸闷，舌苔根心粘而泛黄，脉象细弦。拟方继续进治。

丹参12g　柏、枣仁各15g　远志肉6g　川郁金10g　瓜蒌仁15g　干薤白10g　檀香6g　川连3g　小青皮6g　生、熟地各12g　浮小麦15g　黄柏8g　五味子5g　珍珠母

30g（先煎）　　10 剂

某女　50 岁　2019 年 6 月 22 日

睡眠浅，多梦，心慌，气闷出汗，身困，疲劳乏力，有时容易发怒，检有三高，苔粘泛黄，脉弦。拟方兼治缓图。

潞党参 15g　焦白术 10g　黄芪 30g　当归 15g　柏、枣仁各 15g　远志肉 6g　五味子 6g　川郁金 10g　川连 3g　夜交藤 15g　浮小麦 15g　煅龙、牡各 20g（先煎）　7 剂

某女　49 岁　2019 年 6 月 8 日

难寐易醒，潮热出汗，一日数次，平时情绪易波动，有胆汁反流性胃炎，纳谷正常，便溏，苔粘白，脉细。拟方进治。

生、熟地各 12g　当归 15g　川柏 8g　地骨皮 12g　川连 3g　广木香 6g　柏、枣仁各 15g　茯苓、神各 10g　龙牡各 20g（先煎）　砂仁 5g（次下）　五味子 5g　夜交藤 15g　炮姜 5g　7 剂

2019 年 6 月 17 日　潮热减少，睡眠未改善，口腔有异味，舌苔根心粘浊，脉细。拟方继续调治。

潞党参 15g　焦白术 10g　黄芪 30g　当归 15g　柏、枣仁各 15g　远志肉 6g　夜交藤 20g　佩兰 6g　川连 4g　楂、曲各 10g　炒莱菔子 10g　茯神 12g　地骨皮 15g　煅龙、牡各 20g（先煎）　7 剂

2019 年 6 月 27 日　睡眠改善，仍有潮热出汗，口腔有异味，舌苔粘浊，脉细弦。拟方继续进治。

生、熟地各 12g　川柏 8g　五味子 5g　川连 4g　柏、枣仁各 15g　地骨皮 12g　浮小麦 15g　夜交藤 15g　黄芪

30g　糯稻根 18g　远志肉 6g　当归 15g　煅龙、牡各 20g（先煎）　10 剂

某女　52 岁　2019 年 6 月 6 日

经停 8 月，于今年 4 月 17 日忽又下红，量较多，六七日净，睡眠不好，出汗，舌淡苔白，脉细弦。拟方调治。

潞党参 15g　焦白术 10g　黄芪 30g　当归 15g　柏、枣仁各 15g　远志肉 5g　茯苓、神各 10g　五味子 5g　夜交藤 15g　浮小麦 15g　糯稻根 15g　煅龙、牡各 20g（先煎）　7 剂

某女　53 岁　2018 年 10 月 6 日

夜难入睡，多梦，大便日二三次，不成形。拟方补益心脾、宁心安神。

潞党参 15g　焦白术 10g　黄芪 30g　当归 10g　柏、枣仁各 15g　茯苓、神各 10g　五味子 6g　夜交藤 20g　广木香 6g　砂仁 5g（次下）　炮姜 5g　煅龙、牡各 20g（先煎）　7 剂

2018 年 10 月 26 日　潮热出汗，浑身酸痛，大便燥结，夜寐多梦，舌苔薄粘，脉沉细弦。拟方兼治缓图之。

知母 8g　生、熟地各 12g　川连 4g　黄柏 8g　柏、枣仁各 15g　五味子 6g　糯稻根 15g　火麻仁 20g　槟榔 15g　远志肉 6g　浮小麦 15g　煅龙、牡各 20g（先煎）　7 剂

2018 年 11 月 17 日　时而仍烘热出汗，脉弦。拟方继续调治。

生、熟地各 12g　当归 15g　黄芪 30g　黄柏 8g　川连 4g　炒芩 5g　浮小麦 15g　五味子 6g　糯稻根 20g　煅龙、

牡各 20g（先煎）　　7 剂

2018 年 12 月 11 日　病情较前好转，诸症悉减，依前法继续调治。

生、熟地各 12g　当归 15g　黄芪 30g　柏、枣仁 15g 黄柏 6g　川连 3g　五味子 5g　浮小麦 15g　炒白芍 10g　煅龙、牡各 20g（先煎）　　7 剂

其他妇科疾病

某女　34 岁　2019 年 4 月 6 日

子宫脱垂，头晕尿频，登楼气喘，腹部隐痛，月经三四十天一潮，经后七天常有血丝，舌苔粘，脉细。拟方兼调之。

潞党参 15g　焦白术 10g　黄芪 30g　当归 15g　升麻 10g　柴胡 6g　桑螵蛸 12g　覆盆子 15g　远志肉 5g　仙鹤草 15g　红藤 30g　血见愁 30g　艾叶 6g　　7 剂

2019 年 5 月 17 日　头晕尿频减少，月经推迟，有血块，左少腹痛，苔粘白，脉细。拟方继续进治。

潞党参 15g　焦白术 10g　黄芪 30g　当归 15g　红藤 30g　失笑散 12g（包煎）　乳、没各 6g　升麻 10g　柴胡 6g 延胡索 12g　桑螵蛸 12g　远志肉 6g　艾叶 6g　　7 剂

2019 年 5 月 28 日　头已不晕，尿亦不频，少腹两侧隐痛，苔粘泛黄，脉细。拟方继续调治。

潞党参 15g　黄芪 30g　升麻 10g　桑螵蛸 12g　远志肉 6g　红藤 30g　赤、白芍各 8g　延胡索 12g　失笑散 12g（包煎）　当归 15g　山药 15g　　7 剂

某女　38 岁　2019 年 3 月 9 日

因有子宫内膜间质肿瘤，子宫附件以及卵巢均已切除。目前睡眠易醒，情绪波动，容易发脾气、烘热出汗，舌苔薄泛黄，脉象细弦。拟方权先滋阴降火、宁心安神。

生、熟地各 12g　川柏 8g　肥知母 10g　柏、枣仁各 12g　川连 3g　炒芩 5g　远志肉 6g　茯神 12g　五味子 6g　浮小麦 15g　煅牡蛎 12g（先煎）　丹皮 6g　10 剂

某女　44 岁　2019 年 2 月 20 日

子宫内膜息肉，诊刮术后五天，腰疼，腿感无力。月经 1 月 20 日来潮，现在下部微见红，舌苔薄粘，脉沉细弦。拟方缓缓调之。

熟地 12g　怀牛膝 12g　杜仲 12g　川断 15g　乳、没各 6g　当归 15g　赤、白芍各 8g　益母草 12g　延胡索 12g　狗脊 15g　艾叶 8g　7 剂

某女　61 岁　2018 年 11 月 27 日

子宫下垂，舌苔白，脉沉滑。拟方益气举陷。

潞党参 15g　焦白术 10g　黄芪 30g　当归 15g　桔梗 6g　升麻 10g　柴胡 6g　诃子肉 15g　五味子 6g　粉甘草 8g　7 剂

中医五官科

眼部疾病

某女 36岁 2018年12月20日

夜寐欠佳，目感胀痛，舌苔粘微黄，脉象细弦。拟方调治。

潞党参15g 焦白术10g 黄芪20g 当归15g 杭白芍10g 菊花6g 柏、枣仁各15g 茯苓、神各10g 木贼草12g 决明子15g（包煎） 煅龙、牡各20g（先煎） 7剂

2018年12月27日 眼痒干涩，睡眠正常，苔白，脉细弦。拟方继续调治。

冬桑叶10g 菊花6g 蝉衣5g 甘杞子12g 石斛15g（先煎） 生、熟地各12g 柏、枣仁各15g 木贼草12g 密蒙花10g 夜交藤20g 7剂

某女 78岁 2019年5月9日

劳累后眼皮会肿，苔白根粘，脉象结代，歇止较多。拟方兼调之。

冬桑叶10g 密蒙花10g 木贼草12g 紫丹参12g 瓜蒌仁12g 法半夏6g 干薤白10g 云苓10g 夜明砂15g（包煎） 菊花5g 黄芪20g 7剂

2019年5月16日 视物花，头痛，微咳，心律不齐，舌

前半无苔根部粘白,脉象细弦歇止。拟方进治。

冬桑叶 10g　川芎 6g　炒芩 5g　菊花 6g　密蒙花 10g　千里光 15g　谷精草 12g　甘杞子 12g　瓜蒌仁 12g　干薤白 10g　黄芪 30g　7 剂

2019 年 6 月 14 日　太阳穴部位有些发胀,眼睛有些干涩,视物有些模糊不清,舌上苔薄,脉细弦。拟方继续进治。

冬桑叶 10g　菊花 6g　决明子 15g　密蒙花 12g　甘杞子 12g　石斛 15g　生、熟地各 12g　谷精草 12g　木贼草 12g　杭白芍 10g　7 剂

2019 年 6 月 8 日　药后视物感觉舒服,停药后午后视物花,舌苔白,脉细弦规律。拟方继续调治。

熟地 12g　密蒙花 10g　千里光 12g　木贼草 12g　决明子 15g　谷精草 12g　夜明砂 15g(包煎)　菊花 6g　甘杞子 12g　淡竹叶 10g　7 剂

某女　70 岁　2019 年 3 月 7 日

有高血压病史,视物不清,建议眼科检查,舌苔粘白,脉缓。拟方调之。

熟地 12g　木贼草 10g　密蒙花 10g　谷精草 12g　夜蚕砂 15g　云苓 10g　蝉衣 5g　决明子 15g　甘松子 12g　菊花 5g　牡蛎 30g(先煎)　7 剂

某女　63 岁　2019 年 2 月 27 日

目干涸,早晨分泌物多,鼻子冒火,小便黄赤,肛门潮湿,但不思饮水,舌苔薄黄,脉细。拟方滋阴清湿热。

知母 8g　川柏 8g　冬桑叶 10g　菊花 6g　山栀 6g　石

斛 15g（先煎）　炒芩 6g　木贼草 12g　车前子 12g（包煎）淡竹叶 10g　7 剂

某女　64 岁　2007 年 11 月 12 日

眼部干涩，隐痛羞明，口舌干苦，饮不解渴，纳食不甘，大便燥闭，二三日始一更衣，舌苔根粘泛黄，脉象细弦。肾水不足，木失滋涵，化火生热。拟方滋肾水、清泻肝热。

生、熟地各 12g　丹皮 6g　山萸肉 10g　白菊花 6g　桑叶 10g　石决明 24g（先煎）　炒芩 6g　枸杞子 15g　火麻仁 15g　石斛 20g　生军 6g

某女　64 岁　2018 年 4 月 18 日

目干燥发胀，上眼皮下垂。

知母 10g　生、熟地各 12g　甘杞子 12g　钩藤 12g（次下）　决明子 15g　菊花 6g　木贼草 12g　青葙子 15g　全蝎 6g　谷精草 15g　石斛 15g（先煎）　10 剂

某女　51 岁　2007 年 6 月 22 日

咽部不适，气机不畅，胆囊术后，至今月余，胸闷易出汗，双目畏光，苔粘，脉数不静，肝阳上亢。

桑叶 10g　白菊花 6g　生、熟地各 12g　当归 10g　黄芪 30g　浮小麦 10g　川柏 10g　糯稻根 10g　五味子 6g　煅龙、牡各 20g（先煎）　7 剂

某女　40 岁　2019 年 5 月 12 日

肾水不足，肝火偏旺，近日视物模糊不清，舌苔粘而泛

黄，脉象弦数。拟方滋肾水平肝木。

生、熟地各 12g　丹皮 5g　密蒙花 10g　木贼草 12g
菊花 6g　谷精草 15g　当归 15g　炒白芍 10g　夜明砂 15g
（包煎）　冬桑叶 10g　10 剂

某女　36 岁　2019 年 6 月 3 日

右眼外突胀，乏力，饮食二便正常，舌苔黄，脉象细弦。
拟方缓缓图之。

冬桑叶 10g　黑玄参 12g　大贝母 10g　决明子 15g　青
葙子 12g　三棱 15g　潞党参 15g　焦白术 10g　茯苓 10g
粉草 6g　牡蛎 30g（先煎）　7 剂

2019 年 6 月 10 日　药后目胀稍好转，舌苔薄黄，脉细
弦。拟方继续进治。

冬桑叶 10g　青葙子 15g　炒芩 5g　决明子 15g　木贼
草 12g　三棱 15g　大贝母 10g　黑玄参 15g　云苓 12g　潞
党参 15g　牡蛎 30g（先煎）　7 剂

某女　27 岁　2019 年 6 月 8 日

眼干充血，查眼压增高，舌苔粘，脉细。拟方滋阴、清平
肝热。

生地 12g　丹皮 6g　赤、白芍各 8g　蝉衣 5g　木贼草
15g　白蒺藜 15g　红花 6g　石决明 30g（先煎）　夏枯草
12g　5 剂

某　8 月 12 日

结膜炎，目红痒疼，反复迁延二月，治之，清晨多眵，苔

粘浊泛黄，脉弦细。拟方缓图。

羌活　防风　蝉衣　赤芍　木贼草　密蒙花　白蒺藜　冬桑叶　菊花　红花

8月28日　恙情逐渐好转，守方。

冬桑叶10g　蝉衣5g　赤芍10g　密蒙花10g　菊花5g　石斛12g　山栀5g　连翘6g　羌活、防风各5g　木贼草12g　4剂

9月2日　眼痒进一步好转，舌苔粘黄。拟方续治。

蝉衣4g　桑叶10g　赤芍6g　羌活、防风各5g　菊花5g　木贼草12g　密蒙花10g　千里光12g　山栀5g　4剂

耳部疾病

某女　47岁　2018年10月29日

右侧耳鸣已有三四年之久，左侧耳鸣始有二月，脉弦。拟方清肝入手。

桑叶10g　菊花6g　沙参6g　山栀6g　钩藤12g（次下）　石决明30g（先煎）　龙胆草10g　车前子12g（包煎）　磁石30g（先煎）　杭白芍10g　7剂

某男　68岁　2018年10月29日

中耳炎，西医治疗二月，停治后又有积水，舌苔粘黄，脉弦滑。

柴胡5g　沙参5g　蒲公英30g　忍冬藤20g　龙胆草8g　山栀6g　车前子12g（包煎）　通草5g　生甘草8g　7剂

某男　52岁　2019年3月2日

前天感冒，耳朵流水，未见脓，舌苔泛黄，脉弦滑。拟方调之。

柴胡5g　炒芩6g　龙胆草10g　红藤30g　云苓12g　通草5g　蒲公英30g　辛夷10g　淡竹叶10g　7剂

某女　62岁　1999年2月25日

临床诊断：肾虚耳鸣

左耳蝉鸣延已年余，耳鸣重时引起头晕，苔薄，脉细弦。拟方滋肾平肝。

生、熟地各12g　山萸肉8g　女贞子12g　甘杞子12g　墨旱莲12g　磁石30g（先煎）　丹皮5g　泽泻5g　石决明24g（先煎）　5剂

某男　45岁　2006年12月20日

肾亏，耳鸣，性功能减退，舌苔薄粘，脉细。

生、熟地各12g　甘杞子15g　沙苑子15g　山萸肉10g　丹皮6g　仙茅15g　淫羊藿10g　灵磁石30g（先煎）　石决明20g（先煎）　泽泻6g　7剂

某男　25岁　2007年3月14日

耳鸣，头昏目糊，夜寐不实，舌红苔粘黄，脉弦，肝阳上亢。拟方清平肝热，宁心安神。

生地12g　龙胆草10g　炒芩6g　山栀6g　丹皮6g　石决明24g（先煎）　柏、枣仁各15g　炙远志6g　珍珠母30g（先煎）　煅龙、牡各24g（先煎）　7剂

某女　36岁　2019年5月16日

产后四十余天出现耳鸣，至今已有年余，有时睡眠亦不好，有时便秘，舌苔粘，脉弦。拟方清心宁神、平肝熄风。

肥知母10g　柏、枣仁各15g　杭白芍10g　钩藤12g（次下）　石决明30g（先煎）　五味子6g　川连3g　磁石30g（先煎）　龙胆草8g　珍珠母30g（先煎）　7剂

2019年5月25日　服药七天，暂无变化，舌质红苔薄，脉弦。拟方从滋阴、清平肝热入手，继续治疗。

生、熟地各12g　丹皮6g　菊花5g　炒芩6g　山栀6g　石决明30g（先煎）　龙胆草8g　磁石30g（先煎）　泽泻10g　10剂

某男　54岁　2019年6月14日

左耳蝉鸣三年多，近数日右耳又出现耳鸣，高血脂，高血压，舌苔粘白泛黄，脉弦。拟方以清平肝热入手。

冬桑叶10g　钩藤12g（次下）　菊花6g　杭白芍10g　炒芩6g　龙胆草10g　山栀6g　石决明30g（先煎）　车前子12g（包煎）　磁石30g（先煎）　10剂

鼻部疾病

某女　73岁　2018年11月29日

鼻炎，晨起喷嚏，涕粘，心跳时有歇止，时感气不足用，舌边尖红苔薄，脉弦。拟方调治。

冬桑叶10g　防风5g　辛夷10g　蝉衣5g　香白芷10g　川郁金6g　苍耳子12g　瓜蒌仁12g　麦冬12g　山栀

5g　7 剂

某女　25 岁　2018 年 10 月 26 日

鼻炎数月，鼻塞涕浊，舌红苔花。

羌活、防风各 5g　辛夷 10g　冬桑叶 10g　薄荷 5g（次下）　细辛 3g　香白芷 10g　鱼腥草 30g　沙参 5g　苍耳子 12g　粉甘草 6g　7 剂

某男　40 岁　2018 年 10 月 28 日

有过敏性鼻炎病史十多年，头昏眼痒，流涕多喷，舌红苔黄，脉滑。拟方缓缓图之。

羌活、防风各 5g　辛夷 10g　蝉衣 5g　冬桑叶 10g　苍耳子 12g　菊花 6g　桔梗 6g　香白芷 10g　研牛蒡子 10g　薄荷 5g（次下）　7 剂

某男　70 岁　2019 年 1 月 20 日

有鼻炎病史八年，流清涕，眼睛上火，右耳失聪，舌上苔薄，脉弦。拟方调治。

羌活、防风各 5g　冬桑叶 10g　辛夷 10g　桔梗 6g　苍耳子 12g　菊花 6g　蝉衣 5g　香白芷 10g　研牛蒡子 10g　粉草 6g　7 剂

某男　29 岁　2019 年 1 月 19 日

早晨鼻涕多年，近二日打喷嚏，偶尔头晕，舌苔粘黄，脉滑。拟方缓缓图之。

羌活、防风各 5g　细辛 3g　苍耳子 12g　白蒺藜 5g

明天麻 10g　法夏 6g　辛夷 10g　麻黄 4g　香白芷 6g　粉草 5g　7 剂

某女　55 岁　2019 年 2 月 24 日

有过敏性鼻炎，慢性气管炎病史四五年之久，现咽痒，咳嗽，浓涕，浓痰，苔薄黄，脉细。拟方兼治缓图。

羌活、防风 5g　辛夷 10g　冬桑叶 10g　蝉衣 5g　鱼腥草 30g　杏仁 6g　苍耳子 12g　桔梗 6g　白、前胡各 6g　大贝母 10g　橘红 5g　7 剂

某男　16 岁　2018 年 8 月 7 日

鼻衄，面部时出疹，大便燥结。拟方凉血、通便、泻火。

冬桑叶 10g　侧柏叶 15g　炒芩 6g　山栀 6g　火麻仁 15g　枳壳 6g　白茅根 30g　茜草根 15g　粉草 6g　生军 10g（次下）　10 剂

某女　33 岁　2006 年 12 月 20 日

有过敏性鼻炎病史，经常鼻塞流清涕，多喷，形体畏寒，舌苔薄滑，脉细。

桂枝 10g　羌活、防风各 6g　细辛 5g　苍耳子 10g　辛夷 10g　桔梗 6g　香白芷 10g　薄荷 5g（次下）　葛根 10g　粉草 5g　7 剂

某男　33 岁　2006 年 12 月 20 日

有过敏性鼻炎，多喷流涕，轻咳，偶夹血丝，舌苔薄黄，脉细。拟方清宣透窍、止咳断红。

羌活、防风各 6g　桑叶 10g　炒芩 6g　辛夷 10g　苍耳子 10g　山栀 6g　杏仁 6g　白茅根 30g　前胡 6g　5 剂

某男　30 岁　2019 年 4 月 4 日

鼻塞，不闻香臭，鼻痒多喷，流清涕，苔根黄。拟方调治。

葛根 10g　香白芷 10g　蔓荆子 10g　苍耳子 12g　北细辛 4g　菊花 6g　山栀 5g　辛夷 10g　桔梗 6g　薄荷 5g（次下）　7 剂

2019 年 5 月 10 日　鼻通气渐畅，嗅觉差，鼻痒多喷，清涕，苔粘泛黄，脉细。拟方续进。

辛夷 10g　冬桑叶 10g　白芷 10g　桔梗 6g　蝉衣 5g　苍耳子 12g　细辛 3g　山栀 5g　防风 5g　粉草 6g　7 剂

2019 年 5 月 19 日　诸症均好转，唯香臭尚未闻到。拟方续进。

羌活、防风各 5g　细辛 3g　蝉衣 5g　苍耳子 12g　桔梗 6g　辛夷 10g　黄芪 30g　薄荷 5g（次下）　白芷 10g　炙草 6g　10 剂

2019 年 5 月 29 日　通气畅，嗅觉好转，舌边尖红，苔薄黄，脉细弦。拟方继续进治。

冬桑叶 10g　辛夷 10g　菊花 5g　桔梗 6g　研牛蒡子 10g　细辛 3g　苍耳子 12g　防风 6g　香白芷 10g　干葛根 10g　粉草 6g　15 剂

某女　39 岁　2019 年 5 月 22 日

鼻炎，多喷流浊涕。拟方进治。

冬桑叶 10g　北细辛 3g　香白芷 10g　蝉衣 5g　鱼腥草 20g　炒芩 5g　辛夷 10g　苍耳子 12g　研牛蒡子 10g　桔梗 6g　粉草 6g　10 剂

2019 年 6 月 18 日　鼻炎诸症好转，舌淡苔白，脉细。拟方继续进治。

荆芥 5g　辛夷 10g　蝉衣 5g　葛根 6g　细辛 3g　桔梗 6g　桂枝 10g　苍耳子 12g　麻黄 4g　黄芪 30g　粉草 6g　10 剂

某女　17 岁　2019 年 5 月 16 日

有过敏性鼻炎病史五年，今年三月底，患病毒性脑炎，经治已愈，现在鼻炎又发作，鼻痒，头昏多嚏，流清涕，舌前半少苔后半粘，脉细。拟方缓缓调之。

羌活、防风各 5g　辛夷 10g　蝉衣 5g　香白芷 10g　桔梗 6g　研牛蒡子 10g　苍耳子 15g　蔓荆子 10g　细辛 3g　桑叶 10g　7 剂

2019 年 5 月 23 日　病情大致同前，略有好转，仍循原法出入，继续调治。

葛根 10g　辛夷 10g　细辛 3g　蝉衣 6g　桔梗 6g　研牛蒡子 10g　苍耳子 12g　防风 6g　冬桑叶 10g　僵蚕 10g　粉甘草 8g　7 剂

某女　43 岁　2019 年 5 月 13 日

眼鼻喉痒，痰多色黄，早上咳多，流清涕，有柳花过敏，每年春天皆是如此，舌质红苔粘泛黄，脉细。拟方调之。

羌活、防风各 5g　冬桑叶 10g　蝉衣 6g　辛夷 10g　苍

耳子 12g　桔梗 6g　鱼腥草 30g　法夏 10g　橘红 5g　杏仁
6g　白、前胡各 6g　5 剂

某女　14 岁　2019 年 6 月 6 日

有过敏性鼻炎病史三年，鼻塞，眼鼻痒多喷嚏，流清涕，
舌苔薄黄，脉弦。拟方缓缓图之。

羌活、防风各 5g　辛夷 10g　冬桑叶 10g　蝉衣 5g　桔
梗 6g　研牛蒡子 10g　香白芷 10g　苍耳子 12g　细辛 3g
粉草 5g　7 剂

咽喉疾病

某女　30 岁　2018 年 10 月 26 日

咽痛，闻香味痛会加重，舌苔粘白泛黄，脉细略数。拟方
清咽止痛。

玄参 12g　射干 6g　山豆根 10g　桔梗 5g　赤芍 6g　大
青叶 12g　银、翘各 6g　马勃 6g　粉草 5g　4 剂

2018 年 10 月 31 日　咽痛显减。拟方仍循法进治。

银、翘各 6g　玄参 15g　麦冬 15g　桔梗 6g　射干 6g
赤芍 8g　大青叶 12g　瓜蒌仁 12g　大贝母 10g　山豆根 12g
粉甘草 6g　7 剂

某女　60 岁　2018 年 10 月 31 日

咽部不适，嗳气则舒，颈肩亦感不适，舌苔根心粘白，脉
象细。拟方兼治之。

藿、苏梗各 6g　法夏 6g　瓜蒌仁 12g　香附 10g　橘红

5g　葛根 10g　　羌活 5g　　桂枝 10g　　片姜黄 12g　　桑寄生 12g　佛手 10g　　7 剂

某男　49 岁　2019 年 1 月 28 日

咽部若有物阻，唾气排气后会感觉舒服些，始于今年夏天，舌苔粘白，脉弦。拟方从气痰郁结入手调治。

藿、苏梗各 10g　　香附 10g　　法夏 10g　　川朴 6g　　橘红5g　川郁金 10g　　云苓 10g　　佛手片 10g　　枳壳 5g　　金果榄10g　　7 剂

某男　47 岁　2007 年 7 月 2 日

慢性咽炎，咽部潮红，若有物阻，不痛不痒，苔色粘黄，脉象细弦。

射干 6g　　大青叶 12g　　山豆根 10g　　紫苏梗 6g　　法夏 6g瓜蒌仁 12g　　大贝母 10g　　连翘 10g　　银花 10g　　粉草5g　　7 剂

某女　35 岁　2007 年 3 月 23 日

咽炎，感凉，咽部潮红疼痛，左耳亦肿，舌苔薄黄，脉象细弦。拟方清咽消散。

玄参 12g　　大青叶 12g　　连翘 6g　　大贝母 10g　　夏枯草12g　炒芩 5g　　牡蛎 20g（先煎）　　白僵蚕 10g　　板蓝根15g　　7 剂

某女　57 岁　2019 年 2 月 2 日

咽部有痰，感觉不适，干燥，经常吃消炎药物，未见好

转，加之夜寐不安，舌苔薄白，脉细缓。拟方从气痰郁结治。

藿、苏梗各6g　法夏6g　橘红5g　瓜蒌仁12g　大贝母10g　麦冬15g　五味子6g　柏、枣仁各15g　茯苓、神各10g　夜交藤15g　金果榄12g　7剂

某男　47岁　2006年10月9日

慢性咽炎。清晨咽部作干，咯之有少量血丝，牙龈易出血，目赤喜酒，苔薄，脉细。拟方兼治。

玄参12g　生地12g　丹皮6g　赤芍10g　密蒙花10g　大青叶12g　木贼草10g　桔梗6g　粉草5g　白茅根30g　6剂

2006年11月3日　临床诊断：风热袭肺。

咽干且痒，咯之少量痰，目痒流泪，牙龈易出血，苔薄黄，脉细。拟方兼治。

桑叶10g　羌活、防风各6g　蝉衣5g　玄参10g　丹皮6g　木贼草10g　芦根30g　生地12g　白茅根30g　甘草5g　7剂

某女　54岁　2006年10月9日

个月以来，经常鼻流清涕，咽干口燥，咽部以下作痛，咳声呛逆，咽部潮红，苔薄，脉细。

羌活、防风各5g　玄参12g　射干6g　蝉衣5g　大青叶12g　杏仁6g　鱼腥草30g　桔梗6g　白前10g　5剂

某女　38岁　2006年12月20日

阴虚咽痛，养阴清咽。

玄参 12g　麦冬 15g　桔梗 6g　射干 6g　马勃 10g　大青叶 12g　蝉衣 5g　北沙参 20g　木蝴蝶 6g　诃子肉 6g

某女　45 岁　2018 年 11 月 15 日

咽部有痰，感觉不适，背部觉冷，夜寐不佳，舌苔薄粘，脉弦滑。拟方从气痰郁结治。

藿、苏梗各 6g　香附 10g　川郁金 10g　法夏 10g　云苓、神各 10g　川朴 5g　柏、枣仁各 15g　佛手片 10g　橘红 6g　金果榄 10g　7 剂

某女　35 岁　2007 年 3 月 2 日

咽部若有物阻，餐后腹部觉阻，纳食尚可，精神不足，面色无华，舌苔白，脉细，气郁夹痰。

紫苏梗 6g　香附 10g　神曲 10g　川朴 6g　茯苓 10g　佛手 6g　香橼皮 6g　枳壳 6g　谷、麦芽各 10g　7 剂

某女　28 岁

梅核气。咽喉部有异物感，吐之不出，咽之不下，是为气痰凝结，想吐之，苔白根粘，脉细郁。

紫苏梗 10g　川郁金 8g　昆布 12g　川朴 5g　法夏 10g　瓜蒌仁 12g　云苓 10g　枳壳 5g　金果榄 10g　5 剂

某女　33 岁　2018 年 10 月 30 日

音哑不扬，气机不畅，检有咽部息肉延已半年之久，舌苔薄，脉象细。拟方从调气清咽入手。

玄参 12g　大贝母 10g　瓜蒌仁 12g　川郁金 10g　桔梗

6g　山豆根 12g　赤芍 8g　诃子肉 10g　三棱 15g　7 剂

某女　43 岁　2019 年 1 月 4 日

音哑不扬已六七日，昨始又增咳嗽，右侧咽肿，舌苔薄黄，脉细滑。拟方宣肺、清咽、止咳。

玄参 12g　射干 6g　山豆根 12g　桔梗 6g　木蝴蝶 5g　蝉衣 5g　诃子肉 12g　杏仁 5g　白、前胡各 6g　大贝母 10g　10 剂

某女　33 岁　1999 年 1 月 11 日

临床诊断：声带受伤

哭太久，伤及声带，以致失音，发音嘶哑，至今四月余，症未见好转。顷察舌苔薄，口干，并不欲饮，脉细。拟方滋阴、润喉、开音。

玄参 12g　桔梗 6g　诃子肉 10g　麦冬 10g　粉草 5g　木蝴蝶 4g　玉竹 12g　射干 6g　蝉衣 5g　5 剂

某女　58 岁　2019 年 5 月 12 日

咽部疼痛，咳嗽白痰，舌质红苔粘白，脉象细弦。拟方清咽止咳。

射干 6g　玄参 12g　山豆根 10g　桔梗 6g　赤芍 6g　大青叶 12g　杏仁 5g　白、前胡各 5g　马勃 6g　橘红 5g　粉草 5g　7 剂

某女　26 岁　2019 年 4 月 6 日

外感十数日，咽肿化脓，右侧咽肿三度，舌苔粘泛黄，脉

细。拟方解表清咽。

玄参 12g　大贝母 10g　射干 6g　桔梗 5g　大青叶 12g
山豆根 12g　赤芍 6g　马勃 6g　前胡 6g　杏仁 5g　连翘
6g　5 剂

某女　66 岁　2019 年 5 月 28 日

咽部进食有物刮到一样，病史二年之久，脘部饥饱皆感觉
胀，舌苔根心粘白，脉细。拟方理气排痰散积，运中消胀。

藿、苏梗各 10g　法夏 10g　川朴 6g　楂、曲各 10g
石见穿 15g　山豆根 12g　云苓 12g　枳壳 5g　橘红 5g　鸡
内金 6g　炒莱菔子 10g　7 剂

某男　33 岁　2007 年 6 月 25 日

临床诊断：声带白斑

经常咽干，音声不扬，酒后加重，苔薄，脉弦。

玄参 12g　银、翘各 10g　山豆根 10g　射干 6g　麦冬
12g　桔梗 6g　大青叶 12g　赤芍 6g　木蝴蝶 5g　7 剂

口腔疾病

某女　75 岁　2019 年 1 月 26 日

口腔扁平苔藓已十年之久，现有疮硬痛，嘴合不拢流口
水，口干，失眠，苔薄，脉弦。拟方缓缓图之。

生地 12g　玄参 12g　麦冬 10g　川连 4g　山栀 6g　六
月雪 10g　丹皮 6g　柏、枣仁各 15g　知母 6g　淡竹叶 10g
夜交藤 15g　10 剂

某女　36 岁　2018 年 10 月 25 日

口腔溃疡，舌尖糜痛，病延月余，舌质红，脉细数。此属心火炎上。拟方清泄。

生地 12g　麦冬 12g　山栀 6g　川连 3g　六月雪 10g
淡竹叶 10g　丹皮 6g　芦根 30g　生甘草 6g　7 剂

某男　51 岁　2006 年 12 月 15 日

舌边尖作痛，前后 2 年之久，曾服抗生素、抗炎等法治疗，无明显效果，苔粘泛黄，舌面有裂纹，脉象偏数，此心胃两经有热。拟方清泄之。

生地 12g　山栀 6g　生石膏 24g（先煎）　川连 4g　淡竹叶 6g　六月雪 12g　生甘草 8g　藿香 6g　通草 5g　6 剂

某女　63 岁　2006 年 10 月 23 日

口腔溃疡，黏膜溃处疼痛，有时口干，苔薄，脉细。

生地 10g　山药 15g　六月雪 10g　山栀 6g　紫地丁 30g
川连 4g　麦冬 15g　生甘草 8g　生石膏 20g（先煎）　6 剂

按：山药、生甘草——弥合溃疡面。

2006 年 11 月 1 日　迭进泻南补北之剂，心肾之火渐清，口腔溃破渐敛，疼痛已定，仍循原法出入。

生地 12g　麦冬 10g　生石膏 20g（先煎）　玄参 12g
六月雪 10g　生甘草 5g　淡竹叶 5g　怀山药 15g　山栀 6g
川连 4g　7 剂

2007 年 11 月 7 日　口腔黏膜溃损之处已经修复，已经与周围一致，疼痛不作，苔薄脉细，拟原方继续调治。

生地 12g　丹皮 6g　六月雪 12g　山栀 6g　芦根 30g

（先煎） 　麦冬 12g　淡竹叶 5g　通草 4g　7 剂

2006 年 12 月 1 日　近来病情较稳定，口腔溃疡已愈合，苔薄，脉弦。拟方继续调治。

生地 12g　麦冬 12g　丹皮 6g　六月雪 12g　山栀 6g　淡竹叶 5g　紫地丁 20g　生甘草 5g　莲子芯 5g　7 剂

某男　39 岁　2019 年 2 月 3 日

口腔溃疡反复发作，迁延十数年之久，虽未间断治疗，但至今未能控制。顷察舌苔粘微黄，脉偏数。拟方从清心胃二火入手。

生地 12g　六月雪 10g　川连 4g　麦冬 15g　淡竹叶 10g　山栀 6g　芦根 30g（先煎）　生石膏 24g（先煎）　通草 6g　生甘草 8g　10 剂

某女　45 岁　2018 年 11 月 21 日

心火未清，舌破愈而又破。拟方清泄心火。

生地 12g　麦冬 15g　六月雪 10g　川连 3g　山栀 6g　淡竹叶 10g　紫地丁 3g　生甘草 6g　通草 5g　10 剂

某男　66 岁　2018 年 12 月 13 日

口腔溃疡，此起彼伏，反复不已，舌面多裂纹苔薄，脉偏数。拟方从滋阴清火处治。

知母 10g　川柏 8g　生地 12g　川连 4g　麦冬 15g　六月雪 10g　淡竹叶 10g　山栀 6g　生石膏 24g（先煎）　芦根 30g（先煎）　7 剂

2018 年 12 月 20 日　口腔溃疡好转，但心火未清。拟方从清心胃之火入手。

生地 15g　麦冬 15g　山栀 6g　川连 4g　六月雪 10g
玄参 15g　石斛 15g（先煎）　淡竹叶 10g　芦根 30g（先煎）
生甘草 10g　7 剂

某女　40 岁　2007 年 10 月 31 日

时发溃疡，疼痛掀肿，有痔疮。拟方进治。

生地 12g　麦冬 12g　川连 4g　山栀 6g　山药 15g　红
藤 30g　蒲公英 30g　白芍 6g　淡竹叶 5g　粉草 5g　7 剂

2007 年 12 月 3 日　口疮渐愈，痔恙好转，药证颇合，脉
弦略数，当守原法进治。

生地 12g　川黄连 4g　山栀 6g　炒黄芩 6g　红藤 30g
六月雪 12g　淡竹叶 6g　生军 6g（次下）　蒲公英 20g　生
甘草 5g　7 剂

某女　66 岁　2007 年 12 月 3 日

口腔溃疡扁平苔藓。面颊两侧溃疡，反复发作，历经六七
年之久，诸治无效，苔粘，望之有干意，脉弦兼滑。拟方
缓图。

生地 12g　知母 10g　川黄连 4g　紫花地丁 30g　山栀
6g　六月雪 12g　玄参 12g　丹皮 6g　银花 10g　连翘 10g
生甘草 5g　淡竹叶 5g　7 剂

2007 年 12 月 10 日　进食时有口腔溃疡破损处疼痛，纳
食不甘，舌苔薄粘泛黄。拟方继续调治。

生地 12g　六月雪 12g　川黄连 5g　山栀 6g　藿香 6g
山楂 10g　神曲 10g　紫花地丁 30g　丹皮 6g　淡竹叶 5g

石斛20g（先煎）　　7剂

某女　65岁　2019年6月27日

口腔两侧扁平苔癣，延今已有四五年之久，一直西药治疗，反反复复，至今未愈，舌苔粘浊泛黄，脉细，此属心胃二经之热。拟方调之。

生地12g　丹皮5g　川连4g　六月雪10g　淡竹叶10g　紫地丁30g　山栀6g　芦根30g（先煎）　通草4g　生甘草8g　　7剂

某女　49岁　2018年10月29日

口有异味，纳谷欠佳，苔薄粘。拟方运中和胃、化浊清热。

佩兰6g　藿香5g　楂、曲各10g　白蔻仁5g（次下）　沙参6g　枳壳5g　法夏6g　云苓10g　谷、麦芽各10g　炒冬瓜仁15g　　7剂

某男　37岁　2018年10月12日

口有异味，大便多不成形，多纳后引起腹泻，舌苔根粘泛黄。

藿香6g　焦白术10g　楂、曲各10g　云苓10g　广木香6g　砂仁5g（次下）　炒莱菔子6g　佩兰6g　炮姜5g　沙参5g　粉草5g　　7剂

某女　44岁　2007年11月14日

口有异味，头痛汗多，舌边红苔粘黄，脉细，脾胃不和。

拟方兼治。

藿香 6g　佩兰 6g　白蔻仁 5g（次下）　炒芩 6g　楂、曲各 10g　钩藤 12g（次下）　石决明 24g（先煎）　白菊花 6g　枳壳 6g　7 剂

某女　40 岁　2018 年 8 月 23 日

口有异味，大便燥结，舌苔粘黄。

藿香 6g　佩兰 6g　楂、曲各 10g　川朴 6g　炒芩 6g　川连 3g　枳壳 6g　山栀 6g　生军 10g（次下）　7 剂

某男　57 岁　2019 年 6 月 15 日

口有异味，舌苔满布粘白苔，脉弦缓。拟方化浊和中。

佩兰 6g　苍术 6g　川朴 6g　青、陈皮各 5g　炒芩 6g　炒莱菔子 10g　槟榔 15g　楂、曲各 10g　枳壳 6g　7 剂

某女　40 岁　2018 年 10 月 30 日

口舌作干欲饮，饮后又易出汗，舌质红苔薄少，脉细。拟方兼治之。

知母 10g　天、麦冬各 10g　生地 15g　丹皮 6g　天花粉 30g　仙鹤草 15g　水牛角片 30g　血见愁 30g　茜草根 15g　川柏 20g　芦根 30g（先煎）　白茅根 30g　7 剂

某女　86 岁　2018 年 10 月 10 日

年已八旬有六，四年来口舌干燥，饮食二便尚调，夜醒，舌干苔粘泛黄，脉弦兼数，此属阴虚有热，津液不足。拟方从滋阴清热入手。

知母 10g　生、熟地各 12g　山栀 6g　天、麦冬各 10g　玄参 12g　石斛 15g（先煎）　天花粉 30g　五味子 6g　北沙参 15g　芦根 30g（先煎）　7 剂

某女　25 岁　2019 年 1 月 17 日

口唇红肿，作痒，舌上苔黄，热毒火盛。拟方进治。

生地 12g　丹皮 6g　石斛 15g（先煎）　麦冬 15g　川连 3g　芦根 30g（先煎）　蝉衣 5g　白鲜皮 15g　地肤子 12g　紫地丁 30g　生甘草 6g　7 剂

2019 年 1 月 24 日　口唇干，舌质红，苔色黄，毒火未清，阴气已伤。拟方滋阴降火。

生地 15g　麦冬 15g　知母 10g　玄参 15g　石斛 15g　川连 4g　山栀 6g　生石膏 30g（先煎）　芦根 30g（先煎）　生甘草 8g　7 剂

某男　44 岁　2007 年 11 月 16 日

口唇干燥，甚则破裂出血，反复不已，近延半年之久，苔薄，脉象弦。拟方清泻脾经之热。

藿香 6g　山栀 6g　石斛 20g　芦根 20g（先煎）　生石膏 20g（先煎）　生甘草 5g　麦冬 12g　7 剂

2007 年 12 月 7 日　口唇依然热燥脱皮，舌苔薄净。拟方继续养阴润燥。

知母 10g　麦冬 12g　丹皮 6g　生地 12g　生石膏 20g（先煎）　山栀 6g　玄参 12g　淡竹叶 5g　川连 5g　生甘草 5g　7 剂

某女　62岁　2007年11月14日

口干，舌苔薄粘，脉细规律，胃阴不足。拟方调治。

知母10g　北沙参12g　麦冬12g　五味子6g　玉竹15g
石斛20g　瓜蒌仁12g　天花粉30g　芦根20g　7剂

2007年11月21日　夜晚口舌已不作干，阴津渐复，舌苔薄净，脉细。拟方继续调治。

北沙参12g　麦冬12g　五味子6g　石斛20g（先煎）
玉竹20g　茯苓10g　粉草5g　芦根20g（先煎）　知母
10g　7剂

某男　66岁　2018年11月6日

口舌干燥，但欲饮，兼有前列腺炎伴结石，尿隐血
（+），舌质红苔粘，脉弦滑数，症属阴虚湿热。拟方滋阴、清利湿热。

熟地10g　生地15g　大、小蓟各10g　山药6g　麦冬
15g　石斛15g　川柏8g　六一散10g（包煎）　瞿麦15g
白茅根30g　7剂

2018年11月18日　口舌干燥减，舌苔粘黄，湿热尚重。拟方继续滋阴清下焦湿热。

知母10g　川柏10g　山栀6g　生、熟地各12g　天、
麦冬各10g　天花粉30g　地萹蓄15g　飞滑石10g（包煎）
仙鹤草15g　白茅根30g　7剂

2018年11月29日　迭进滋阴清湿热之剂，主症渐次减轻，有时仍舌干，脉渐平，反关脉。拟方继续调治。

知母10g　天、麦冬各10g　生、熟地各12g　芦根30g
（先煎）　石斛15g（先煎）　玄参12g　山栀6g　黄柏8g

六一散 10g（包煎）　7 剂

某　57 岁　2018 年 4 月 26 日

口舌干燥，夜尿频，舌苔薄边尖红，脉细。

知母 10g　麦冬 15g　石斛 15g（先煎）　五味子 6g
生、熟地各 12g　桑螵蛸 12g　覆盆子 15g　天花粉 30g　北
沙参 15g　芦根 30g（先煎）　7 剂

某女　48 岁　2018 年 11 月 24 日

口干舌燥，耳鸣且痒，夜寐多梦，面部生斑，舌中心一路
无苔，阴亏已明显。拟方兼治缓图。

知母 10g　生、熟地各 12g　天、麦冬各 10g　五味子 6g
柏、枣仁各 15g　丹参 12g　丹皮 6g　钩藤 12g（次下）　石
决明 30g（先煎）　磁石 30g（先煎）　石斛 15g（先煎）
炒芩 6g　15 剂

某女　45 岁　2018 年 11 月 29 日

夜醒口干，但不多饮，阴伤津少使然，舌上苔少，脉细。
拟方养阴生津、宁心安神。

知母 10g　天、麦冬各 10g　五味子 6g　石斛 15g（先
煎）　北沙参 15g　柏、枣仁各 15g　夜交藤 15g　茯神 10g
远志肉 6g　芦根 30g（先煎）　7 剂

某女　56 岁　2019 年 1 月 23 日

牙龈肿痛，咽部有烧灼感，间或眼睛亦有冒火的感觉，舌
苔粘黄，脉略数。拟方从滋阴清心胃之火入手。

生地 12g　麦冬 15g　石斛 15g（先煎）　丹皮 6g　山栀 4g　野菊花 10g　紫地丁 30g　川连 4g　芦根 30g（先煎）　玄参 15g　生甘草 6g　7 剂

2019 年 2 月 21 日　自调治以来，诸症逐步好转，阴伤渐复，心胃之余火未清。拟方继续调治。

生地 12g　川连 3g　炒芩 5g　芦根 30g（先煎）　玄参 15g　山栀 6g　淡竹叶 10g　丹皮 5g　六月雪 10g　10 剂

2019 年 3 月 6 日　阴虚火旺经调治逐步正常，舌苔薄粘微黄，脉细。拟方养阴清余火。

玄参 15g　麦冬 15g　生地 12g　石斛 15g（先煎）　甘松子 12g　炒白芍 10g　炒芩 5g　山栀 5g　天花粉 30g　干姜 10g　10 剂

2019 年 3 月 15 日　阴血渐复，内热渐轻，舌苔稍粘微黄，脉细略数。拟方调治巩固。

玄参 12g　麦冬 15g　石斛 15g　肥玉竹 12g　生地 12g　山栀 6g　淡竹茹 10g　谷、麦芽各 10g　生甘草 6g　藿香 5g　10 剂

某女　30 岁　6 月 24 日

慢性牙龈炎。门齿上下牙龈皆红肿出血，迁延十年之久，牙齿已开始松动，舌红苔薄黄，脉细数。拟方清泻阳明之热，缓缓图之。

生地　野菊花　紫地丁　丹皮　川连　六月雪　生石膏　芦根　白茅根　生甘草　5 剂

11 月 12 日　病情已逐渐好转，守原法损益进治。

生地　野菊花　墨旱莲　紫地丁　白茅根　芦根　丹皮

石斛　茜草根　生甘草

11 月 25 日　牙龈出血已极少，牙龈尚红，热毒未清。

生地 12g　丹皮 6g　野菊花 10g　紫地丁 30g　芦根 12g
银、翘各 6g　川连 3g　生石膏 20g（先煎）　粉草 4g　5 剂

某男　40 岁　2019 年 6 月 21 日

牙疼四天，左下根牙已蛀，发炎，冷热皆有影响，舌苔粘泛黄，脉弦。拟方调之。

生地 12g　丹皮 6g　川连 4g　赤、白芍各 8g　乳、没各 6g　延胡索 12g　芦根 30g　细辛 3g　4 剂

中医皮肤科

疱疹

某女　63 岁　2019 年 3 月 8 日

带状疱疹延今已月余，患处在左侧胸腋，仍然疼痛，但不严重，舌苔粘黄，脉细弦。拟方解毒清湿热、疏络止痛。

紫地丁 30g　忍冬藤 15g　赤、白芍各 8g　天仙藤 15g　丹皮 6g　乳、没各 6g　延胡索 12g　川郁金 10g　银柴胡 6g　粉草 8g　7 剂

某女　68 岁　2019 年 2 月 21 日

2018 年 9 月患带状疱疹，在左侧胸背，至今已四五月之久，仍然痛、痒，难以名状。纳不甘味，舌前半少苔后半粘，脉象细弦。拟方从解毒散瘀、疏络止痛入手。

紫地丁 30g　丹皮 6g　银、翘各 6g　天仙藤 15g　乳、没各 6g　延胡索 12g　白鲜皮 15g　地肤子 12g　赤、白芍各 8g　失笑散 12g（包煎）　7 剂

2019 年 2 月 26 日　昨着气，患处受击，近疼痛加重，舌苔根部稍粘，脉弦。拟方继续调治。

天仙藤 15g　川郁金 10g　小青皮 6g　乳、没各 6g　延胡索 12g　忍冬藤 15g　当归 15g　赤、白芍各 8g　香附 10g　失笑散 12g（包煎）　7 剂

某女　71 岁　1998 年 12 月 24 日

带状疱疹，见于左上肢以及手部，至今已个月，手部疮恙尚未清退，手肿胀握不成拳，舌苔白，脉象滑。湿热滞于经络。拟方解毒泻热、活血和络。

野菊花 8g　连翘 6g　紫地丁 30g　赤芍 10g　乳、没各 6g　丹皮 5g　生苡仁　车前子　地肤子 4 剂

12 月 28 日　痛减，手尚麻，握不能成拳。拟方加延胡索 12g、白鲜皮 12g、僵蚕 10g，去苡仁、车前子、地肤子，4 剂。

某女　55 岁　2019 年 5 月 7 日

带状疱疹虽然已过一年，但局部仍有热灼疼痛。拟方调治。

野菊花 10g　紫地丁 30g　粉丹皮 6g　赤、白芍各 8g　乳、没各 6g　红藤 30g　忍冬藤 15g　延胡索 10g　全蝎 6g　生甘草 6g　10 剂

2019 年 5 月 27 日　疼痛已减，有一种收缩板滞感觉，苔薄黄，脉象弦。拟方继续调治。

柴胡 5g　川郁金 10g　天仙藤 15g　失笑散 12g（包煎）乳、没各 6g　延胡索 12g　赤、白芍各 8g　丹皮 6g　紫花地丁 30g　粉草 8g　10 剂

某男　41 岁　2019 年 7 月 11 日

带状疱疹发在右上臂，但痒不痛，已三天，苔粘白，脉弦。拟方凉血、解表、清湿热。

银、翘各 6g　丹皮 6g　紫地丁 30g　地肤子 12g　苡仁 15g　白鲜皮 15g　蝉衣 6g　赤芍 10g　生甘草 8g　淡竹叶

10g 5 剂

湿疹

某女 32 岁 2018 年 8 月 18 日

肤瘙痒,抓之起疹块,延有二年之久。治从凉血驱风、清化湿热入手。

紫地丁 30g 丹皮 6g 银、翘各 6g 赤芍 10g 地肤子 12g 蝉衣 5g 白鲜皮 5g 防风 5g 苡仁 15g 粉草 5g 7 剂

2018 年 11 月 10 日 夜寐改善,上肢湿疹仍痒,面有色斑,苔薄脉弦。拟方兼治之。

潞党参 15g 焦白术 10g 黄芪 20g 当归 15g 白蔹 15g 白鲜皮 15g 川连 4g 柏、枣仁各 15g 丹皮 6g 地肤子 12g 苦参 15g 夜交藤 20g 粉草 8g 10 剂

2018 年 11 月 24 日 膀弯以及大腿各有一处湿疹,有时仍痒,其他部位已好。拟方继续治疗。

银、翘各 6g 丹皮 6g 苦参 15g 白鲜皮 15g 地肤子 12g 川连 4g 土槿皮 12g 乌梢蛇 12g 蝉衣 5g 紫花地丁 30g 粉草 8g 10 剂

某女 49 岁 2018 年 10 月 26 日

皮肤瘙痒,舌苔粘白泛黄,脉滑。拟方清湿热。

地肤子 12g 苦参 15g 白鲜皮 15g 川连 4g 丹皮 6g 苡仁 15g 蝉衣 5g 紫草 12g 土茯苓 15g 生甘草 8g 7 剂

2018 年 11 月 10 日　清晨手指痒，有时仍有小水疱，脉滑。拟方继续清湿热。

白鲜皮 15g　地肤子 12g　苦参 15g　黄柏 10g　蝉衣 6g　苡仁 15g　川连 3g　土槿皮 12g　车前子 12g（包煎）　土茯苓 15g　粉草 8g　7 剂

某男　15 岁　2018 年 12 月 2 日

湿疹，全身皆有，下肢腿肚多，瘙痒，舌红苔粘泛黄。拟方凉血解毒、清湿热。

紫地丁 30g　丹皮 6g　银、翘各 6g　白鲜皮 15g　苦参 15g　川连 4g　地肤子 12g　蝉衣 6g　乌梢蛇 12g　粉甘草 8g　7 剂

2018 年 12 月 9 日　肤痒颇减，仍宗原法步进，忌口不严就难好，慎之！

银、翘各 6g　丹皮 5g　地肤子 12g　白鲜皮 12g　川连 3g　紫地丁 30g　蝉衣 5g　防风 5g　乌梢蛇 12g　僵蚕 10g　生甘草 5g　川柏 6g　7 剂

2018 年 12 月 16 日　大部分湿疹已结痂，痒止。拟方继续调治。

银、翘各 6g　丹皮 6g　苦参 15g　白鲜皮 15g　地肤子 12g　紫地丁 30g　川连 4g　蝉衣 4g　赤芍 8g　生甘草 6g　7 剂

某男　28 岁　2018 年 4 月 19 日

面部、手、足经常脱皮，足部有湿气，有时痒，延已数年之久。

苍术 6g　川柏 10g　地肤子 10g　白鲜皮 10g　土槿皮
12g　苦参 15g　蝉衣 6g　车前子 12g（包煎）　土茯苓 15g
粉草 8g　7 剂

某女　83 岁　2018 年 11 月 29 日

皮肤湿疹，瘙痒，延已数年之久，舌苔薄粘，脉细弦。拟
方凉血祛风、清化湿热。

银、翘各 6g　丹皮 6g　紫地丁 30g　蝉衣 5g　地肤子
12g　白鲜皮 12g　乌梢蛇 12g　紫草 10g　苦参 12g　川柏
5g　粉草 8g　7 剂

皮炎、皮疹、荨麻疹

某男　43 岁　2018 年 10 月 6 日

肤间皮疹，苔粘浊，血中湿热尚重。拟方进治，尤宜
忌口。

生地 15g　丹皮 10g　紫草 12g　川连 5g　苦参 15g　炒
芩 6g　地肤子 15g　白鲜皮 15g　紫地丁 30g　野菊花 10g
淡竹叶 10g　10 剂

2018 年 10 月 26 日　肤间皮疹，大部焦头，肤红渐淡，
苔布粘黄，血中湿热未清。拟方继续凉血解毒、清化湿热。

银、翘各 10g　丹皮 10g　地肤子 15g　紫地丁 30g　川
连 5g　沙参 6g　紫草 12g　山栀 6g　苦参 15g　白鲜皮 15g
生军 10g（次下）　10 剂

2018 年 11 月 15 日　肤间皮疹已基本焦头。拟方继续凉
血解毒、清湿热。

生地 15g　丹皮 10g　紫地丁 30g　地肤子 15g　川连 5g
银、翘各 10g　白鲜皮 15g　苦参 15g　川芎 6g　粉甘草
8g　10 剂

某女　23 岁　2018 年 10 月 24 日

面部皮疹，成块出现，色红，有时起泡，瘙痒，反复出现，延已一年余。此属血分湿热之毒外化。拟方从凉血解毒、清化湿热入手。

银、翘各 6g　紫地丁 30g　苡仁 15g　白鲜皮 15g　地肤子 12g　川连 5g　沙参 6g　丹皮 6g　蝉衣 5g　苦参 15g
山栀 6g　7 剂

某女　52 岁　2019 年 3 月 8 日

半身以上，包括头面散见细碎小红疹，瘙痒，延有四五年之久，医院治疗，打针暂消，停又复发。舌苔粘白泛黄，脉细。拟方从解毒清湿热入手。

紫地丁 30g　丹皮 6g　银、翘各 6g　川连 4g　苦参 15g
地肤子 12g　白鲜皮 15g　蝉衣 5g　山栀 6g　生甘草
8g　7 剂

某女　39 岁　2019 年 3 月 7 日

过敏反应，肤间鲜红色小疹块，瘙痒，苔粘，脉细。拟方调之。

银、翘各 6g　蝉衣 5g　粉丹皮 5g　赤芍 5g　白鲜皮
15g　地肤子 12g　苦参 12g　紫地丁 20g　羌活、防风各 5g
乌梢蛇 12g　生甘草 8g　5 剂

某女　62 岁　2018 年 9 月 27 日

肤见细碎小红疹，瘙痒。病延半月，已服中西药，但效果不明显。舌苔黄，脉象细滑。此属血分湿热外化。拟方从凉血清湿热入手。

银、翘各 6g　丹皮 6g　紫地丁 30g　川连 3g　蝉衣 6g　地肤子 12g　苦参 15g　白鲜皮 15g　赤芍 10g　生甘草 6g　7 剂

某女　36 岁　2018 年 11 月 15 日

面部痒疹。拟方调治巩固。

银、翘各 6g　苦参 12g　丹皮 5g　白鲜皮 15g　赤芍 10g　地肤子 12g　乌梢蛇 12g　蝉衣 6g　紫地丁 30g　粉草 8g　7 剂

2018 年 11 月 22 日　面部痒疹基本消除，偶尔有皮疹，不数日即自消，余毒未清之故。拟方继续调治。

银、翘各 6g　丹皮 6g　紫地丁 30g　地肤子 30g　白鲜皮 12g　蝉衣 4g　山栀 5g　苡仁 15g　苦参 12g　粉草 6g　7 剂

某女　61 岁　2018 年 11 月 18 日

全身皮肤瘙痒，经西医治疗，反反复复已有数年之久，舌瘦苔薄根粘，脉细弦。此属血虚燥热。拟方养血清燥止痒。

生地 15g　丹皮 8g　当归 15g　赤、白芍各 8g　银、翘各 6g　白鲜皮 15g　地肤子 12g　乌梢蛇 15g　蝉衣 6g　紫地丁 30g　粉草 8g　7 剂

2018 年 11 月 24 日　前投养血清燥祛风之剂，肤痒已有

减轻，苔薄黄，仍循前法步进。

生地 15g　丹皮 6g　当归 15g　紫地丁 30g　地肤子 12g
乌梢蛇 15g　蝉衣 6g　白鲜皮 15g　苦参 15g　赤、白芍各
8g　银、翘各 10g　10 剂

某　12 月 1 日

荨麻疹（寒性），吹风后下冷水，局部及全身出疹块，瘙
痒延已六年之久。舌苔薄白，脉象弦细。拟方养血祛风，温阳
散寒。

羌活、防风　当归　炒白芍　乌梢蛇　蝉衣　白鲜皮　地
肤子　桂枝　粉草　连翘（佐制）　4 剂

12 月 8 日　症情明显好转，依前法出入步进。

羌活、防风　蝉衣　乌梢蛇　当归　赤芍　桂枝　白鲜皮
地肤子　连翘　白蒺藜　4 剂

12 月 14 日　皮疹渐好。拟方巩固。

桂枝 12g　细辛 3g　羌活、防风各 6g　当归 10g　赤芍
6g　地肤子 12g　白鲜皮 5g　白蒺藜 12g　4 剂

某女　30 岁　2018 年 11 月 24 日

面部红疹瘙痒已经一月，舌苔薄白，脉细数。拟方凉血疏
风入手。

银、翘各 6g　丹皮 6g　蝉衣 5g　紫地丁 30g　川连 3g
赤、白芍各 8g　白鲜皮 15g　地肤子 12g　乌梢蛇 15g　粉
草 8g　7 剂

某男 83岁 2018年11月24日

蚊虫咬后，肤留小红点瘙痒，舌苔薄。拟方凉血解毒止痒。

银、翘各5g 丹皮5g 蝉蜕4g 赤芍6g 紫地丁15g 白鲜皮12g 地肤子10g 粉草6g 5剂

某男 79岁 2007年11月7日

临床诊断：湿热疮盉

下肢背部疮盉，瘙痒难安，苔色浮黄，脉数，血分热重。拟方凉血清热。

银、翘各10g 紫地丁30g 丹皮6g 黄柏10g 川连5g 苦参15g 乌梢蛇10g 地肤子12g 白鲜皮10g 生甘草5g 10剂

某女 56岁 2008年1月16日

面部烘热发红，迁延六年，近月余渐生细碎红疹但不痒，舌苔薄粘，脉弦且数，血中热邪遏郁。拟方凉血解毒清热。

桑叶10g 生地12g 赤芍6g 白芍6g 银花10g 连翘10g 紫花地丁30g 山栀6g 丹皮6g 蝉衣5g 地肤子12g 粉草5g 7剂

某男 61岁 2019年5月9日

荨麻疹年余，现在西药已停用，求服中药。拟方调治。

羌活、防风各5g 僵蚕10g 蝉衣6g 丹皮5g 赤芍10g 地肤子12g 乌梢蛇15g 白鲜皮15g 连翘6g 生甘草8g 10剂

2019 年 5 月 20 日　皮疹明显好转，仍步原法进治。

银、翘各 6g　丹皮 6g　地肤子 12g　白鲜皮 15g　乌梢蛇 12g　蝉衣 6g　赤、白芍各 8g　紫地丁 30g　防风 6g　粉草 8g　10 剂

2019 年 5 月 29 日　皮肤有时轻微痒，舌苔薄黄。拟方继续调治。

紫地丁 30g　银、翘各 6g　丹皮 12g　当归 12g　赤、白芍各 8g　防风 6g　蝉衣 5g　乌梢蛇 12g　白鲜皮 15g　地肤子 12g　川芎 5g　粉草 6g　10 剂

2019 年 6 月 10 日　疹出已少，仍痒，舌苔薄黄。拟方继续进治。

银、翘各 6g　丹皮 6g　蝉衣 5g　防风 6g　地肤子 12g　僵蚕 10g　白鲜皮 15g　乌梢蛇 12g　赤芍 8g　苦参 15g　玄参 15g　云苓 12g　粉甘草 8g　10 剂

某女　53 岁　2019 年 5 月 6 日

皮肤瘙痒，初始在脚，现全身走窜，夜睡出汗，舌边尖红苔根粘，脉细。拟方缓缓调之。

羌活、防风各 5g　地肤子 12g　土槿皮 12g　土茯苓 15g　蝉衣 6g　柏、枣仁各 15g　茯神 10g　川柏 10g　白鲜皮 15g　浮小麦 15g　煅龙、牡各 20g（先煎）　10 剂

2019 年 5 月 16 日　出汗减少，皮肤依然作痒，苔白根部粘，脉细。拟方继续进治。

生地 12g　当归 15g　赤、白芍各 8g　地肤子 12g　白鲜皮 15g　乌梢蛇 15g　蝉衣 5g　丹皮 10g　糯稻根 15g　川柏 8g　煅龙、牡各 20g（先煎）　10 剂

2019 年 5 月 27 日　汗止，皮肤依然瘙痒，苔粘泛黄，脉细。拟方凉血疏风止痒。

羌活、防风各 5g　当归 15g　蝉衣 5g　赤、白芍各 8g
丹皮 6g　苦参 15g　白鲜皮 15g　地肤子 12g　银、翘各 6g
粉草 6g　10 剂

某男　2019 年 6 月 3 日
腰背腿部内侧见细疹瘙痒，延今已四五年之久，曾服中药及外用搽药，至今未见好转，舌红苔黄，脉细。拟方缓缓图之。

银、翘各 6g　丹皮 6g　紫地丁 30g　川连 5g　川柏 10g
地肤子 12g　苦参 15g　乌梢蛇 12g　白鲜皮 15g　赤芍 10g
生甘草 8g　7 剂

某女　54 岁　2019 年 6 月 1 日
面部皮肤过敏，皮色发红，痒且痛。以往有类似情况，外用药膏治疗，这次用两天，无改善。口干不思饮水，苔薄，脉细。拟方调之。

银、翘各 6g　丹皮 6g　蝉衣 5g　赤芍 10g　紫地丁 30g
防风 5g　白鲜皮 15g　地肤子 12g　淡竹叶 10g　生甘草
8g　4 剂

某女　42 岁　2007 年 4 月 2 日
服尼莫地平后过敏，面部潮红，脱屑，瘙痒。

银、翘各 10g　蝉衣 5g　桑叶 10g　丹皮 6g　山栀 5g
紫地丁 30g　地肤子 10g　白鲜皮 10g　白僵蚕 10g　7 剂

某男　成年　2019 年 2 月 20 日

秋冬季，浑身痒，热水洗澡后痒更甚，舌苔粘而泛黄，脉弦滑。拟方从凉血驱风、清化湿热入手。

紫地丁 30g　银、翘各 6g　地肤子 15g　白鲜皮 15g　丹皮 8g　赤、白芍各 8g　乌梢蛇 15g　苦参 15g　蝉衣 6g　川柏 10g　粉草 8g　7 剂

某女　23 岁　2007 年 10 月 31 日

食蟹过敏，头面身躯已散见细疹，瘙痒，苔薄，脉平。拟方清化。

银、翘各 10g　蝉衣 5g　丹皮 6g　赤芍 6g　地肤子 10g　白鲜皮 10g　乌梢蛇 10g　紫地丁 30g　粉草 5g　7 剂

某女　32 岁　2006 年 12 月 22 日

血络失和，肤间时有针刺样不适，或面部皮肤有清凉之感，口唇发干，口渴喜饮，苔粘泛黄，脉细。拟方清络。

川芎 6g　全当归 10g　生地 12g　红花 6g　鸡血藤 12g　银、翘各 6g　赤、白芍各 6g　山栀 6g　地肤子 10g　7 剂

痤疮

某女　25 岁　2007 年 11 月 7 日

痤疮、口疮。腑气通畅，有细碎疮疡外现，苔黄粘浊。拟方调治。

银花 10g　连翘 10g　丹皮 6g　川连 4g　山栀 6g　地肤子 12g　白鲜皮 10g　紫花地丁 30g　枳壳 30g　生军 6g　粉

草 5g　7 剂

2007 年 12 月 12 日　面部疹点渐隐，舌红苔黄，内热未解。拟方继续凉血清毒热。

银花 10g　连翘 10g　山栀 6g　地肤子 12g　丹皮 6g　紫花地丁 30g　赤芍 6g　白鲜皮 10g　炒芩 6g　川连 5g　粉草 5g　7 剂

某女　44 岁　2018 年 10 月 25 日

面部以及颈部出红色痘痘，B 超检盆腔有少量积液，腹部无明显不适，舌质红苔薄少，脉弦。拟方兼治之。

银、翘各 6g　丹皮 6g　紫地丁 30g　红藤 30g　云苓 10g　川连 4g　山栀 6g　地肤子 12g　白鲜皮 15g　生甘草 6g　7 剂

某女　26 岁　2018 年 10 月 11 日

青春痘，额头多，延已数年之久。

紫地丁 30g　野菊花 10g　银、翘各 6g　丹皮 6g　沙参 6g　川连 4g　苦参 15g　地肤子 10g　山栀 6g　淡竹叶 10g　7 剂

2018 年 10 月 25 日　迭进凉血解毒，清湿热之剂，额头痘痘已基本焦头，药症颇合。拟方继续调治。

紫地丁 30g　银、翘各 6g　地肤子 12g　白鲜皮 15g　川连 4g　山栀 6g　丹皮 6g　白蔹 15g　苡仁 10g　生甘草 6g　7 剂

某女　21 岁　2007 年 11 月 14 日

面部痤疮，此起彼伏，迁延数年，舌苔薄黄，舌质偏红，脉细小数。拟方凉血解毒。

银、翘各 10g　紫地丁 30g　野菊花 10g　丹皮 6g　山栀 6g　川连 5g　地肤子 12g　白鲜皮 10g　生军 6g（次下）粉草 5g　7 剂

某女　28 岁　2019 年 2 月 21 日

面部青春痘，左侧多，舌质红苔薄，脉细偏数。拟方从清热解毒入手。

紫地丁 30g　丹皮 6g　银、翘各 6g　地肤子 12g　白鲜皮 15g　川连 3g　炒芩 6g　山栀 6g　粉草 8g　淡竹叶 10g　7 剂

某女　17 岁　2018 年 11 月 24 日

面部痤疮，此起彼伏，舌苔粘黄，血中热毒未清。拟方凉血解毒、清化湿热。

紫地丁 30g　丹皮 6g　地肤子 12g　川连 4g　山栀 6g　苦参 15g　炒芩 6g　白鲜皮 15g　银、翘各 6g　白蔹 15g　生甘草 8g　7 剂

2018 年 12 月 1 日　新生的痤疮虽有，但已不多，余毒未清。拟方继续调治。

银、翘各 6g　丹皮 6g　白鲜皮 15g　紫地丁 30g　川连 4g　山栀 6g　炒芩 6g　云苓 12g　苡仁 15g　白蔹 15g　淡竹叶 10g　7 剂

某女　29岁　2018年11月30日

面部痤疮，右侧较多，舌苔粘而泛黄，脉沉细。拟方凉血解毒、清湿热。

紫地丁30g　粉丹皮6g　银、翘各6g　地肤子12g　川连3g　山栀6g　白鲜皮15g　赤、白芍各8g　炒芩5g　粉草6g　7剂

某女　38岁　2019年6月25日

面部生痤疮已有年余，舌苔粘而泛黄，脉细偏数。拟方凉血解毒，清化湿热。

紫地丁30g　丹皮6g　银、翘各6g　白鲜皮15g　地肤子12g　川连3g　山栀6g　炒芩6g　赤、白芍各8g　生甘草8g　7剂

某女　32岁　2019年6月17日

面部痘痘，身体亦有少许，舌红苔薄少，脉细形丰。拟方缓缓图之。

银、翘各6g　丹皮6g　紫地丁30g　川连4g　地肤子12g　白鲜皮15g　山栀6g　苦参15g　赤芍10g　生甘草8g　7剂

黄褐斑

某女　37岁　2006年12月18日

数月以来，忽然面部生斑，有片状点状，偶尔面生痤疮，经常口苦，苔薄，脉细弦，肝气不畅，气血瘀阻。拟方缓图。

柴胡 6g　　川郁金 10g　　香附 10g　　白蔹 10g　　炒芩 6g
香白芷 10g　　川芎 6g　　白鲜皮 10g　　当归 10g　　银、翘各
6g　　7 剂

某女　40 岁　2018 年 10 月 4 日

面斑特重，宜缓缓图之。

羌活、防风各 5g　　当归 15g　　红花 6g　　白蔹 15g　　白芷
10g　　地肤子 12g　　赤、白芍各 8g　　蝉衣 6g　　白附子 10g
白鲜皮 15g　　粉草 6g　　7 剂

某女　43 岁　2019 年 3 月 3 日

月经每先期六七日，量正常，行经六日净，面颊生褐斑，
苔白，脉弦。拟方调经祛斑。

川芎 5g　　当归 15g　　赤、白芍各 8g　　丹皮 6g　　山栀 5g
白蔹 15g　　地肤子 12g　　白芷 10g　　益母草 12g　　白附子 10g
白鲜皮 15g　　艾叶 6g　　7 剂

某女　40 岁　2007 年 11 月 9 日

面斑分布眼下及颧骨，苔白，脉细弦。拟方调治。

川芎 6g　　当归 10g　　白蔹 10g　　蝉衣 5g　　白芷 10g　　红
花 6g　　白鲜皮 10g　　香附 10g　　白附子 10g　　地肤子
12g　　7 剂

某女　34 岁　2007 年 12 月 10 日

面部有斑，颜色较浅，有时面红，颜色不增，舌苔薄白，
脉象细弦小数。拟方缓图。

羌活 6g　防风 6g　银花 10g　连翘 10g　桑叶 10g　白蔹 10g　蝉衣 5g　白芷 10g　山栀 6g　白鲜皮 10g　地肤子 12g　7 剂

某女　27 岁　2007 年 12 月 5 日

面部生点状斑，布于两颧部位，苔薄，脉细。拟方缓图。

羌活 6g　防风 6g　当归 10g　红花 6g　白蔹 10g　蝉衣 5g　白鲜皮 10g　地肤子 12g　白芷 10g　川芎 6g　白附子 10g　7 剂

某女　47 岁　2019 年 5 月 14 日

面部两侧黄褐斑，部分成点状，舌甚红，苔白，脉滑。拟方从活血、化瘀、祛斑入手。

羌活、防风各 5g　当归 15g　红花 6g　白蔹 15g　香白芷 10g　赤、白芍各 8g　抚芎 5g　白鲜皮 15g　地肤子 15g　白附子 10g　10 剂

某女　42 岁　2019 年 6 月 19 日

面部生斑，多呈点状斑，月经正常，苔薄，脉细。拟方调之。

羌活、防风各 5g　当归 15g　川芎 6g　白蔹 15g　香白芷 10g　白鲜皮 15g　川郁金 6g　赤、白芍各 8g　地肤子 12g　白附子 10g　7 剂

其他皮肤疾病

某男 51 岁 2007 年 11 月 7 日

血小板减少性紫癜，血小板下降，但临床并无明显不适，苔薄脉弦。拟方调治。

生地 12g 熟地 12g 丹皮 6g 山药 15g 紫花地丁 30g 旱莲草 12g 茜草根 12g 水牛角 20g（先煎） 白茅根 30g 紫草 15g 生甘草 5g 15 剂

2007 年 12 月 10 日 头昏心悬，苔薄，脉细弦，步前法进治。

潞党参 15g 黄芪 30g 柏子仁 15g 酸枣仁 15g 当归 10g 生地 12g 丹皮 6g 水牛角 15g 旱莲草 12g 龙骨 24g（先煎） 牡蛎 24g（先煎） 15 剂

某男 30 岁 2019 年 1 月 26 日

有足癣股癣，腰部颈旁有湿疹，热时痒，从去年八月开始有数月之久，舌苔薄黄，脉沉细。拟方缓缓图之。

紫地丁 30g 丹皮 6g 苦参 15g 川连 4g 地肤子 12g 白鲜皮 15g 土槿皮 12g 土茯苓 15g 蝉衣 5g 乌梢蛇 15g 粉草 6g 10 剂

某女 36 岁 2018 年 10 月 30 日

左上臂一处皮癣，头上一处皮癣作痒，余处皮肤皆不痒，舌苔粘浊泛黄，脉细。拟方调治。

银、翘各 6g 丹皮 6g 羌活、防风各 5g 蝉衣 5g 川连 4g 苦参 15g 地肤子 12g 白鲜皮 15g 紫地丁 30g 土

茯苓 15g　土槿皮 12g　10 剂

2018 年 11 月 27 日　身上皮癣明显好转，唯头部一块作痒，舌苔泛黄。拟方继续调治。

羌活、防风各 5g　蝉衣 5g　紫地丁 30g　银、翘各 6g　川连 4g　地肤子 12g　白鲜皮 15g　苦参 15g　粉丹皮 6g　土茯苓 15g　土槿皮 12g　乌梢蛇 15g　粉草 8g　10 剂

2019 年 2 月 2 日　头皮作痒，舌苔粘黄，脉滑。拟方继续进治。

羌活、防风各 5g　紫地丁 30g　银、翘各 6g　苦参 15g　川连 4g　白鲜皮 15g　丹皮 6g　地肤子 12g　蝉衣 6g　黄柏 8g　土茯苓 15g　生甘草 8g　15 剂

2019 年 3 月 16 日　目前有少许新的皮癣外出，瘙痒，苔粘黄，脉细偏数。拟方继续调治。

紫地丁 30g　白鲜皮 15g　地肤子 12g　丹皮 6g　银、翘各 6g　乌梢蛇 12g　赤、白芍各 8g　苦参 15g　土槿皮 12g　土茯苓 15g　生甘草 10g　10 剂

某男　53 岁　2007 年 11 月 2 日
临床诊断：牛皮癣
下肢皮癣，大部消退，但仍有新生皮癣，瘙痒，苔色泛黄，脉弦偏滑。拟方调治。

野菊花 10g　紫地丁 30g　苦参 15g　黄柏 10g　川连 5g　丹皮 6g　紫草 15g　土茯苓 15g　乌梢蛇 10g　车前子 12g（包煎）　生甘草 5g　7 剂

2007 年 12 月 3 日　大腿皮癣增多，皮肤依然瘙痒，苔薄黄，左半边苔少，脉象弦数。拟方继续加重凉血解毒、祛风

止痒。

生地 12g　丹皮 10g　紫花地丁 30g　黄柏 10g　苦参 15g　川黄连 5g　地肤子 12g　紫草 12g　乌梢蛇 12g　土茯苓 15g　白鲜皮 10g　粉草 5g　7 剂

某女　11 岁　2019 年 6 月 27 日

耳面部额头，散发小癣块，舌苔粘白。拟方驱风清湿热治。

羌活、防风各 5g　白芷 6g　地肤子 10g　粉丹皮 5g蝉衣 5g　白鲜皮 12g　紫地丁 15g　连翘 5g　粉草 5g　7 剂

某女　57 岁　2018 年 8 月 16 日

病五年，服药数月，头大部牛皮癣已消退，头枕部尚有二三块。拟方继续调治。

柴胡 30g　丹皮 6g　地肤子 12g　白鲜皮 15g　川连 5g黄柏 10g　土槿皮 12g　苦参 15g　连翘 10g　防风 6g　土茯苓 15g　粉草 8g　15 剂

2018 年 10 月 30 日　近日胃部感觉不适。

银、翘各 6g　丹皮 6g　紫地丁 30g　地肤子 15g　白鲜皮 15g　川连 3g　神曲 10g　藿香 6g　土槿皮 12g　土茯苓 15g　7 剂

2018 年 12 月 6 日　颈部皮疹偶尔作痒，检有轻微脑梗，时感头晕，苔薄，脉弦。拟方急治。

紫地丁 30g　银、翘各 6g　丹皮 6g　桑皮 12g　川连 4g苦参 15g　白鲜皮 15g　地肤子 12g　桃、红各 6g　广地龙 10g　水蛭 15g　15 剂

某女 34 岁 2018 年 4 月 23 日

银屑病三年，四肢少，胸背部多、痒，苔根部粘泛黄，脉滑。拟方缓缓治之。

羌活、防风各 5g　银、翘各 6g　紫地丁 30g　川连 4g　白鲜皮 15g　苦参 15g　地肤子 12g　蝉衣 6g　粉丹皮 6g　土槿皮 12g　粉草 6g　7 剂

某女 30 岁 2018 年 8 月 21 日

牛皮癣八九年，其间好过一段时间，服中药年余，基本已消除，头发间还有二三块，绿豆大小，痒轻，舌红苔白粘。

紫地丁 30g　粉丹皮 6g　苦参 15g　川连 4g　地肤子 12g　连翘 6g　五加皮 12g　白鲜皮 15g　山栀 6g　粉草 8g　10 剂

2018 年 11 月 27 日　牛皮癣已近尾声。拟方继续调治。

银、翘各 6g　丹皮 6g　紫地丁 30g　白鲜皮 12g　地肤子 12g　川连 3g　苦参 15g　土槿皮 10g　土茯苓 15g　粉草 6g　10 剂

某女 14 岁 2018 年 11 月 17 日

原在右上眼皮处生一白癜风，在内眼角处。经西医治疗一年左右，渐消退。现在原处又渐外现，舌苔粘白，脉细。拟方缓缓调治之。

羌活、防风各 5g　熟地 12g　补骨脂 15g　女贞子 15g　墨旱莲 15g　首乌 15g　当归 15g　赤、白芍各 8g　白鲜皮 15g　10 剂

某男　12 岁　2018 年 11 月 24 日

临床诊断：白癜风

腹部多，舌苔粘黄，脉滑。拟方缓缓图之。

生、熟地各 12g　粉丹皮 5g　墨旱莲 15g　补骨脂 15g　地肤子 12g　白鲜皮 15g　首乌 15g　女贞子 15g　乌梢蛇 15g　紫地丁 20g　粉甘草 8g　20 剂

某男　31 岁　2018 年 11 月 5 日

临床诊断：斑秃

头后枕部偏左有一块斑秃，长 6cm 宽约 3cm，呈圆型，延今二月，局部脱发，但不痒，舌苔根心粘白，脉弦。拟方缓缓图之。

羌活、防风各 5g　当归 15g　赤、白芍各 10g　苦参 15g　地肤子 12g　川柏 10g　首乌 15g　墨旱莲 15g　女贞子 15g　生、熟地各 12g　7 剂

某男　32 岁　2018 年 11 月 26 日

生殖器疱疹延今已五月之久，虽经中西两法治疗，时有反复，至今不愈，舌苔薄黄，脉弦。此属下焦湿热之毒。拟方从清下焦温热之毒入手。

紫地丁 30g　银、翘各 6g　土槿皮 12g　黄柏 10g　地肤子 12g　白鲜皮 15g　车前子 12g（包煎）　川连 5g　野菊花 10g　粉草 8g　7 剂

某女　26 岁　2018 年 12 月 8 日

患"扁平疣"二年之久，在面部耳前。拟方解毒清湿热

入手。

银、翘各 6g　　丹皮 5g　　紫地丁 20g　　半枝莲 30g　　蚤休 15g　　苡仁 15g　　白鲜皮 15g　　地肤子 12g　　板兰根 15g　　粉甘草 8g　　10 剂

某女　18 岁　2007 年 10 月 31 日

扁平疣数年。拟方解毒消散。

银、翘各 10g　　半枝莲 30g　　苡仁 15g　　板蓝根 20g　　大青叶 12g　　蚤休 15g　　紫地丁 30g　　蝉衣 5g　　地肤子 12g　　粉草 5g

某女　31 岁　2018 年 10 月 18 日

落发多。

生、熟地各 12g　　当归 15g　　首乌 15g　　刺蒺藜 15g　　炒白芍 10g　　苦参 15g　　女贞子 15g　　墨旱莲 15g　　川芎 6g　　丹皮 6g　　7 剂

某女　36 岁　2007 年 12 月 3 日

脂溢性脱发，舌苔薄净，脉细。拟方补肾养血生发。

熟地 12g　　何首乌 15g　　当归 10g　　白芍 10g　　女贞子 12g　　旱莲草 12g　　黄柏 6g　　苦参 12g　　枸杞子 15g　　菟丝子 15g　　7 剂

某男　44 岁　2019 年 6 月 7 日

斑秃已有月余，平时工作家庭二方面压力较大，舌上苔薄黄，脉象弦滑。拟方调之。

羌活、防风各 5g　熟地 15g　苦参 15g　首乌 15g　当归 15g　白鲜皮 15g　地肤子 12g　粉丹皮 6g　赤、白芍各 8g　墨旱莲 15g　10 剂

附录1

古琴家刘少椿
——我的曾外祖父文化身份探究

赵烨

　　我的曾外祖父刘少椿被后人尊为广陵派第十代传人，他为广陵派的传承所作的贡献及在琴界产生的影响力一直被琴界所公认。目前对于刘少椿的研究大致可分为两类：第一类，关于刘少椿生平事迹的回顾，如林友仁《刘少椿——广陵琴派第十代传人》、梅曰强《忆刘少椿先生教学二、三事》、陈逸墨《君子比德——广陵琴派大师刘少椿先生的人品与琴品》等，通过回顾刘少椿的琴学生涯，描绘了他在教学上的严谨态度、为人上的高尚情操及音乐上的风格概况等；第二类，关于刘少椿的琴曲研究，如赵烨《刘少椿古琴演奏风格初探》、李明月《汇流，当传统直面现代——以近现代广陵琴风的音乐语言表达为视角》等等，主要从指法、气息、音韵等层面分析刘少椿的演奏特征。但尚未有关于刘少椿文化身份研究方面的文章。

　　"文化身份"是后现代全球化进程中出现的焦点性议题，它主要指"一个文化群体成员对其自身文化归属的认同，其特征可以通过该文化群体成员的言语、行为和情感等表现出来"[1]。本文以探究刘少椿文化知识体系构成以及通过我对刘少椿二女儿刘蓉珍①（我的外婆）及刘少椿外孙女毛志勋②

（我的母亲）等等相关人物的采访来还原刘少椿的文化身份，以便更为深刻地理解刘少椿古琴艺术文化。

刘少椿所处年代所受外来文化影响最为激荡，终其一生来看，虽然社会境遇不断变化，但刘少椿一直以一种万分坚定的信念以不变应万变而能从容面对，他中晚年以七首纯正的广陵琴韵留存于世则不得不令众人感叹。在那样的环境下，很多琴人因时而应，对古琴做了相应的改变，让古琴更符合现代社会的审美需要，而刘少椿的特殊性就在于在这种社会文化变迁时期他选择了保持自己文化的纯洁性及对自己文化身份的认定。本文刘少椿文化（刘少椿手写《自传》，刘少椿外孙陶艺提供）身份探究包括如下几个方面：①儒家思想的影响；②道佛文化的影响；③传统艺术素养；④为人处事。

一、儒家思想的影响

我的曾外祖父刘少椿最初受到的文化熏陶来自儒家，他曾在他《自传》中写道："刘少椿，年五十一岁，陕西富平县北陵堡人，自幼在私塾读书五年。民国三年冬，随父南下来扬经商，在裕隆全盐号学生意，三年满师之后，做抄写工作及事务等事，到民国二十四年倒闭，即赋闲在家。"[2]文中"自幼在私塾读书五年"意味着刘少椿从小接受儒家文化的教育，私塾相当于古人的私立学校，一般教授识字、背诵四书五经等。刘少椿来扬州之前读了五年私塾，我的外婆回忆说："我们来到扬州后，我的爷爷（刘少椿父亲）也请了私塾先生到盐号上来教书，共三年时间。"③ 也就是说，刘少椿在他自传中所提到的"在裕隆全盐号学生意"很可能仍然包括私塾内容，加起来，前后读了近八年私塾，可见其早年所受儒家文化影响最为深远。

儒家思想不仅是中国几千年治国思想的核心，也是中国传统文化的精神砥柱，所谓"经学是中国人的思想行为、道德行为、终极关怀乃至民族品性的象征……"[3]，尤其是儒家所提倡的"仁"思想不但塑造了刘少椿的人格品性，也成为刘少椿音乐品格的重要评判标准。我的外婆曾经说："父亲非常注重个人的德行，在他身处顺境时，乐善好施，接济朋友，而身处逆境时，也能洁身自好，以德为先。"④这更不难理解，刘少椿痴迷于古琴，将一生寄托于琴，实际上是他醉心于琴道琴德的写照，因为琴乐中包涵了历代文人对情操、品性的"善"与"美"的追求。

儒家思想对古琴音乐的影响极为深远，以《易经》为基础的辩证思想也同时表现在刘少椿古琴音乐中。他的琴曲中没有突兀的音声，音与音的连接圆融无碍，刚柔、迟速、缓急、轻重、浓淡、上下天衣无缝地展开，一气呵成，好似阴阳两方的相互消长，音韵融合于生生不息的气息中。刘少椿音乐中所体现的辩证思维正如刘少椿的弟子梅曰强总结的十六个字："跌宕多变、绮丽细腻、刚柔相济、音韵并茂"[4]。其中，"音韵并茂""刚柔相济"（刘少椿手抄《广陵散》，刘少椿外孙陶艺提供）正是阴阳二者相互作用而达到"中和"状态的体现，在古琴弹奏上主要体现在如下两个方面：①偏锋。关于偏锋的运用，在很多关于广陵派演奏特点的研究中都有提及，偏锋和正锋在音色上、发力上都有差别，在用偏锋弹奏时，右手手腕更加放松、自然，音色上也温润中和。②中间音。中间音是广陵派琴曲气息上的关键特点，并显示了刘少椿运用辩证思想的完美形态，他的琴曲常给人一气呵成的感觉，似乎自由而无板眼规律，其实正是"中间音"在起作用，即一个音既与之前的音产生气息上的联系，又与之后的音相关联，有时一个音既是之前乐句的结束，又同时是之后乐句的开始。如《山居吟》第一段中，很多地方的音都是前后音的关键连接（如图1），这些音并不与其它音组合成固定节拍的音型，而使得前后的乐句一气呵成，正如西方学者 AniruddhD. Patel 对古琴的节奏曾作这样的描述："（古琴）演奏出来的音乐没有拍子的感觉，取而代之的是流畅感。音符的节拍取决于手势的变化，而不是通过外加的时间图式来规定。"[5] 正因如此，传统古琴曲的独特气息感常给人以节奏自由的印象。

上图中用横线标注的地方是作为前后音的连接音呈现，这些音基本在某个乐句之内，它们是长乐句的关节处，音韵的转

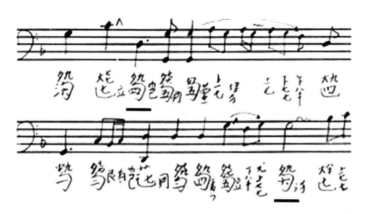

图1　（刘少椿演奏录音，赵烨记谱，减字谱根据《蕉庵琴谱》）

折可以通过它们轻易地完成。再如刘少椿演奏的《樵歌》第二段中的一小句（如图2）：

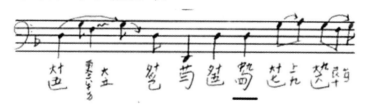

图2　（刘少椿演奏，赵烨记谱，参照《蕉庵琴谱》）

　　上图中所示的音"句"是作为前后乐句的连接音出现的，它所起到的作用就是让前后乐句自然地连接而无需停顿，这样的中间音模糊了乐句与乐句之间的分界，增加了乐曲整体的气韵感。正如管建华所说："中国音乐语言是一种特殊的时间型构造，它的乐句在视点上是流动的，形态上松散，它的构句依靠意合方法，通过乐汇、乐逗（读）、乐句之间在意义上存在的相关性来连接……"[6]，因此，在某种程度上说，这是为何以刘少椿为代表的很多传统古琴音乐的节奏构成不是具有固定板眼的节拍，而是灵活自如、阴阳之动的宇宙气息。

与现当代的古琴曲相比较，尤其是现当代新创作的古琴曲，由于受到西方音乐文化及流行音乐文化的影响，琴曲中的"中间音"十分少见，取而代之的是具有固定节拍、音程结构音型的旋律化琴曲，而在刘少椿古琴曲中所保留的这一特点，使得传统古琴音乐身份特点得以保护，这也是扎根于传统儒家文化辩证思维的最纯正的传承。

二、道佛文化的影响

刘少椿在琴学实践中不仅继承了儒家文化思想，从现存的刘少椿大量手抄本（佛经、道家养身功）可以想见，他对道佛文化抱有极大的兴趣。我的外婆（刘少椿二女儿）回忆说："我父亲学拳以后就开始接触道家功。他常常白天打坐，夜里弹琴，我记得他还常去与崇宁寺的虞山和尚（崇宁寺的住持）在一起弹琴，那个和尚就像个菩萨一样，个子矮矮的，一脸笑，除了虞山和尚还有平山堂、天宁寺以及道观的一些道士常来我们家和我父亲一起弹琴论经。"⑤道佛文化有很多共同点，比如它们都是以道德心性的修养为基础，尤其禅宗所主张的"禅定"和道家养身功，都注重虚静的身心状态。

如果说儒家思想对古琴音乐具有道德性的规范作用，那么道佛思想则更能深化古琴音乐的艺术境界，三者都是民族文化身份的重要组成部分。刘少椿古琴音乐对道佛文化的执着最显著地体现在他对左手走音等虚音技法的运用上，其音乐的意境更是对老子提出的"大音希声"、庄子提出的"坐忘""心斋"及佛家的"明心见性""五蕴皆空"等"无我之境"的艺术精神的追求。从刘少椿留下的录音可以发现，丰富的左手走音弱化了乐曲的音高旋律感，而大大增强了琴曲音高音韵的气韵流动感，例如：走音中最为突出的是"吟猱"，刘少椿对于吟猱的运用恰到好处，它们使得音韵之间的连接自然而显出气韵生动，在"吟猱"种类中，他根据不同情绪、意味的句式而展开变化，使得曲情起伏而不突兀，"吟猱"不但有大小之别，还有缓急、轻重、多少、形态之分等，如刘少椿弹奏的《山居吟》《樵歌》中，多次出现了不同形态的"吟猱"，如进猱、游吟、荡猱等（如下表）。

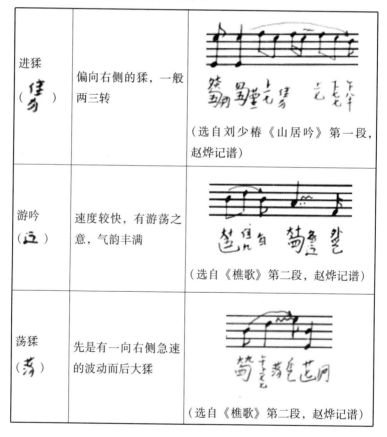

进猱（律 身）	偏向右侧的猱，一般两三转	（选自刘少椿《山居吟》第一段，赵烨记谱）
游吟（立）	速度较快，有游荡之意，气韵丰满	（选自《樵歌》第二段，赵烨记谱）
荡猱（荡）	先是有一向右侧急速的波动而后大猱	（选自《樵歌》第二段，赵烨记谱）

　　吟猱的形态主要根据乐曲表达的意境而定，如上表所示，刘少椿弹奏的《山居吟》《樵歌》主要表达的是士人放荡不羁的情怀，则荡猱、游吟、进猱等狂放的技法偏多，而刘少椿弹奏的《墨子悲丝》则偏用长吟、长猱、细吟等技法，以突出表达墨子内心的黯然神伤，又如他在《梅花三弄》中则潇洒活泼地运用了"双幢"，以衬托梅花在寒风中傲然挺拔的姿态。由此可见，刘少椿对待吟猱的技法十分严谨而不随意，刘少椿弟子梅曰强曾回忆说："老师（刘少椿）还经常教导我们说：'琴曲无好坏，只有长短之分，每曲都有每曲的感情，对不同琴曲不仅要熟悉琴曲指法，还要理解曲情，曲意，用不同的力度，速度，感情去弹奏，不可千曲一种弹法'。还经常用古人'当吟则吟，当猱则猱'的方法教导我们，决不允许'乱加吟猱'，还说'吟猱不可少但要用的恰到好处'。"[7]

　　对比一些现代琴曲（比如《春风》《古舞》等现当代的创作曲）与刘少椿演奏的琴曲，前者实音多、虚音种类少，更注重实音由节拍串联起来的音程音高旋律感及动听的音响效果，后者则更注重虚实相生的气韵感，这两种音乐形态正是不同主体对所处社会文化的反馈，前者更倾向于现代化键盘化音高的音乐语言表达，而后者则是在汉语"音腔"传统文化语境下进行的阐释。

　　儒家文化与佛道文化对于刘少椿来说，二者是相互补充的，儒家文化奠定了刘少椿的整个生活态度及对待艺术追求的信念，而道佛文化提供给刘少椿那个战乱连连的时代所缺少的"淡定"与"平和"，尤其是"道家功"，对"身心"的状态很有帮助，所谓"修仙者，贵在收积虚空中清灵之炁于身中，然后将吾人之神与此炁配合而修养之"。总之，刘少椿与他的音乐是对儒道释文化身份身体力行的结晶。

三、传统艺术素养

听我外婆讲，她父亲十五岁定居扬州后，潜心学习了很多门类的传统艺术，如武术、绘画、书法、皮雕、昆曲等，其中武术他非常擅长滚镗刀、花枪、猴拳、太极拳等，父亲去世之前一段时间，她仍旧看到他轻松地将腿提至鼻尖。我曾经问过外婆，外曾祖父对这么多门类的艺术是怎样学习的，外婆曾

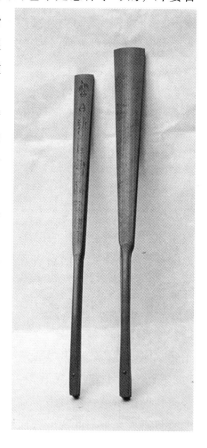

说："他不到二十岁，开始学拳，他看别人打拳，他很喜欢，就开始学拳。像滚镗刀、醉八仙、花枪样样精通，吃了不少苦，他的那种刻苦精神没有谁比的了他，他的拳打得非常好，他学拳的时候就整个人都沉浸到这里面，后来他看别人画画，他也想学，于是就非常专心地学画画，接下来，他又开始学皮雕，所谓皮雕就是在扇骨的竹子上面雕刻，去掉多余的竹子部分，最后剩余的凸出的画面就是皮雕。皮雕上的山水人物都是我父亲自己画。"⑥刘少椿弟子林友仁也在文中写道："青年时代的

刘少椿，热衷于习奏昆笛、箫，唱昆曲，还请陕西名拳师来家教习武术。此外，对于书法、绘画、铁笔皮雕、道家养生术等无不潜心钻研。"提到昆曲，外婆说："父亲的昆曲是和潘啸岩学的，日本人进城以前父亲和他的昆曲友如潘啸岩、许仲山、江石溪等经常聚在一起唱昆曲，我母亲形容他们'三天一回打摆子'。他们经常来家里唱昆曲。"⑦现存的刘少椿手抄昆曲谱中有《思凡》《游园》《看状》等曲，字迹工整隽秀，可想而知，刘少椿对昆曲艺术的痴迷程度非比寻常。他全身心地投入在每一段艺术的学习中，最终将他们转化为自己生活与文化身份的一部分。正如学者们所认为的："文化身份还表现为一种文化情结，是个体或群体对自身所属的文化体系自发形成的一种内在情感，是人们在一个民族共同体中长期共同生活所形成的对本民族最有意义的事物的肯定性体认。"[10]

　　书、画、武术、昆曲、古琴这些传统艺术都深深地扎根在中国传统文化的土壤之中，虽然它们各具不同的表现形态，然而在本质精神的追求上却有很多相通之处。它们以道德为根基，以线性为艺术的表现形态，讲究阴阳之"气"相互作用的关系。正因如此，刘少椿在吸纳这些传统艺术后能够融汇贯通，如刘少椿弟子梅曰强（刘少椿铁笔皮雕作品，陶艺提供）说："我与先生同榻学艺时，他经常在睡前发功。只见他身子一抖骨节就略略作响。我在请求老师教广陵派名曲《樵歌》时，先生就问我：'你学过拳术吗？'……我在学会《樵歌》后才领悟到，先生掌出如风，急如闪电，缓如行云流水，能收能放之妙。"[11]在刘少椿的皮雕中也融入了书法、绘画、武术三者的艺术功力。

　　对于刘少椿所学的这一切传统艺术来说，他视为比生命更重要的是古琴，我父亲⑧曾经问我的外婆："日本人攻进扬州城，您父亲还弹琴吗？正常情况下人们都是认为逃命要紧啊！"我外婆回答道："古琴就是我父亲的命。我们当时都在逃命的时候，我父亲却什么也不带，就只带着他的古琴。就连文化大革命时期，我父亲还是照样弹他的琴，当时家里的生活条件已经很差了，没有米了，他也从不担心，照样弹他的琴，家里的事情都是我母亲负责。我印象中，我的父亲能够从早到晚地弹琴，只有累了才不弹。"⑨由此可见，在刘少椿所学的所有艺术门类中，古琴是唯一可以寄托他所有身家性命的"道"器，即使在最困难的时期，也只有古琴是维护他文化生命身份的道器。

四、为人处事

记得 2005 年暑假某一天，我从音乐学院放假回家（曾外祖父曾经住的老房子），有人敲门，进来一位白发苍苍的老爷爷，他问："刘少椿在家吗？"当时这位老爷爷不曾知道刘少椿早已过世，我外婆接待了他。老爷爷叙述道，他曾在江西广丰第二十六临时教养医院和刘少椿共事过一段时间，在各个方面得到刘少椿的很多帮助，还特别强调刘少椿的为人处事，今天特意来扬州看他。我能感受到老爷爷内心充满的那种感激之情以及得知刘少椿已离世时的伤感。

我母亲（刘少椿外孙女）对我说："外公平时非常乐善好施，在他生活富裕时，借人银两从不需朋友归还，在他生活最艰难的时候，还经常留朋友、学生在家中吃住。"正因他待人和善，对待朋友重情义，因此他的朋友们也在他困难的时候多次帮助他。如自从刘少椿家业倒闭后，先是"经友人刘琴子

（即梅庵派琴家刘景韶）介绍，去镇江省立师范附属小学管理图书及抄写工作……至民国三十一年，又经友人仇淼之介绍，去南通裕华盐业公司做事工作……一九四七年腊月，经邻人刘栋臣介绍，去江西广丰第二十六临时教养医院，当少尉军需……"[11]等等。

据外婆回忆说："他把朋友之间的感情看得比自己性命还重要。日本人进城，情况很危急，当时全家人逃难，我父亲约好刘景韶全家一同离乡，结果，左等右等不来，面临的形势很危急，但我父亲坚持在渡口等待，直到他们全家来才一起上路。"⑩ "父亲对待钱财的态度一向淡泊。记得父亲的皮雕在当地已经小有名气了，当时不少有钱人要来买，可他就是不卖，但他对于朋友却经常赠送自己的皮雕作为纪念。"⑪在他中晚年，生活已经是举步维艰的时候，他来到南艺任教，依旧可以留学生吃住在家中，但不收取分文。如刘少椿弟子梅曰强回忆："白天工作每晚及假日必从老师学习琴艺至深夜，困倦了就与老师同床抵足而眠，如是三载余……"。

刘少椿对待朋友、学生非常和蔼和热心，正如马如骥⑫在书中追忆自己的考学经历说，刘少椿先生曾为他进入南艺学习古琴专业多方奔走，虽然最后没能如愿考取古琴专业，而考入复旦大学物理系，但受先生鼓舞，一直抚琴不断。刘少椿还曾写信给马如骥，想传授广陵派《樵歌》给他。

刘少椿对待自己的学生非常无私，当时上海音乐学院的古琴教授刘景韶非常想录取刘薇（刘少椿的小女儿），但查出刘薇身体有不适，刘少椿说："国家不能培养一个身体不健康的人。"⑬于是，让刘景韶把这个名额果断地给了另一个学生——后来也成为琴家的林友仁。

刘少椿在教学上十分严谨，这与他的古琴老师孙绍陶对待治学的态度息息相关，孙绍陶在当时的主要身份是教私塾的老师，国文功底非常深厚，并深受儒家文化思想影响。外婆回忆说："父亲跟孙先生学琴，孙先生一般都是手把手教，要求十分严格。"[⑭]刘少椿弟子林友仁回忆说："刘少椿自1956年去南京之后，有较多的机会传授古琴。他教琴，强调'曲不在多，而在于精。'对于学生的指法，要求十分严格。务必达到右手运指准确，左手吟猱圆满。"[13]除此，他对待自己也更加严格，刘少椿南艺的同事吴家侠回忆："刘先生已是花甲之年，成名已久的琴家，每天仍然勤奋不已，天天练琴，而且一个曲目反反复复地弹无数遍。先生后来向我讲了一个道理'艺无止境，熟曲要生练，常练常新，琴为心声，心得者新得也。'"[14]

结语

一个人在文化变迁最为激荡的年代，经济基础因此发生动摇的情况下，而能坚守志节不变，归根结底是深厚的传统文化思想作为信仰的结果，总体上看，刘少椿在上述几个方面维护了自己本民族的文化身份，他在《我对古琴的估价》中写道："我们应该承认，古琴这一乐器它是有着一些缺点的，在技术上，曲谱上目前还未大众化，普及化。但也不能不承认，它是我国人民数千年来，精神所托文化发扬的特种乐器，是我们祖国的，特别丰富的艺术遗产之一。我们应积极地予以整理和介绍，让过去已逐渐成为文人所专有的这一古琴艺术，对于今日的社会主义建设，能起它应有的作用。"[15]文中他还提及古琴"常有着封建的糟粕"并"长时间被掌握在士大夫阶层中"，且进一步肯定"劳动人民"在创造古琴音乐时所起到的积极作用。与刘少椿在建国以前写的文章《广陵琴学源流》相比，语言风格有很大转变。后者是文言文，而前者已经可以称为白话文了。这种改变是在一种特定的社会背景中发生的适应性转变。从《我对古琴的估价》一文中可见，刘少椿强调了"文人"与"社会主义建设"的"人民大众"的身份是有所不同的，而刘少椿在思想中逐渐接受了古琴要从"文人"身份的受众群体转变成大众化的受众群体。刘少椿的忘年交季之光（扬州第九怪——火花大王）回忆说："我还记得'十年浩劫'时期的一件事。那时我因收集火花艺术，和外国友人通信，被打成'反革命'。有一天突然闯来两个'造反派'提审我，他们恶狠狠地嚷道：'你认识一个叫刘少椿的吗？我说：'刘少椿是个古琴家，是个好人……'。造反派打断我的话说：'什么好人，他是老派中统特务。你经常到他家去干什么，你要好好交代！'……等到第三年我和刘老在朱自清故居安乐巷口见了面，两人的眼眶里满含热泪……那天，刘老又邀我到他府上，并为我弹奏了《梅花三弄》。"[16] 我们是否可以理解刘少椿晚年文风的转变是在特定社会背景下发生的对自我身份的保护，但从另一方面可否认为琴家的文人身份也是中华民族文化身份的组成部分呢？

今天这个时代距离曾外祖父刘少椿时代又向全球化进程迈了一大步，中国传统文化的精神砥柱着实令很多知识分子担忧，而一个民族存在的根基即在于他的传统文化精神以及本民族的人集体意识中对于本民族文化的维护。通过以上对刘少椿的文化身份探究，一方面，我们应该不断检讨我们所丢失的那部分原本该属于自己的文化身份，另一方面，在中国的音乐院校的音乐教学中，古琴的音乐文化身份属性是什么？对古琴音乐文化身份的探究是否能够促使我们在全球化文化中意识到保持我们音乐文化身份的重要性？正如音乐人类学家所说："一种音乐文化的纯洁性依据它主要特性因素的不可腐蚀性，同时也依据该音乐文化的人们保存他们身份的意愿。"[17]

注释：

① 刘蓉珍（1925—2010），刘少椿二女儿，小的时候，刘少椿请孙绍陶来家中为刘蓉珍及其姐姐、哥哥们补习国文，后跟随父亲学习弹奏古琴、唱昆曲，稍长入读扬州教会女子学校。毕业后在扬州宛虹桥小学当老师，负责教数学、体育、音乐等课。工作以后也一直与父母住在一起。

② 毛志勋（1953—），刘蓉珍女儿，小时候在彩衣街小学读书，1965 年毕业后赶上文化大革命，遂中断学业。下放回家后，在扬州城中卫生院工作直到现在。自小与母亲、外公（刘少椿）、外婆住在一起。

③④⑤⑥⑦⑩⑪⑬⑭ 2009 年夏天，我在家中（牛奶坊 43 - 4 号）对外婆进行了采访。

⑧ 赵大新（1948—），刘蓉珍女婿，自幼酷爱中国传统文化，扬州中学（高中）毕业后曾经下放一段时间，其后通过自学考入扬州广播电视大学，毕业后在扬州钢铁厂就职，1979 年与毛志勋结婚，业余时间跟随岳母刘蓉珍学习古琴。

⑨ 2002 年，我父亲在家中（扬州市牛奶坊 43 - 4 号）采访了我的外婆。

⑫ 马如骥（1941—），江苏常熟人，1956 年开始师从翁瘦苍、吴兆基学琴，后毕业于复旦大学物理系。退休后继续致力于琴学研究，著有《潇湘水云及其联想——马如骥古琴文集》。

参考文献：

[1]［10］唐智霞. 论跨文化交际中的文化身份认同［J］. 郑州航

空工业管理学院学报，2014（2）：160－161.

　　[2][11]王鹏，陈逸墨编.刘少椿琴谱书法选[M].北京：中国书店出版社，2013：140－141.

　　[3]管建华，杨静.中国古琴音乐的文化价值体系[J].音乐探索，2014（4）：23.

　　[4]梅曰强.广陵琴派演奏风格探研梗概（未发表）.1990撰写于南京，2001年整理

　　[5]（美）AniruddhD.Patel.音乐、语言与脑[M].杨玉芳，蔡丹超等译.华东师范大学出版社，2012：71.

　　[6]管建华.中西音乐比较[M].南京师范大学出版社，2014：173.

　　[7][11]刘少椿.古琴艺术纪念专辑.龙音制作有限公司，2001：123.

　　[8]田诚阳.修道入门[M].宗教文化出版社，2005：21.

　　[9]刘少椿古琴艺术纪念专辑.龙音制作有限公司，2001：2.

　　[12]刘少椿古琴艺术纪念专辑.龙音制作有限公司，2001：122.

　　[13]刘少椿古琴艺术纪念专辑.龙音制作有限公司，2001：3.

　　[14]刘少椿古琴艺术纪念专辑.龙音制作有限公司，2001：157.

　　[15]王鹏，陈逸墨编.刘少椿琴谱书法选[M].北京：中国书店出版社，2013：134－135.

　　[16]刘少椿古琴艺术纪念专辑.龙音制作有限公司，2001：160.

　　[17]管建华（编译）.音乐人类学的视界[M].上海音乐学院出版社，2010：78.

（本文发表于《中国音乐》杂志 2015 年第 4 期）

附录2

扬州"谦"字门儿科
传承谱系略考

顾一平撰

扬州中医儿科"谦"字门是扬州医派中一个重要门派，始创于清道光间，至今已整整二百年。名医辈出，薪火相传，享誉大江南北、运河两岸。然而，由于对其传承谱系研究不深不细（包括笔者在内），以致说法不一，以讹传讹。为此，笔者查阅了相关史料，进行了追根溯源地梳理，以还原历史的真实。

最早记述扬州儿科"谦"字门的是民国《江都县续志》。该志卷二十六列传第八写道：

"刘溶，字配千，医名佩谦，师事同里陈里千畿。畿为筼溪先生从子，善画，尤精于医。道光间，西法牛痘未入中国，痘之自出者名天花。其证极危险，畿以善治小儿天花名。溶尽得其传，行道数十年，全活甚众。……晚年以讼累破其家，居恒抑郁，以失常度，然独为人诊治，神明不衰。弟子闵锡嘏，字纯夫，以德谦名悬壶，临证精细，用药审慎，亦如其师。年甫六十，以心气虚耗，患失眠而卒。"

这段记述，虽然不长，只有短短一百余字，然而它像一把钥匙为我们打开了研究扬州儿科"谦"字门的大门，让我们看到了扬州儿科"谦"字门的开创者陈里千及其传承人刘佩谦、闵德谦，即扬州儿科"谦"字门第一代陈里千，第二代刘佩谦，第三代闵德谦。

值得注意的是，闵德谦是刘佩谦的弟子，而不是别的什么人的弟子，这一点《江都县续志》记述得很清楚。

那么第三代，除了闵德谦，还有什么人呢？那就是张受谦、陈景谦、江益谦。这在《扬州名医录》中有详细记载，这里仅作简略介绍：

张受谦，扬州人，刘佩谦弟子，以善治幼科名，民国初年，曾任扬州医学公会会长。卒年 80 余。

陈景谦（1858—1934），原籍灌云，少时随父母逃荒来扬州，投师刘佩谦，与张受谦、江益谦为师兄弟。

江益谦（1862—1938），祖籍安徽怀宁，生于扬州。受业于儿科名医刘佩谦，为其关门弟子。

由此可知，闵德谦、张受谦、陈景谦、江益谦皆为刘佩谦弟子，同为儿科"谦"字门第三代。

第四代为杨佑谦，扬州人，闵德谦弟子。郑汝谦、陈允谦、陶贯龄，均为陈景谦弟子。

第五代为吴克谦、朱慕谦，皆师从杨佑谦。

第六代为刘延龄（颂谦）、黄彤岩、戴金梁、李耀谦、任士聪，皆吴克谦弟子。朱震谦为朱慕谦之子，郑祖谦、郑俊谦及张锡元皆郑汝谦传人。

七代、八代传人从略。

笔者注意到，近年来有人撰文介绍扬州中医儿科"谦"字门时，将第三代传人张受谦写成张寿谦。有人问：究竟是张受谦还是张寿谦？我可以负责地回答，是张受谦而不是张寿谦。何以证明？民国年间，扬州（那时叫江都）先后成立了江都中医协会、江都中医公会，并创办了《医学月刊》，刊有职员一览表、会员一览表，均刊有张受谦名字，均为张受谦而不是张寿谦。江都国医支馆馆长耿耀庭在一篇文章中提到民国初年成立扬州医学公会时，公举张受谦为会长，写的也是张受谦而不是张寿谦。另外，名医蒋颂南、夏春庭曾师从张受谦习儿科，他们在自传中写的也是张受谦而不是张寿谦。由此可见，将张受谦写成张寿谦，完全是笔误所致，我们应尊重历史，切勿轻率大意。

补记：北京中医药大学邱浩同志告诉我，七代业医扬州的耿氏喉科"庭"字门与儿科"谦"字门，百余年间，友好不绝。早在清道光二十三年（1843年）一个"日影移阶，梅花半吐"的冬日，多才多艺的耿氏喉科第三代传人耿静亭于皮市街"耿家巷"新屋落成之际，特地邀请以王小梅为首的邗上十五位画家做客新宅，并请他们共同绘制了一幅《聚英图》，陈里千从父陈筠溪位列其中。"谦"字门第三代传人闵德谦与耿耀庭友谊很深，弥留之际，特地以子托付耿耀庭教其读书学医。耿鉴庭与儿科"谦"字门传人更是友谊深厚，1980年曾专门撰文刊于《江苏中医杂志》，介绍"谦"字门传承历史与医疗成就，为扬州医林文坛增添了佳话。

附录 3

刘延龄家世简介

吾母舅延龄，生于 1936 年，字若愚，医名颂谦，祖籍陕西富平。专修中医，尤擅儿科妇科，退休后仍服务群众。吾每于扬州拜望，患者接踵摩肩候诊，见舅父鹤发童颜，望闻问切，细微恳切，尽显大家风采。敬佩之余，常常思忖，母舅今日的成就与渊厚家学是分不开的。

刘氏一族本自中原，舅延龄祖父刘茂椿，名刘森，茂椿为其字，生于清咸丰十年庚申（1860 年）闰三月。据树立在陕西省富平县北陵堡刘家老坟里的《亡妻节烈姚氏墓表》记载，刘茂椿的曾祖父名叫刘金秀，生了两个儿子，刘进福、刘进奎，刘进奎无子，就由刘进福的次子刘在宽过继承嗣，刘在宽娶姚氏生下了刘森，即刘茂椿。刘茂椿幼年时家境一般，在少年时就到陕西西安府泾阳县安吴堡吴氏家族的盐号当学徒，凭借其过人的心智和踏实耐劳的品质，刘茂椿逐渐掌握了经营盐号的能力。因为吴氏家族内部的调整，刘茂椿携带亲眷定居到扬州，成为扬州"裕隆全"的大掌柜。民国三年（1914 年）以后，吴氏家族将"裕隆全"高价出售，刘茂椿接手成了"裕隆全"盐号的新主人。至此，刘茂椿成为扬州有名的盐业大佬，富甲一方，往来之人皆是扬州各界的名流贤士，这就为后辈的成长提供了坚实的物质基础和文化氛围，这种文化熏陶一直浸透在刘氏后人的骨血中，延续到现在，温润儒雅，书香沁脾，在其子孙刘少椿、刘延龄、刘周兰夫、刘哲仁等身上都可以品到。

刘茂椿的儿子刘少椿（1901—1971），即刘延龄的父亲，名绍，字少椿，号德一，是一位古琴大家，广陵琴派第十代传人，现代广陵琴派的集大成者。刘少椿少年时随父亲学习盐业经营，做抄写及常规的管理工作。刘茂椿去世后，刘少椿继其业，但因不擅经营，1935年"裕隆全"盐号倒闭。为谋生计，刘少椿先后在图书馆、南通裕华盐业公司、国民政府南京民航局、临时教养院等单位任职。刘少椿自幼就喜欢古琴，闲暇之余，跟广陵琴派第九代传人孙绍陶学习古琴，最终成为一代古琴大家。中华人民共和国成立后，曾在南京工作，代表作有《樵歌》《梅花三弄》《山居吟》《墨子悲丝》。刘少椿专志于古琴后，经常与扬州各界的文化名人聚会，如昆曲名家潘啸岩、徐仲山、江石溪、吴白陶，武林界刘襄谷、徐文泉，书画界吴笠仙、陈含光、金健吾、仇森之、顾伯逵，中医界吴克谦、夏雨生、耿鉴庭，铁笔皮雕胡牧云等等。他们在一起讨论昆曲、书法、绘画、铁笔皮雕、武术及道家养生等，久而久之，在这些方面也有几分心得，甚至还写过《养生赋》。作为后辈的刘延龄经常与这些叔伯见面，这也影响了他的职业规划和兴趣爱好，他拜吴克谦先生学习中医，闲暇之余练习武术、书法，常常受这些名家指点。

刘少椿一生共有八个子女，均受家风影响，或从戎或传琴或从教或从医，在各个领域兢兢业业，恪守家训，勤勉笃行。

1. 刘鹤龄（刘少椿长子）

刘鹤龄（1920—1992），上海东亚体育专科学校毕业，参加过国民政府军事委员会苏浙行动委员会别动队，从事过锄奸工作。1949 年后在扬大附中任体育教师。

2. 刘遐龄（刘少椿二子）

刘遐龄（1928—2018），出生于扬州，1948 年参加青年军，在 202 师服役。1949 年，与弟弟刘柏龄双双考入台湾凤山军官学校速成班，一直服役于军队。

3. 刘柏龄（刘少椿三子）

刘柏龄 1932 年出生于扬州，从青年军 202 师，考入高雄台湾凤山军官学校，1952 年在澎湖任炮兵教官。

4. 刘延龄（刘少椿四子）

前已述，此略。

5. 刘如珍（刘少椿长女）

刘如珍（1923—2010），出生于汉口，自幼随父习琴，毕业于镇江女子师范，任教扬州市第一中学。

赵烨（1982—），刘如珍外孙女，现任南京师范大学音乐学院副教授，硕士生导师，中国昆剧古琴研究会理事，中国琴会理事，南京师范大学文学院中国古典文献学在读博士。主要作品：《绿色》《论语吟诵》《山居》等，论文：《诸城派与梅庵派古琴艺术品味之比较》《古琴家刘少椿——我的曾外祖父文化身份探究》，专著：《广陵派琴曲打谱研究》《刘少椿古琴演奏法》。

6. 刘蓉珍（刘少椿次女）

刘蓉珍（1925—2010），出生于扬州，自幼随父学习古琴，跟昆曲名家潘啸岩学习昆曲，毕业于镇江女子师范，一生从事教育工作，任扬州宛虹桥小学教师直至退休。

刘扬，1957年出生于扬州，师从其母刘蓉珍及广陵琴家梅曰强，得广陵真传。刘扬于1984年开始从事古琴教学，1991年成立民族乐器厂，专门研制古琴、古筝。2001年成立了"刘少椿琴馆"，并任馆长，后任中国古琴学会乐器制作委员会专业委员。

7. 刘佩珍（刘少椿三女）

刘佩珍（1934—2021），扬州一中毕业，从事小学教育，20世纪50年代初随丈夫定居福建三明市，直至退休。

8. 刘薇（刘少椿四女）

刘薇（1938—1971），自幼随父刘少椿学习古琴及书法，1956年随父到南京，随夏一峰、赵云青、徐立孙、王生香等名家继续学习古琴。后随程午嘉、甘涛二位名家学习琵琶、二胡。后考入南京民族乐团，担任琵琶演奏员，文革中因家庭出身，受迫害冲击，心脏病复发去世，时年仅33岁。

吾母刘薇系吾外祖父最幼女，儿时常与小舅刘延龄在瘦西湖戏水、游玩。母亲自幼身体羸弱，有先天心疾。文革期间，母之心疾经常发作，均是小舅延龄从扬州赶来诊治，几剂中药即康复。但母亲病情太重，又遇文革，最终遗憾离世。母心疾奄奄喘息之状犹在眼前。舅延龄青松不老，大作付梓，吾母若地下有知，当为兄弟拊手。

舅延龄将青春与全部精力都献给中医，舅大作面世，不仅是对我等晚辈的激励，在当下瘟疫横虐之时更具有特别的意义与价值。最后，祝舅延龄杏坛长青，鹤年永寿！

甥陶艺①记

二零二一年六月端午

---

① 陶艺，1960 年出生，刘薇子，幼承庭训、热爱传统文化。19 岁入南京市京剧团、后从学名家梅曰强先生，致力于古琴文化传播，收集古琴文物音乐史料、名家书画及南京、扬州文献史料等，并精于古琴考证、修葺及斫琴研究。现为陕西富平"刘少椿纪念馆"名誉会长。

参考文献

〔1〕顾一平著. 扬州名医录. 广陵古籍刻印社, 1998.

〔2〕黄为民主编. 扬州中医门派及传承——扬州卫生文史资料第三辑, 2018.

〔3〕刘延龄, 戴金梁, 李耀谦等. 小儿温病高热神昏发痉的临床治验. 江苏中医杂志, 1982 (278): 22-24.

〔4〕周立群主编. 国际中医药现代研究: 中英文对照. 中国中医药出版社, 1996: 341.

〔5〕张奇文, 柳少逸, 郑其国主编. 名老中医之路续编第5辑, 2016.

〔6〕顾一平著. 邗上杂记下. 广陵书社, 2015: 917.

〔7〕张锡元. 郑汝谦治小儿杂病验案四则. 江苏中医. 1991 (11): 17-18.

〔8〕张锡元. 郑汝谦治疗小儿发热经验. 中国中医药信息杂志, 2008 (12): 91-92.

〔9〕郑俊谦. 郑汝谦治疗百日咳经验. 中医杂志, 1986 (334): 14.

〔10〕张锡元. 郑汝谦儿科经验鳞爪. 江苏中医杂志, 1981 (5): 14-15.

〔11〕李耀谦著. 谦字门鳞爪. 广陵书社, 2013.

〔12〕李振庆, 吴蓉. 谦字门儿科医家吴克谦治疗暑温病

4 法．江苏中医药，2013（45）：53．

〔13〕赵烨．古琴家刘少椿——我的曾外祖父文化身份探究．中国音乐，2015（4）：67－71．

〔14〕杨青编著．少儿学古琴．人民音乐出版社，2009：158．

〔15〕石岩主编．中医内科学．科学出版社，2017．

〔16〕连方主编．中医妇科学．科学出版社，2017．

〔17〕江育仁主编．中医儿科学．上海科学技术出版社，1985．

〔18〕田道法主编．中西医结合耳鼻咽喉科学．中国中医药出版社，2013．

〔19〕詹红生，冷向阳主编．中医骨伤科学．人民卫生出版社，2015．

〔20〕赵尚华主编．中医皮肤病学．科学出版社，2001．

〔21〕政协扬州市广陵区委员会．广陵春秋第4辑（名老中医吴克谦），1999：157．